高等学校"十四五"医学规划新形态教材

U0771526

中医学（第2版）

（供临床、法医、口腔、麻醉医学类专业使用）

主　编　张　杰　徐国成

副主编　吴国琳　宋恩峰　刘德山
　　　　　冯兴中　徐　璞

编　委（以姓氏笔画为序）

万　茜（南京大学医学院附属鼓楼医院）

冯兴中（清华大学临床医学院）

任　爽（中国医科大学附属第一医院）

刘永惠（西安交通大学第一附属医院）

刘若实（中国医科大学附属第一医院）

刘德山（山东大学齐鲁医院）

吴国琳（浙江大学医学院附属第一医院）

吴　弢（复旦大学附属华东医院）

沈世林（兰州大学第一临床医学院）

宋恩峰（武汉大学人民医院）

张　杨（中国医科大学附属第一医院）

张　杰（中国医科大学附属第一医院）

张前进（北京大学第一医院）

张莹雯（武汉大学中南医院）

赵永华（澳门大学中华医药研究院）

姜　敏（首都医科大学附属北京世纪坛医院）

姚　娓（大连医科大学附属第二医院）

徐天舒（南京大学医学院附属鼓楼医院）

徐国成（中国医科大学）

徐　璞（中国医科大学）

董竞成（复旦大学附属华山医院）

中国教育出版传媒集团

高等教育出版社·北京

内容简介

本教材内容由上、下两篇组成，上篇主要涉及理论基础，包括导论，中医学的哲学思想，藏象，精、气、血、津液，病因病机，诊法，辨证，防治原则与治疗方法，中药，方剂，在遵循经典的基础上，有所创新，基本涵盖中医学基础的主要知识点。下篇为临床综合运用部分，包括内科常见病证，其他常见病证和针灸学基础，强调综合运用，体现临床应用价值。

本教材在编写的过程中始终坚持实用性、前瞻性和创新性，力求适合西医院校的中医学教学要求，针对西医院校学生的特点，完整地介绍中医理论、临床诊治理念及方法，使西医院校的学生在较少理论授课时数的情况下，接受并理解中医理论，最大限度地掌握中医学基本知识与基本技能。

图书在版编目（CIP）数据

中医学 / 张杰，徐国成主编 . --2 版 . -- 北京：高等教育出版社，2024.2

供临床、法医、口腔、麻醉医学类专业使用

ISBN 978-7-04-060985-1

Ⅰ. ①中… Ⅱ. ①张…②徐… Ⅲ. ①中医学 – 医学院校 – 教材 Ⅳ. ①R2

中国国家版本馆 CIP 数据核字（2023）第 146560 号

ZHONGYIXUE

策划编辑	李光跃	责任编辑	初 瑞	封面设计	赵 阳	责任印制	存 怡

出版发行	高等教育出版社	网　　址	http://www.hep.edu.cn
社　　址	北京市西城区德外大街4号		http://www.hep.com.cn
邮政编码	100120	网上订购	http://www.hepmall.com.cn
印　　刷	肥城新华印刷有限公司		http://www.hepmall.com
开　　本	889mm×1194mm　1/16		http://www.hepmall.cn
印　　张	26.25	版　　次	2019 年 2 月第 1 版
字　　数	760 千字		2024 年 2 月第 2 版
购书热线	010-58581118	印　　次	2024 年 11 月第 2 次印刷
咨询电话	400-810-0598	定　　价	65.00 元

物 料 号　60985-00

前言

全国高等学校"十三五"医学规划教材《中医学》出版后，在全国多家西医院校中医学课程中进行推广使用，受到了广大师生的关注和好评。为了进一步发挥本教材的优势和特色，在充分吸收和总结成功编写工作经验的基础上，保持原教材的完整性、系统性、实用性及代表性，组织全国各西医院校中医学专家对本教材进行了第 2 版的修订工作。

本次修订依旧采用第 1 版章节，并未做增删，主要对原书内容进行了补充完善。比如，在第二章"中医学的哲学思想"中补充了关于哲学以及元气论的概念；在第八章"防治原则与治疗方法"中完善了治则的概念，以便于学生理解；在第九章"中药"中根据 2020 版《中国药典》对章节中的中药名称、功效等进行了增删调整，以确保内容的准确性。

全书分为上、下两篇，上篇为中医学基础，包括导论，中医学的哲学思想，藏象，精、气、血、津液，病因病机，诊法，辨证，防治原则与治疗方法，中药，方剂，共十部分基础理论内容，涵盖中医学基础的主要知识点。下篇为中医学临床，包括内科常见病证、其他常见病证、针灸学基础三部分，强调综合运用，体现临床应用价值。考虑到西医院校中医学教学的实用性，在临床病证诊治内容中加入中医特色疗法，为西医更好地运用中医学、培养全面人才奠定基础。书中章前设有"学习目标"和"重点内容"，章末附有复习思考题，全书后附有参考文献，供学生自主学习参考。并以电子版附录形式提供了方剂汇编。

本书由中国医科大学、清华大学、北京大学、复旦大学、西安交通大学、武汉大学、南京大学、山东大学、澳门大学、首都医科大学、兰州大学、大连医科大学、浙江大学等十余所西医高校从事中医学教学的专家编写而成。编委中既有一部分编写第 1 版教材的专家，同时增加了部分西医高校的中医学学科带头人以及中青年骨干教师。所有编委对本书的内容修订及文字校对做了大量的工作，在此致以诚挚的谢意。

尽管我们在本书的编写过程中力求完善，但由于编者水平有限，难免存在疏漏之处，诚恳地希望各院校师生及广大读者提出宝贵意见和建议，以便进一步修订完善。

编者
2023 年 9 月

目录

上篇　中医学基础

下篇　中医学临床

上篇　中医学基础

上篇　中医学基础

第一章 导 论

【学习目标】

1. 掌握中医学理论体系的主要特点，掌握四大经典的主要内容。
2. 熟悉金元四大家的学术主张。
3. 了解中医学的起源及各时期中医学的学术发展，了解中西医结合的发展趋势。

【重点内容】

1. 中医学理论体系特点。
2. 整体观念的主要内容，同病异治与异病同治。
3. 证与症和病的区别。
4. 各时期中医学的代表作及主要内容。

中医学发源于中国，有着数千年的悠久历史，是中华民族传统文化的重要组成部分，是中华民族五千多年历史积累下来的优秀科技文化，它根植于中国文化土壤之中，是中华民族在长期的生产、生活和医疗实践中形成并不断丰富发展起来的养生保健和防治疾病的学问，是认识生命、维护健康宝贵经验的积累和总结，是历代传承并发展创新的原创性医学理论体系。它具有独特的理论风格和丰富的诊疗经验，几千年来，为中华民族的繁衍昌盛做出了巨大的贡献，在世界医学中占有重要的地位。时至今日，中医学已传播到世界各地，并对人们的健康保健和疾病防治发挥着重要作用。

中医学源于感性认识，服务于理性实践，兼具人文科学和自然科学的双重属性。人们在长期的医疗实践活动中，逐渐形成了理性的医疗认识，经过反复验证，不断更新、创造和发展，形成了中华民族特有的传统医药理论体系。中医理论体系是以医疗实践为基础，以哲学思想为依托，"医学经验"和"哲学思想"构成了中医学的两大支柱。随着医学经验的积淀，哲学思想的丰富与变迁，中医学理论愈显异彩纷呈。

第一节 中医学的历史源流

一、中医学的起源

中医学的起源可以追溯到原始社会，历经夏、商、西周，至春秋时期，可视为中医学的起源时期。和其他自然科学一样，中医学知识原始积累也是由生产方式所决定的，而这些生产和实践的过程，就是人类对抗疾病的有意识的尝试，人类本能的自助救护行为使中医学的产生成为可能。我们的祖先在谋求生存中不断探索，逐步积累了具有中华文化烙印的医药卫生知识，并总结出与疾病作斗争的经验。这些活动与生活、生产紧密联系在一起，如"伏羲氏选书契代结绳，画八卦类万物，制九针""燧人氏钻燧取火，以化腥臊""神农氏以赭鞭鞭草木，始尝百草"，这些都是上古时期我们祖先在生活和生产中探索医药知识的典范。

在这一阶段，中医学仅仅处于原始的积累时期，既没有相应理论的形成，也没有治疗体系的完善，是原始的、本能的对健康的探究。但这一漫长的，伴随着哲学、农学、宗教等一起发展的过程，奠定了中医学发展的基础。

（一）主动防病的起源

自从有了人类，就有了防病的活动，这与人类生存和发展息息相关。衣、食、住是人类为了生存首先需要解决的问题，与之相伴的，就是对疾病的认识与斗争。在这些初级的活动中，我们的祖先通过观察、积累，形成了在居住、穿着、进食、活动等多个方面的一系列早期的、初始的防病措施。

远古时期，人类为了保护自己，或筑木为巢，或栖身树上，以避风雨侵袭和野兽的攻击；或者选择天然洞穴栖身，这是人类最早的两种居住方式。《韩非子·五蠹》载："上古之世，人民少而禽兽众，人民不胜禽兽虫蛇。有圣人作，构木为巢以避群害，而民悦之，使王天下，号曰有巢氏。"《太平御览》引《春秋命历序》所述"古之民，未知为宫室时，就陵阜而居，穴而处""合雒纪世，民始穴居"等记载，均描述了古人的居住情况。这些避风寒、躲兽禽的居住方式，其实就是早期人类的一种自保方式，这种居住的形式，大大提高了安全性和保暖性，对预防疾病有着重要的意义。

人类是在发展中，逐渐意识到衣着的重要性的。无论是缘于羞耻观的形成，还是缘于衣物的美观装饰作用，更为重要的是，衣着有着更为重要的实际意义，那就是御寒保暖。在生产实践过程中，古人逐渐意识到衣物的实用性，并由起初的兽皮、树叶等原始方式，渐渐学会了缝制衣物，从而可以保持体温，防御寒冷，减少外伤。这也是主动防御疾病的一种方式。

火的应用，为人类提供了更为广泛的食物范围和更为卫生的进食方式。正是因为火的使用，人类告别了"茹毛饮血"的原始方式，推动了人类由生食向熟食的质的变化。"燔而食之"的益处在于，不仅扩大了食物范围，还对食物起到了灭菌消毒的作用，并大大减少了消化过程，这些都对人类的卫生保健产生了巨大的影响，减少了疾病的发生，延长了寿命。虽然这种活动还比较原始，产生的作用有限，但对于人类预防疾病，却具有划时代的意义。

另外，导引的逐渐形成、完善，也是早期人类主动防御疾病的一个表现。所谓导引，即《庄子·刻意》中所记叙的"道引"，它是古代的一种医疗、保健方法。后世的很多舞蹈也源于这种原始的活动。导引最初是人们为了庆祝粮食丰产、狩猎满归、婴儿出生、少年礼成以及其他一些社交活动，模仿一些飞禽走兽的形态动作，从而表达美好愿望以及欢乐、喜悦情绪的一种活动。在久而久之的活动中，人们逐渐发现，导引不仅可以表达情绪，更重要的是，通过肢体的摇振、关节的屈伸、身体的跳跃，可以减少疼痛、改善肢体痿软无力的症状，甚至提高低落的情绪，起到消肿止痛、强壮筋骨的作用，至此导引动作逐渐形成。导引的出现，为人类防御疾病提供了重要的一环，是更为主动的强体抗邪的方式，也是后世很多运动疗法的先驱，为人类的健康做出了积极的贡献。

另外，在夏商时期人们就提倡讲究卫生。甲骨文中已有洗脸、洗手、沐浴和洗涤餐具的记载。周代已建立了医政制度，对医生进行食医、疾医、疡医、兽医等分工。这些都是我们先人预防疾病的有力措施。

（二）药物的起源

中医学当中药物起源的历史十分悠久，而其中还掺杂了诸多宗教与传说。如《淮南子·修务训》所言："神农……尝百草之滋味，水泉之甘苦，令民知所避就。"就生动地反映了人们认识药物的实践过程。

在原始社会，生活艰苦，环境恶劣，各种伤痛疾病不时发生，但受到生产力的限制，无论是食物还是可以疗伤治病的药物，均来源于自然界。人们发现在应用这些树叶、草茎、泥土、枝木，甚至是矿石、金属等涂抹外敷伤口时，或是服用时可以减轻、缓解疼痛，甚至是治愈疾病。这就是早期人们发现这些药物的过程。人类最早发现的植物药，与人们用来充饥的食物有关，这也是后来中医"药食同源"

理论的渊源。人们在获取生活资料时，采集食用野果、种子、根茎等，有时会误食有毒植物，出现呕吐、腹泻，甚至中毒、死亡。当然，也有吃了某些食物后，发现原来的疼痛减轻甚至消失。经过无数次的尝试和积累，总结了一些植物药的知识。后来，人们进入了氏族社会，随着火的应用，开始了狩猎、捕鱼等行为，这为人类提供了较多的肉类食物，人们又通过反复实践，掌握了某些动物药的应用。《山海经》中记载"河罗之鱼……食之已痈""有鸟焉……名曰青耕，可以御疫"等，就是我国古代先民通过食用肉类食物发现动物药的证明。随着冶炼时代的到来，人们通过煮盐发现了芒硝泻下，通过冶炼知道水银可以杀虫。在先秦的诸多文献中，如《山海经》《诗经》等并非医学专著，但其中记载了许多植物、动物和矿物药，可用于治疗内科、外科、眼科、皮肤科的疾病，也可用于预防疾病，这些都是当时人们防治疾病的佐证。另外，商代以前人们惯于用单味药，后来人们逐渐选用多种药物配成复方，相传这与商朝伊尹创汤液有关，这更使中医学向前迈进了一大步。

（三）针灸与外治的起源

针灸疗法是我们祖先的一项伟大的发明，是宝贵的医学遗产。据考证，在新石器时代，针灸就已经出现。最早的针刺工具是砭石，这些石器通过敲打加工，制造成针形、三棱形、刀形等，主要用于切开脓肿和排脓放血。砭石是针刺的早期雏形。正如南北朝时期医家全元起所说："砭石者，是古外治之法，有三名：一针石，二砭石，三镵石，其实一也。古来未能有铸铁，故用石为针。"后来，随着冶炼等技术的发展，才逐步发展为金属针具。

灸法源于人类在烤火取暖时，发现身体某些病痛可以得到缓解，进而逐步发展为通过对身体某一部分进行固定温热刺激以治疗疾病。《说文解字》说："灸，灼也。"《素问·异法方宜论》云："火艾烧灼，谓之灸焫。"可见，灸法其实也是当时人们在应用火时，发现的一种疗伤治病的方式。随着对取火疗病的逐渐认知，后来发展为通过兽皮或树皮包上发热的石块来贴敷身体局部的疗法，既舒适方便，又可保持较长的温热感，更有针对性。后来又发现，燃烧某些树枝来熏烤疼痛部位可以止痛，这就是原始的热熨法和灸法。

还有一些外治法也源于原始社会的生存环境险恶、磕碰打斗频繁的不利生活条件。由于各种病痛、虫兽咬伤不时发生，人们用泥土、野草、树叶等混合后，外敷伤口。日积月累，逐渐发现一些适合外敷的植物，这便是早期的外用药。另外，人们还采用焚烧苍术、白芷等一类气味芳香的药物来预防疫病。

综上所述，中医学起源的历史，也是人类文明发展的历史，它是古代劳动人民长期实践的智慧结晶，与生活、生产紧密联系。随着奴隶社会向封建社会的转化，中医学逐步走上了朴素的唯物主义轨道，渐渐形成了具有独立体系的医学。

二、中医学理论体系的形成

中医学理论体系于战国至秦汉时期初步形成，它的形成绝非偶然，而是历史发展的必然趋势。其形成的条件与古代哲学、自然科学以及医疗实践的积累密不可分，其体系形成的标志是四大医学经典，即《黄帝内经》《难经》《伤寒杂病论》《神农本草经》。

（一）中医学理论体系形成的条件

中医学理论体系是在中国古代哲学思想的影响下，在华夏传统文化的基础上，伴随着自然科学的发展，通过长期的防治疾病的实践经验积累和理论总结而形成的。

1. 古代哲学思想的影响

哲学是关于世界观的学说，是人们对整个世界（自然、社会和思维）根本观点的体系，而自然科学是关于物质运动规律的理论知识体系。任何一门自然科学的形成和发展都离不开哲学。特别是古代社会，哲学与自然科学的联系更加紧密，两者不可分割、互有渗透。中医学属于古代自然科学范畴，其理论体系始终没有脱离古代自然哲学。中医学以中国古代朴素的唯物论和自发的辩证法思想，即气一元论、阴阳五行学说构建其理论体系。这些学说不仅为中医学提供了朴素的唯物辩证法和生命观，确立了中医学的整体的研究方法，使中医学以联系的、发展的、全面的观点去认识自然、认识生命，还阐明了人与自然、生命与本质、健康与疾病等诸多联系，贯穿于中医学体系的各个方面，成为中医学理论体系的重要基石。正是由于其包含了这些深刻的哲学渊源，才使得中医学虽然来自于长期的经验积累，但并没有像其他经验科学那样被科学实验方法所淘汰。

2. 社会自然科学的渗透

中华民族从春秋战国到秦汉这一历史时期，各种文化学术流派百花齐放，如儒家、道家、墨家、法家、名家、阴阳家、农家、兵家、纵横家等学派展开了学术争鸣与交流，呈现出"诸子百家"的繁荣景象。在这些学术交流与交融的过程中，逐渐出现了文化的大一统局面，从而为后来华夏文化的繁荣奠定了深厚的基础，同时，为中医学理论体系的形成奠定了坚实的文化、科学和社会历史基础。中医学是中华民族文化的一部分，在这一时期，它广泛地吸收、移植、汇通和交融了当时的自然科学和社会科学的各种学说、各个学派的先进成就，如天文、地理、气象、历法、物候、农学、植物学、矿物学、冶炼、酿造技术等诸多方面，为中医学理论体系的构建奠定了科学文化技术基础。

3. 长期医疗经验的积累

科学理论之所以可以确立，无不通过长期反复的生活、生产和科学实践获得认识，再从反复的认识中得出正确的理论。实践是中华民族思维的起点，也是思维逻辑结构的起点。中医学也是通过长期反复的医疗实践，逐步形成了自己的理论体系。古代的中国人在长期的生活生产和防病治病的过程中，通过观察实践，积累了丰富的感性材料，这些医疗实践又经过思维，将其总结、升华，形成概念、判断、规律，从而逐步上升为医学理论。重视实践经验的积累是中华民族传统思维第一个重要的本质精神，也为中医学理论体系的构建奠定了医药实践的基础。

华夏文明从公元前21世纪进入奴隶社会以后，人们对疾病的认识，随着医疗实践经验的积累而不断发展，在长期的生产斗争和医疗实践中所逐渐积累了原始的医药知识，为中医学理论体系的形成奠定了丰富的实践基础。如殷商时期，药物已相当丰富，并且在医疗实践中合理地将"毒药"用于治病。西周时期，医家不仅为疾病确立了专门病名，还提出发病和药物治病等理论。春秋时代，秦国医和提出"六气致病"学说，开创了中医病因理论的先河。战国时期，扁鹊、仓公等专业医生的大量出现，确立部分疾病的诊断方法，医学知识的传播更加广泛。《史记·扁鹊仓公列传》记载扁鹊诊病已能通过"切脉、望色、听声、写形，言病之所在"，说明"四诊"方法在当时已基本形成。除应用药物、针灸、导引等治病方法外，还出现利用情绪变化治病的疗法，如《吕氏春秋》记载的文贽用激怒的方法治愈齐闵王的忧思病。长沙马王堆汉墓出土的一批医学资料中，《五十二病方》记载了103个病名、283个药方、247个药名，涉及内、外、妇、儿、五官等范围，说明战国时期的医药水平已有很大提高。

（二）中医学理论体系形成的标志

《黄帝内经》简称《内经》，包括《素问》和《灵枢》两部分，每部各9卷，每卷9篇，全书共18卷，合计162篇。该书成书于战国至秦汉时期，东汉至隋唐仍有修订和补充。《黄帝内经》非一人一时之作，是集众多先贤医家的医学理论和临床经验编纂而成，是对先秦至西汉医学成就的整理和总结。书中运用精气、阴阳、五行学说等哲学思想，深刻探讨当时哲学领域中气的概念、天人关系、形神关系等重大命题，阐明中医学对生命的认识以及养生的原则和方法；研究人体的结构、生理、病理、病因、病机、疾病的诊断、治疗与康复等问题，不但为中医学理论体系的建立奠定基础，也是中医学在理论与实践继续发展的基石。《黄帝内经》建立了天、地、人三才一体的整体医学模式，体现了人体与外界环境统一的整体观念，并构建了藏象经络理论，结合当时的解剖知识，较详细地描述了脏腑的生理功能，将人体呼吸、循环、消化、排泄、生殖、精神等生理功能分属于五脏，建立以五脏为中心的功能系统，创立了经络理论及其对机体的网络调节作用，并以精、气、血、津液、神的作用维系和调节着脏腑形体官窍的生理功能，从而奠定了藏象经络理论的基础。在疾病的防治上提出"治未病"的观点，对发病、病因、病机及疾病的诊断、治疗等进行了系统的阐述，对临床实践具有重要的指导意义。《黄帝内经》总结了秦汉以前的医学成就，构建了中医学理论体系的基本框架，是中医学理论体系形成的基础与源泉。千百年来，它始终有效地指导着我国传统医学的理论与实践，为历代医家所重视，对世界医学的发展也有着非常重要的影响。

《难经》原名《黄帝八十一难经》，其理论渊源历史较多分歧，有黄帝说、内经说以及扁鹊所著说，一般认为其成书于汉代，稍晚于《黄帝内经》。《难经》，所谓："名为八十一难，以其理趣深远，非卒易了故也。"书中内容深奥难懂，并以问难的形式撰著了八十一个问题，大部分是对《内经》中的难点、重点进行了解释与发挥。更为重要的是，书中有许多独特而鲜明的学术观点，内容涉及脉学、经络、脏腑、疾病、腧穴、针法等，对中医学产生了深远的影响，故该书亦被尊奉为"经"。书中有许多首创的观点和独特的见解，如首创独取寸口的诊脉法与脉证相参的辨证整体观；提出"命门－元气－三焦"为轴心的整体生命观；用五行分五邪以及五行规律为指导的整体防治观；系统论述奇经八脉和腧穴名称、循行及功能、病证；阐述了"虚则补其母，实则泻其子"的治疗原则；阐明了"五脏生积，六腑成聚"的观点；提出了"五损"的病机概念和"五损"的治法，包括对解剖以及温病学说的贡献等。《难经》在《内经》的基础上有所阐扬和发展，它丰富和拓展了中医学理论体系，其中很多治则治法对现代中医临床仍有着重要的指导意义。该书内容简要，辨析精微，故在中医学典籍中常与《黄帝内经》并提，同为后世指导临床实践的重要理论性著作。

《伤寒杂病论》成书于东汉，为张机所著。张机，字仲景，后世尊称仲景为"医圣"。张仲景之所以有如此高的学术地位，主要在于其所著的《伤寒杂病论》，它是中国第一部辨证论治的专著，为后世临床医学的发展奠定了坚实的基础。该书曾遗失，后经晋·王叔和整理，分为《伤寒论》与《金匮要略》两部分。《伤寒论》一书，共 10 卷，条文 397 条，对外感疾病的发病因素、临床表现、诊断治疗及预后康复等，进行了系统而全面的分析论述。它将疾病按照各个综合症状概括为六个类型，即太阳病、少阳病、阳明病、太阴病、少阴病、厥阴病，以此作为辨证论治的纲领。更为重要的是，除了上述的规律性治则外，书中还阐述了各经合病或并病的治疗，以及当误治、错治后出现所谓"变证""坏证"的表现和补救治疗措施。《金匮要略》详论内伤杂病，对以内科为主兼妇科、外科的多种疾病的病因、病机、诊断、处方、用药等都有详细记载。其重视疾病的预防，即"治未病"，书中云："上工治未病……夫治未病者，见肝之病，知肝传脾，当先实脾。"这说明仲景很早就认识到了预防疾病的重要性，能够积极预防，防止疾病的传变，治疗掌握主动性，才能称为"上医"。《伤寒杂病论》总结了东汉以前的医学成就，将中医学的基本理论与临床实践密切结合起来，创立了对外感、内伤疾病的辨证纲领和有效方剂，故后世医家多尊之为"医方之祖"。全书共载方 269 首，用药达 200 余种，其组方药少而力专，并提出了完整的组方原则，体现了方剂的君、臣、佐、使的合理配伍，并将病、证、症三者有机结合，提出了表、里、半表半里的病位概念，指出了疾病有阴阳之别，并明确提出了虚、实、寒、热、有余、不足等纲领性的辨证要点，又依据患者的体质特点，总结出"淋家""酒家""尊荣人""膏人""肥人"等名称，这些对指导临床辨证都有着重要的意义。另外，书中方剂种类丰富，依疾病的轻重缓急，分为汤剂、丸剂、散剂、酒剂、膏剂以及诸多外用剂型。这些方剂疗效可靠，对后世影响巨大，后代的很多方剂均是在仲景方的基础上加减化载而来。该书从理论和实践的高度开创了"六经辨证"的先河，确立了中医学辨病与辨证相结合的完整的医学模式。《伤寒杂病论》不仅对华夏大地的医学产生了深远的影响，对于东亚各国的医学亦有着指导作用。如日本汉方的古方派就是在《伤寒论》的基础上形成的，他们发扬了仲景学说，提出了"一气滞留说""万病一毒说"等理论，将《伤寒论》的研究不断向前推进。《伤寒杂病论》是将理论结合临床的典范，更为重要的是，在近两千年的中医发展史上，无数的医家证实了该书中所载方剂以及治疗方法的有效性和安全性，是中医学临床应用的里程碑式的著作。

《神农本草经》简称《本经》，成书于东汉。《神农本草经》也和《黄帝内经》一样，并非一时一人所著，而是集秦汉时期众多医家所搜集、整理、总结的药物学经验成果为精华，托名神农氏所著。该书为中国现存最早的中药学专著，全书载药 365 种，其中植物药 252 种，动物药 67 种，矿物药 46 种。根据养生、治病、性能功效以及药物毒性等，分为上、中、下三品，其中上品120种，中品120种，下品125种。所谓上品，主养命以应天，无毒，大多属于滋养之品；中品主养性以应人，无毒或有毒，其中有补虚者，有祛邪者；下品主治病以应地，多毒，可除寒热邪气，破积聚愈疾。在三品为纲的基础上，依次介绍了药物的正名、性味、主治功效，逐一条列，纲举目张。这种编写体例对后世的医书影响深远，后世的《本草经集注》《新修本草》等均是在此书的基础上增写而成。书中还根据药物的功效分为寒、凉、温、热四性，以及酸、苦、甘、辛、咸五味，为中药学"四气五味"的药性理论奠定了基础。书中明确"治寒以热药，治热以寒药"的用药原则，使药理学与病机学密切结合，使中医学理论体系更加充实。同时，该书提出单行、相须、相使、相畏、相恶、相反、相杀等"七情和合"的药物配伍原则，为中药组方提供了重要的理论依据。此外，书中还对药物产地提出了要求，以及药物采集的时间、炮制的程序，为后世"道地药材"等理论发展打下了基础。《本经》作为药物学专著，为后世的中药学发展奠定了坚实的基础，书中记载的诸多药物功效，经过长期的实践以及科学实验研究，被证实疗效确切。如麻黄平喘，1887年日本人长井长义博士发现了麻黄碱；书中记载黄连治热痢，现代研究黄连中含小檗碱，可被广泛用于治疗痢疾，肠伤寒等，这些都反映了《本经》的科学价值。《本经》作为我国现存最早的药学专著，对战国至东汉时期的用药经验和药物知识作了系统而全面的总结，具有一定的科学性、系统性和开创性，堪称集东汉以前本草之大成，书中所载药物大部分仍然是现代中药学讨论和研究的重点药物，也是学习中医中药的重要参考书。

综上所述，从战国至秦汉时期问世的《内经》《难经》《伤寒杂病论》《神农本草经》医学典籍所载的内容来看，当时的医家们不但已构筑起中医学的理论框架，而且能够有效地运用药物、针灸等治病技术，善于理论联系实践，在实践中不断修正和完善理论体系，形成了中医学的理、法、方、药为一体的独特医学理论体系，标志着中医学理论体系的形成。

三、中医学理论体系的发展与学术争鸣

中医学理论体系的建立，促进了理论对临床的指导，并进一步与实践相伴发展。随着社会的发展与科学技术的进步，医学理论不断创新丰富，治疗技术也不断提高发扬。中医学在汉代以后进入了全面发展时期，在这一发展时期，呈现出了百家争鸣的发展状态。

（一）魏晋隋唐时期

魏晋南北朝、隋唐至五代，是中医学发展史上承前启后的重要时期，中医学学科分化日趋完善，医学理论与技术随着这一时期政治、经济、文化的发展而有新的提高，出现了诸多名医名著，中医理论体系不断充实，也推动了中医学理论的发展。

《脉经》为晋·王叔和所著，成书于3世纪，它是中医学第一部脉学专著，该书第一次系统全面论述浮、芤、洪、滑、数、促、弦、紧等24种病脉的脉象形态及其所主病证；提出浮与芤、弦与紧、革与实、滑与数、沉与伏、微与涩、软与弱、迟与缓八组相类脉的脉象鉴别；明确左寸主心与小肠，左关主肝胆，右寸主肺与大肠，右关主脾胃，两尺主肾与膀胱的三部脉位；推动了寸口脉诊法的普遍应用。《针灸甲乙经》为晋·皇甫谧所著，成书于259年，是中医学第一部针灸学专著。全书系统阐述了经络、藏象、腧穴、病证、刺法、诊法、治法等内容，还对针灸治疗的禁忌、经络走行与腧穴部位的考订、针灸的临床适应证、操作方法以及临床经验等进行了详尽的论述与总结。隋·巢元方所著《诸病源候论》，成书于610年，是中医学第一部详述病因病机证候的专著。全书共67门，载列证候1 729条，分述内、外、妇、儿、五官、皮肤等诸科病证的病因、病机和症状，尤重于病源的研究，对疾病的诊断与辨证论治起到推动作用。唐·孙思邈所著的《备急千金要方》与《千金翼方》，成书于652年和682年，是中医学最早的医学百科全书。两书详述脏腑、针灸、脉证、食疗、养生、备急、病证、诊治等内容，代表了盛唐的医学发展水平。更为重要的是，书中提出"大医精诚"为医学道德准则和所要达到的境界，他认为医道乃"至精至微之事"，习医之人必须"博极医源，精勤不倦"，更需要有高尚的医德，以"见彼

苦恼，若己有之"的感同心医治患者等，开创了中国医学伦理学之先河。另外，该时期还相继出现了《新修本草》《本草拾遗》《蜀本草》等药学专著，其中《新修本草》于唐显庆二至四年编著，是我国政府颁行的第一部药典，也是世界上最早的药典，为当时医生的必修课。这一期间，还有许多专科著作，如最早的妇科专著《经效产宝》、最早的儿科专著《颅囟经》、最早的外科专著《刘涓子鬼遗方》、最早的伤科专著《仙授理伤续断秘方》。这一时期社会日趋稳定，经济日益繁荣，促进了中医学的发展，并传到日本、朝鲜等东亚各国，为今后中医学的国际交流奠定了基础。

（二）宋金元时期

中医学至宋金元时期，已经积累了丰富的经验，这一时期中药学、方剂学、针灸学、临床各科等发展迅速，新的学派不断涌现，医药著作大量刊行，开始有国家组织编撰刊行的中医药学著作，并开始研究处方、成药、经络腧穴的规范化。这一时期的中医学发展迅速，流派纷呈，也为中医理论的完善做好了准备。

南宋·陈无择著有《三因极一病证方论》，简称《三因方》，此书是根据张仲景"千般疢难，不越三条"的论点，结合临床实践与《内经》有关论述，将病因归纳为三大类：外感六淫为外因；七情内伤为内因；而饮食、虫兽、跌打、中毒、金疮等为不内外因，并将病因与病证相结合，系统阐述了三因理论，对后世病因学的发展，影响极为深远。宋·钱乙的《小儿药证直诀》成书于宋宣和元年，全书论治始终遵循"小儿脏腑柔弱，易虚易实，易寒易热"这一生理、病理特点，遣方用药寒温适度，补泻并用，扶正祛邪兼顾，以柔养脏腑为本。其中不少良方，如六味地黄丸、导赤散、泻白散等沿用至今。

这个时期出现了很多具有特色的医学学派，推动了中医理论的创新与发展。金元时期的刘完素、张从正、李杲、朱震亨，便是其中的代表人物，被后人尊称为"金元四大家"。其各自的理论体系独特新颖，临证治疗卓有成效，著作完整丰富。刘完素，字守真，金代河北河间人，故后人尊称刘河间。刘完素力倡火热论，主张"六气皆从火化"，六气化热化火是外感病的主要病机，而内伤病中"五志过极皆能生火"，故在治疗中多用寒凉药，后人称其为"寒凉派"，代表作有《素问玄机原病式》。张从正，字子和。张从正力倡攻邪论，主张"病由邪生""邪去正自安"，认为无论是在天之邪、在地之邪或水谷之邪，均非人体素有，一经致病，必要攻邪，故在治疗中多用汗、吐、下三法，邪在皮肤、经络用汗法；邪在胸膈脘腹用吐法；邪在下焦用下法。因其治疗以攻邪为主，后人称其为"攻邪派"。另外，张从正还十分重视社会环境、精神因素，认为"疟常与酷吏之政并行""九气作祟，多生疾病"，因此治疗时强调因人、因地、因时，代表作为《儒门事亲》。李杲，字明之，号东垣老人，后人尊称李东垣。李杲师从易水学派的创始人张元素，力倡脾胃论，主张"内伤脾胃，百病由生"，强调脾胃是运化水谷供一身元气之本，临证善补上、中、下三焦之气而以补脾胃之气为主的原则。因其善用温补脾胃之法，采用"调理脾胃""升举清阳"等治法，后人称其为"补土派"，代表作为《脾胃论》。朱震亨，字彦修，世居浙江义乌丹溪，后人尊称朱丹溪。朱震亨力倡相火论，主张"阳常有余，阴常不足"，认为相火之动是永恒的，但其有生理病理，也就是"生"与"贼"之分，即相火的双重性。在调摄上提倡节制食欲、色欲，以防相火妄动，治疗上善用"滋阴降火"，后人称其为"滋阴派"，代表作为《格致余论》。

（三）明清时期

明清时期，是中医学理论的融合汇通和深化发展阶段。这一时期的标志性成果是命门学说的发展、温病学说的创新与崛起，以及大量的集大成的医学全书、丛书和类书的编撰完成，丰富和发展了中医学理论体系。

明代关于命门学说的发展，为中医学的藏象理论增添了新的内容。明·张介宾（字景岳）、赵献可（字养葵）等医家，在《内经》《难经》命门理论基础上，发展形成命门学说，创新性地提出对命门概念及其功能的认识。张介宾提出了"阳非有余""真阴不足"的见解；李中梓提出"肾为先天本，脾为后天本"的论断；赵献可强调"命门为人身之主"，注重"命门之火"在防病治病中的重要意义。命门学说对中医学理论和临床各科的发展产生了较大影响，至今仍有重要的指导意义。

温病是感受温热之邪所引起的一类外感急性热病的总称，它是这一时期最具影响的理论创新，是对中医体系的重要补充。温病理论源自《内经》，所谓"民疠温病"，后世医家均有论述，至明清臻于成熟。明代的吴有性及清代的叶桂、薛雪、吴瑭等对温病理论和实践的创新做出了卓越的贡献。

吴有性，字又可，著《温疫论》，成书于 1642 年，创"戾气"学说。他认为"夫温疫之为病，非风、非寒、非暑、非湿，乃天地间别有一种异气所感"；戾气多"从口鼻而入"，往往相递传染，易于流行，形成区域内症状、病程、预后相似的疾病；不同的疫病有不同的发病季节。吴氏"戾气"学说包含的内容全面，表述翔实，促进了中医病因学的进步。清·叶桂，字天士，著《温热论》，创温热病的卫气营血辨证理论，详述温热病发生发展的规律是卫、气、营、血四个阶段的顺传，对清代温病学说的发展起着承前启后的作用。清·吴瑭，字鞠通，著《温病条辨》，创立温热病的三焦辨证理论。主张"凡病温者，始于上焦，在手太阴""上焦病不治则传中焦，胃与脾也""中焦病不治，即传下焦，肝与肾也"。使温病学说得到进一步发展，逐渐走向系统与完善。

《本草纲目》为明·李时珍所著。该书成书于 1578 年，前后历经 27 年，李时珍遍访山川旷野，参考古籍 800 余部，全书分为 16 部 60 类，载中药 1892 种，每种药物分列释名（确定名称）、集解（叙述产地）、正误（更正过去文献的错误）、修治（炮制方法）、气味、主治、发明（前三项指分析药物的功能）、附方（收集民间流传的药方）等项，是当时最先进、最完备的药物分类系统。本书出版后相继被译为朝鲜、日、拉丁、英、法、德、俄文等流传于国外，是最为著名的中医中药学巨著。

清·王清任著《医林改错》，纠正了古代医籍中关于脏腑记载的一些错误，提出"灵机记性不在心在脑"；发展了瘀血理论，创立了多首治疗瘀血病证的有效方剂，对中医学气血理论的发展做出了一定贡献。

另外，明清时期，编撰了门类繁多的医学全书、类书、丛书及经典医籍的注释等。如《证治准绳》《景岳全书》《医宗金鉴》《四库全书·子部·医家类》等，代表了中医理论的深化发展阶段。

（四）近代与现代

近代，随着社会制度的变更，西方科技、文化、医学的传入，中西方文化出现碰撞与交融，而医学正是这种碰撞与交融的缩影。这一时期，传统中医学面临着西医的挑战，而且自身发展也遭遇了瓶颈。在这种不利情况下，中医学理论的发展呈现出新旧并存的趋势：一是继续整理和汇总前人的学术成果，如 20 世纪 30 年代曹炳章主编的《中国医学大成》；二是以朱沛文、唐宗海、恽铁樵、张锡纯为代表的中西汇通学派，提出既要坚持中医学之所长，又要学习西医学先进之处，从理论到临床汇通中西医的观点，如唐宗海著《中西汇通医经精义》、张锡纯著《医学衷中参西录》，即是中西汇通的代表作。

1949 年中华人民共和国成立以来，党和政府对中医药事业极为重视，使之成为医疗体系和华夏文化的重要一环。正如毛泽东所说的："中国医药学是一个伟大宝库，应当努力发掘，加以提高。"中医学坚持以人为本，预防为主，在继承发扬中医药优势特色的基础上，充分利用现代科学技术，以满足时代发展和民众日益增长的医疗保健需求，为人民健康和社会主义现代化建设服务，成就斐然。如 2015 年屠呦呦教授因发现青蒿素治疗疟疾的新疗法，成为第一位获得诺贝尔生理学或医学奖的华人科学家。2017 年 7 月 1 日，《中华人民共和国中医药法》正式实施，中医药法是中医药领域第一部综合性和基础性法律，从法律层面明确了中医药的重要地位、发展方针和扶持措施，为发展中医药提供了法律保障。此外，中西医优势互补、相互融合的趋势已经出现；多学科交叉相互渗透，创建中医学新理论、新技术、新方法认识生命和疾病现象已成热点；中医药在世界范围的传播与影响日益扩大，中医药医疗、教育、科研和产品开始全面走向国际；以"继承与创新并重，中医中药协调发展，现代化与国际化相互促进，多学科结合"为基本原则，推动了中医药传承与创新的发展。

四、中医学学科优势与展望

中医学是产生于中华文明母体上的生命科学，它有着独特的理论体系和丰富的临床经验，是世界现存的唯一经历数千年延绵不断发展，且仍在为人们的健康服务的医学学科。中医学的特点就是密切联系了自然科学和社会科学，是对"人"的高度研究。这个研究，既包括对自然的人的研究，即生、长、壮、老、已；也包括对社会的人的研究，即人的思维、意识，以及与社会的相互影响的研究。作为一门优秀的独特的传统医学，中医学具有丰富的科学内涵和独特的优势，在未来的日子里仍会为人类健康做出贡献。与此同时，它也存在一些亟待解决的问题，需进一步发展自身优势，正视并解决发展的瓶颈，才会让中医学发扬光大，焕发生命力。

（一）中医学学科优势

1. 医学模式的整体性

中医学的医学模式是一种整体模式。所谓整体，是把人视为一个整体，并将其放在自然界及社会环境中进行考察，用这种整体的观点进行诊断治疗。它不是孤立地看待某种指标，某些症状，而是关心患者整体的机能变化。更为重要的是，这种医学模式还注重时间环境、地理环境、气候环境、社会环境等变化对患者的影响。在生理上，对生命复杂现象做直观推测、灵性感悟、整体把握；在病理上，从整体上认识患病是邪胜正衰的动态变化，或是人体功能平衡失调所造成的；在治疗上，提倡顾全整体，调节人体失调，恢复平衡状态的辨证论治。中医的医学模式同西医目前所提倡的环境-社会-心理-生物等多元的医学模式有着惊人的相似之处，可以说，这正体现了中医学整体性医学模式的超前性与预见性。西医已经无数次证实了心理、社会因素对疾病的影响，如肠易激综合征的机理研究，心理因素的相关机制研究就很好地说明了这个问题。西医已经意识到原有的单纯生物模式医学的狭隘性，割裂机体与心理和社会的联系是短视的，也是极度片面的，所以近年来不断加强新型医学模式的研究，而中医学已在多元的医学模式指导下积累了极其丰富的经验，并取得了卓越的临床疗效。中医学也将坚持整体性医学模式的优势，并将继续发扬下去。

2. 临床诊疗的综合性

这种综合性具体表现为实用性、安全性以及多样性。中医学来源于实践，正是丰富的临床实践，为中医学的形成和发展奠定了坚实的基础，也为中医的诊疗活动提供了诸多可行可靠有效的方式。中医的诊查手段安全有效，从古至今，医家多采用"望、闻、问、切"的诊疗方式，这种方式基本涵盖了西医的常规体检方式，加之与中医理论结合，实现了无创性的检查。在治疗方面，中医的治疗方式多样，有口服的中药，包括丸、散、膏、丹、酒剂等多种剂型；外用的膏、贴、散，如战国时期的《五十二病方》记载了最早运用汞剂治疗外科疾病的情况；还有更具特色的针灸、推拿、按摩、导引，也包括外科手术。《五十二病方》记载了世界上最早的内痔结扎术；《黄帝内经·灵枢》中最早记载了腹腔穿刺引流腹水的治疗方法；《三国志·魏书·华佗传》记载了世界上最早的全麻下的外科手术。书中记载："若病结积在内，针药所不能及，当须刳割者，便饮其麻沸散，须臾便如醉死，无所知，因破取。病若在肠中，便断肠湔洗，缝腹膏摩，四五日差，不痛，人亦不自寤，一月之间，即平复矣。"中医学的诊疗方式集中呈现了中医综合性和多样性的特点，同时也为西医提供了丰富的医学资源。

3. 养生保健的重要性

中医学的一个核心理念是"治未病"，即高度重视疾病的预防和日常的养生保健。在此方面，中医学经过数千年的探索，已经积淀了丰富的养生保健知识，并已成为百姓生活起居的重要组成部分。所谓"治未病"，既包括未病先防，也包括既病防变，这种理念有别于西医的医疗模式，将疾病抑制于萌芽或初始，减少疾病的发展，是真正的对健康生活的追求。在此方面形成了丰富多彩的养生保健措施，如食疗、药膳、针灸、推拿，还包括太极拳、八段锦等导引之法。这些方式可以很好地调养精神，对于预防疾病事半功倍，所谓"恬淡虚无，真气从之，精神内守，病安从来。"随着人民生活水平的提高，工作节奏的加快，有些人处于"亚健康"状态，中医在此方面有独特的优势，通过中医的手段，调整机体，达到预防疾病的目的，这恰与国家的"大健康"理念不谋而合。中医的治未病理念与方法，能为社会医疗保障体系做出更多的贡献。

（二）中医学的展望

中医学是中华文化的瑰宝，是几千年来维系着中华民族昌盛繁衍的纽带。随着现代科学技术的发展和现代医学诊疗手段的进步，中医学面临着严峻的挑战。如何发扬中医学，使之顺应时代发展，融入世界的洪流，并能继续为人类健康做出贡献，是需要我们认真思考和严肃对待的攸关问题，也是所有炎黄子孙义不容辞的责任。

当今中国正迎来中医发展千载难逢的机遇，2015年，国家出台《中医药健康服务发展规划（2015—2020年）》和《中药材保护和发展规划（2015—2020年）》；2016年，国务院印发《中医药发展战略规划纲要（2016—2030年）》；2016年12月6日，国务院首次发表《中国的中医药》白皮书，将"支持中医药、民族医药事业发展"修订为"依法支持中医药事业发展"，中医药发展上升为国家战略；2017年7月1日，《中华人民共和国中医药法》正式实施，在法律层面保障中医药战略的实施与发展。习近平总书记在全国卫生与健康大会上的讲话中，强调"要着力推动中医药振兴发展""努力实现中医药健康养生文化的创造性转化、创新性发展"。由此可见国家对中医药工作的重视，这也为中医药的传播和发扬中医学提供了一个千载难逢的契机。

1. 夯实中医理论

中医学是自然科学与社会科学的结合，有着独特的理论体系，这种理论体系的建立，是基于中华文明的特色，有别于其他理论体系。自西医传入中国，尤其是近几十年科技的发展，很多人觉得中医理论"过时""落伍"。但随着医学实践的发展以及人们认识能力的提高，特别是系统科学及其在现代医学研究中的运用，这种生物－心理－社会医学模式被广泛接受，而这与中医学中丰富的整体论思想具有惊人的相似之处。人的内部、人与环境社会均是一个整体，这种整体性决定了对疾病产生机理认识的不同，中医所谓阴阳失衡就是对整体性的一种判定。中医人应该借助新时代科学的载体，为我所用，在保持本色的同时，科学阐述中医理论。中医学的自然科学属性不同于实验科学，这与中医学象数科学属性有关，它更倾向于意象思维，侧重于直观感觉，依赖经验总结和哲学归纳，具有一定的模糊性和不确定性，发展过程是对原有理论的不断深入和完善，前后理论之间不存在矛盾冲突，具有哲学的包容性。恰恰是不同于狭义科学的特点，才是中医学的特色所在，对于新的医学模式，这种特色彰显出了独到的优势，因为疾病具有不可预测性，治疗方式更是因人而异，不可能一一对应，而中医学的宏观纳象定性分析能很好克服这一障碍，通过辨证论治的手段达到以简驭繁，以不变应万变的良好效果。当然，我们也应该洞察世界科学与医学的发展，把握整体走向，使之为中医学提供研究和发展的契机。中医学理论包括藏象、阴阳五行学说、元气理论、经络、体质学说、病因病机、针灸学说等内容，这些都在人类防病和治疗疾病的历史上扮演过重要的角色。而今，更需要利用现代化的手段，赋予它真正的使命，使这些亟待解决的中医学理论，得到进一步深入研究。

2. 发扬临床优势

中医学立足的基础是经验的传承与发扬，临床疗效更是中医赖以生存的根本。在临床治疗上，中医学注重人的精神层面、功能层面、整体层面和动态层面，体现了对生命复杂现象的直觉观测、灵性感悟和整体把握。其始终把患者当作一个与环境、宇宙相关的整体，将人的生命与健康当作其理论的中心与目的的整体观念，是"人的医学"的一种体现。临床医生要以"患者"为中心，而不是"病"，这既是未来中医学持续发展的目标，也是未来全世界医学的目标。在具体疾病方面，中医临床有众多优势，包括心脑血管疾病、肿瘤的中晚期治疗、免疫性疾病、代谢性疾病以及心身疾病，中医都显示了独特的优势。2015年，中国中医科学院中药研究所屠呦呦教授因发现青蒿素治疗疟疾的新疗法，成为第一位获得诺贝尔科学奖项的中国本土科学家，她在卡罗林斯卡学院讲演的《青蒿素——中医药给世界的一份礼物》，就是中医药对全世界医学贡献的缩影，也是中医临床疗效的强有力的例证。她的报告中提到："关于青蒿入药，最早见于马王堆三号汉墓的帛书《五十二病方》，其后的《神农本草经》《补遗雷公炮制便览》《本草纲目》等典籍都有青蒿治病的记载"；还有"当年我面临研究困境时，又重新温习中医古籍，进一步思考东晋（3—4世纪）葛洪《肘后备急方》有关'青蒿一握，以水二升渍，绞取汁，尽服之'的截疟记载，使我联想到提取过程可能需要避免高温，由此改用低沸点溶剂的提取方法"。正如屠呦呦教授最后总结所说："中国传统中医药是一个丰富的宝藏，值得我们多加思考，发掘提高。"伴随着科学的发展，综合国力的提高，以及国家对中医药的重视，中医学这一瑰宝一定会绽放耀眼的光芒。

3. 拓展发展空间

在未来的医学领域，中医学应发挥其系统性思维，进一步拓展新的领域。尽管中医学的历史悠久，但其医学模式却是先进的，它具有人文科学和自然科学的双重属性，这也决定了它在预防和治疗上都会很大程度地对西医起到很好的补充作用。比如在临床方面，结合西医，中医学可以拓展很多新的医学领域，如中医学十分重视患者主观感受，其对疾病的认识很大程度基于此，这种不是针对"人的病"，而是针对"病的人"，就显得尤为重要。通过中医学的调整气血、平衡阴阳等疗法，可以达到改善症状、提高生活质量的目的。在此方面，可以开展的领域众多，如亚临床疾病、未达到诊断标准的疾病、西医诊疗方案确定有效但仍有症状的疾病、西医无干预措施但需密切随诊的疾病。如甲状腺结节，有些尚未达到穿刺或手术标准者，可通过中医活血化瘀、软坚散结治疗以减小结节；系统性红斑狼疮的患者，口服激素后出现烘热、心烦、盗汗症状，可通过中医滋补肾阴、清虚热来改善患者上述症状。这些有效地补充了西医的不足，也为中医的发展开拓了空间。同时，这也可以与西医的临床生存质量评分相结合，将治疗标准数量化、系统化，有利于两者相互发展。在预防疾病的理念上，中医可以发挥优势。中医学的"未病先防"目前已经上升为国家政策层面，这不仅仅是减少病痛，更为重要的是提高全民的生活生存质量，为"中国梦"的实现提供了有力的保证。在疾病发生前采取措施，达到防病于未然。另外，对于一些慢性疾病，如某些疼痛性疾病，包括关节炎、癌性疼痛，通过中药口服、针灸膏敷等方式，改善患者疼痛以及虚弱体质，提高生活质量，促进康复等，发挥中医所长。

（张 杨）

第二节 中医学理论体系的主要特点

中医学理论体系是以精气阴阳五行学说为哲学基础，以整体观念为指导思想，以脏腑经络的病理生理为理论基础，以辨证论治为诊疗特点的学术体系。该理论体系主要由中医基础学、中医临床医学和中医养生康复医学组成，是包括理、法、方、药在内的中医学基本概念、基本原理和基本方法的科学知识体系。

中医学理论体系的主要特点是整体观念与辨证论治。

一、整体观念

中医学认为，人体是一个有机的整体，构成人体的各个脏腑器官，结构上不可分割，功能上互相协调、相互为用，病理上相互影响。同时认为人与外界环境密切相关，人体通过不断地适应外界环境来维持自身机能活动的稳定。这种对于人体自身完整性以及人与环境之间统一性的认识，称为整体观念。整体观念始终贯穿于中医学生理、病理、辨证、治疗及养生等各个方面，是中医学基础理论和临床实践的重要指导思想。

（一）人体是一个有机的整体

人体是一个有机的整体，其整体性主要体现在生理功能、病理变化以及诊断治疗上。

1. 生理功能的整体性

生理功能的整体性包括结构与功能完整统一的"五脏一体观"及形体与精神相互依存的"形神一体观"。中医认为,人体由心、肝、脾、肺、肾等五脏,胆、胃、大肠、小肠、膀胱、三焦等六腑,皮、脉、肉、筋、骨等形体以及目、舌、口、鼻、耳等官窍构成。这些脏腑形体官窍通过经络系统"内舍于脏腑,外络于肢节"作用,构成了以五脏为中心的肝、心、脾、肺、肾五大系统。而五脏之中,心为最高统帅,主宰整个人体的生命活动。因此,人体是一个以心为主宰,五脏为中心的井然有序的整体。

精、气、血、津液是构成人体的重要组成部分,也是维持人体生命活动的精微物质。脏腑的正常功能活动能够促进和维持精、气、血、津液的生成以及运行,进而充实五体,支持了五大系统的生理功能。

形神合一,即形体与精神的结合与统一。形体指的是人体脏腑、组织、器官及贮存并运行于其中的精气血津液等。神有广义及狭义之分,广义的神是人体生命活动的总体表现,狭义的神是指人的精神意识、思维活动。形与神相互依附,不可分离。神不能脱离形而存在,有形才有神,形健则神旺。而神一旦产生,就会对形体发挥主宰作用。由此,形神统一是一切生命活动的根本保证。

2. 病理变化的整体性

病理变化的整体性包括整体与局部、局部与局部以及形神之间病变的相互影响及相互传变。

人体的局部与整体是统一的。人体某一局部的病变,往往预示着全身脏腑气血阴阳的整体功能失调。中医在分析疾病的病因病机时,善于从整体出发,去分析局部病理变化的整体反应。如目的病变,既可能由肝脏功能失调引起,亦不除外由五脏精气功能失常导致。

局部与局部之间也可相互影响。如脏腑功能失常,可通过经络反映于相应的体表;反之,体表组织器官的病变,也可通过经络而影响内在脏腑,如胃火过亢,可致牙龈肿痛;体表感受风邪,传及肺脏,肺失宣降而出现咳嗽、吐痰等症;脏腑之间病理也可相互影响,发生疾病的传变。如肝失疏泄,不仅出现胁痛、口苦等肝脏病变症状,还可影响脾的运化功能而出现脘腹胀满、不欲饮食等症,还可影响肺的宣降出现喘咳等肺系病症。此外,脏腑组织器官功能失常,还可影响精气血津液的代谢;反之,精气血津液代谢失常也可影响脏腑组织器官的功能活动。

人体是形神统一的整体。形与神在病理上也相互影响,形体病变,包括精气血津液病变,均可引起神的失常;而精神情志异常也可损伤形体而产生气血津液的病变。

3. 诊治的整体性

由于人体各脏腑组织器官在生理及病理上具有整体性,故中医学在诊治疾病时,能够通过观察形体官窍、神色舌脉等外在异常表现,推测内在脏腑的病变,从而进行正确诊断并采取治疗。《灵枢·本藏》有云"视其应外,以知其内脏,则知所病矣",即是此意。如心开窍于舌,故临床中口舌生疮,常常是由心火旺盛引起;而面色发黑,往往则是肾病的表现,因黑色与肾脏相应。在治疗上,中医同样注重整体思想。对于局部病变,不是头痛医头、脚痛医脚,而是通过整体加以调治。如耳鸣、脱发症状,常应用补肾填精治法;牙龈红肿,则多采用清泻胃火原则。故中医在诊治疾病时,需从整体出发,积极探求局部病变与整体病变内在联系,从而确定适当治疗方法。

(二)人与自然环境的统一性

人生活在自然界中,自然界具备人类赖以生存的条件,自然环境的变化可直接或间接影响人体的生命活动,机体也会因此产生相应的反应,即《灵枢·邪客》所说"人与天地相应也"。这种人与自然界息息相关的观点,称为"天人一体观"。自然环境对人体的影响主要体现在季节气候、昼夜晨昏以及地理环境等方面。

气候是由自然界阴阳二气的消长变化产生的阶段性天气征象。四季气候的变化规律是春温、夏热、秋凉、冬寒,自然界受这种气候变化的影响,会适应性地出现春生、夏长、秋收、冬藏的变化。人体也会相应地做出调节,如人体的脉象会随季节变迁而有春弦、夏洪、秋毛、冬石的规律性变化;又如春夏季节人体阳气发泄,故可有多汗少尿的表现,而秋冬季节阳气内敛,则可见少汗多尿表现。但人体适应自然界环境变化的能力有限，当气候变化过于急骤，超过人体的适应范围，或机体调节能力失常，不能适应自然环境的变化，就会导致疾病的发生。此外，因四时气候变化特点不同，故除一般疾病外，常可发生一些季节性多发病，或时令性流行病。如春季多发温病，夏季多发痢疾、腹泻，秋季多发疟疾，冬季多发伤寒等。

一日之内存在昼夜晨昏的变化，人体会随昼夜阴阳二气盛衰的变化而做出相应的调节。如白天人体阳气多趋于体表，人体的机能活动比较活跃，夜间人体阳气多趋于里，机能活动则相对静止，人体需要处于休息及睡眠中。昼夜晨昏的阴阳消长变化，对疾病也有一定影响。《灵枢·顺气一日分为四时》有云："夫百病者，多以旦慧昼安，夕加夜甚。"清晨至中午，人体正气随自然界之气生长而渐旺，故病情转轻，午后至夜晚，人体正气又随自然界之气逐渐消减，故病情加重。

地理环境主要包括地域气候、水土、人文地理及风俗习惯等。地理环境的差异，对人体机能以及体质有一定程度影响。如东南地区气候潮湿温热，故人体腠理多疏松，体格多瘦小；西北地区气候寒燥，则人体腠理多致密，体格多壮实。因此有"一方水土养一方人"的说法。同样，地理环境不同，易患疾病也有所差异。如沿海地区气候多潮湿，故多见湿热之病，北方气候寒冷，则多见感受寒邪致病。

因此，中医认为，人与自然环境是统一不可分割的，中医在诊治疾病时，必须结合机体内外因素全面考虑，注重因时因地制宜原则，顺应四时气候变化，从而寻求恰当的诊断及治疗方法。

（三）人与社会环境的统一性

人生活在社会环境中，社会环境的变化必然也会影响到人。中医认为，人与社会环境也是一个密切联系的整体。

社会环境的不同会造成人体身心功能及体质的差异。一般来说，良好的社会环境，和谐的人际关系，会使人身心愉悦，精神振奋；而不利的社会环境，可使人精神压抑或紧张恐惧，从而影响身心健康。社会环境的突然变化，如社会地位及经济水平的骤然改变，常会导致人的精神及情志不稳定，进而影响人体脏腑气血功能，导致身心疾病的发生。因此，在预防及治疗疾病时，须充分考虑社会因素对人体身心功能的影响，创造良好的社会氛围，有助于疾病痊愈。

综上所述，人体是一个有机的整体，人与自然、社会环境也是一个统一整体，这些构成了中医学的整体观念。

二、辨证论治

辨证论治，是中医学认识和治疗疾病的基本原则，是中医理论体系的基本特点之一。中医在诊治疾病过程中，既注重辨证论治，也不忘辨证与辨病结合。

（一）证、症、病的基本概念

证，即证候，是疾病发展过程中某一阶段或某一类型的病理概括。证的内涵包括了病变的部位、性质、原因、趋势及邪正盛衰变化，故其能够揭示疾病某一阶段病理变化的本质，可作为确定治法、处方遣药的依据。如风热表证、肝肾阴虚、肺火上炎等，均属于证的概念。

症，包括症状和体征两方面，是疾病的临床表现。其中症状是患者自身的异常感觉，如头痛、咳嗽、恶心等；体征，是医生通过四诊或其他检查方法，所得到的患者异常机体表现，如舌红、脉弦等。症是判断疾病，识别证候的主要依据，但其不能完全反映疾病和证的本质。不同的致病因素可导致相同的症状，因此症不能作为治疗的依据。

病，即疾病，是指有特定病因、发病形式、发展规律及转归的一种异常生命过程。这一概念反映了某种疾病全过程的总体属性、特征以及规律，如感冒、哮喘、痢疾等皆属于疾病。

证、症、病三者既有区别又有联系，三者均统一于病理基础。病揭示的是疾病病理的全过程，证所揭示的是疾病某一阶段的病理状态，症则是疾病过程中个别的、孤立的现象。症是病和证的基本要素，疾病和证候都是由症状和体征构成。证是对疾病某一阶段或某一类型症状和体征的病理概括，反映疾病的本质；各阶段或类型的证候贯穿起来，便是疾病的全过程。一种疾病可由不同证候组成，同一证又可见于多种疾病。

（二）辨证论治的基本概念

辨证是在中医理论指导下，将四诊收集到的资料、症状、体征，进行分析、整合，明确其病变部位、性质、原因以及邪正关系，并将其概括总结为某种证的思维和实践过程。论治，又称施治，是根据辨证的结果确定相应的治疗原则及方法的过程。

辨证与论治是诊治疾病过程中相互联系、不可分割的两方面。辨证是论治的前提和依据，论治则是辨证的目的和结果，也是对辨证是否正确的检验。辨证与论治是理论与实践相结合的体现，是指导中医临床诊治的基本原则。

（三）辨证与辨病

辨证与辨病都是认识疾病的思维过程。中医诊治虽注重辨证，但也不能忽视辨病，常采用辨证与辨病相结合的方法。首先运用辨病思维来进行确诊疾病，对某一种病的病因病机、转归、预后有一个总体的认识；再运用辨证思维，对当时临床表现及体征进行分析从而确立"证"，进而采取相应治疗方法。如患者出现发热、鼻塞、流涕等症状，结合体征进行分析，初步诊断为"感冒"。但由于致病因素以及机体反应不同，感冒通常分为风寒表证及风热表证两种证候。此时需根据流涕清浊、舌脉变化等，对当前的证候进行辨别，以确定治疗方法。如为风寒表证，采用辛温解表法；风热表证，则采用辛凉解表法。

（四）病治异同

临床上常见一种病有不同的证候，而同一证候又可出现在不同疾病中。故治疗疾病分为"同病异治"及"异病同治"。

同病异治，是指同一种疾病，由于发病时间、地域以及个人体质不同，或疾病的发展阶段不同，而表现出不同的证候，故采用的治疗方法也不同。如同为头痛，若由外感风寒引起，则采用疏风散寒止痛的治疗原则；而由肝阳上亢引起则采用平肝潜阳的治疗方法。

异病同治，是指几种不同的疾病在发展过程中出现了相同的病机，进而表现为相同的证候，故可采用相同的治疗方法。如泄泻、水肿、哮喘等不同的疾病，其发展过程中都可以有肾阳不足的病理本质阶段，故都可用温补肾阳的方法进行治疗。

由此可见，中医诊治疾病注重"证的异同"，其次为"病的异同"，正所谓"证同治亦同，证异治亦异"，这也是"辨证论治"的实质内涵。

第三节 中西医结合研究的发展趋势

一、中医学与西医学各自的优势及互补

（一）中医学的优势

随着科学的进步，西医学蓬勃发展，越来越多的疾病被攻克，使得人们的寿命在不断延长。传统医学凭借其独特的理论体系和丰富的临床经验，在疾病的预防及诊治中也起到不可替代的作用。

1. 宏观与整体的结合

中国古代认为构成宇宙万物及各种自然现象变化的基础是金、木、水、火、土之间的相生与相克，因此中医学强调整体性，侧重宏观辨证治疗。中医将阴阳的对立制约、互根互用、消长平衡以及五行的

生克乘侮等关系，作为诊断和治疗的基本依据，是中医思想的理论核心，也是中华文化的独特精髓。

2．求同存异的个体化治疗

根据中医的"同病异治、异病同治和心身同治"理论，对于临床中的慢性病（如慢性消化系统疾病、脑血管病后遗症等）、功能性疾病（如心脏神经症、功能性肠病、月经失调等）以及更年期综合征、低血压等，经过中医综合治疗，如辨证遣方用药、针刺、艾灸、拔罐、按摩、推拿、保留灌肠药、擦浴、外熨、穴位注射等，临床疗效明显优于单纯的西医常规疗法。

3．"治未病"以防疾病

中医学重视"人"和"患病的人"。早在2000多年前古代医家就提出"圣人不治已病治未病，不治已乱治未乱"的"治未病"的思想。据历史资料记载西汉前的两千多年间，中国先后发生过300多次疫病流行，由于中医的有效预防和治疗，都在有限的地域和时间内被控制。中医的"治未病"思想正符合世界卫生组织提出的要从"以治愈疾病为目的的对高技术的追求"转向"预防疾病和损伤，维持和促进健康"的新的医学发展战略。

4．活灵活用的自然疗法

中医在用药方面同样体现着整体观念和辨证论治。中药有四性、五味、升降浮沉、归经及药物间的须、使、畏、杀、恶、反等关系，在中医理论的指导下根据不同的辨证灵活变通地遣方用药，具有用药之活、用量之活、炮制之活、服药之活的特点。另外，由于中药是由食物衍化而来的自然药物，部分中药属于药食同源，如大枣、百合、山药等，其价格低廉、便于人们的食用，且毒副反应小，具有很好的养生保健作用，越来越引起全世界医药学界的重视。

（二）中西医学的互补性

1．病证结合

西医辨病，中医辨证，临床中将辨证与辨病有机地结合在一起，"双管齐下"，将重视疾病对人体的影响作为共性问题。如在糖尿病患者的治疗上，单纯中医的治疗并非从疾病的角度评价疗效，仅仅重视患者的证及症方面的改善，进而忽略血糖的改善；而单纯西医治疗，可能部分患者的血糖已降至正常范围，但临床症状仍无法得到完全的改善，从而影响了患者的正常工作与生活。如果将西医和中医两者结合起来，运用病证结合的治疗方法，发挥各自所长，在降血糖的同时兼顾其伴随症状，使血糖达到正常范围，同时伴随的症状也得以缓解，从而提高临床疗效，改善患者的生活质量，被广大的患者所接受。病证结合的诊疗模式使中西医结合治疗的临床疗效大大提高。

2．中西医各取所长

西医针对的是"病变"，突出的是"病变"的"去除"与"纠正"。中医强调在"整体观念"上的机体功能的恢复。因此，在临床中治疗急症、重症及外科疾病有时首先采用西医治疗。而对于慢性疾病，往往以中医治疗更有优势。比如肿瘤患者，通过外科手术切除病灶，在术后放疗、化疗期间，患者体质虚弱，阴阳失衡，通过中医的辨证施治，帮助患者的病情和机体恢复，将中西医各自所长相结合，提高临床疗效、降低放化疗的副作用，使不良反应最小化、治疗作用最大化，最大限度地克服两者的不足，从而更好地应用于临床控制肿瘤的复发和转移，延长患者生命。

3．整体和局部的互补

中西医分别是两种完全不同的医学体系，有着各自不同的特点。中医强调宏观和整体，西医注重微观和局部，大量医学实践已经证明，两者具有很强的优势互补性，两种医学的有机结合可以更好地提高临床的治疗效果。从而更好地服务人类，最大限度地推动医学的进步和发展，促进人们的身体健康。

中西医两种医学的有机结合是发展我国中医药学的重要手段和途径，一方面体现了我国数千年的文化积淀，很好地体现了中医的特色和优势；另一方面，又能采用当今医学的最新研究成果，客观准确地反映人们的身体状况，减少诊疗过程中的模糊地带，更好地满足了人民的健康需求，中西医结合已经成为目前普遍的临床诊疗模式。

二、中西医结合的发展状况与展望

清朝末年唐容川积极地寻求中西医之间的相通之处并将其进行汇通，指出："西医有所长，中医岂无所短……不存疆域异同之见，但求折中归于一是。"近代中国中医学界泰斗张锡纯提出中西医汇通思想，并首次明确提出了"衷中参西"的原则，是中西医结合研究的前身。1956年毛泽东主席关于"把中医中药的知识和西医西药的知识结合起来，创造中国统一的新医学、新药学"的讲话后，"中西医结合"这一概念逐步在我国医学界出现。卫生部（2013年改名为"国家卫生与计划生育委员会"，2018年改名为"国家卫生健康委员会"）党组关于全国西医学习中医经验交流座谈会情况的报告中指出："中西医结合，用现代科学方法整理祖国医学的工作，目前大体有以下几种类型：第一种是用中医和西医的理论与方法，结合临床，对某些疾病进行综合性的研究，使中西医学术逐步交流，并开始产生出新理论；第二种是用生理学等现代基础医学研究中医学术，进而推动基础医学科学的发展；第三种是在中西医结合治疗患者的过程中，系统整理临床经验，从一种病到多种病，以至到整个科如内科、外科等，总结中西医结合的防治方法和临床治疗规律，并逐步深入到理论研究，以逐步形成新的临床医学体系；第四种是用现代自然科学方法，从物理学、化学、电子学等方面对祖国医学进行综合研究，以丰富科学内容并产生出新的学科。"2017年7月1日，我国正式通过并发布了《中华人民共和国中医药法》指出：要"实行中西医并重的方针"；并"鼓励中医西医相互学习、相互补充、协调发展、发挥各自优势、促进中西医结合"；要求"开展中医药科学研究，加强中西医结合研究，促进中医药理论和技术方法的继承和创新"。《中华人民共和国中医药法》为继承和弘扬中医药、促进中医药和中西医结合事业的发展提供了有力的法律保障，具有里程碑式的意义。

现如今，中西医结合方式发展中医已经卓有成效。陈可冀院士等运用活血化瘀药物进行冠脉介入术后再狭窄的防治，取得了突破性进展，2003年"血瘀证与活血化瘀研究"被授予国家科学技术进步一等奖，成为我国中医药研究领域获此殊荣的第一个研究项目。运用中西医结合治疗方法治疗重症急性胰腺炎，在改善全身支持治疗基础上，根据病程将重症急性胰腺炎分期，遵循中医辨证论治，采用不同的治疗方剂，取得良好的临床疗效。在白血病的治疗方面，中西医结合团队从20世纪90年代开始，经过多年的研究，证实了传统中药三氧化二砷联合全反式维甲酸、化疗治疗的有效性，使急性早幼粒细胞性白血病5年无病生存率得到大幅度提高。中西医结合研究工作者经多年的努力，从活血化瘀法治疗弥散性血管内凝血，到菌毒并治控制感染性多器官功能衰竭，从慢性骨髓炎的治疗，到手法复位小夹板固定治疗骨折，中西医结合不仅在治疗危重病方面取得了突破性的进展，形成了较为规范的中西医结合急救方案，降低了患者的病死率，而且在骨科外科领域也取得了丰硕的成果，突显了中西医结合临床的优势。屠呦呦创制了新型抗疟药青蒿素和双氢青蒿素，对全球疟疾的防治做出了重大贡献，成为我国第一位获得诺贝尔生理学或医学奖的科学家，让世界更好地了解了中医、认同了中医。目前除了日本、韩国以及澳大利亚，近几年，英国、法国、德国、比利时，甚至美国都先后建立了正规中医药高等教育普及机构，同时世界各国的留学生也来到中国学习中医，中医得到了越来越多国家的认可。

中医的发展离不开"中西并重"的国家政策，充分利用了现代医学的前沿进展，继承和发展中医药特色，重视中西医结合基础及临床研究，完善发展中医理论中的科学合理内核，提高临床指导性，并且大力培养高层次、复合型、外向型的中西医结合人才，为西医学增加新理念、新认识、新技术，从而提高当代医学诊疗技术水平，让世界更广泛地了解中医。因此，中医学与西医学发挥各自优势，取长补短，代表了未来医学发展的方向。中西医结合基础理论体系的形成也能更好地指导临床实践，共同为人类健康服务。

复习思考题

1. 中医理论体系形成的标志是什么？

2. 金元四大家包括哪几位？他们各自的学术主张是什么？

3. 中医学的学科优势包括哪些？

4. 中医学理论体系的主要特点是什么？

5. 整体观念的概念是什么？整体观念包括哪些内容？

6. 如何理解人与自然环境的统一性？

7. 证与症、病的异同点有哪些？

8. 中西医学的互补性体现在哪些方面？

9. 你认为当今中医在发展中面临着哪些问题？该如何解决？

（张　杰）

第二章 中医学的哲学思想

【学习目标】

1. 掌握元气的哲学概念、元气论的基本内容，了解元气论在中医学中的应用。
2. 掌握阴阳学说的概念、阴阳学说的内容，了解阴阳学说在中医学中的应用。
3. 掌握五行学说的概念、五行学说的内容，了解五行学说在中医学中的应用。

【重点内容】

1. 元气论的三大基本观点。
2. 阴阳学说的内容。
3. 五行学说的内容。

哲学是世界观的理论形式，是关于自然界、社会和人类思维及其发展的最一般规律的学问。即哲学是研究世界观的学问，是人们对自然界、人类社会和人类认识三个方面及其相互关系的系统研究和根本看法。哲学的任务在于探究世界最根本、最普遍的规律，最后的归宿是要探明世界的本原。哲学作为世界观的理论形式，对各门具体科学均有普遍的方法论意义。发源于古希腊、盛行于欧洲的西方哲学，与中国哲学、印度哲学并称为世界的三大哲学系统。

战国至秦汉时期，"诸子蜂起，百家争鸣"，中国古代哲学思想得到了长足发展，当时盛行的元气论、阴阳学说、五行学说作为思维方法被引入中医学，用以说明人体的形态结构、生命过程，以及疾病的病因、病机、诊断和治疗等，对中医学理论体系的形成产生了深刻影响。

气是中国古代哲学范畴系统中一个最重要的最基本的范畴，元气论对中国传统文化具有极其深刻的影响，成为中国古人认识世界的自然观。

阴阳学说是在元气论基础上建立起来的，是中国古代关于对立统一规律的认识，气是阴阳对立的统一体，物质世界在阴阳二气的相互作用下，不断地运动变化。

五行学说是中国古代朴素的普通系统论，和阴阳学说一样，着眼于事物之间的矛盾作用，以及事物的运动和变化，通过事物的结构关系及其行为方式，探索自然界物质运动的动态平衡。中国古代哲学认为：气是天地万物统一的基础，是世界的本原。它按照气—阴阳—五行的逻辑系统，揭示了世界万物包括生命的本质，阐明了世界运动变化。

中医学继承和发展了中国古代哲学的元气论、阴阳学说和五行学说，用以阐明人类生命活动和外界环境的关系，疾病发生、发展及其防治规律，以及增进健康、延年益寿和提高劳动能力的措施等，建立了中医学的元气论、阴阳学说和五行学说。

第一节 元 气 论

精气学说认为气（精气）为世界万物的本原，是宇宙万物生成的共同物质基础，如《管子》提出"凡物之精，此则为生。下生五谷，上为列星"，形成了气一元论的雏形。汉代形成了元气说，认为天地万物皆由元气演化而来，又靠元气的滋养而存在和发展。此时，精气学说逐渐为元气学说所同化。元气论以"气"为宇宙的本原和本质，阐释世界一切事物的发生、发展和变化的规律。元气论认为整个物质世界统一于气，是中国古代重要的哲学思想之一，也是当时的宇宙观和方法论。中国古代哲学元气论强调气的运动性，强调气既是物质的存在，又具有功能的意义，是物质与功能的统一，中医学中的气也是生命物质与生理功能的统一。

一、元气的哲学概念

"元气"，原本是中国古代朴素唯物主义的哲学概念，指产生和构成天地万物的原始物质，《论衡·言毒》谓："万物之生，皆禀元气"，它的运动变化导致了包括人自身在内的一切事物的产生、发展及变化，"天地合气，万物自生，犹夫妇合气，子自生矣"（《论衡·自然》）。中医学继承和发展了这种基本观点，在天人相应（归纳及演绎）思想的指导下，用来说明人体的生命活动现象，并逐渐发展成一套完整的中医气学理论，成为整个中医理论体系的支柱之一。

"元气"一词始见于先秦哲学著作《鹖冠子》："天地成于元气"。元，通"原"，"始也"（《说文》），指天地万物之本原，"元者，为万物之本"（《春秋繁露·重政》）。在中国古代哲学史上，元气学说是人们认识自然的世界观，其产生可追溯至老子之"道"，基本形成于战国时期宋钘、尹文的"心气说"（即"元气论"），发展于东汉末年王充的"元气自然论"及北宋张载所倡之"元气本体论"。

元气学说以元气作为构成世界的基本物质，以元气的运动变化来解释宇宙万物的生成、发展、变化、消亡等现象。这种朴素的唯物主义哲学思想，在中国古代哲学史上占有极重要的地位，并对自然科学的发展产生了深刻的影响。元气学说作为一种自然观，是对整个物质世界的总体认识。古代医家认为人的生命发展变化的原理是基本一致的，故元气学说在对天地万物的生成和各种自然现象予以唯物主义解释的同时，还对人类生命的起源以及有关的生理现象提出了朴素的见解。元气学说对人类生命的认识，即是"元气论"。元气论对中医学理论体系的形成和发展，都产生了极大的促进作用。

中医元气的概念含义很广，以《内经》记载而言，不同地方有不同的含义，可以做出不同的解释。从逻辑层次角度言，处于最高层次的元气为人体一身之气，人体一身之气分布于不同的部位，具有不同的生理作用，进而名称各异。但就本质而言，元气为具有很强活力的精微物质，其所涉及的内涵与外延较为广泛，但一般认为各种不同层次的气皆为无形而运行不息的细微物质。其基本内涵可概括为两个方面：其一是指在人体中流动着的微小的营养物质，其二是指人体各脏腑的功能、动力或能力。云玉芬等对《内经》中的"气"进行了较为深入的文献研究，发现《内经》中"气"字出现了 3000 余次，其次数远高于其他概念，并将其所涉及内容归纳为六个特点，分别为气的普遍存在性，气对于生命的决定性，气的普遍相通性、穿透性，气的能量属性，气的可被感知性，气的可控性、可调节性等。以上揭示了"元气"的本质属性，也确立了中医学朴素唯物的基本思想。鉴于气对于人类生命的重要性和特殊性，其异常变化势必会引发人体出现相应的病理变化，从而导致相应的疾病产生。

二、元气论的基本内容

元气论作为中国传统文化的自然观体系，其蕴含的内容极其丰富，其中与中医学关系密切的内容如下。

（一）气是物质

中国古代唯物主义的基本范畴是"气"或"元气"，气最基本的特性就是其物质性，所谓"物"指个体的实物，"质"指有固定形体的东西。"水火有气而无生，草木有生而无知"（《王制》），"有气则生，无气则死，生者以其气。"（《管子·枢言》），所以世间万物天地山川、人禽草木、日月水火，不论有无生命皆是由物质的气构成。

（二）气是构成万物的本原

在中国传统哲学中，气和物是统一的，气是构成世界的本原，是构成宇宙的元初物质，是构成天地万物的最基本元素，"通天下一气耳"（《庄子·知北游》）。《内经》称宇宙为太虚，在广阔无垠的宇宙虚空中，充满着无穷无尽具有生化能力的元气。元气（即具有本原意义之气）敷布宇空，统摄大地。存在于世界上的气有两种状态，一种以弥散而剧烈运动的状态存在，由于细小、分散，加之不停地运动，用肉眼难以看到，称之为"无形"；另一种以凝聚的状态存在，细小而分散的气，集中凝聚在一起，就形成了看得见摸得着的实体，称之为"形质"。"气聚则形存，气散则形亡"（《医门法律·先哲格言》）。一切有形之体皆赖元气生化而生成，"在天为气，在地成形，形气相感而化生万物矣"（《素问·天元纪大论》）。元气是宇宙的始基，是世界万物的渊源和归宿。总之，气是物质性的实体，是构成自然万物的最基本元素。

中医学认为气是生命的本原，是构成生命的基本物质。人类是整个世界的特殊组成部分，是自然的产物。人与自然有着密切的关系。宇宙便是物质世界，便是自然界，宇宙观即世界观。中医学从气是宇宙的本原，是构成天地万物的要素这一基本观点出发，认为气也是生命的本原，是构成生命的基本物质。故《难经·八难》曰："气者，人之根本也。"人体是一个不断发生着升降出入的气化作用的机体。人的生长壮老已，健康与疾病，皆本于气，故《医权初编》曰："气聚则生，气壮则康，气衰则弱，气散则死。"构成人体和维持人体生命活动的"气"相对于天地之气而言，是人体之气，故又称"人气"。人类只要认识人气的运动变化规律，就能够认识生命的运动规律，故《素问·气交变大论》曰："通于人气之变化者，人事也。"

人的形体和人的思想精神都是气的产物。中医学在古代哲学气论的基础上从生命科学的角度，认为"人之生死由乎气""惟气以成形，气聚则形存，气散则形亡"（《医门法律》），即人的形体是由气构成的，而人的精神意识思维活动也是由物质机体产生的一种气的活动。

总之，气充塞于整个宇宙，是构成世界的本原，是世界统一性的物质基础。气是构成万物最基本的物质要素，气规定万物的本质，气的内涵揭示了气的物质性和普遍性、无限性和永恒性。

（三）运动是气的根本属性

天地之气动而不息，运动是气的根本属性，气是具有动态功能的客观实体，气始终处于运动变化之中，或动静、聚散，或氤氲、清浊，或升降、屈伸，以运动变化作为自己存在的条件或形式。《内经》称气的运动为"变""化"，《素问·天元纪大论》曰："物生谓之化，物极谓之变。"自然界一切事物的变化，不论是生物的生育繁衍，还是无生命物体的生化聚散，天地万物的生成、发展和变更、凋亡，无不根源于气的运动。气有胜复作用，即气本身具有克制与反克制的能力。气这种胜与复、克制与反克制的作用，是气自身运动的根源。气分阴阳，阴阳相错，而变由生。阴阳相错，又称阴阳交错、阴阳交感，即阴阳的相互作用。阴阳相错是气运动变化的根本原因。换言之，阴阳的对立统一是气运动变化的根源和宇宙总规律。气的阴阳对立统一运动，表现为天地、上下、升降、出入、动静、聚散、清浊的相互交感，这是气运动的具体表现形式。《内经》以"升降出入"四字概之。

气是构成宇宙的物质基础，气聚而成形，散而为气。形和气是物质存在的基本形式，而形和气的相互转化则是物质运动的基本形式。物之生由乎化，化为气之化，即气化。形气之间的相互转化就是气化作用的具体表现。气生形，形归气，气聚则形生，气散则形亡。形之存亡由乎气之聚散。气充塞于太虚之中，一切有形之物的生成和变化乃至消亡，无不由于气的气化作用。《内经》不仅在气化理论的基础上提出了气和形相互转化的思想，而且用阴阳学说阐明形气转化的根源。"阳化气，阴成形"，阳动而散则化气，阴静而凝则成形。阴阳动静的相互作用，是气化成形和形散为气两种方向相反的运动过程的根本原因。气至大无外，至细无内。大者，有形之物与太虚之气之间；小者，每一有形之物内部都存在着形化为气和气化为形的气化作用。

总之，气是阴阳矛盾统一体。阴阳为固有的两种对立要素，而不是两个不同的组成部分，阴阳矛盾对立形成了气的永恒的有规律的运动变化。动静统一是气的运动性质。气化运动是动与静的统一，聚散统一则是气的存在形式。散而归于太虚，是气的无形本体；聚而为庶物之生，是气的有形作用。聚暂而散久，聚散在质和量上均统一于气，聚散统一揭示了宇宙万物气的统一性。阴阳统一揭示了气的内在性质，动静统一描述了气的存在状况，而聚散统一则规定着气的存在形式。

（四）气是万物之间的中介

气贯通于天地万物之中，具有可入性、渗透性和感应性。未聚之气稀微而无形体，可以和一切有形无形之气相互作用和相互转化，能够衍生和接纳有形之物，成为天地万物之间的中介，把天地万物联系成为一个有机整体。

感应，即交感的相应之谓。有感必应，相互影响，相互作用。相互感应和普遍联系是宇宙万物的普遍规律。中医学基于气的相互感应思想，认为自然界和人类，自然界的各种事物和现象，人体的五脏六腑与生理功能，以及生命物质与精神活动之间，虽然千差万别，但不是彼此孤立毫无联系的，而是相互影响、相互作用、密切联系的，在差异中具有统一性，遵循共同的规律，是一个统一的有机整体。故《灵枢·经水》曰："人与天地相参。"

三、元气论在中医学中的应用

中国古代哲学思想深刻地影响着中医学。因此，中医学注重元气论，即强调气的物质性，其体为物质，其用为功能。由于气是极其细微的物质，人们通过气的功能活动和运动变化，才能感知其客观存在，因此，气就具有物质和功能的双重属性，不存在没有功能的物质，也不存在没有物质的功能。

中医学所谓的气，统一在气的本质是物质性的前提和基础上，由于气包含着不同的物质形态，其生成、分布、功能等因之各异，具有多样性，故而命名为多种名称。其一，自然之气，如天地之气、阴阳之气、五行之气、四时之气等；其二，人体之气，如元气、精气、神气、宗气、营气、卫气、正气、五脏六腑之气、经络之气等；其三，病邪之气，如六淫之气、疠气、恶气、毒气等；其四，食药之气，如寒、热、温、凉四气等。人体之气，是指在人体内活力很强的、运行不息的极其细微的物质，是构成人体和维持人体生命活动的最基本物质。

（一）气是生命的本质

"人有精、气、津、液、血、脉，余意以为一气耳"（《灵枢·决气》），中医学从气是宇宙的本原，是构成天地万物的基本物质这一基本观点出发，认为气也是生命的本原，是构成生命的基本物质。《灵枢·天年》说："人之始生，何气筑为基，何立而为楯？……以母为基，以父为楯。"是说人的生命来源于父母之精气，谓之"先天之气"。气也是维持生命活动的基本物质。故《素问·六节藏象论》说："天食人以五气，地食人以五味。五气入鼻，藏于心肺，上使五色修明，音声能彰；五味入口，藏于肠胃，味有所藏，以养五气，气和而生，津液相成，神乃自生。"

人的生长壮老已，健康与疾病，皆本于气，气聚则生，气壮则长，气衰则老，气散则死。

（二）气的运动变化是生命的基本特征

中医学将气的运动称为"气机"，气运动的具体表现形式有升降、出入、动静、聚散等。以气的运动升降出入而言，《素问·六微旨大论》说："升降出入，无器不有……天气下降，气流于地，地气上升，气腾于天。高下相召，升降相因，而变作矣……出入废，则神机化灭；升降息，则气立孤危。故非出入，则无以生、长、壮、老、已；非升降，则无以生、长、化、收、藏。"气的升降出入，在自然界，体现于天地之气的运动，有生、长、化、收、藏的季节更迭变化；在人体，则通过脏腑功能活动而体现出来，有生、长、壮、老、已的生命活动过程。以气的运动动静而言，《素问·天元纪大论》说："所以欲知天地之阴阳者，应天之气，动而不息，故五岁而右迁；应地之气，静而守位，故六期而环会。动静相召，上下相临，阴阳相错，而变由生也。"天地运行由乎气之动静，"动而不息"，气的运动是绝对的、永恒的；"静而守位"，气的静止则是相对的、暂时的。"动静相召"，天地之气相感；"上下相临"，五行之应天干，自东而西而右迁运行；地气之应十二地支，六十年周而复始。如是，则天地之气动静相感，动中有静，静中寓动，而万物之情，变化之机可见。以气的运动聚散而言，明代王廷相《慎言·乾运》说："是天地万物不越乎气机聚散而已。"清代医家喻嘉言《医门法律·大气论》说："天积气耳，地积形耳，人气以成形耳。唯气以成形，气聚则形存，气散则形亡。"气的运动变化，气散则无形，气聚则有形。人体之气的运动变化，就是气之聚散所表现的生命活动过程。气的运动处于动态平衡，则表现为生理状态；气的运动处于失衡，则表现为病理状态。

中医学将中国古代哲学的"气化"概念，具体应用于说明人体生命活动的基本特征。由于气的运动而产生的变化，称为"气化"。广义是指人体生命活动所产生的各种变化，狭义是指精、气、血、津液各种生命物质的新陈代谢及其相互转化。人体生命活动以脏腑功能活动为核心，以精、气、血、津液为物质基础，因此，用现代语言表述，气化过程就是脏腑功能活动、物质转化和能量、信息转化过程。

气的运行变化不息，维系着人体的生命进程，推动和调控着人体内的新陈代谢；气的运动变化停止，则意味着生命活动的终结。

（三）百病皆生于气

中医学用元气论的思维来认识疾病变化。使人体导致疾病的原因统称为"邪气"。病理变化则是人体之气的失常，故《素问·举痛论》说："百病生于气也。"气生百病，变化万千。疾病的发生、发展、变化与气的生成和运动失常有关。气的生成不足，发为气虚；气的升降出入运动失常，称为"气机失调"，包括气滞（气机郁滞）、气逆（气机上逆）、气陷（气机下陷）、气闭（气外出受阻而闭厥）、气脱（气不内守而外脱）等。此外，脏腑之气、经络之气的失常也是疾病发生的根本所在。

（四）疾病的诊治及预后主要在于气

气在诊断方面应用非常广泛，"望闻问切"四诊无一不与气有关。望诊重在"神、色、形、态"。神是生命活动的外在表现及其高级生命活动形式精神意识思维活动，又称"神气"。神气存在是生命活动的重要标志，故"得神则昌，失神则亡"。《素问·脉要精微论》曰："夫精明五色者，气之华也。"诊察精明（目）、皮肤之五色变化可以了解内脏盛衰、气血虚实、邪气深浅、病情轻重。切脉是中医学独特诊法，通用的诊脉部位为寸口，又称"气口"，主要反映脏腑气血阴阳的变化。

《素问·疏五过论》说："治病之道，气内为宝。"扶正祛邪、正治反治、协调阴阳、调理脏腑等为中医学重要治则。扶正即扶助正气，祛邪即祛除邪气。正治反治、协调阴阳、调理脏腑等其目的和方法皆为"疏气令调""使其气和"，根据"邪气盛则实，精气夺则虚"（《素问·通评虚实论》）的病理学说，提出补虚泻实的治则。针刺、按摩、推拿等为中医学重要的适宜技术，皆以"得气""行气"为法，调整激发经络之气、疏通经络，从而达到治疗目的。

应用元气论，从形气关系来判断疾病的轻重顺逆和预后，是中医诊断学中的重要内容。元气是疾病顺逆的根本，形以寓气，气以充形，"形气相得，谓之可治""形气相失，谓之难治"（《素问·玉机真脏论》）。脉气主要是胃气，是判断预后的主要依据。"度事上下，脉事因格，是以形弱气虚死；形气有余，脉气不足死；脉气有余，形气不足生"（《素问·方盛衰论》）。

（五）养生防病在于调气

中医学的养生防病重视精、气、神，谓之人身"三宝"。积气以成精，积精以全神。故调气在养生防病中具有重要意义。调气作为中医养生学的重要原则之一，包括顺应四时、调节情志、起居有时、饮食有常、不妄作劳等具体方法。调其气和，方能促进健康、延年益寿。

元气的盛衰聚散及运行正常与否，直接关系着人的生老病死。元气充足、运行正常，是人体健康的保障；元气不足或气机失调，则为致病之因，故有"百病皆生于气""元气虚为致病之本"之说。因此，防病治病也应以调护元气为本，善养生者更应正视护养元气。

第二节　阴 阳 学 说

一、阴阳学说的概念

阴阳是中国古代哲学的一对范畴，是古人认识宇宙本原和阐释宇宙变化的一种宇宙观和方法论。阴阳的最初含义是很朴素的，表示阳光的向背，向日为阳，背日为阴，"阴，暗也。水之南，山之北也"，"阳，高明也"（《说文解字》）。后来引申为气候的寒暖，方位的上下、左右、内外，运动状态的躁动和宁静等。中国古代的哲学家们进而体会到自然界中的一切现象都存在着相互对立而又相互作用的关系，就用阴阳这个概念来解释自然界两种对立和相互消长的物质势力，并认为阴阳的对立和消长是事物本身所固有的，进而认为阴阳的对立和消长统一是宇宙万物变化的基本规律。

阴阳学说作为哲学思想逐渐形成于春秋战国时期。阴阳学说认为自然界任何事物或现象都包含着既相互对立，又互根互用的阴阳两个方面。阴阳是对相关事物或现象相对属性或同一事物内部对立双方属性的概括。阴阳学说认为阴阳之间的对立制约、互根互用，并不是处于静止和不变的状态，而是始终处于不断的运动变化之中。《易传·系辞》曰："一阴一阳之谓道。"道，指"道理""规律"。《素问·阴阳应象大论》曰："阴阳者，天地之道也，万物之纲纪，变化之父母，生杀之本始，神明之府也。"所以说，阴阳的矛盾对立统一运动规律是自然界一切事物运动变化固有的规律，世界本身就是阴阳二气对立统一运动的结果。

阴和阳，既可以表示相互对立的事物，又可用来分析一个事物内部所存在着的相互对立的两个方面。一般来说，凡是剧烈运动着的、外向的、上升的、温热的、明亮的，都属于阳；相对静止着的、内守的、下降的、寒冷的、晦暗的，都属于阴。以天地而言，天气轻清为阳，地气重浊为阴；以水火而言，水性寒而润下属阴，火性热而炎上属阳。

任何事物均可用阴阳的属性来划分，但必须是针对相互关联的一对事物，或是一个事物的两个方面，这种划分才有实际意义。如果被分析的两个事物互不关联，或不是统一体的两个对立方面，就不能用阴阳来区分其相对属性及其相互关系。

事物的阴阳属性，并不是绝对的，而是相对的。这种相对性，一方面表现为在一定的条件下，阴和阳之间可以发生相互转化，即阴可以转化为阳，阳也可以转化为阴；另一方面体现于事物的无限可分性。

二、阴阳学说的基本内容

阴阳学说的基本内容包括阴阳对立、阴阳互根、阴阳消长和阴阳转化四个方面。在中医学理论体系中，处处体现着阴阳学说的思想。阴阳学说用于说明人体的组织结构、生理功能及病理变化，并用于指导疾病的诊断和治疗。

（一）阴阳对立制约

阴阳的对立制约，古人称之为"阴阳相反"。一指阴阳属性都是对立的、矛盾的，如上与下、水与火；二指在属性相对立的基础上，阴阳还存在着相互制约的特性，对立的阴阳双方相互抑制，相互约束，表现出阴强则阳弱、阳胜则阴退的错综复杂的动态联系。阴阳对立制约的意义，在于防止阴阳的任何一方亢盛为害，以维持阴阳之间的协调平衡，"动极者镇之以静，阴亢者胜之以阳"（《类经附翼·医易》）。

（二）阴阳互根互用

阴阳的互根互用关系，古人称之为"阴阳相成"。"阴阳又各互为其根，阳根于阴，阴根于阳；无阳则阴无以生，无阴则阳无以化"（《医贯砭·阴阳论》）。一指凡阴阳皆相互依存，即阴和阳任何一方都不能脱离对方而单独存在，如上为阳，下为阴，如果没有上，也就没有所谓的下；二指在相互依存的基础上，某些范畴的阴阳还体现出相互资生、相互为用的关系特点。

（三）阴阳消长平衡

消长，指阴阳两者始终处于运动变化之中。所谓"消"，意为减少、消耗；所谓"长"，意为增多、增长，它们指的是数量的变化。古代思想家以消长来概括阴阳的运动变化，其基本形式：阴消阳长，阳消阴长，表现为阴阳双方的你强我弱，我强你弱，这种形式主要是和阴阳的对立制约关系相联系的。阴阳皆长，阴阳皆消，表现为阴阳矛盾统一体的我弱你也弱，我强你也强，它主要是与阴阳的互根互用关系相联系的。

"平衡"，指阴阳之间的消长运动如果是在一定范围、一定程度、一定限度、一定时间内进行的，这种消长运动往往不易察觉，或者变化不显著，事物在总体上仍旧呈现出相对的稳定，此时就称作"平衡"。

（四）阴阳相互转化

阴阳的相互转化是指在一定条件下阴阳可各自向其对立的属性转化，即阴可以转化为阳，阳也可以转化为阴。它主要是指事物的总的阴阳属性的改变。任何事物都存在阴阳两个方面，阴阳的孰主孰次就决定了这一事物当时的主要特性。事物内部阴阳的主次不是一成不变的，它们处于消长变化之中，一旦这种消长变化达到一定阈值，就可能导致阴阳属性的相互转化。阴阳的转化一般都出现在事物变化的"物极"阶段，即"物极必反"。如果说"阴阳消长"是一个量变过程的话，则阴阳转化往往表现为在量变基础上的质变。阴阳转化必须具备一定的条件：即"物极必反"，这里的"极"是指事物发展到了极限、顶点，这是促进转化的条件。

阴和阳是相关事物的相对属性，存在着无限可分性，"阴阳者，数之可十，推之可百，数之可千，推之可万，万之大，不可胜数"（《素问·阴阳离合论》）；阴阳的相互作用是事物发生、发展和变化的根本原因；阴阳的对立制约、互根互用和相互转化，就是阴阳之间相互关系和相互作用的具体形式；而阴阳之间的相互作用是在阴阳双方不断的消长运动中实现的；若各种形式的阴阳消长运动处于一定限度、一定范围、一定时间之内，表现为动态平衡，整个事物就处于正常状态。反之，就往往陷于异常状态。

三、阴阳学说在中医学中的应用

"人生有形，不离阴阳"（《素问·宝命全形论》）。阴阳学说贯穿在中医理论体系的各个方面，用来说明人体的组织结构、生理功能、疾病的发生发展规律，并指导着临床诊断和治疗。

（一）理论应用

1. 说明人体的组织结构

人体所有结构既是有机联系的，又可划分为阴阳两部分。人体脏腑组织，就部位来说，上部为阳，下部为阴，体表属阳，体内属阴；就其背腹四肢内外侧来说，则背属阳，腹属阴，四肢外侧为阳，四肢内侧为阴。以脏腑来分，五脏属里，藏精气而不泻，故为阴；六腑属表，传化物而不藏，故为阳。五脏之中又各有阴阳所属，即心肺居于上部（胸腔）属阳，肝脾肾位于下部（腹腔）属阴。若具体到每一脏腑则又有阴阳之分，即心有心阴、心阳，肾有肾阴、肾阳等。总之，人体组织的上下、内外、表里、前后各部分之间以及内脏之间，无不包含着对立统一。

2. 说明人体的生理功能

人体正常的生命活动，是阴阳两个方面保持对立统一协调关系的结果。如以功能物质而言，功能属阳、物质属阴，人体的生理活动是以物质为基础的，没有物质运动就无以产生生理功能。人体功能与物质的关系，也就是阴阳相互依存、相互消长的关系。如果阴阳不能相互为用而分离，人的生命也就终止了。

3. 说明人体的病理变化

"阴阳失调"是疾病发生的原因。概言之，阴阳失调有"阴胜则寒""阳胜则热"的表现。但也应注意，热不一定就是阳胜所致，寒也不一定都是阴胜所为，也有可能是其对立面的相对不足或过胜而致，如"阳盛则外热，阴虚则内热"，"阳虚则外寒，阴盛则内寒"等。同样，在病理上应注意"阳损及阴""阴损及阳""阴阳两虚"的转归，并且病证在一定条件下存在阴消阳长和阳消阴长的变化，如《素问·疟论》载"阴阳上下相交，虚实更作，阴阳相移"；甚至存在阴阳转化的现象，如"寒极生热，热极生寒"等。

（二）临床应用

1. 用于疾病的诊断

（1）诊断方面　用阴阳的属性来分析病情，即《素问·阴阳应象大论》所言"善诊者，察色按脉，先别阴阳"。如以色泽、声音、呼吸、气息来分辨阴阳，还可以脉象部位分阴阳。寸为阳，尺为阴，浮大洪滑为阳，沉小细涩为阴等。即"别于阳者，知病从来；别于阴者，知死生之期。"

（2）辨证方面　阴阳是八纲辨证的总纲。在临床中首先要分阴阳，才能抓住疾病的本质，大到整个病证，小到一个脉证；同样外科分类、诊断也可用阴阳来分：如疖、痈、丹毒、脓肿等多为阳证，感染性结核、肿瘤等慢性疾病，表现为苍白、平塌、不热、不痛、隐痛等多为阴证。总之，疾病的诊断要以分辨阴阳为首务，只有掌握阴阳的属性，才能在临床中正确运用。

2. 用于疾病的治疗

（1）确定治疗原则　调整阴阳、补其不足、泻其有余、恢复阴阳的相对平衡是治疗的基本原则。对阴阳偏胜的邪气有余之实证，采用"损其有余"的方法。阳胜则热，宜用寒药制其阳，即"热者寒之"；阴胜则寒属寒实证，宜用温热药以制其阴，即"寒者热之"，因两者均为实证，所以称这种治疗原则为"损其有余"，即"实则泻之"。对阴阳偏衰的正气不足之虚证，采用"补其不足"的方法。阴虚不能制阳的虚热证，宜用滋阴药，益阴以制阳，即"壮水之主，以制阳光"；阳虚不能制阴的虚寒证，宜用补阳药，扶阳以制阴，即"益火之源，以消阴翳"。同时，应注意"阴中求阳""阳中求阴"原则的具体应用，即张景岳所谓"善补阳者必于阴中求阳，则阳得阴助而生化无穷；善补阴者必于阳中求阴，则阴得阳升而泉源不竭。"

阴阳盛衰的总原则：泻其有余，补其不足，阳盛泻热，阴盛者祛寒，阳虚者扶阳，阴虚者补阴，使阴阳偏胜偏衰的异常现象回归于平衡的正常状态。

（2）归纳药物主要性能　药物的性能主要依据其气（性）、味和升降浮沉来决定。而药物的气味和升降浮沉，又皆可用阴阳来归纳说明，"气味辛甘发散为阳，酸苦涌泄为阴"（《素问·阴阳应象大论》），作为指导临床用药的依据。

药性，主要指寒、热、温、凉四种，又称"四气"。其中寒凉属阴（凉次于寒），温热属阳（温次于热）。能减轻或消除热证的药物，一般属于寒性或凉性，如黄芩、栀子等。反之，能减轻或消除寒证的药物，一般属于温性或热性，如附子、干姜之类。

五味，就是辛、甘、酸、苦、咸五种滋味。其中辛、甘属阳，酸、苦、咸属阴。

升降浮沉，一般具有升阳发表、祛风散寒、涌吐、开窍等功效的药物，多上行向外，其性升浮，升浮者为阳；而具有泻下、清热、利尿、重镇安神、潜阳息风、消导积滞、降逆、收敛等功效的药物，多下行向内，其性皆沉降，沉降者为阴。

第三节　五行学说

五行学说是中国古代的一种朴素的唯物主义哲学思想，属元素论的宇宙观，是一种朴素的普通系统论。五行学说认为宇宙间的一切事物，都是由木、火、土、金、水五种物质元素所组成，自然界各种事物和现象的发展变化，都是这五种物质不断运动和相互作用的结果。天地万物的运动秩序都要受五行生克制化法则的统一支配。五行学说用木、火、土、金、水五种物质来说明世界万物的起源和多样性的统一。自然界的一切事物和现象都可按照木、火、土、金、水的性质和特点归纳为五个系统。每个系统之中的事物和现象都存在一定的内在关系，从而形成了一种复杂的网络状态。

五行学说是阐明世界永恒运动的一种观念。一方面认为世界万物是由木、火、土、金、水五种基本物质所构成，对世界的本原做出了回答；另一方面又认为任何事物都不是孤立的、静止的，而是在不断的相生、相克的运动之中维持着协调平衡。所以，五行学说不仅具有唯物观，而且含有丰富的辩证法思想，是中国古代用以认识宇宙，解释宇宙事物在发生发展过程中相互联系法则的一种学说。

中医学把五行学说应用于医学领域，以系统结构观点来观察人体，阐述人体局部与局部、局部与整体之间的有机联系，以及人体与外界环境的统一，加强了中医学整体观念的论证，使中医学所采用的整体系统方法进一步系统化，对中医学特有的理论体系的形成，起了巨大的推动作用，成为中医学理论体系的哲学基础之一和重要组成部分。随着中医学的发展，中医学的五行学说与哲学上的五行学说日趋分离，着重用五行理论说明自然界多维、多层次无限可分的物质结构和属性，以及脏腑的相互关系，揭示机体内部与外界环境的动态平衡的调节机制，阐明了健康与疾病、疾病的诊断和防治的规律。

一、五行学说的概念

（一）五行的含义

1. 五行的哲学含义

五行是中国古代哲学的基本范畴之一，是中国古代原始的科学思想。"五"，是木、火、土、金、水五种物质；"行"，四通八达，流行和行用之谓，是行动、运动的古义，即运动变化，运行不息的意思。五行，是指木、火、土、金、水五种物质及其运动变化。切不可将五行看作是静态的，而应看作是五种动态的相互作用。五行学说和阴阳学说一样，从一开始就着眼于事物的矛盾作用，事物的运动和变化。五行的概念，不是表示五种特殊的物质形态，而是代表五种功能属性，"是五种强大的力量不停地循环运动而不是消极无动性的基本物质"（英·李约瑟《中国科学技术史》），是自然界客观事物内部阴阳运动变化过程中五种状态的抽象，属于抽象的概念，也是中国古代朴素唯物主义哲学的重要范畴。

2. 五行的医学含义

中医学的五行，是中国古代哲学五行范畴与中医学相结合的产物，是中医学认识世界和生命运动的世界观和方法论。中医学对五行概念赋予了阴阳的含义，认为木、火、土、金、水乃至自然界的各种事物都是阴阳的矛盾运动所产生。阴阳的运动变化可以通过在天之风、热、温、燥、湿、寒六气和在地之木、火、土、金、水五行反映出来。中医学的五行不仅仅是指五类事物及其属性，更重要的是它包含了五类事物内部的阴阳矛盾运动。

中医学的五行概念，一是标示着物质世界，不论自然还是生命都是物质形态的多样性统一；二是标示着一种中国整体思想中的一种多元结构联系的思维形态。多元结构联系的整体思维是中国古代相关性思维的典型形态之一，这种思维形态在中医学中获得了更典型、更充分的表达。中医学的五行概念，旨在说明人体结构的各个部分，以及人体与外界环境是一个有机整体，属医学科学中的哲学概念，与纯粹哲学概念不同。

（二）五行与气、阴阳的关系

1. 五行与气

气与五行均为中国古代哲学对世界本原认识的哲学范畴。气范畴说明物质世界的统一性，而五行范畴则说明物质世界的物质形态的多样性。气与五行体现出中国古代哲学思想"一"和"多"的辩证统一，万物本原于一气，一气分五行，五行归于一气。

2. 五行与阴阳

阴阳是宇宙的总规律，是气本身内在的矛盾要素。气有阴阳，一气分五行，故五行也含阴阳。五行的运动也必然受阴阳的制约。阴变阳合而生五行。五行中木火属阳，金水土属阴，而五行中每一行又各具阴阳。

二、五行学说的基本内容

（一）五行的特性

五行的特性是古人在长期生活和生产实践中，对木、火、土、金、水五种物质的朴素认识基础之上，进行抽象而逐渐形成的理论概念。《尚书·洪范》将五行的特性概括为"水曰润下，火曰炎上，木曰曲直，金曰从革，土爰稼穑"。五行的具体特性如下：

1. "木曰曲直"

曲，屈也；直，伸也。曲直，即能曲能伸之义，木具有生长、能曲能伸、升发的特性。木代表生发力量的性能，标示宇宙万物具有生生不已的功能。凡具有这类特性的事物或现象，都可归属于"木"。

2. "火曰炎上"

炎，热也；上，向上。火具有发热、温暖、向上的特性。火代表生发力量的升华，光辉而热力的性能。凡具有温热、升腾、茂盛性能的事物或现象，均可归属于"火"。

3. "土爰稼穑"

春种曰稼，秋收曰穑，指农作物的播种和收获。土具有载物、生化的特性，故称土载四行，为万物之母。土具生生之义，为世界万物和人类生存之本，"四象五行皆藉土"。五行以土为贵。凡具有生化、承载、受纳性能的事物或现象，皆归属于"土"。

4. "金曰从革"

从，顺从、服从；革，革除、改革、变革。金具有能柔能刚、变革、肃杀的特性。金代表固体的性能，凡物生长之后，必会达到凝固状态，用金以示其坚固性。引申为肃杀、潜能、收敛、清洁之意。凡具有这类性能的事物或现象，均可归属于"金"。

5. "水曰润下"

润，湿润；下，向下。水代表冻结含藏之意，水具有滋润、就下、闭藏的特性。凡具有寒凉、滋润、就下、闭藏性能的事物或现象都可归属于"水"。

由此可以看出，中医学上所说的五行，不是指木、火、土、金、水这五种具体物质本身，而是五种物质不同属性的抽象概括。五行学说以天人相应为指导思想，以五行为中心，以空间结构的五方、时间结构的五季、人体结构的五脏为基本框架，将自然界的各种事物和现象，以及人体的生理病理现象，按其属性进行归纳，即凡具有生发、柔和特性者统属于木；具有阳热、上炎特性者统属于火；具有长养、化育特性者统属于土；具有清静、收杀特性者统属于金；具有寒冷、滋润、向下、闭藏特性者统属于水。从而将人体的生命活动与自然界的事物和现象联系起来，形成了联系人体内外环境的五行结构系统，用以说明人体以及人与自然环境的统一性（表2-3-1）。

表2-3-1 事物属性的五行归类表

五音	五味	五色	五化	五气	五方	五季	五行	五脏	五腑	五官	五体	五志	五液	五脉
角	酸	青	生	风	东	春	木	肝	胆	目	筋	怒	泪	弦
徵	苦	赤	长	暑	南	夏	火	心	小肠	舌	脉	喜	汗	洪
宫	甘	黄	化	湿	中	长夏	土	脾	胃	口	肉	思	涎	缓
商	辛	白	收	燥	西	秋	金	肺	大肠	鼻	皮	悲	涕	浮
羽	咸	黑	藏	寒	北	冬	水	肾	膀胱	耳	骨	恐	唾	沉

（二）五行之间的相互作用关系

五行之间存在着相生相克的关系与规律，没有相生就没有事物的发生和成长，没有相克就不能维持事物在发展和变化中的平衡与协调，任何事物内部以及事物之间的关系都存在生和克两个不可分割的方面，并且生中有克，克中有生，互为因果，相反相成，互相为用，推动和维持着事物的正常的发生、发展与变化（图2-3-1）。

1. 相生与相克

相生，是指这一事物对另一事物具有促进、助长和资生的作用；相克，是指这一事物对另一事物的生长和功能具有抑制和制约的作用。相生和相克，在五行学说中认为是自然界的正常现象；对人体生理来说，也是属于正常生理现象。正因为事物之间存在着相生和相克的联系，才能使自然界维持生态平衡，使人体维持生理平衡，故说"制则生化"。

五行相生，指木、火、土、金、水之间存在着有序的递相滋生、助长和促进的关系。其次序是：木生火，火生土，土生金，金生水，水生木。

五行相克，指木、火、土、金、水之间存在着有序的递相克制、制约和抑制的关系，其次序是：木克土，土克水，水克火，火克金，金克木。

由于五行之间存在着相生和相克的关系，所以从五行中的任何一行来说，都存在着"生我""我生"和"克我""我克"四个方面的联系。

"生我"和"我生"，在《难经》中比喻为"母"和"子"的关系。"生我"者为"母"，"我生"者

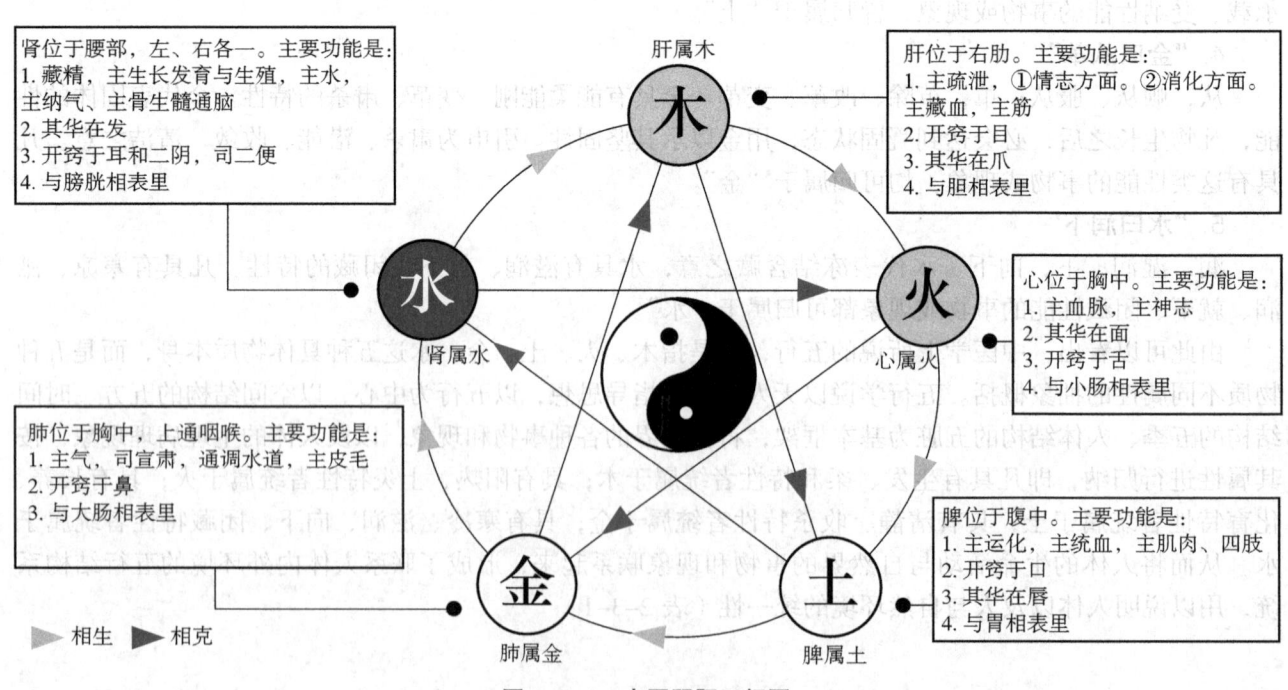

图2-3-1 中医阴阳五行图

为"子"，所以五行中的相生关系又可称作"母子"关系。如以火为例，由于木生火，故"生我"者为木；由于火生土，故"我生"者为土。这样木为火之"母"，土为火之"子"；也就是木和火是"母子"，而火和土又是"母子"。

"克我"和"我克"，在《内经》中称作我"所不胜"和我"所胜"。即是"克我"者是"所不胜"，"我克"者是"所胜"。再以火为例，由于火克金，故"我克"者为金；由于水克火，故"克我"者为水。

相生与相克是不可分割的两个方面。没有生，就没有事物的发生和成长；没有克，就不能维持其正常协调关系下的变化和发展。只有依次相生，依次相克，如环无端，才能生化不息，并维持着事物之间的动态平衡。

2. 相乘与相侮

五行的相乘、相侮，是指五行之间正常的生克关系遭遇破坏后所出现的不正常的相克现象。

（1）相乘　乘，即是以强凌弱的意思。五行中的相乘，是指五行中某一行对被克的一行克制太过，从而引起一系列的过度克制反应。当五行中的某一行本身过于强盛，可造成被克的"五行"克制太过，促使被克的一行虚弱，从而引起五行之间的生克制化异常。例如：木过于强盛，则克土太过，造成土的不足，即称为"木乘土"。另一方面，也可由五行中的某一行本身虚弱，因而对它"克我"的一行的相克就显得相对的增强，而其本身就更衰弱。例如：木本不过于强盛，其克制土的力量也仍在正常范围。但由于土本身的不足，因而形成了木克土的力量相对增强，使土更加不足，即称为"土虚木乘"。

（2）相侮　侮，在这里是指"反侮"。五行中的相侮，是指由于五行的某一行过于强盛，对原来"克我"的一行进行反侮，所以反侮亦称反克。例如：木本受金克，但在木特别强盛时，不仅不受金的克制，反而对金进行反侮（即反克），称作"木侮金"，这是发生反侮的一个方面。另一方面，也可由金本身的十分虚弱，不仅不能对木进行克制，反而受到木的反侮，称作"金虚木侮"。

三、五行学说在中医学中的应用

五行学说在中医学的应用，主要是以五行的特性来分析归纳人体脏腑、经络、形体、官窍等组织器官和精神情志等各种功能活动，构建以五脏为中心的生理病理系统，进而与自然环境相联系，建立天人一体的五脏系统，并以五行的生克制化规律来分析五脏之间的生理联系，以五行的乘侮和母子相及规律来阐释五脏病变的相互影响，指导疾病的诊断和防治。因此，五行学说作为中医学主要的思维方法在中医学理论体系的建立中起着重要的作用，而且还对中医临床实践具有重要的指导意义。

（一）说明五脏的生理功能及其相互关系

五行学说在生理方面的应用，主要包括以五行特性类比五脏的生理特点，构建天人一体的五脏系统，以生克制化说明五脏之间的生理联系等几个方面。

1. 说明五脏的生理特点

五行学说将人体的五脏分别归属于五行，并以五行的特性来说明五脏的生理功能。如木有生长、升发、舒畅、条达的特性，肝喜条达而恶抑郁，有疏通气血、调畅情志的功能，故肝属木。火有温热、向上、光明的特性，心主血脉以维持体温恒定，心主神明以为脏腑之主，故以心属火。土性敦厚，有生化万物的特性，脾主运化水谷、化生精微以营养脏腑形体，为气血生化之源，故以脾属土。金性清肃、收敛，肺具有清肃之性，以清肃下降为顺，故以肺属金。水具有滋润、下行、闭藏的特性，肾有藏精、主水功能，故以肾属水。

2. 构建天人一体的五脏系统

五行学说除以五行特性类比五脏的生理特点，确定五脏的五行属性之外，还以五脏为中心，推演络绎整个人体的各种组织结构与功能，将人体的形体、官窍、精神、情志等分归于五脏，构建以五脏为中心的生理病理系统。同时又将自然界的五方、五气、五色、五味等与人体的五脏联系起来，建立了以五脏为中心的天人一体的五脏系统，将人体内外环境联结成一个密切联系的整体。如以肝为例：《素问·阴阳应象大论》说："东方生风，风生木，木生酸，酸生肝，肝生筋……肝主目。"《素问·金匮真言论》也说："东方青色，入通于肝，开窍于目，藏精于肝，其病惊骇，其味酸，其类草木……是以知病之在筋也。"这样把自然界的东方、春季、青色、风气、酸味等，通过五行的木与人体的肝、筋、目联系起来，构筑了联系人体内外的肝木系统，体现了天人相应的整体观念。

3. 说明五脏之间的生理联系

五脏的功能活动不是孤立的，而是互相联系的。五行学说不仅用五行特性说明五脏的功能特点，而且还运用五行生克制化理论来说明脏腑生理功能的内在联系，即五脏之间存在着既相互资生又相互制约的关系。

（1）以五行相生说明五脏之间的资生关系　肝生心即木生火，如肝藏血以济心，肝之疏泄以助心行血；心生脾即火生土，如心阳温煦脾土，助脾运化；脾生肺即土生金，如脾气运化，化气以充肺；肺生肾即金生水，如肺之精津下行以滋肾精，肺气肃降以助肾纳气；肾生肝即水生木，如肾藏精以滋养肝血，肾阴资助肝阴以防肝阳上亢。

（2）以五行相克说明五脏之间的制约关系　肾制约心即水克火，如肾水上济于心，可以防止心火之亢烈；心制约肺即火克金，如心火之阳热，可以抑制肺气清肃太过；肺制约肝即金克木，如肺气清肃，可以抑制肝阳的上亢；肝制约脾即木克土，如肝气条达，可疏泄脾气之壅滞；脾制约肾即土克水，如脾气之运化水液，可防肾水泛滥。

（3）以五行制化说明五脏之间的协调平衡　依据五行学说，五脏中的每一脏都具有生我、我生和克我、我克的生理联系。五脏之间的生克制化，说明每一脏在功能上因有他脏的资助而不至于虚损，又因有他脏的制约和克制，而不至于过亢。本脏之气太盛，则有他脏之气制约；本脏之气虚损，则又可由他脏之气补之。如脾（土）之气，其虚，则有心（火）生之，其亢，则有肝（木）克之；肺（金）气不足，脾（土）可生之；肾（水）气过亢，脾（土）可克之。这种制化关系把五脏紧紧联系成一个整体，从而保证了人体内环境的统一。

应当指出的是，五脏的生理功能及其相互资生、相互制约的关系，是以五行的特性及其生克规律来论述的。然而，五脏的功能是多样的，其相互间的关系也是复杂的。五行的特性并不能说明五脏的所有功能，而五行的生克关系也难以完全阐释五脏间复杂的生理联系。因此，在研究脏腑的生理功能及其相互间的内在联系时，不能囿于五行之间相生相克的理论。

（二）说明五脏病变的相互影响

五行学说，不仅可用以说明在生理情况下脏腑间的相互联系，也可以说明在病理情况下脏腑间的相互影响。某脏有病可以传至他脏，他脏疾病也可以传至本脏，这种病理上的相互影响称之为传变。以五行学说阐释五脏病变的相互传变，可分为相生关系的传变和相克关系的传变两类。

1. 相生关系的传变

相生传变包括"母病及子"和"子病及母"两个方面。

母病及子，指五行中的某一行异常，累及其子行，导致母子两行皆异常。如肾属水，肝属木，水能生木，故肾为母脏，肝为子脏。肾病及肝，即属母病及子。临床常见的因肾精不足不能资助肝血而致的肝肾精血亏虚证，肾阴不足不能涵养肝木而致的肝阳上亢证，肾阳不足不能资助肝阳而致的少腹冷痛证，皆属母病及子的传变。他脏之间的母病及子传变，可以此类推。母病及子，多见母脏不足累及子脏亏虚的母子两脏皆虚的病证。

子病及母，指五行中的某一行异常，累及其母行，导致母子两行皆异常。如肝属木，心属火，木能生火，故肝为母脏，心为子脏。心病及肝，即是子病及母。临床常见的因心血不足累及肝血亏虚而致的心肝血虚证，因心火旺盛引动肝火而形成心肝火旺证，皆属子病及母。子病及母，既有子脏虚引起母脏也虚的虚证，又有子脏盛导致母脏也盛的实证。另外还有子脏盛导致母脏虚的虚实夹杂病变，即所谓"子盗母气"，如肝火亢盛，下劫肾阴，以致肾阴亏虚的病变即是。

2. 相克关系的传变

相克传变包括"相乘"和"相侮"两个方面。

相乘，指五行中所不胜一行对其所胜一行的过度制约或克制，五行相乘的次序为木乘土、土乘水、水乘火、火乘金、金乘木。引起五脏相乘的原因有二：一是某脏过盛，而致其所胜之脏受到过分克伐；二是某脏过弱，不能耐受其所不胜之脏的正常克制，从而出现相对克伐太过。如以肝木和脾土之间的相克关系而言，相乘传变就有"木旺乘土"（即肝气乘脾）和"土虚木乘"（即脾虚肝乘）两种情况。由于肝气郁结或肝气上逆，影响脾胃的运化功能而出现胸胁苦满、脘腹胀痛、泛酸、泄泻等表现时，称为"木旺乘土"。反之，先有脾胃虚弱，不能耐受肝气的克伐，而出现头晕乏力、纳呆嗳气、胸胁胀满、腹痛泄泻等表现时，称为"土虚木乘"。

相侮，指五行中所胜一行对其所不胜一行的反向制约和克制，五行相侮的次序为木侮金、金侮火、火侮水、水侮土、土侮木。形成五脏相侮亦有两种情况，即太过相侮和不及相侮。太过相侮，是指由于某脏过于亢盛，导致其所不胜无力克制而反被克的病理现象。例如：肺金本能克制肝木，由于暴怒而致肝火亢盛，肺金不仅无力制约肝木，反遭肝木之反向克制，而出现急躁易怒，面红目赤，甚则咳逆上气、咯血等肝木反侮肺金的症状，称为"木火刑金"。不及相侮，是指由于某脏虚损，导致其所胜之脏出现反克的病理现象。如脾土虚衰不能制约肾水，出现全身水肿，称为"土虚水侮"。

总之，五脏病变的相互影响，可用五行的乘侮和母子相及规律来阐释。如肝脏有病，病传至心，为母病及子；病传至肾，为子病及母；病传至脾，为乘；病传至肺，为侮；其他四脏，以此类推。五行学说认为，按相生规律传变时，母病及子病情轻浅，子病及母病情较重，如清代徐大椿《难经经释》说："邪挟生气而来，则虽进而易退……受我之气者，其力方旺，还而相克，来势必甚。"同时，按照相克规律传变时，相乘传变病情较深重，而相侮传变病情较轻浅，故《难经经释》曰："所不胜，克我者也。脏气本已相制，而邪气挟其力而来，残削必甚，故为贼邪……所胜，我所克也。脏气既受制于我，则邪气亦不能深入，故为微邪。"

此外，运用五行学说还可以阐释五脏发病与季节的关系。五脏外应五时，所以五脏发病的一般规律，是在其所主之时受邪而发病，即春天多发肝病，夏天多发心病，长夏多发脾病，秋天多发肺病，冬天多发肾病。故《素问·咳论》曰："五脏各以其时受病……乘秋则肺先受邪，乘春则肝先受之，乘夏则心先受之，乘至阴则脾先受之，乘冬则肾先受之。"由于五行生克规律不能完全阐释五脏间复杂的生理关系，因而五脏间病变的相互影响也难完全以五行乘侮和母子相及规律来说明。《素问·玉机真藏论》已有"然其卒发者，不必治于传，或其传化有不以次"的论述。故对于疾病的五脏传变，不能完全受五行生克乘侮规律的束缚，而应从实际情况出发去把握疾病的传变。

（三）指导疾病的诊断

人体是一个有机整体，当内脏有病时，其功能活动及其相互关系的异常变化，可以反映到体表相应的组织器官，出现色泽、声音、形态、脉象等诸方面的异常变化，即所谓"有诸内者，必形诸外"（《孟子·告子下》）。五行学说将人体五脏与自然界的五色、五音、五味等都作了相应联系，构成了天人一体的五脏系统，因而观察分析望、闻、问、切四诊所搜集的外在表现，依据事物属性的五行归类和五行生克乘侮规律，可确定五脏病变的部位，推断病情进展和判断疾病的预后。即所谓"视其外应，以知其内脏"（《灵枢·本藏》）。

1. 确定五脏病变部位

五行学说以事物五行属性归类和生克乘侮规律确定五脏病变的部位，包括以本脏所主之色、味、脉来诊断本脏之病和以他脏所主之色、味、脉来确定五脏相兼病变。如面见青色，喜食酸味，脉见弦象，可以诊断为肝病；面见赤色，口味苦，脉象洪，是心火亢盛之病。若脾虚患者，而面见青色，为木来乘土，是肝气犯脾；心脏病患者，而面见黑色，为水来乘火，多见于肾水上凌于心等。故《难经·六十一难》曰："望而知之者，望见其五色，以知其病。闻而知之者，闻其五音，以别其病。问而知之者，问其所欲五味，以知其病所起所在也。切脉而知之者，诊其寸口，视其虚实，以知其病，病在何脏腑也。"

2. 推断病情的轻重顺逆

五行学说根据五色之间的生克关系来推测病情的轻重顺逆。由于内脏疾病及其相互关系的异常变化，皆可从面部色泽的变化中表现出来。因此，我们可以根据"主色"和"客色"的变化，以五行的生克关系为基础，来推测病情的顺逆。"主色"是指五脏的本色，"客色"为应时之色。"主色"胜"客色"，其病为逆；反之，"客色"胜"主色"，其病为顺。清代吴谦《医宗金鉴·四诊心法要诀》曰："肝青心赤，脾脏色黄，肺白肾黑，五脏之常。脏色为主，时色为客。春青夏赤，秋白冬黑，长夏四季色黄。常则客胜主善，主胜客恶。"见图 2-3-2。

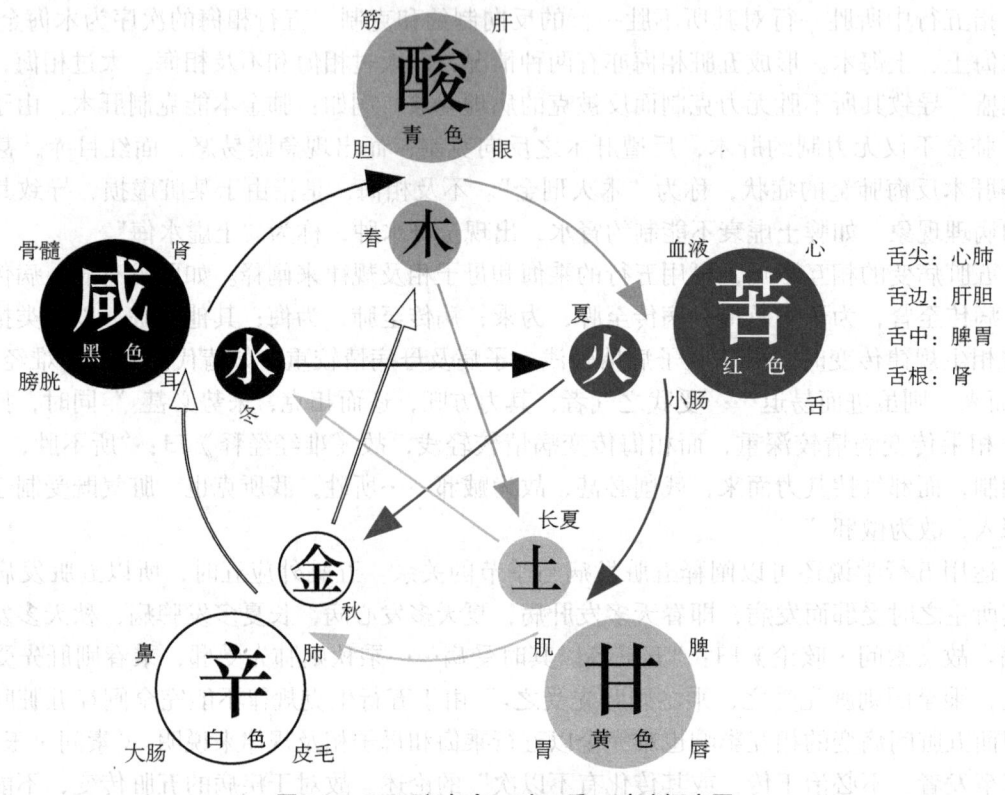

图 2-3-2 五行与色、味、季、脏腑相应图

五行学说还将色诊和脉诊结合起来，即色脉合参，结合五行生克规律来推断疾病的预后。如肝病色青而见弦脉，色脉相符；如果不得弦脉而反见浮脉，则属相胜之脉，即克色之脉，为逆，预后不佳；若得沉脉，则属相生之脉，即生色之脉，为顺，预后较好。如《灵枢·邪气藏府病形》曰："见其色而不得其脉，反得其相胜之脉，则死矣。得其相生之脉，则病已矣。"疾病的表现千变万化，要做出正确的诊断，必须坚持"四诊合参"，切不可拘泥于以五行理论的推断，以免贻误正确的诊断和有效的治疗。

（四）指导疾病的治疗

五行学说指导疾病的治疗，主要根据药物的色、味，分为按五行归属指导脏腑用药，按五行的生克乘侮规律控制疾病的传变和确定治则治法、指导针灸取穴和情志疾病的治疗等几个方面。

1. 指导脏腑用药

不同的药物，有不同的颜色与气味。以颜色分，有青、赤、黄、白、黑"五色"；以气味辨，则有酸、苦、甘、辛、咸"五味"。药物的五色、五味与五脏的关系是以天然色味为基础，以其不同性能与归经为依据，按照五行归属来确定的。即：青色、酸味入肝；赤色、苦味入心；黄色、甘味入脾；白色、辛味入肺；黑色、咸味入肾。如白芍、山茱萸味酸入肝经以补肝之精血；丹参味苦色赤入心经以活血安神；石膏色白味辛入肺经以清肺热；白术色黄味甘以补益脾气；玄参、生地色黑味咸入肾经以滋养肾阴等。临床脏腑用药，除色味外，还必须结合药物的四气（寒、热、温、凉）和升降浮沉等理论综合分析，辨证应用。

2. 控制疾病的传变

根据五行生克乘侮理论，五脏中一脏有病，可以传及其他四脏而发生传变。如肝有病可以影响到心、肺、脾、肾。心、肺、脾、肾有病也可以影响肝脏。不同脏腑的病变，其传变规律不同。因此，临床治疗时除对所病本脏进行治疗之外，还要依据其传变规律，治疗其他脏腑，以防止其传变。如肝气太过，或郁结或上逆，木亢则乘土，病将及脾胃，此时应在疏肝平肝的基础上预先培其脾气，使肝气得平，脾气得健，则肝病不得传于脾。如《难经·七十七难》所说："见肝之病，则知肝当传之于脾，故先实其脾气。"这里的"实其脾气"，是指在治肝的基础上佐以补脾、健脾。

疾病的传变与否，主要取决于脏气的盛衰。"盛则传，虚则受"，是五脏疾病传变的基本规律。在临床实践中，我们既要根据五行的生克乘侮关系掌握五脏病变的传变规律，调整太过与不及，控制其传变，防患于未然，同时又要依据具体病情辨证施治，切勿将其作为刻板公式而机械地套用。

3. 确定治则治法

五行学说不仅用以说明人体脏腑的生理功能和病理传变，指导疾病的诊断和预防，而且还以五行相生相克规律来确定疾病的治疗原则和方法。

（1）依据五行相生规律确定治则和治法 临床上运用五行相生规律来治疗疾病，其基本治疗原则是补母和泻子，即"虚则补其母，实则泻其子"（《难经·六十九难》）。

补母，是指一脏之虚证，不仅须补益本脏以使之恢复，同时还要依据五行相生的次序，补益其"母脏"，通过"相生"作用而促其恢复。补母适用于母子关系的虚证。如肝血不足，除须用补肝血的药物（如白芍等）外，还可以用补肾益精（如何首乌等）的方法，通过"水生木"的作用促使肝血的恢复。

泻子，是指一脏之实证，不仅须泻除本脏亢盛之气，同时还可依据五行相生的次序，泻其"子脏"，通过"气舍于其所生"的机理，以泻除"母脏"的亢盛之气。泻子适用于母子关系的实证。如肝火炽盛，除须用清泻肝火的药物（如龙胆草、柴胡等）外，还可用清泻心火（如生地、木通等）的方法，通过"心受气于肝""肝气舍于心"的机理，以消除亢盛的肝火。

依据五行相生规律确定的治法，常用的有滋水涵木法、益火补土法、培土生金法和金水相生法四种。

1）滋水涵木法：是滋肾阴以养肝阴的治法，又称滋肾养肝法、滋补肝肾法。适用于肾阴亏损而肝阴不足，甚或肝阳上亢之证。

2）益火补土法：是温肾阳以补脾阳的治法，又称温肾健脾法、温补脾肾法。适用于肾阳衰微而致脾阳不振之证。

必须说明的是，按五行生克次序来说，心属火，脾属土，火不生土应当是心火不生脾土，而益火补土应当是温心阳以暖脾土。但自命门学说兴起以来，多认为命门之火具有温煦脾土的作用。因此，目前临床上多将益火补土法用于肾阳（命门之火）衰微而致脾失健运之证，而少指心火与脾阳的关系。

3）培土生金法：是健脾生气以补益肺气的治法。主要用于脾气虚衰，生气无源，以致肺气虚弱之证，若肺气虚衰，兼见脾运不健者，亦可应用。

4）金水相生法：是滋养肺肾之阴的治法，亦称滋养肺肾法。主要用于肺阴亏虚，不能滋养肾阴，或肾阴亏虚，不能滋养肺阴的肺肾阴虚证。

（2）依据五行相克规律确定治则和治法 临床上运用五行相克规律来治疗疾病，其基本治疗原则是抑强扶弱。

人体五脏相克关系异常而出现的相乘、相侮等病理变化的原因，不外乎"太过"和"不及"两个方面。"太过"者属强，表现为机能亢进；"不及"者属弱，表现为机能衰退。因而治疗上须同时采取抑强扶弱的治疗原则，并侧重于制其强盛，使弱者易于恢复。若一方虽强盛而尚未发生克伐太过时，亦可利用这一治则，预先加强其所胜的力量，以阻止病情的发展。

抑强，适用于太过引起的相乘和相侮。如肝气横逆，乘脾犯胃，出现肝脾不调、肝胃不和之证，称为"木旺乘土"，治疗应以疏肝平肝为主。又如木本克土，若土气壅滞，或脾胃湿热或寒湿壅脾，不但不受木之所克，反而侮木，致使肝气不得疏达，称为"土壅木郁"，治疗应以运脾祛邪除湿为主。抑其强者，则其弱者机能自然易于恢复。

扶弱，适用于不及引起的相乘和相侮。如脾胃虚弱，肝气乘虚而入，导致肝脾不和之证，称为"土虚木乘"或"土虚木贼"，治疗应以健脾益气为主。又如土本制水，但由于脾气虚弱，不仅不能制水，反遭肾水之反克而出现水湿泛滥之证，称为"土虚水侮"，治疗应以健脾为主。扶助弱者，加强其力量，可以恢复脏腑的正常功能。

依据五行相克规律确定的治法，常用的有抑木扶土法、培土制水法、佐金平木法和泻南补北法四种。

1）抑木扶土法：是疏肝健脾或平肝和胃以治疗肝脾不和或肝气犯胃病证的治法，又称疏肝健脾法、调理肝脾法（或平肝和胃法）。适用于木旺乘土或土虚木乘之证。临床应用时，应依据具体情况的不同而对抑木和扶土法有所侧重。如用于木旺乘土之证，则以抑木为主，扶土为辅；若用于土虚木乘之证，则应以扶土为主，抑木为辅。

2）培土制水法：是健脾利水以治疗水湿停聚病证的治法，又称为敦土利水法。适用于脾虚不运，水湿泛滥而致水肿胀满之证。

3）佐金平木法：是滋肺阴清肝火以治疗肝火犯肺病证的治法，也可称为"滋肺清肝法"。适用于肺阴不足，右降不及的肝火犯肺证。若属肝火亢盛，左升太过，上炎侮肺，耗伤肺阴的肝火犯肺证，当清肝平木为主，兼以滋肺阴以肃降肺气为治。

4）泻南补北法：是泻心火补肾水以治疗心肾不交病证的治法，又称为泻火补水法、滋阴降火法。适用于肾阴不足，心火偏旺，水火不济，心肾不交之证。因心主火，火属南方；肾主水，水属北方，故称泻南补北法。若由于心火独亢于上，不能下交于肾，则应以泻心火为主；若因肾水不足，不能上奉于心，则应以滋肾水为主。但必须指出，肾为水火之宅，肾阴虚亦可致相火偏旺，也称为水不制火，这属于一脏本身水火阴阳的偏盛偏衰，不能与五行生克中水不克火混为一谈。

总之，根据五行相生、相克规律可以确立有效的治则和治法，指导临床用药。但在具体运用时又须分清主次，要依据双方力量的对比进行全面考虑。或以治母为主，兼顾其子；治子为主，兼顾其母。或以抑强为主、扶弱为辅；扶弱为主，抑强为辅。如此，方能正确地指导临床实践，提高治疗效果。

4. 指导针灸取穴

在针灸疗法中，针灸学家将手足十二经近手足末端的井、荥、输、经、合，即"五输穴"，分别配属于木、火、土、金、水五行。在治疗脏腑病证时，根据不同的病情以五行的生克规律进行选穴治疗。如治疗肝虚证时，根据"虚则补其母"的原则，取肾经的合穴（水穴）阴谷，或本经合穴（水穴）曲泉进行治疗。若治疗肝实证，根据"实则泻其子"的原则，取心经荥穴（火穴）少府，或本经荥穴（火穴）行间治疗，以达到补虚泻实，恢复脏腑正常功能之效。

5. 指导情志疾病的治疗

人的情志活动，属五脏功能之一，而情志活动异常，又会损伤相应内脏。由于五脏之间存在相生相克的关系，故人的情志变化也有相互抑制作用。如《素问·阴阳应象大论》便指出："怒伤肝，悲胜怒……喜伤心，恐胜喜……思伤脾，怒胜思……忧伤肺，喜胜忧……恐伤肾，思胜恐。"临床上可以运用不同情志变化的相互抑制关系来达到治疗目的。这就是情志病治疗中的所谓"以情胜情"之法。

以五行生克规律阐释疾病的治疗，有其一定的实用价值，但是并非所有疾病的治疗都能用五行生克规律来解释。临床上既要正确地掌握五行生克规律，又要根据具体病情进行辨证论治。

总之，元气论、阴阳学说和五行学说是中国古代认识世界的根本观点和方法，深深影响并融入了中医学的形成和发展，成为中医学认识人体与疾病的根本观点和方法。

复习思考题

1. 元气论对中医学有何影响？
2. 怎样用阴阳的运动规律和形式解释疾病的病理变化和相应的治疗方法？
3. 如何理解五行学说在中医学中的应用？

（董竞成）

第三章　藏　　象

【学习目标】

1. 掌握藏象的基本概念、脏腑的分类。
2. 掌握五脏的主要功能及系统连属，掌握六腑的主要功能。
3. 熟悉奇恒之腑的主要功能。
4. 熟悉脏腑之间的相互关系。

【重点内容】

1. 藏象的概念。
2. 脏腑的分类及形态特点、生理功能。
3. 五脏的生理功能及系统连属、六腑的生理功能。

第一节　概　　述

藏象学说是以脏腑的形态和生理病理为研究目标的中医学基本理论。形成基础主要包括三方面内容：一是古代的解剖学知识；二是对人体生理、病理现象的长期观察及反复的医疗实践；三是古代哲学思想的渗透。中医藏象学说中一个脏腑的生理功能，可能包含着现代解剖生理学中的一个或几个脏器的生理功能；而现代解剖生理学中的一个脏器的生理功能，亦可能分散在藏象学说的一个或几个脏腑的生理功能之中。中医的脏腑不仅是形态学结构的脏器，而且是具有某些功能的生理病理学系统。

一、藏象的概念

藏，是指隐藏于体内的脏腑器官，即内脏，包括五脏（心、肺、脾、肝、肾）、六腑（胆、胃、小肠、大肠、膀胱、三焦）、奇恒之腑（脑、髓、骨、脉、胆、女子胞）。象，一指脏腑器官的形态结构，如"心象尖圆，形如莲花"；二指脏腑的生理功能活动和病理变化表现于外的征象。《类经·藏象类》中"象，形象也。藏居于内，形见于外，故曰藏象"。"象"是"藏"的外在反映，"藏"是"象"的内在本质，两者结合起来就称为"藏象"。藏象是人体内在脏腑的生理功能活动、病理变化反映于机体外部的征象。

"藏"是中医学特有概念，与"脏器"概念不同。"藏"不仅是一个解剖学概念，还是生理、病理学概念，一个功能单位的概念。中医学的整体观察和"以象测藏"的认识方法，决定了"藏"的结构是一个在形态性结果框架的基础上赋予了功能性结构成分而形成的形态功能合一性结构。"脏器"是西医学的形态学概念，指机体内外的器官，属于纯形态学的或实体性的结构，其功能是直接通过该器官的解剖分析而获得。因此，"藏"与"脏器"的名称大致相同，但其内涵不同。

二、藏象学说的主要内容

藏象学说是研究藏象的概念内涵。主要内容包括：各脏腑的形态结构、生理功能、病理变化及其相互关系；精、气、血、津液、神的生理功能、病理变化及其相互关系，以及它们与脏腑之间的关系。藏象学说认为人体是以五脏（心、肺、脾、肝、肾）为中心，以六腑（胆、胃、小肠、大肠、膀胱、三焦）相配合，以精、气、血、津液为物质基础，通过经络使内而五脏六腑，外而五官九窍、四肢百骸，构成一个有机的整体，并与外界环境相统一。藏象学说是古代医家在古代解剖学知识的基础上，通过长期对人类生命活动的观察研究和防病治病的实践，并以阴阳五行理论为指导，逐步形成和发展起来的学说，对中医诊治与预防疾病、养生与康复有重要的指导意义。

三、藏象学说的主要特点

藏象学说的特点包括以五脏为中心的整体观和从"象"来考察"脏"的功能活动。以五脏为中心的整体观是藏象学说的基本特点，包括以五脏为中心的人体自身的整体性和五脏与自然环境的统一性。

藏象学说认为人体是一个有机的整体，脏与脏、脏与腑、腑与腑之间密切联系，它们不仅在生理功能上相互制约、相互依存、相互为用，而且以经络为联系的通道，相互传递各种信息，在气血津液环周于全身的情况下，形成一个非常协调和统一的整体。藏象学说是以五脏为中心，通过经络系统将六腑、五体、五官、九窍、四肢百骸等全身脏腑形态官窍联结成有机整体。此外，五脏的生理功能还与精神情志密切相关，人的精神活动需要依靠五脏精气来化生和充养。

形体，其广义者，泛指具有一定形态结构的组织，包括头、躯干和脏腑在内；其狭义者，指皮、肉、筋、骨、脉五种组织结构，又称五体。

官窍，官指机体有特定功能的器官，如耳、目、口、鼻、舌，又称五官，它们分属于五脏，为五脏的外候。窍，有孔穴、苗窍之意，是人体与外界相通连的窗口。

五脏与六腑、五体、五官、五华、五志的对应关系见表3-1-1。

表 3-1-1 五脏与系统连属归纳

五脏	六腑	五体	五官	五华	五志
肝	胆	筋	目	爪	怒
心	小肠	脉	舌	面	喜
脾	胃	肉	口	唇	思
肺	大肠	皮	鼻	毛	悲
肾	膀胱	骨	耳	发	恐

此外，五脏与自然环境相统一。人体不仅本身是一个有机整体，而且与自然环境保持着统一性。根据五行学说的归属，自然界的五时、五气、五色、五味、五化等与人体五大功能系统密切联系，形成了一个内外相应的五行整体结构模式。

从"象"来考察"脏"的功能活动：机体外部的各种表现与内脏的功能活动存在着相互联系。藏象学说着重对人体进行整体观察，通过分析人体反映于外部的征象，来认识内脏的生理功能和病理变化。如面色红润，神志清楚，精力充沛，思维敏捷，舌质淡红滋润灵活，脉和缓有力，反映出心的功能正常。若面色无华，心悸失眠，健忘多梦，唇舌色淡，脉细，反映出心血不足。藏象学说从面色、脉象、舌象等可见的征象，来考察脏腑功能活动正常与否。

第二节 脏 腑

脏腑是形态结构和生理功能统一的综合概念，包括五脏、六腑和奇恒之腑。五脏包括心、肺、脾、肝、肾，六腑包括胆、胃、小肠、大肠、膀胱、三焦，奇恒之腑包括脑、髓、骨、脉、胆、女子胞。脏腑是在古代的历史条件下，运用解剖学的方法，实际观察、测量而来的。但中医学研究"脏腑"不是单纯从解剖学的脏腑实体器官出发，而是以整体功能为基础，以显现于外的功能现象和联系为基础来确定脏腑的概念。因此，"脏腑"是一个形态与功能的综合概念，不仅具有解剖学意义，而且更重要的是一个人体的功能模型，不能与现代解剖学的同名脏器完全等同。

根据脏腑解剖形态和生理功能特点的不同划分为五脏、六腑、奇恒之腑，具体包括脏器、形态、生理功能等，见表 3-2-1。

表 3-2-1　脏腑分类、脏器、形态、生理功能和经脉络属

脏腑分类	包括脏器	形态	生理功能	经脉络属
五脏	心、肺、脾、肝、肾	多为实体性脏器	化生和贮藏精气	有
六腑	胆、胃、小肠、大肠、膀胱、三焦	多为中空管腔性脏器	受盛、传化水谷糟粕	有
奇恒之腑	脑、髓、骨、脉、胆、女子胞	多为中空有腔脏器，与六腑相似	贮藏精气，与五脏类同	除胆外无

一、五脏

（一）心

心位于胸腔偏左，膈膜之上，两肺之间，脊柱之前，圆而下尖，形如莲蕊，外有心包卫护。心，在五行属火，为阳中之阳脏。心的生理功能为主血脉，藏神志。心为五脏六腑之大主、生命之主宰。心在体合脉，其华在面；开窍于舌；在志为喜；在液为汗。手少阴心经与手太阳小肠经在心与小肠之间相互络属，故心与小肠相为表里。

1. 主要生理功能

（1）心主血脉　指心气推动和调控心脏的搏动和脉管的舒缩，主宰着血液在脉管中正常运行，使其周流全身以发挥滋润和濡养作用，包括心主血和心主脉两个方面。

1）心主血：基本内涵是心气能推动血液运行，以输送营养物质于全身脏腑形体官窍。人体各脏腑器官、四肢百骸、肌肉、皮毛及心脉自身，皆有赖于血液的濡养，才能发挥其正常的生理功能以维持生命活动。血液的运行与五脏功能密切相关，心的功能尤为重要。而心脏的搏动，主要依赖心气的推动和调节作用。心气充沛，心阴与心阳协调，心脏搏动有力。如心阴不足，心脏搏动过快而无力，或心阳不足，心脏搏动迟缓而无力，均可导致血液运行失常。心主血的另一内涵是心有生血的作用，饮食水谷经脾胃之气的运化，化为水谷之精，水谷之精再化为营气和津液，营气和津液入脉，经心阳的作用，化为赤色血液。

2）心主脉：心气推动和调节心脏的搏动和脉管的舒缩，使脉道通利，血流通畅。脉，即血脉，为血之府。脉是血液运行的通道，脉道的通利与否，营气和血液的功能健全与否，直接影响着血液的正常运行。心与脉直接相连，脉是血液运行的通道，心、血、脉三者共同形成一个密闭循环于全身的管道系统。心气充沛，心脏有规律的搏动，脉管有规律的舒缩，血液被输送至各脏腑形体官窍，发挥濡养作用，以维持人体正常的生命活动。

心主血脉功能正常则面色红润光泽，舌质淡红荣润，脉象和缓有力，心胸部无不适感。心主血脉功能异常则面色无华或面色青紫，舌质淡白或青紫，或见瘀点、瘀斑，脉象细弱无力或见涩、结、代脉，心胸部憋闷或刺痛，或见心悸、怔忡。

（2）心主神志　即心主神明，或称心藏神。心所藏之神，既包括主宰人体生命活动的广义之神，又包括精神、意识、思维活动等狭义之神。心藏神，指心有主宰五脏六腑、形体官窍的生理活动和主司意识、思维、情感等精神活动的作用。

心主宰五脏六腑、形体官窍的生理活动。心在脏腑组织中居于首位，起主导作用，人体五脏六腑、

形体官窍在心的主宰和调节作用下，相互协调，共同完成生命活动。

心还具有接受外界客观事物和各种刺激并作出反应，进行意识、思维、情志等活动的功能。但必须认识到，心主神志的功能，属大脑的生理功能，是大脑对外界事物的反应。中医学一直沿用中国古代哲学"心性论"中"心"的概念，认为心既为心脏，又是思维器官，以心为脑的代称。汉语中"心领神会""心神不宁"等以心表达精神、意识、思维、情感的词语亦一直沿用。

心主神志功能正常则精神振奋、神识清晰、思维敏捷、反应灵敏、睡眠安稳。心主神志功能失调则精神萎靡、神志昏迷、思维迟缓、反应迟钝、失眠多梦。

（3）心主血脉和心主神志之间密切相关，互相影响　心主血脉，血液是神志活动的物质基础。正因为心具有主血脉的生理功能，所以才具有主神志的功能。同时，心主神志，主宰整个生命活动，心主血脉的功能亦受心神的主宰。因此，两者之间相互影响。

2. 系统连属——与体、窍、志、液的关系

（1）心在体合脉，其华在面　脉指血脉；心在体合脉，指全身的血脉都属于心。华，是光泽、华丽之义；其华在面，指心脏气血的盛衰，可从面部的色泽变化显露出来。由于头部血脉丰富，全身气血上注于面，心的气血盛衰及其生理功能正常与否可显露于面部的色泽变化。心的气血充沛，脉道通利，则面部红润而有光泽；心的气血不足则面色淡白；心的血脉瘀阻则面色青紫或晦暗。

（2）心在窍为舌　又称心开窍于舌，指通过对舌的观察，可以了解心主血脉和心主神志的功能状态。舌的主要生理功能是司味觉和表达语言。心的生理功能正常，则舌体红润，柔软，运动灵活，语言流利，味觉灵敏。若心有病变，如心阳不足，则舌质淡胖或紫黯；心阴不足，则舌质红绛；心血不足，则舌体瘦薄，舌质淡白；心火上炎，则舌质红赤，甚则生疮；心血瘀阻，则舌质紫黯或有瘀斑瘀点。若心主神志功能异常，则可见舌卷、舌强、语謇，甚或失语等。

（3）心在志为喜　指心的功能和情志的"喜"有关。喜，是心对外界刺激产生的良性情绪反应，正常的喜乐有益于心主血脉的功能，有益于身心健康。若喜乐过度，则心脉、心神受损，"喜伤心"。

（4）心在液为汗　心以主血脉和藏神功能为基础，主司汗液的生成和排泄，从而维持人体内外环境的协调平衡。汗，为津液所化生，血与津液同出一源，心主血，故有"汗血同源""汗为心之液"之称。另外，心主神志，故人在精神紧张或受惊时会汗出。

（二）肺

肺位居胸中，左、右各一，呈分叶状，质疏松。与心同居膈上，上连气管，通窍于鼻，与自然界之大气直接相通。肺，在五行属金，为阳中之阴脏。肺的生理功能主气、司呼吸；主宣发、肃降；通调水道；朝百脉、主治节。在五脏六腑中，位居最高，为五脏之长。肺在体合皮，其华在毛；在窍为鼻；在志为悲忧；在液为涕。手太阴肺经与手阳明大肠经在肺与大肠间相互络属，故肺与大肠相为表里。

1. 主要生理功能

（1）肺主气、司呼吸　肺主气，包括主呼吸之气和主一身之气两个方面。

1）肺主呼吸之气：是指肺主管呼吸，是体内外气体交换的场所。通过肺的呼吸，吸入自然界的清气，呼出体内的浊气，实现体内外气体的交换。

2）肺主一身之气：是指肺有主司一身之气的生成和运行的作用，包括主宗气的生成及对全身气机的调节作用。宗气是由肺吸入的自然界清气和脾胃运化的水谷精气结合而成，宗气在肺中生成，积存于胸中，呼则上走息道出喉咙以促进肺的呼吸，吸则入而能贯注心脉以助心推动血液运行。因此，呼吸功能正常与否，直接影响宗气的生成，也影响全身之气的生成。另外，肺有节律的呼吸运动，调节着全身之气的升降出入运动。

3）司呼吸：肺为人体主司呼吸运动的器官，具有呼吸功能。肺主要通过呼吸功能发挥主气作用；肺主一身之气和呼吸之气，实际上都基于肺的呼吸机能。肺司呼吸的功能，有赖于肺的宣降。宣降正常，散纳有度，则呼吸调匀有序；同时，保持肺与呼吸道的清肃，才能使气道通畅，呼吸自如。若不能保持清肃，则影响肺司呼吸功能，导致呼吸不畅，出现咳嗽、气喘等症状。若肺司呼吸功能丧失，清气不能吸入，浊气不能排出，体内外之气不能进行交换，生命随之告终。

（2）主宣发和肃降　宣发，是指肺气向上升宣和向外布散的作用。肃降，是指肺气有向下向内清肃通降和使呼吸道保持洁净的作用。肺主宣发肃降的生理作用各有三个方面，见图3-2-1。

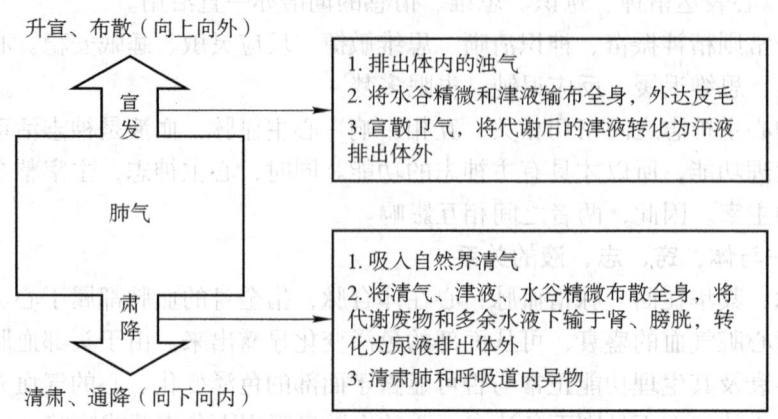

图 3-2-1　肺主宣发肃降的生理作用

肺的宣发肃降在生理上相辅相成，病理上亦相互影响、相互制约、相互为用。两者协调，有节律地一宣一肃，以维持呼吸均匀协调、气机调畅，实现体内外气体正常交换，促进全身气、血、津液正常运行。两者功能失常，则"肺气失宣""肺失肃降"。肺气失宣，即可出现呼气不利、胸闷、咳喘、鼻塞、喷嚏、无汗等症状。肺失肃降，即可出现呼吸短促或表浅、咳痰等症状。

（3）肺主通调水道　又称主行水。通，即疏通；调，即调节；水道，水液运行和排泄的通道。通调水道，是指肺通过宣发与肃降对体内水液的运行、输布及排泄起着疏通和调节的作用。肺主宣发，将脾气转输至肺的水液和水谷之精中的精微部分向上、向外输布，外达全身皮毛，代谢后以汗的形式由汗孔排泄。肺主肃降，将脾气转输至肺的水液和水谷精微中较稠厚部分，向内向下输送到体内各脏腑组织器官，以濡润之，并将废水和剩余的水液下达于膀胱，生成尿液，排出体外。外邪袭肺，肺失宣发，可致水液向上向外输布失常，出现无汗、全身水肿等症。内伤及肺，肺失肃降，可致水液不能下输其他脏腑，浊液不能下行至肾或膀胱，出现咳逆上气、小便不利或水肿；水饮蕴积胸中，阻塞气道，则影响气体交换，一般都有咳喘痰多的表现，甚则不能平卧。病情进一步发展，可致全身水肿，并能影响他脏的功能。

（4）肺朝百脉、主治节　肺朝百脉，指全身的血液都通过经脉而会聚于肺，通过肺的呼吸，进行体内外清浊之气的交换，然后将富含清气的血液输送至全身的作用，即肺协助心脏推动血液在脉管内运行的作用。若肺气虚衰，不能助心行血，就会影响心主血脉的生理功能，而出现血行障碍，如胸闷、心悸、唇舌青紫等症状。

肺主治节。治节，即治理调节，指肺辅助心脏治理调节全身气、血、津液及脏腑生理功能的作用。心为君主，肺为辅相。人体各脏腑组织之所以依照一定的规律活动，有赖于肺协助心来治理和调节。肺主治节的作用主要体现于四个方面，见图3-2-2。肺主治节，实际上是对肺的主要生理功能的高度概括。

2. 系统连属——与体、窍、志、液的关系

（1）肺在体合皮，其华在毛　皮毛，包括皮肤、汗腺、毫毛等组织，为一身之体表，依赖于肺所宣发的卫气和津液的温养和润泽，是机体抵抗外邪的第一屏障。肺与皮毛相合，指肺与皮毛相互为用的关系，肺的生理功能正常，则皮肤致密，毫毛光泽，抵御外邪侵袭的能力亦较强；反之肺气虚，宣发卫气和输精于皮毛的生理功能减弱，则卫表不固，抵御外邪侵袭能力低下，可出现多汗和易感冒，或皮毛憔悴枯槁等现象。

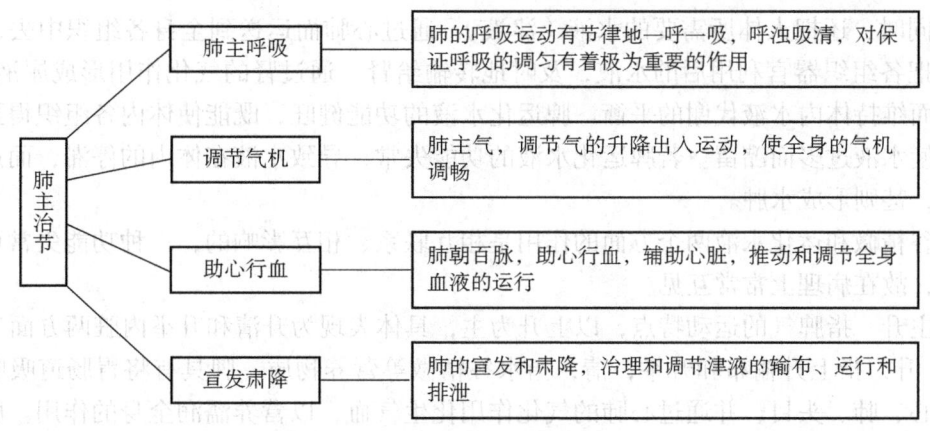

图 3-2-2　肺主治节的作用

（2）肺在窍为鼻　鼻为肺之窍，鼻与喉相通而连于肺。鼻的通气、嗅觉与喉部的发音，都是肺气的作用。肺气和，呼吸利，则嗅觉灵敏，声音能彰。外邪袭肺，多从鼻喉而入；肺的病变，也多见于鼻、喉的症状，如鼻塞、流涕、喷嚏、喉痒、喑哑和失音等。

（3）肺在志为悲忧　指肺的功能和情志的"悲忧"有关。悲忧，属于非良性刺激的情绪反应。对人体的主要影响是耗伤肺气。如悲忧过度，可出现呼吸气短等肺气不足的现象。反之，肺虚或肺宣降运动失调时，机体对外来的非良性刺激的耐受性下降，易产生悲忧的情绪变化。

（4）肺在液为涕　涕是鼻黏膜分泌的黏液，有润泽鼻窍的作用。鼻为肺窍，其分泌物亦属肺。肺的功能正常，肺气充足，则鼻涕润泽鼻窍而不外流；若肺寒，则鼻流清涕；肺热，则涕黄浊；肺燥，则鼻干。

（三）脾

脾位于腹腔上部，膈膜之下，与胃以膜相连。脾是一个形如刀镰，扁平椭圆弯曲状器官，其色紫赤。脾，在五行属土，为阴中之至阴脏。脾的生理功能为主运化，统血。脾气主升，输布水谷精微，为气血生化之源，人体脏腑百骸皆赖脾以濡养，故有"后天之本"之称。脾在体合肌肉，主四肢；在窍为口，其华在唇；在志为思；在液为涎。足太阴脾经与足阳明胃经在脾与胃之间相互络属，故脾与胃相为表里。

藏象学说中的"脾"作为解剖学单位就是现代解剖学中的脾和胰。但其生理功能又远非脾和胰所能囊括。

1. 主要生理功能

（1）脾主运化　运，即转运输送；化，即消化、吸收。脾主运化，指脾具有将水谷化为精微，并将精微物质转输至全身各脏腑组织的功能。包括运化水谷和运化水液两个方面。

1）运化水谷：水谷，泛指各种饮食物。运化水谷是指脾气有促进食物的消化吸收并传输其水谷精微的功能。饮食入胃后，经胃的受纳和腐熟作用，使其初步消化，并达于小肠，经小肠受盛化物作用，使之进一步消化分解成水谷精微和糟粕。但必须依赖于脾的运化功能，才能将水谷化为精微，也有赖于脾的转输和散精功能，才能把水谷精微上输于肺。经肺之宣发向上向外布散，肺之肃降向下输布，使水谷精微得以输布全身。而水谷精微又是维持人体生命活动所需要的营养物质的主要来源，也是生成气血的主要物质基础。所以，脾为"后天之本"，气血生化之源。脾运化水谷功能正常，才能为化生精、气、血、津液提供足够养料，使脏腑、经络、四肢百骸及筋肉皮毛等组织得到充分营养；若脾运化水谷功能减退，称为"脾失健运"，则机体的消化吸收功能因之而失常，可出现腹胀、便溏、食欲不振，以致倦怠、消瘦和气血生化不足等病变。

2）运化水液：是指脾对水液的吸收、转输和排泄作用，是人体水液代谢的一个重要环节。脾在运输水谷精微的同时，还把人体所需要的水液（津液），通过心肺而运送到全身各组织中去，以起到滋养濡润作用，又把各组织器官利用后的水液，及时地转输给肾，通过肾的气化作用形成尿液，送到膀胱，排泄于外，从而维持体内水液代谢的平衡。脾运化水液的功能健旺，既能使体内各组织得到水液的充分濡润，又不致使水液过多而潴留。若脾运化水液的功能失常，导致水液在体内的停滞，而产生水湿、痰饮等病理产物，甚则形成水肿。

脾运化水谷精微和运化水液两个方面的作用是相互联系、相互影响的，一种功能失常可导致另一方面的功能失常，故在病理上常常互见。

（2）脾气主升　指脾气的运动特点，以上升为主，具体表现为升清和升举内脏两方面生理功能。

1）升清：升，指上升输布和升举；清，指水谷精微等营养物质。脾具有将胃肠道吸收的水谷精微和水液上输于心、肺、头目，并通过心肺的气化作用化生气血，以营养濡润全身的作用。脾主升清，是和胃的降浊相对而言，脾升胃降，相互协调，共同完成饮食物之消化、吸收和输布。

2）升举内脏：指脾气上升能维持内脏位置的相对稳定，防止其下垂的作用。脾气上升而胃气下降，升降协调平衡，才能维持体内脏腑位置相对恒定。若脾气虚弱，无力升举，气陷于下，可导致某些内脏下垂，如胃下垂、子宫脱垂、脱肛等。

（3）脾主统血　统，即统摄、控制之意。脾统血，指脾气有统摄和控制血液在经脉中运行而不逸出脉外的功能。脾气健旺，脾统血功能正常，则血液循行于血脉之内而不致外溢。若脾气虚衰，气血不足，固摄功能减退，血液将离开正常的轨道，失去统摄而导致出血，如便血、尿血、崩漏、肌衄等。

2. 系统连属——与体、窍、志、液的关系

（1）脾在体合肌肉，主四肢　脾的运化功能与肌肉、四肢的壮实及其功能之间有着密切的联系。脾胃为气血生化之源，人体的肌肉四肢都需要脾所运化的水谷精微来营养滋润，才能使肌肉发达，丰满健壮，四肢轻劲有力。所以人体肌肉的健壮与否，与脾胃的运化功能密切相关，若脾胃的运化功能失常，致水谷精微及津液的生成和转输障碍，四肢肌肉失其濡养，则肌肉消瘦，四肢痿软，甚则痿废不用。

（2）脾在窍为口，其华在唇　脾开窍于口，是指饮食口味与脾主运化功能密切相关。脾气健旺，则食欲、口味正常，口唇光泽。若脾失健运，则食欲不振、口淡乏味、口甜等；若脾有湿热，则口干、口腻；若脾有伏热伏火，可循经上蒸于口，则口疮、口糜。

其华在唇，指口唇色泽，可反映脾气功能盛衰，并与全身的气血是否充足有关。脾气健运，气血充足，营养良好，则口唇红润有光泽；脾失健运，气血衰少，营养不良，则口唇淡白无华，或萎黄不泽。

（3）脾在志为思　指脾的功能和情志的"思"有关。思，即思考、思虑，思是正常的心理生理活动。若思虑过度、所思不遂，则影响气的升降出入，导致气机郁结，使脾的运化、升清功能失常，可出现不思饮食、脘腹胀闷、眩晕健忘等症。

（4）脾在液为涎　涎为口腔津液中较清稀的部分，由脾气化生并转输布散。涎液有保护口腔黏膜、润泽口腔的作用，进食时分泌较多，有助于食物的吞咽和消化。脾精、脾气充足，涎液化生正常，上行于口，但不溢出口外。若脾胃不和，或脾虚不摄，则涎液分泌剧增，而发生口涎自出等现象；若脾精不足，津液不充，则涎液减少、口干舌燥。

（四）肝

肝位于腹部，横膈之下，右胁下而偏左。肝，在五行属木，为阴中之阳脏。肝的生理功能为主疏泄、主藏血。肝在体合筋，其华在爪，开窍于目，在志为怒，在液为泪。足厥阴肝经与足少阳胆经在肝与胆之间相互络属，且肝胆本身直接相连，故肝与胆相为表里。

1. 主要生理功能

（1）肝主疏泄　疏，疏通、疏导；泄，发散、宣泄。肝主疏泄，指肝具有主升、主动、主散的生理特性，有保持全身气机"疏通畅达，通而不滞，散而不郁"的作用。其疏泄功能主要表现在调畅气机、助脾胃运化及胆汁分泌排泄、条达情志、调节生殖功能四个方面。

1）调畅气机：气机，指气的升、降、出、入运动。肝的主升、主动、主散的特性能疏通、畅达、升发气机。另外，肝主疏泄的作用是推动血液和津液运行输布的一个重要因素，血液的运行和津液的输布代谢有赖于气机的调畅。

肝主疏泄功能正常，则气机调畅，气血调和，经络通利，脏腑组织器官的功能活动正常有序，津液运行通畅。肝主疏泄功能失常，称为"肝失疏泄"，其病理变化可分为肝疏泄功能减退，疏泄不及，肝气郁结；肝疏泄功能亢进，疏泄太过，肝气上逆，见图 3-2-3。

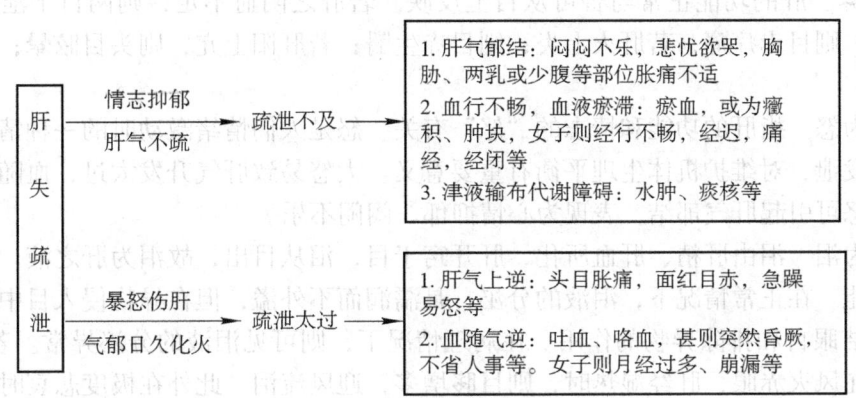

图 3-2-3 肝失疏泄的病理变化

2）助脾胃运化及胆汁分泌排泄：一方面，脾胃的运化表现在脾的升清和胃的降浊功能，脾气以升为健，胃气以降为和，脾胃的升降与肝的疏泄功能密切相关。肝的疏泄功能正常，全身气机通畅，则脾升胃降协调平衡，促进脾胃对饮食物的消化、吸收及转输。若肝失疏泄，影响脾的升清，则在上为眩晕，在下为飧泄；影响胃的降浊，则在上为呕逆、嗳气，在中为脘腹胀痛，在下为便秘。另一方面，肝能生成胆汁，胆汁的分泌与排泄有赖于肝疏泄功能正常，胆汁的分泌与排泄正常有助于脾胃的运化。若肝气郁结，影响胆汁的分泌、排泄，则胁下胀满、疼痛、口苦、厌食油腻、纳食不化，甚则黄疸等。

3）条达情志：情志，即情感、情绪，情志分属五脏，由心所主，但与肝的疏泄功能密切相关。肝的疏泄功能正常，气机调畅，气血调和，则心情开朗。肝的疏泄功能失常则肝气郁结，心情易于抑郁，稍受刺激，即抑郁难解；肝的疏泄太过，阳气升腾而上，则心情易于急躁，稍有刺激，即易于发怒。反之，反复持久的情志异常，亦会影响肝的疏泄功能，而导致肝气郁结或疏泄太过的病理变化。

4）调节生殖功能：男子的排精、女子的排卵和月经来潮与肝的疏泄功能密切相关。肝疏泄功能正常，则男子精液排泄通畅有度，女子月经周期正常、经行通畅。肝疏泄功能失常，则男子排精不畅，女子月经周期紊乱、经行不畅，甚或痛经、闭经等。

（2）肝藏血 指肝具有贮藏血液、调节血量及防止出血的功能。主要表现在以下三个方面：

1）贮藏血液：肝贮藏充足的血液，化生和涵养肝气，既可濡养自身，又可制约肝阳而维持肝的阴阳平衡，防止阳气升腾太过而致肝气亢逆。肝贮藏充足的血液，濡养肝之形体官窍，使其发挥正常的生理功能。肝贮藏充足的血液，为经血之源，是女子月经来潮的重要保证。

2）调节血量：肝贮藏充足的血液，根据生理需要调节人体各部分血量的分配。当人体处于安静状态时，机体的血液需求量减少，部分血液回流到肝脏并贮藏起来；当人体处于活动状态时，机体的血液需求量增加，肝内的血液又被动员起来，运送到全身，供给各组织器官。

3）防止出血：肝有使血液收摄于脉管之中，不让溢出脉外的作用，即有防止出血的功能。肝藏血失职，引起各种出血，称为"肝不藏血"。

肝主疏泄和主藏血间有着密切的关系。肝藏血，血为阴，故肝体为阴；肝主疏泄，其气主升主动，其作用属阳，故肝用为阳；因此，有肝"体阴用阳"之说。肝的疏泄和藏血相辅相成、相互为用，藏血是疏泄的物质基础，疏泄是藏血的功能表现，两者的关系体现在气与血的协调。

2. 系统连属——与体、窍、志、液的关系

（1）肝在体合筋，其华在爪　筋，包括筋膜、肌腱和韧带，具有连接和约束骨节、肌肉，主司关节运动，保护内脏的作用。爪，即爪甲，包括指甲和趾甲，乃筋之延续，故有"爪为筋之余"之说。肝血充盛，筋膜得以濡养，则运动灵活有力，爪甲红润、坚韧明亮；肝血不足，筋膜失养，则筋力不健、动作迟缓，爪甲软薄、色泽枯槁，甚则变形、脆裂。

（2）肝在窍为目　目为视觉器官，具有视物功能。肝的经脉上连于目系，目的视物功能有赖于肝的疏泄和肝血的濡养。肝的功能正常与否可从目上反映。若肝之阴血不足，则两目干涩，视物不清或夜盲；若肝经风热，则目赤痒痛；若肝火上炎，则目赤生翳；若肝阳上亢，则头目眩晕；若肝风内动，则目斜上视等。

（3）肝在志为怒　指肝的功能和情志的"怒"有关。怒是人们情绪激动时的一种情志变化。怒在一定限度内的情绪发泄，对维护机体生理平衡有重要意义。大怒易致肝气升发太过，血随气逆，发为出血或中风昏厥；郁怒可引起肝气郁结，表现为心情抑郁、闷闷不乐。

（4）肝在液为泪　泪由肝精、肝血所化，肝开窍于目，泪从目出，故泪为肝之液。泪有濡养、滋润和保护眼睛的功能。在正常情况下，泪液的分泌，是濡润而不外溢，但在异物侵入目中时，泪液即可大量分泌，起到清洁眼目和排除异物的作用。在病理情况下，则可见泪液的分泌异常。若肝的阴血不足，则两目干涩；若在风火赤眼，肝经湿热时，则目眵增多，迎风流泪。此外在极度悲哀时，泪液的分泌亦大量增多。

（五）肾

肾，位于腰部脊柱两侧，左、右各一，外形椭圆弯曲，状如豇豆。肾，在五行属水，为阴中之阴脏；为人体脏腑阴阳之本，生命之源，故称为"先天之本"。肾的生理功能为主藏精；主水；主纳气。肾在体合骨，生髓，其华在发；在窍为耳和二阴；在志为恐；在液为唾。足少阴肾经与足太阳膀胱经在肾与膀胱之间相互络属，肾与膀胱在水液代谢方面亦直接相关，故肾与膀胱相为表里。

1. 主要生理功能

（1）肾藏精　藏，即闭藏。肾藏精，指肾有贮存、封藏精气的生理功能。肾闭藏精气，是将精气藏于肾，促进肾中精气的不断充盈，防止精气从体内无故流失，为精气在体内充分发挥其生理效应创造必要条件。

精，是生命之源，是构成人体和维持人体生命活动的最基本物质，是脏腑、五体、官窍机能活动的物质基础。根据来源可分为先天之精和后天之精。先天之精禀受于父母，与生俱来，是构成胚胎的原始物质，所以称为"先天之精"。先天之精藏于肾中，出生之后，得到后天之精的不断充实，成为人体生育繁殖的基本物质，故又称为"生殖之精"。后天之精又称脏腑之精，来源于水谷精微等，由脾胃化生并灌溉五脏六腑。人出生以后，水谷入胃，经过胃的腐熟、脾的运化而生成水谷之精气，并转输到五脏六腑，使之成为脏腑之精。脏腑之精充盛，除供给本身生理活动所需要外，其剩余部分则贮藏于肾，以备不时之需。当五脏六腑需要这些精微物质给养的时候，肾脏又把所藏之精气，重新供给五脏六腑。一方面不断贮藏，另一方面又不断供给，循环往复，生生不已。后天之精是维持人体生命活动、促进机体生长发育的基本物质。先天之精和后天之精来源不同，但同藏于肾，两者相互依存，相互为用。先天之精为后天之精准备了物质基础，后天之精不断地供养先天之精。先天之精只有得到后天之精的补充滋养，才能充分发挥其生理效应；后天之精也只有得到先天之精的活力资助，才能源源不断地化生。

肾藏精的生理功能主要体现在主生长、发育和生殖，以及机体物质代谢和生理功能的原动力两个方面。

1）主生长、发育和生殖：人体的生长、发育和生殖与肾的功能密切相关。机体生、长、壮、老、已的自然规律与肾中精气的盛衰密切相关。机体的齿、骨、发的生长状态是观察肾中精气盛衰的外候，是判断机体生长发育状况和衰老程度的客观标志。《素问·上古天真论》说："女子七岁，肾气盛，齿更发长。二七而天癸至，任脉通，太冲脉盛，月事以时下，故有子。三七，肾气平均，故真牙生而长极。

四七，筋骨坚，发长极，身体盛壮。五七，阳明脉衰，面始焦，发始堕。六七,三阳脉衰于上，面皆焦，发始白。七七，任脉虚，太冲脉衰少，天癸竭，地道不通，故形坏而无子也。丈夫八岁，肾气实，发长齿更。二八，肾气盛，天癸至，精气溢泻，阴阳和，故能有子。三八，肾气平均，筋骨劲强，故真牙生而长极。四八，筋骨隆盛，肌肉满壮。五八，肾气衰，发堕齿槁。六八，阳气衰竭于上，面焦，发鬓斑白。七八，肝气衰，筋不能动，天癸竭，精少，肾藏衰，形体皆极。八八则齿发去。"肾中精气盛衰的过程见图3-2-4。

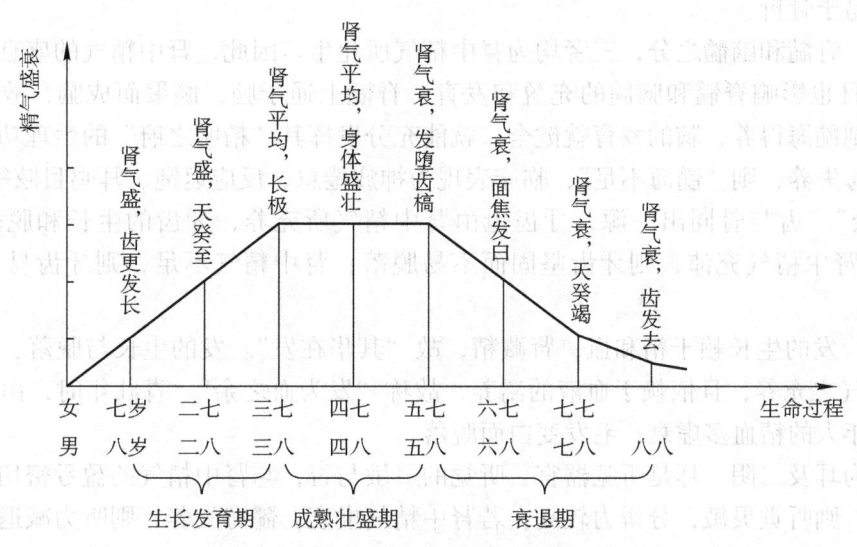

图3-2-4　肾中精气盛衰过程曲线图

人出生后，肾中精气逐渐充盛，出现了幼年时期的齿更发长等生理现象，随着肾中精气的不断充盛，发展到一定阶段，"天癸至"，于是男子就产生精子，女子就按期排卵，月经来潮，性腺的发育渐趋成熟，具备了生殖能力，人也进入了青春期。"天癸"是肾中精气充盈到一定程度时产生的具有促进人体生殖器官成熟，并维持生殖功能的物质，与人体的生长发育和生殖密切相关。随着肾中精气由充盛而逐渐趋向衰退，天癸的生成亦随之而减少，甚至逐渐耗竭，性腺亦逐渐衰退，生殖能力亦随之而下降，人也就从中年而转入老年。

2）机体物质代谢和生理功能的原动力：肾推动和调节机体各脏腑的生理功能和精、气、血、津液各物质的新陈代谢。因为肾藏精，为先天之本，肾气是由肾精产生的，故将肾精和肾气称为机体生命活动之本。肾精与肾气的关系，实际上就是物质与功能的关系。肾精及肾气的生理效应可用肾阴和肾阳来概括。肾阳，主一身之阳，对机体各个脏腑组织器官起推动和温煦作用。肾阴，主一身之阴，对机体各个脏腑组织器官起滋养和濡润作用。一方面，肾阴肾阳相互制约、相互依存，共同维持全身阴阳的协调平衡；肾阴肾阳发生偏盛偏衰，会导致全身阴阳失调而引起病症。如果由于某些原因，这种相对平衡遭到破坏而又不能自行恢复时，即能形成肾阴虚或肾阳虚，出现内热、眩晕、耳鸣、腰膝酸软、遗精、舌质红而少津等肾阴虚证候，或是出现疲惫乏力、形寒肢冷、腰膝冷痛、小便清长或不利或遗尿失禁、舌质淡，以及性功能减退和水肿等肾阳虚证候。另一方面，肾阴肾阳与他脏的阴阳间也存在着相互资助和相互为用的动态关系，在病理上相互影响。

（2）肾主水　指肾具有主持和调节人体水液代谢的生理功能，这一功能主要靠肾的气化作用实现。一方面，肾气对参与水液代谢脏腑具有促进作用，尤其是脾肺两脏。另一方面是将各脏腑组织代谢利用后之浊液，通过肾的蒸腾气化作用，吸收再利用的水液，而剩余的则化为尿液排泄。若肾中精气虚衰，气化功能失常，肾阴肾阳的推动和调控作用失调，则可出现尿少、尿闭、水肿，或见小便清长、尿多、尿频等症。

（3）肾主纳气　纳，受纳、摄取；肾主纳气，指肾有固摄、受纳肺所吸入的自然界清气，防止呼吸表浅、保持吸气的深度的作用。肾的纳气功能正常，则呼吸均匀和调。若肾的纳气功能减退，摄纳无权，则呼吸表浅，可出现动辄气喘，呼多吸少等病理现象，此为"肾不纳气"。

2. 系统连属——与体、窍、志、液的关系

（1）肾在体合骨、生髓，其华在发　肾在体合骨、生髓，指肾精具有促进骨骼生长发育和滋生骨髓、脑髓和脊髓的作用。肾藏精，精生髓，髓居于骨腔之中称为骨髓，骨的生长发育，有赖于骨髓的充盈及其所提供的营养，故肾主骨、生髓。若肾中精气不足、骨髓空虚，则小儿囟门迟闭、骨软无力；老年人骨质脆弱、易于骨折。

髓，有骨髓、脊髓和脑髓之分，三者均为肾中精气所化生。因此，肾中精气的盛衰，不仅影响骨的生长和发育，而且也影响脊髓和脑髓的充盈和发育。脊髓上通于脑，髓聚而成脑，故称脑为"髓海"。肾中精气充盈，则髓海得养，脑的发育就健全，就能充分发挥其"精明之府"的生理功能；反之，肾中精气不足，使髓海失养，则"髓海不足"，临床表现为神疲倦怠、反应迟钝、耳鸣目眩等。

"齿为骨之余"。齿与骨同出一源，牙齿也由肾中精气所充养，牙齿的生长和脱落与肾中精气的盛衰密切相关。肾中精气充沛，则牙齿坚固而不易脱落；肾中精气不足，则牙齿易于松动，甚则早期脱落。

肾其华在发：发的生长赖于精和血，肾藏精，故"其华在发"。发的生长与脱落、润泽与枯槁，不仅依赖于肾中精气之充养，且依赖于血液的濡养，故称"发为血之余"。青壮年时，由于精血充盈，则发长而光泽；老年人的精血多虚衰，毛发变白而脱落。

（2）肾在窍为耳及二阴　耳是听觉器官。听觉的灵敏与否，与肾中精气的盈亏密切相关。肾中精气充盈，髓海得养，则听觉灵敏，分辨力较高；若肾中精气虚衰，髓海失养，则听力减退，或见耳鸣，甚则耳聋。人到老年，肾中精气多见衰退，听力每多减退。故肾开窍于耳。

二阴，即前阴和后阴。前阴指具有排尿和生殖功能的尿道口和外生殖器，后阴指具有排泄粪便功能的肛门。尿液的排泄虽在膀胱，亦依赖肾的气化功能，肾的气化功能失常，则尿频、遗尿、尿失禁、尿少或尿闭。生殖功能，亦为肾所主，前已叙述。粪便的排泄虽属大肠的传化糟粕功能，亦依赖肾的气化功能。若肾阴不足，肠液枯涸而便秘；肾阳不足，气化无权致阳虚便秘或阳虚泄泻；肾的封藏失司时，则可见久泄滑脱。故肾开窍于二阴。

（3）肾在志为恐　指肾的功能与情志的"恐"相关。恐，属于非良性刺激的情绪反应。由于肾藏精位居下焦，肾精化生肾气必须通过中上二焦才能布散全身。"恐则气下"，指人在恐惧的状态中，上焦的气机闭塞不畅，气迫于下焦，则下焦胀满，甚至遗尿。

（4）肾在液为唾　唾为口津，唾液中较稠厚的称作唾。唾为肾精所化，有润泽口腔、滋润食物及滋养肾中精气的作用。若咽而不吐，则滋养肾精；若多唾或久唾，易耗损肾中精气。

（六）五脏的生理功能及系统连属归纳

五脏的生理功能及系统连属归纳见表3-2-2。

表3-2-2　五脏的生理功能及系统连属归纳

五脏	生理功能	系统连属
心	主血脉	在体合脉、其华在面
	主神志	在窍为舌
		在志为喜
		在液为汗
肺	主气、司呼吸	在体合皮、其华在毛
	主宣发和肃降	在窍为鼻
	主通调水道	在志为悲忧
	朝百脉、主治节	在液为涕

五脏	生理功能	系统连属
脾	主运化 脾气主升 主统血	在体合肌肉，主四肢，其华在唇 在窍为口 在志为思 在液为涎
肝	主疏泄 主藏血	在体合筋，其华在爪 在窍为目 在志为怒 在液为泪
肾	主藏精 主水 主纳气	在体合骨、生髓，其华在发 在窍为耳及二阴 在志为恐 在液为唾

二、六腑

（一）胆

胆，居六腑之首，又隶属于奇恒之腑。胆与肝相连，呈囊状，位于右胁下，附于肝之短叶间。足少阳胆经与足厥阴肝经相互络属，相为表里。胆主决断，其生理功能为贮存和排泄胆汁。

1. 贮存和排泄胆汁

胆汁味苦，色黄绿，由肝之精气所化生，汇集于胆，泄于小肠，以助饮食物消化，是脾胃运化功能得以正常进行的重要条件。胆汁的化生和排泄有赖于肝的疏泄功能控制和调节。若肝的疏泄功能正常，胆汁排泄畅达，脾胃运化功能也健旺。若肝失疏泄，胆汁排泄不利，影响脾胃的运化功能，而出现胁下胀满疼痛、食欲减退、腹胀、便溏等症；若胆汁上逆，则口苦、呕吐黄绿苦水；若胆汁外溢，则黄疸。

胆为中空的囊状器官，形态结构与其他五腑相同，皆属中空有腔的管状或囊状器官，故为六腑之一。古人认为胆汁是精纯、清净的精微物质，称为"精汁"，胆囊内盛精汁，与五脏"藏精气"功能特点相似，且与饮食水谷不直接接触，排泄胆汁入肠道以促进饮食物的消化吸收，故为奇恒之腑。

2. 主决断

胆主决断指胆在精神意识思维活动中具有判断事物、做出决定的作用。胆气豪壮之人，剧烈的精神刺激对其影响较小，恢复较快；胆气虚怯之人，受到不良精神刺激影响时，易出现胆怯易惊、善恐、失眠、多梦等精神情志异常的表现。

（二）胃

胃，居于膈下，腹腔上部，上通食管，下通小肠。又称胃脘，分上、中、下三部。胃的上部称上脘，包括贲门；胃的中部称中脘，即胃体的部位；胃的下部称下脘，包括幽门。足阳明胃经与足太阴脾经相互络属，相为表里。胃的主要生理功能为受纳、腐熟水谷；胃主通降、以降为和。

1. 胃主受纳、腐熟水谷

受纳，接受和容纳；饮食入口，经过食管，容纳于胃，故胃有"太仓""水谷之海"之称。机体的生理活动和气血津液的化生，均赖于饮食物的营养，故胃又有"水谷气血之海"之称。胃的受纳水谷功能，是主腐熟功能及饮食物消化吸收功能的基础。腐熟，是饮食物经过胃的初步消化，形成食糜的意思。容纳于胃中的水谷，经过胃的腐熟后，下传于小肠，其精微经脾之运化而营养全身。胃气的受纳、腐熟水谷功能，必须与脾气的运化功能相互配合，纳运协调才能将水谷化为精微，进而化生精、气、血、津液，供养全身。

2. 胃主通降、以降为和

胃气以通畅下降为顺。饮食物入胃，经胃的腐熟作用而形成的食糜，下传于小肠，泌别清浊，其清者，经脾的运化输布周身，浊者继续下降到大肠，形成糟粕排出到体外。胃的通降是降浊，降浊是受纳的前提条件。胃失通降，不仅可以影响食欲，而且因浊气在上而发生口臭、脘腹胀闷或疼痛，以及大便秘结等症状。若胃气上逆，则嗳气酸腐、恶心、呕吐、呃逆等。

（三）小肠

小肠位于腹中，包括十二指肠、空肠和回肠。上口与胃之下口在幽门处相连，下口与大肠上口在阑门处相接。手太阳小肠经与手少阴心经相互络属，相为表里。小肠的主要生理功能为受盛化物和泌别清浊。

1. 小肠主受盛化物

受盛，接受、以器盛物之义。小肠的受盛功能主要体现于两个方面：一是说明小肠是接受经胃初步消化之饮食物的盛器。二是指经胃初步消化的饮食物在小肠内必须有相当时间的停留，以利于进一步消化和吸收。化物，变化、消化、化生之义。小肠的化物功能，是将经胃初步消化的饮食物，进一步进行消化，将水谷化为精微。

2. 小肠主泌别清浊

泌，即分泌；别，即分别。小肠的泌别清浊功能，主要体现于三个方面：一方面，将经过小肠消化后的饮食物，分别为水谷精微和食物残渣两个部分。另一方面，将水谷精微吸收，把食物残渣向大肠输送。再一方面，小肠在吸收水谷精微的同时，也吸收了大量的水液，故又称"小肠主液"。这就进一步指出小肠的泌别清浊功能，还与尿量有关。若小肠的泌别清浊功能正常，则二便正常；若功能异常，则大便变稀薄，而小便短少。

（四）大肠

大肠位于腹中，为管道器官，包括结肠、直肠。上口与小肠在阑门处相连，下口与肛门相接。手阳明大肠经与手太阴肺经相互络属，相为表里。大肠的主要生理功能为传化糟粕。

大肠主传化糟粕，大肠接受经过小肠泌别清浊后所剩下的食物残渣，再吸收其中多余的水液，形成粪便，经肛门而排出体外。大肠功能失调，主要表现为排便异常，常表现为大便秘结或泄泻。

（五）膀胱

膀胱位于下腹部，为中空囊状器官。上有输尿管与肾脏相通，下连尿道，开口于前阴。足太阳膀胱经与足少阴肾经相互络属，相为表里。膀胱的主要生理功能为贮存和排泄尿液。

膀胱主贮存和排泄尿液，尿液为津液所化，在肾的气化作用下生成尿液，贮存于膀胱。尿液在膀胱内潴留至一定程度时，通过肾的气化作用使膀胱开合有度，尿液可及时自主地排出体外。膀胱功能失调，则尿频、尿急、尿痛；或是小便不利、尿有余沥，甚至尿闭；或是遗尿，甚则小便失禁。

（六）三焦

三焦的概念有二。一是六腑之一；二是上焦、中焦、下焦的合称，指人体上、中、下部位的划分。

1. 六腑之三焦

三焦是为六腑之一。目前部分学者认为三焦是分布于胸腹腔的一个大腑，在人体脏腑中，唯它最大，而且脏腑中无一与之匹配，故有"孤府"之称。手少阳三焦经与手厥阴心包经相互络属，相为表里。三焦的主要生理功能是通行元气、运行水液。

（1）三焦主通行元气　元气，是人体最根本的气，根于肾，是人体生命活动的原动力，通过三焦而充沛于全身，三焦是元气运行的通路。

（2）三焦主运行水液　三焦有疏通水道，运行水液的作用，是水液运行的通路。全身的水液代谢，是由肺、脾胃、肠、肾、膀胱等脏腑的协同作用而完成的，但必须以三焦为通道才能运行全身，发挥作用。

2. 部位之三焦

部位之三焦指人体上、中、下部位的划分，是上焦、中焦、下焦的合称。

（1）上焦　膈以上的胸部，包括心、肺两脏和头面部，也有人将上肢归属于上焦。上焦主气的升发和宣散，即宣发卫气，布散水谷精微和津液以营养滋润全身。

（2）中焦　膈以下、脐以上的上腹部，包括脾与胃。中焦具有消化、吸收并输布水谷精微和化生气血的作用。中焦所属的脏腑，从解剖部位来说，包括脾、胃、肝、胆，温病学说以"三焦"作为辨证纲领后，将外感热病后期出现的一系列肝的病证，列入"下焦"的范围，现在临床辨证中，仍多从之。

（3）下焦　脐以下的下腹部，包括小肠、大肠、肾、膀胱等。下焦具有排泄糟粕和尿液的作用，即是指小肠、大肠、肾、膀胱的功能而言。

（七）六腑的生理功能归纳

六腑的生理功能归纳见表3-2-3。

表3-2-3　六腑的生理功能归纳

六腑	生理功能
胆	贮存和排泄胆汁，主决断
胃	受纳和腐熟水谷，主通降，以降为和
小肠	受盛化物，泌别清浊
大肠	传化糟粕
膀胱	贮存和排泄尿液
三焦	通行元气，运行水液

三、奇恒之腑

奇恒之腑，包括脑、髓、骨、脉、胆、女子胞。在形态上多为中空的管腔或囊性器官，与腑相似；功能上不是饮食物消化排泄的通道，而是贮藏精气，与脏的生理功能特点相类似。奇恒之腑中除胆为六腑之一外，其余皆无表里配合，亦无五行配属，这又是不同于五脏六腑的特点。

脉、髓、骨、胆前已论述，本节仅论述脑与女子胞。

（一）脑

脑位于颅腔内，外为头面，内为脑髓，上至颅囟，下至风府（在项部，当后发际正中直上1寸，枕外隆凸直下，两侧斜方肌之间凹陷处）。脑由髓汇集而成，又称"髓海"，是精神和神明汇集和发出之处。脑的主要生理功能为主宰生命活动和精神活动，主感觉与运动。

1. 脑主宰生命活动和精神活动

脑为元神之府，是生命的枢机，能主宰人体的生命活动。脑主人的意识、思维、记忆、情志等精神活动。脑主精神活动的机能正常，则精神饱满、意识清楚、思维灵敏、记忆力强、语言清晰、情志正常。若脑主精神活动的机能失常，则出现思维、记忆、语言、情志等方面的异常。

2. 脑主感觉与运动

眼、耳、口、鼻、舌等五脏外窍，皆位于头面，与脑相通。脑主感觉与运动，指人的视、听、言、动等感觉及运动的生理功能皆与脑密切相关。脑髓充盈，主感觉和运动的机能正常，则视物精明、听力正常、味觉嗅觉灵敏、感觉无碍、运动如常且轻劲多力。若脑髓不足，或者脑部的其他病变，使脑的主感觉和运动的机能失常，则视物不明、听觉失聪、味觉嗅觉不灵、感觉障碍、运动不能、倦怠乏力。

（二）女子胞

女子胞位于小腹部，在膀胱之后，直肠之前，下口与阴道相连，呈倒梨形，又称胞宫、子宫等。女子胞是发生月经和孕育胎儿的器官。女子胞的主要生理功能为主月经，主孕育胎儿。

1. 女子胞主月经

月经，是女子生殖细胞发育成熟后周期性子宫出血的生理现象。月经的产生，是脏腑、经脉、气血及天癸作用于胞宫的结果。胞宫的形态与机能正常与否直接影响着月经的来潮。生殖器官的发育，全赖于"天癸"。"天癸"是肾中精气充盈到一定程度时的产物，具有促进性腺发育而至成熟的生理效应。冲、任二脉，同起于胞中。冲脉能调节十二经脉的气血，有"冲为血海"之称；任脉主胞胎，能调节全身的阴经，有"阴脉之海"之称。十二经脉气血充盈，才能溢入冲、任二脉，经过冲、任二脉的调节，主入胞宫，而发生月经。冲、任二脉的盛衰，受"天癸"调节。幼年时期，肾中精气未盛，"天癸"未至，故任脉未通，冲脉未盛，没有月经；人至老年，由于"天癸"逐渐衰竭，冲、任二脉的气血也逐渐衰少，而进入绝经期，出现月经紊乱，以至经绝。另外，心主血、肝藏血、脾为气血生化之源，女子以血为本，其月经的来潮和周期也与心、肝、脾三脏生理功能密切相关。

2. 女子胞主孕育胎儿

女子胞是孕育胎儿的器官。月经来潮后，女子胞具备受孕生殖能力。受孕之后，月经停止来潮，脏腑经络血气皆下注于冲任，到达胞宫以养胎，培育胎儿以至成熟分娩。

四、脏腑之间的关系

人体是统一的有机整体，以五脏为中心，通过经络联结作用，将脏腑、形体、官窍统一。各脏腑、组织、器官的功能活动并非孤立，而是整体活动的一个组成部分，在生理功能上相互制约、相互依存、相互为用；并且以经络为联系通道，在各脏腑组织之间，相互传递着各种信息，在气血津液环周于全身情况下，形成了一个非常协调和统一的整体。

（一）脏与脏之间的关系

1. 心与肺

心与肺的关系主要是心主血与肺主气，心主行血与肺主呼吸之间的关系。心主血与肺主气的关系，实际上是气和血相互依存、相互为用的关系。心主一身之血，心气推动血行，是肺朝百脉的基础，使肺能进行呼吸吐纳，维持肺主气功能的正常进行。肺主一身之气，肺气能够辅助心气推动血行。肺朝百脉，助心行血，是血液正常运行的必要条件。若心气不足、心阳不振、瘀阻心脉等导致血行异常时，影响肺的宣发和肃降功能，则出现咳嗽、气促等肺气上逆的病理现象。若肺气虚或肺失宣肃，影响心的行血功能，血液的运行失常、涩迟，则胸闷、心悸、唇舌青紫等。

2. 心与脾

心与脾的关系主要体现在血液生成中的相互为用和血液运行方面的相互协同。心主血，脾统血，脾为气血生化之源，故心与脾的关系至为密切。血液生成方面，脾主运化而为气血生化之源，脾气健运，化生水谷精微，并上输于心肺，化生为血。心血充盈，脾得以濡养，脾气健运。血液运行方面，血液在脉中正常运行，既有赖于心气的推动，以维持通畅而不迟缓、瘀滞，又依靠脾气的统摄，以保证血行脉中而不逸出脉外。若思虑过度，不仅暗耗心血，且影响脾的运化功能。若脾气虚弱，运化失职，则气血生化无源，则导致血虚而心无所主；若脾不统血而致血液妄行，亦会造成心血不足，临床表现为眩晕、心悸、失眠、多梦、腹胀、食少、体倦、面色无华等。

3. 心与肝

心与肝的关系主要体现在行血与藏血和精神调节两个方面。心主血，肝藏血；心主神志，肝主疏泄而条达情志。在行血与藏血方面，心主血，肝藏血，心血充盈，心气旺盛，则血行正常，肝有所藏；肝血充足，肝气疏泄有度，能随人体生理需求进行血量调节，也有利于心行血功能的正常运行。在精神调节方面，心主神志，肝主疏泄。人的精神、意识和思维活动，虽由心所主，但与肝的疏泄功能亦密切相关。心血充盈，心神健旺，有利于肝气疏泄，情志调畅；而肝气疏泄有度，情志畅快，亦有助于心神内守。心神不安与肝气郁结，心火亢盛和肝火亢逆，可同时并存、相互影响，分别形成以精神恍惚、情志抑郁为主症的"心肝气郁证"和以心烦失眠、急躁易怒为主症的"心肝火旺证"。

4. 心与肾

心与肾的关系主要表现为"心肾相交"。心在五行属火，位居于上而属阳；肾在五行属水，位居于下而属阴。从阴阳、水火的升降理论来说，位于下者，以上升为顺；位于上者，以下降为和。心火必须下降于肾，使肾水不寒；肾水必上济于心，使心火不亢。通过心与肾之间的水火升降互济，维持了两脏之间生理功能的协调平衡，称为"心肾相交"或"水火既济"。心肾间阴阳、水火动态平衡失调，称为"心肾不交"或"水火失济"，临床表现为以失眠为主症的心悸、怔忡、心烦、健忘、腰膝酸软、遗精梦交等。

5. 肺与脾

肺与脾的关系主要体现在气的生成和津液的输布代谢两个方面。肺主气司呼吸而摄纳清气，脾主运化水谷；肺主宣发肃降与通调水道，脾主运化水液。在气的生成方面，肺所吸入的清气和脾胃所运化的水谷精气，在肺中相结合而生成宗气。脾所运化水谷精气有赖于肺之宣降而输布全身；肺维持其生理活动所需的水谷精气，又依靠脾气运化水谷。肺气虚和脾气虚常相互影响，形成"肺脾气虚证"，临床表现为咳嗽、懒言、食少、腹胀、便溏、消瘦等。在津液的输布代谢方面，肺的宣发肃降和通调水道有助于脾的运化水液功能，从而防止内湿的产生；脾转输津液，散精于肺，不仅是肺通调水道的前提，而且为肺的生理活动提供必要营养。若脾失健运，津液代谢障碍，水液停滞，则聚而生痰、成饮，影响肺的宣发和肃降，可表现为喘咳痰多等。所以说"脾为生痰之源，肺为贮痰之器"。

6. 肺与肝

肺与肝的关系主要体现在气机的调节方面。肺主肃降，肝主疏泄，肺气以肃降为顺，肝气以升发为宜，两者相互协调，共同调节全身气机。若肝升太过，或肺降不及，则多致气火上逆，而出现咳逆上气，甚则咯血等病理表现，称之为"肝火犯肺"。若肺失清肃，燥热内盛，亦可影响及肝，肝失条达，疏泄不利，则在咳嗽的同时，出现胸胁引痛胀满、头晕头痛、面红目赤等症。

7. 肺与肾

肺与肾的关系主要体现在水液的代谢和呼吸运动两个方面。肺主通调水道，肾主水；肺主气、司呼吸，肾主纳气。在水液代谢方面，肺为"水之上源"，肾为主水之脏，肺的宣发肃降和通调水道有赖于肾的蒸腾气化。肾的主水功能，亦有赖于肺的宣发肃降和通调水道。若肺失宣肃，通调水道失职，必累及于肾，而致尿少，甚则水肿。肾的气化失司，关门不利，则水泛为肿，甚则上为喘息、咳逆倚息而不得平卧。在呼吸运动方面，肺主气司呼吸，肾主纳气，肺的呼吸功能需要肾的纳气作用来协助。肾气充盛，吸入之气方能经肺之肃降而下纳于肾，故有"肺为气之主，肾为气之根"之说。若肾的精气不足，摄纳无权，气浮于上；或肺气久虚，久病及肾，均可导致肾不纳气，出现动则气喘等症。

8. 肝与脾

肝与脾的关系主要体现在肝主疏泄和脾主运化的相互为用，藏血和统血的相互协同两个方面。肝主疏泄，脾主运化；肝主藏血，脾主统血。在肝主疏泄和脾主运化的相互为用方面，肝主疏泄，调畅气机，协调脾胃升降和促进胆汁的分泌、排泄，进而助脾运化。脾胃的升降为一身气机升降的枢纽，且脾气健运，水谷精微化生充足，气血生化有源，肝体得养而使肝气冲和条达。若肝失疏泄，影响脾的运化功能，可致精神抑郁，胸胁胀满，腹胀腹痛，泄泻便溏等"肝脾不和"的病理表现。在藏血和统血的相互协同方面，肝与脾在血的生成、贮藏及运行方面关系密切。脾气健旺，生血有源，统血有权，使肝有所藏而能正常调节血量；肝血充足，藏泻有度，血量得以正常调节，使脾的生理活动能得到足够的血液供养，则血液生化有源、统血有权。若脾虚气血生化无源，或脾不统血，失血过多，均可导致肝血不足。若脾胃湿热郁蒸，胆热液泄，则可形成黄疸。

9. 肝与肾

肝与肾的关系主要体现在精血同源、藏泄互用以及阴阳互滋互制三个方面。肝藏血，肾藏精；肝主疏泄，肾主封藏；肝属木而肾属水，肝为水之子，肾为木之母。肝与肾的关系极为密切，有"肝肾同源"或"乙癸同源"的说法。在精血同源方面，肝藏血，肾藏精，藏血与藏精之间的关系，实际上是精和血之间存在着相互滋生和相互转化的关系。血的化生，有赖于肾中精气的气化；肾中精气的充盛，亦有赖于血液的滋养。所以说精能生血、血能化精，称之为"精血同源"。若肾精亏损，可致肝血不足；反之，肝血不足，亦可致肾精亏损。在藏泄互用方面，肝主疏泄与肾主封藏之间存在着相互制约、相反相成的关系，主要体现在女子月经来潮和男子泄精的生理功能。若两者失调，则可见女子月经周期的失常，经量过多，或闭经；男子遗精滑泄，或阳强不泄等。在阴阳互滋互制方面，肝在五行属木，肾在五行属水，肝为水之子，肾为木之母，水能生木，这种母子相生的关系，称为"水能涵木"。另外，由于肝肾同源，所以肝阴肝阳与肾阴肾阳之间的关系密切，相互制约，协调平衡。肾阴滋养肝阴，共同制约肝阳，则肝阳不偏亢；肾阳资助肝阳，共同温煦肝脉，可防止肝脉寒滞。若肾阴不足可导致肝阴不足，阴不制阳而引起肝阳上亢，称之为"水不涵木"；若肝阴不足可引起肾阴亏虚，而导致相火上亢。反之，肝火太盛亦可下劫肾阴，形成肾阴不足的病理变化。

10. 脾与肾

脾与肾的关系主要体现在后天与先天互助互促和水液代谢两个方面。脾为后天之本，肾为先天之本；脾主运化水液，肾主水。在后天与先天相互资助、相互促进方面，脾之健运，化生精微，须借助于肾阳的温煦，故有"脾阳根于肾阳"之说。肾中精气亦有赖于水谷精微的培育和充养，才能不断充盈和成熟。病理上亦常相互影响，互为因果。若肾阳不足，不能温煦脾阳，则腹部冷痛，下利清谷，或五更泄泻，水肿；若脾阳久虚，进而可损及肾阳，而成"脾肾阳虚"之证。在水液代谢方面，脾主运化水液功能，须依赖肾气的蒸化及肾阳的温煦作用。肾主水，又必须依赖脾气及脾阳的协助。脾肾两脏相互协同，共同主司水液代谢的协调平衡。若脾肾两脏功能失调，如脾肾阳虚，可导致水液代谢障碍，出现水肿、泄泻、小便不利等症。

（二）脏与腑之间的关系

脏与腑的关系，实际上就是脏腑阴阳表里关系。脏属阴，腑属阳；脏为里，腑为表，一脏一腑，一阴一阳，一表一里相互配合，并有经脉相互络属，从而构成了脏腑之间的密切联系。

1. 心与小肠

手少阴心经属心络小肠，手太阳小肠经属小肠络心，两者通过经脉的络属而构成表里关系。在病理方面，若心有实火，可移热于小肠，引起尿少、尿热赤、尿痛等症。反之，若小肠有热，亦可循经上炎于心，可见心烦、舌赤、口舌生疮等症。

2. 肺与大肠

手太阴肺经属肺络大肠，手阳明大肠经属大肠络肺，两者通过经脉的络属而构成表里关系。肺气的肃降，有助于大肠传导功能的发挥；大肠传导功能正常，有助于肺的肃降。表现在病理方面，若肺失清肃，津液不能下达，则大便困难。若肺气虚弱，气虚推动无力，则大便艰涩而不行，称为"气虚便秘"。若气虚不能固摄，清浊混杂而下，则大便溏泄。若大肠实热，腑气不通，则可影响肺的肃降，而产生胸满、喘咳等症。

3. 脾与胃

足太阴脾经属脾络胃，足阳明胃经属胃络脾，两者通过经脉的络属而构成表里关系。且脾与胃同居中焦，以膜相连。脾胃功能相互为用、相互制约，共同完成饮食物的消化吸收及其精微的输布，以滋养全身，故称脾胃为"后天之本"。脾与胃的关系主要表现在纳运相成、升降相因、燥湿相济方面。首先，纳运相成。脾主运化，胃主受纳，受纳与运化相辅相成。胃主受纳，将食物摄入到人体并进行初步的消化腐熟，是谓"游溢精气"；脾主运化，将水谷精微物质及时输布于周身，是谓"为胃行其津液"。两者一纳一运，紧密配合，完成饮食物的消化吸收。表现在病理方面，脾失健运则胃纳失常，胃之受纳失常则脾之运化不利，出现恶心呕吐、脘腹胀满、不思饮食等，称为"脾胃不和"。其次，升降相因。脾气主升，以升为顺，胃气主降，以降为和。脾气主升，将水谷精微输布于头目、心肺；胃气主降，将水谷下降于小肠而泌别清浊，糟粕得以下行。脾胃之间，纳运相合，升降相因，有序不乱，相反相成，饮食物得以正常的消化吸收。表现在病理方面，脾气不升，水谷夹杂而下，出现泄泻甚则完谷不化；胃气不降反而上逆，可见恶心呕吐、呃逆嗳气。另外，燥湿相济。脾胃在五行中均属土，但脾为阴土，喜燥而恶湿；胃为阳土，喜润而恶燥。脾喜燥恶湿，是指脾主运化水液，易被湿邪所困；胃喜润恶燥，是指胃为水谷之海，阳气亢奋，易化燥伤津。且脾属阴，阳气易损，胃属阳，阴气易伤，故有喜恶之偏性。正因为脾胃有此特性，故临床上脾阳易损，而致水湿不运；胃阴易伤，而致消化异常。

4. 肝与胆

足厥阴肝经属肝络胆，足少阳胆经属胆络肝，两者通过经脉的络属而构成表里关系，胆附于肝。胆汁来源于肝之余气，胆汁能正常排泄和发挥作用有赖于肝的疏泄功能。肝与胆在生理和病理上密切相关，肝的疏泄功能失常，影响胆汁的分泌与排泄；若胆汁排泄不畅，亦会影响肝的疏泄功能。肝病常影响及胆，胆病也常波及于肝，终致肝胆同病，如肝胆火旺、肝胆湿热等证，临床表现为口苦、胸胁胀痛、黄疸等。此外，肝主谋虑，胆主决断，从情志意识过程来看，谋虑后则必须决断，而决断又来自谋虑，两者亦密切相关。

5. 肾与膀胱

足少阴肾经属肾络膀胱，足太阳膀胱经属膀胱络肾，两者通过经脉的络属而构成表里关系。肾为水脏，膀胱为水腑，膀胱的贮尿和排尿功能，依赖于肾的气化和固摄作用。肾气充足，则固摄有权，膀胱开合有度，维持水液的正常代谢。肾气不足，气化失常，固摄无权，则膀胱之开合失度，则出现小便不利或失禁，或遗尿、尿频等。

（三）腑与腑之间的关系

六腑包括胆、胃、小肠、大肠、膀胱、三焦，是以"传化物"为其生理特点，六腑之间的相互关系，主要体现于饮食物的消化、吸收和排泄过程中的相互联系和密切配合。

饮食物入胃，经胃的腐熟和初步消化，下传于小肠，通过小肠的进一步消化，泌别清浊，其清者为精微物质，经脾的转输，以营养全身；其浊者为剩余水液和糟粕（食物残渣），水液通过肾的气化作用经三焦渗入膀胱，形成尿液，排出体外；食物残渣下达于大肠，经传导与燥化，形成粪便，由肛门排出体外。在食物的消化、吸收和排泄过程中，还有赖于胆汁的排泄以助饮食的消化。三焦不仅是水谷传化的道路，更重要的是三焦的气化，推动和支持着传化功能的正常进行。由于六腑传化水谷，需要不断地受纳、消化、传导和排泄，虚实更替，宜通而不宜滞，饮食物在胃肠中必须更替运化而不能久留，因此有"六腑以通为用"和"腑病以通为补"的说法。此处所谓"补"，指用通泄药物使六腑以通为顺。

六腑之间在病理上亦相互影响。若胃有实热，消灼津液，则大肠传导不利，大便秘结不通；若大肠燥结，便闭不行，影响胃的和降，则胃气上逆，出现恶心、呕吐等症。若胆火炽盛，常可犯胃，则胃失和降而见呕吐苦水。若脾胃湿热，熏蒸肝胆，而使胆汁外泄，可发生黄疸等。

复习思考题

1. 何谓藏象?
2. 简述脏腑的分类、形态特点、生理功能。
3. 简述五脏各自的生理功能及系统连属。
4. 简述六腑各自的生理功能。

（冯兴中）

第四章　精、气、血、津液

【学习目标】

1. 掌握精、气、血、津液的概念、功能，气的分类，气与血的相互关系。
2. 理解精、气、血、津液的生成特点，精与气、精与血的相互关系。
3. 了解精与津液、血与津液的相互关系。

【重点内容】

1. 精、气、血、津液的概念、功能。
2. 气的分类。
3. 气与血的相互关系。

精、气、血、津液是构成人体的基本物质，同时对人体生命活动具有极其重要的作用，是维持脏腑经络、形体官窍生理活动的基本物质。机体进行各种生理活动的能量源于精、气、血、津液，而精、气、血、津液的生成与代谢，则源于机体的各种生理活动。因此，精、气、血、津液与机体脏腑经络、形体官窍在生理上相互作用，在病理上相互影响。正如《灵枢·本藏》所言："人之血气精神者，所以奉生而周于性命者也。"

精、气、血、津液，主要阐述人体基本生命物质生成、功能及其相互关系。从整体角度来研究构成人体生命活动的基本物质，揭示人体脏腑、经络等生理活动和病理变化的物质基础。

第一节　精

精是构成人体和维持人体生命活动的基本物质之一，其由先天之精与后天之精组成，具有繁衍生命、促进生长发育、生髓化血、化气养神、濡养脏腑的作用。本节根据精的来源，阐述精的生成及其功能。

一、精的基本概念

精是禀受于父母的生命本原物质与后天水谷精微相互融合形成的精华物质，是人体生命的本元，是构成人体和维持人体生命活动的最基本物质之一。

精的含义分为狭义之精和广义之精。狭义之精，是指藏于肾，具有促进人体生长发育和繁殖后代功能的精微物质，亦称生殖之精，是精的本始含义，如《素问·上古天真论》云：男子"二八……精气溢泻，阴阳和，故能有子。"广义之精，泛指体内各种精微物质，如气、血、津液等。

二、精的生成

精的生成就是其来源，包括禀受于父母的先天之精和获得于水谷等的后天之精两部分。精根源于先天而充养于后天。

1. 先天之精

先天之精禀受于父母的生殖之精，与生俱来，藏于肾，是构成胚胎的原始物质。父母生殖之精结合，形成胚胎之时，便转化为胚胎自身之精，此即禀受于父母的原始生命物质，用以构成脏腑组织。如《灵枢·经脉》云："人始生，先成精。"《灵枢·决气》篇也云："两神相搏，合而成形，常先身生，是谓精。"说明人体形成之前是由父母之精结合成为受精卵，而后逐步发育成胎儿。因此，父母遗传的生命物质是与生俱来的精，谓之先天之精。

2. 后天之精

后天之精是指出生以后，来源于自然界清气和饮食物的营养精华以及脏腑气化活动中化生，藏之于肾的精微物质，故《素问·上古天真论》说："肾者主水，受五脏六腑之精而藏之。"其中，经脾胃从饮食物中运化而来的精微物质，又称水谷之精。

人体之精的来源，以先天之精为本，先天之精有赖于后天之精的不断充养，才能充分发挥其生理效应；而后天之精赖于先天之精提供活力资助，才能源泉不绝。先天之精与后天之精来源不同，但相互促进、相互依存。无论是先天之精或是后天之精的匮乏，均能引起精虚不足的病理变化。

三、精的功能

精是构成人体和维持人体生命活动的精微物质。既是脏腑功能活动的物质基础，又是脏腑功能活动的产物，具有生殖繁衍、促进生长发育、濡养脏腑、化血化气的生理功能。

（一）生殖繁衍

生殖之精藏于肾中，由先天之精与后天之精化合而成，是形成原始胚胎的生命物质，是人体生殖繁衍新生命的本源，具有生殖繁衍生命的作用。《素问·上古天真论》云："女子……二七而天癸至，任脉通，太冲脉盛，月事以时下，故有子……丈夫……二八，肾气盛，天癸至，精气溢泻，阴阳和，故能有子。"天癸是肾中精气充盈到一定程度后产生的具有促进人体生殖机能的一种精微物质。在天癸的作用下，肾精化生为生殖之精以繁衍生命。肾精充盈，则生殖能力强盛；肾精不足，则生殖能力就会受到影响。

（二）促进生长发育

精具有主持机体的生长、发育的生理功能。在胚胎形成直至胎儿出生的整个过程中，先天之精是构成人体、促进胎儿生长发育的重要物质。《灵枢·经脉》云："人始生，先成精，精成而脑髓生，骨为干，脉为营，筋为刚，肉为墙，皮肤坚而毛发长。"精的盛衰变化，与人体生、长、壮、老、已的生命活动规律密切相关。随着肾中精气的不断充盛，人体从婴儿生长发育至壮年，即年少时人体之精充盛，则生长发育健壮；随着肾中精气的逐渐衰减，人体便步入衰老阶段，即年老时人体之精渐减，则渐见衰老。人体之精不足，则会出现生长发育障碍或发育异常，故临床中常以填精补肾之法治疗生长发育迟缓或壮年早衰者。

（三）濡养脏腑

精能滋润、濡养人体各脏腑形体官窍。精是生命活动的基础，是机体物质代谢和生理功能的原动力。脾胃化生的水谷之精输布周身，不断为脏腑组织提供营养，从而使人体生命活动得以维持，其剩余部分则归藏于肾，藏以备用。肾为一身阴阳之本，肾所藏之精，既可贮藏，也可施泄，如此生生不息以为用。只有人体的先天之精与后天之精充盛，脏腑形体官窍才可得到充养，各种生理功能才能得到正常发挥。若先天禀赋不足，或人体之精生成障碍或耗损太过而致精亏不足，可致五脏虚损、脏腑机能衰退。

（四）化血化气

精是生成血液的主要物质之一。血的来源一方面由水谷精微通过心肺化赤而生成，另一方面由肾精通过肝或化生骨髓后而生成。精足则血旺，精亏则血虚。故有"精血同源"之说。精是气的化生本源，精可以化气。人体之精充盈，则化气充足，机体正气充足，生命活动旺盛；若人体之精亏虚，化气不足，则机体正气虚衰，影响人体的生命活动。

第二节 气

气是古代朴素唯物主义哲学家对自然现象的一种认识，认为气是宇宙的本原，是构成世界的最基本物质，宇宙间的一切事物，都是由气的运动变化而产生的。古代医家将这一认识引入医学领域，用来解释人的生命活动，在人体的生理、病理、诊断、治疗、养生等方面广泛运用。本节主要介绍气的概念、生成、运动、功能和分类。

一、气的概念

中医学的气是指人体之气，是人体内活力很强、运行不息的极精微物质，是构成人体和维持人体生命活动的基本物质之一。如清代喻昌在《医门法律·大气论》中云："气聚则形存，气散则形亡。"人体的新陈代谢，有赖于气的运行，通过气的推动和调控，维系人体的生命过程；气的运行停息，则生命终止。

中医学的气既有物质属性，又具功能属性。一方面气是物质的，是人体赖以生存的具体物质，如水谷之气、呼吸之气；另一方面气是功能的，是人体脏腑组织功能活动的总称，如元气、心气、脏腑之气、经络之气等。

二、气的生成

气源于父母的先天精气、饮食物中的水谷精气和自然界的清气，通过肺、脾、胃和肾等脏腑的综合作用而生成。

先天精气是生命的起始物质，是人体之气生成的根本，源于父母的生殖之精，先身而生，禀受于父母，藏之于肾，故又称为"原气"或"元气"。先天精气与生俱来，是人体之气的重要组成部分，它依赖于后天水谷精气的不断充养而发挥生理效应。

饮食物中的水谷精气，是人赖以生存的基本物质，由脾胃吸收、布散全身后成为人体之气的主要部分。如《灵枢·营卫生会》云："人受气于谷，谷入于胃，以传于肺，五脏六腑皆以受气。"

自然界的清气，又称"天气"，《素问·阴阳应象大论》云："天气通于肺。"自然界的清气，有赖于肺的吸气功能和肾的纳气功能将其吸入体内，参与人体之气的生成，成为人体之气生成的重要来源。

可见，人体之气的充足旺盛，是以先天肾精为基础，以后天脾胃化生的水谷精微和肺肾吸纳的清气为不断补充来实现的。如果先天禀赋不足，肾中精气亏虚，或饮食营养失调，水谷之气不足，或自然环境恶劣，清气吸收减少，或肺、脾、肾等脏的生理功能失常，均可影响气的生成。

三、气的运动

气的运动，称为气机。运动是气的根本属性。人体之气是不断运动着的活力很强的极精微物质，内至五脏六腑，外达筋骨皮毛，无处不在，推动和激发着人体的各种生理功能。

气的运动形式可概括为升、降、出、入四种基本形式。气自下而上运动为升，气自上而下运动为降，气由内向外运动为出，气由外向内运动为入。人体脏腑生理功能不同，故其气机运动形式也表现不同。如呼吸，呼出浊气是出的气机运动；吸入清气是入的气机运动。气的升降出入运动，只有在脏腑、经络、形体、官窍的生理活动中，才能得到具体体现。因此，升降出入也是脏腑之气的运动规律，是机体生命活动的具体体现。脏腑之气的运动规律，既体现了脏腑生理活动的特征，也表现了脏腑之气运动的不同趋势。以五脏而论，心肺位置在上，在上者宜降；肝肾位置在下，在下者宜升；脾胃位置居中，通连上下，脾气主升，胃气主降，脾升胃降，为人体气机升降之枢纽；以脏腑之间关系而论，肺主出气、肾主纳气，肝主升发、肺主肃降，脾主升清、胃主降浊等，都说明了脏与脏、脏与腑之间处于升降运动的统一体中。此外，脏腑之间的气的运动还可发挥维系脏腑功能相互协调的作用，如心肾相交，肾水主升，心火主降，水火既济。虽然气的升降出入在各脏腑功能活动中的表现不同，但就正常人体机能而言，气机之升与降、出与入之间是协调平衡的，从而保证了机体不断从自然界中摄取人体生命活动所需物质，并通过气化作用，升清降浊，摄取精微，排泄废物，共同完成整个机体的新陈代谢，维持生命活动的正常运行。

气的升降出入运动通畅无阻，升与降、出与入，相反相成、相互为用，协调平衡，称为"气机调畅"。气机调畅是机体功能正常的保证。气的升降出入运动不畅或气之升与降、出与入之间失去应有的协调与平衡，机体功能就会出现异常，称为"气机失调"。气机失调常见"气滞""气逆""气陷""气闭""气脱"等病理变化。气的运行受阻或不畅通，为"气滞"；气上升太过而下降不及者，为"气逆"；气下降太过而上升不及者，为"气陷"；气不外达而闭结于内者，为"气闭"；气外出太过而不能内守者，为"气脱"。气机失调表现在脏腑功能方面，则常见肺气上逆（喘咳）、胃气上逆（呕吐、呃逆）、肝气上逆（眩晕、头痛）、脾气下陷（内脏下垂）、肝气郁滞（胁肋疼痛）、肾气失约（滑精）等。在临床上，常以"调理气机"为治疗原则，根据气机失调的各个表现分而治之。

人体正常生理活动的维持，有赖于气机调畅。气的运行贯穿于整个生命过程，气机一旦停止，生命也随之终止。故《素问·六微旨大论》云："出入废则神机化灭，升降息则气立孤危。故非出入，则无以生长壮老已；非升降，则无以生长化收藏。是以升降出入，无器不有。"

四、气的功能

气是维持人体生命活动的根本，是生命活动的动力，如《难经·八难》云："气者，人之根本也。"气的生理功能主要体现在以下五个方面。

（一）推动作用

气的推动作用是指气具有推动、激发人体各种生命活动的作用。气是活力很强的精微物质，气的推动作用主要体现在：

（1）气能推动和激发人体脏腑、经络进行正常的生理功能活动。如肾气推动促进人体的生长、发育和生殖；脾胃之气推动促进饮食的消化和精微物质的吸收。若气虚推动无力，则会引发脏腑、经络生理活动减退，出现生长发育障碍、生殖功能低下、消化吸收不良等病理变化。

（2）气能推动精、血和津液等物质的运行和代谢。如心气推动血液运行；脾胃之气推动饮食的消化和精微物质的吸收，促进精、气、血、津液的化生；肺、脾、肾三脏之气推动津液的输布、排泄等。若气的推动作用减弱，则脏腑、经络等组织器官生理活动就会减退，出现生长发育迟缓、生殖能力减退及精、气、血、津液化生不足、血液运行迟缓或津液代谢失常等病理变化。

（二）温煦作用

气的温煦作用是指气具有温煦机体的作用，是机体热量的来源，如《难经·二十二难》云："气主煦之。"发挥温煦作用的气是阳气。气的温煦作用主要体现在：

（1）维持机体体温的相对恒定。

（2）温煦脏腑、经络、形体、官窍，以维持正常生理活动。

（3）促进精、血、津液等精微物质的循行、输布，使其正常地运行于周身。

若气的温煦作用失常，则可见畏寒肢冷、脏腑功能减退、血液和津液运行迟缓等病理表现。

（三）防御作用

气的防御作用是指气具有护卫全身肌表、防御外邪入侵和驱逐消除邪气的作用。如《素问·刺法论》云："正气存内，邪不可干。"气的防御作用主要体现在：

（1）卫气护卫全身肌表，使肌表固密，抗御外邪的侵袭，防止疾病的发生。

（2）邪气侵入人体后，正气具有奋起抗邪，祛邪外出以促进机体康复的作用。

正气充盛，气的防御作用强，则邪气不易侵袭，即使得病也较易治愈；若气虚防御作用减退，抗病能力下降，则易被外邪侵袭，患病后也可因正不胜邪，病邪久留，难以去除，甚至病情恶化而危及生命，故《素问·评热病论》云："邪之所凑，其气必虚。"

（四）固摄作用

气的固摄作用是指气对人体的精、血、津液等物质具有固护、统摄和控制作用，防止其无故外溢流失，以及气对脏器位置的固护作用。气的固摄作用主要体现在：

（1）固摄血液　气统摄血液使其运行脉中，防止溢出脉外。脾统血即是气对血的固摄作用。若气虚不能摄血，可致肌衄、崩漏、便血、尿血等出血现象。

（2）固摄津液及精液　汗液、唾液、涎液、涕液、目液、尿液等均属津液的组成部分，气可固摄并防止津液异常外溢，控制其分泌量、排泄量，使之有度而平衡。固摄精液是肾气对肾精的封藏作用。肾气充盛，可使精气内守，防止精液妄泄及无故流失；肾气不足，气不摄精，可致遗精、早泄、滑精。

（3）固护胃、肾、子宫等脏器，不致下垂　若气虚，固摄作用减退，则可致胃下垂、肾下垂、子宫下垂等病理表现。

此外，肾气可固摄冲任以系养胎元，如肾气虚亏则冲任失养，胎元不固，可致胎动不安、胎漏、滑胎等。

气的固摄作用与推动作用相反相成，相互协调，共同调节和控制着体内液态物质的正常运行、分泌和排泄，对人体正常的血液循环和水液代谢具有重要意义。

（五）气化作用

气化是指通过气的运动所产生的各种变化。人体的气化作用存在于生命过程的始终，是生命活动的最基本特征。凡维持人体生命活动所必需的物质与物质之间的变化，物质与功能之间的变化等，均有赖于气化作用。气化作用常表现在气、血、津液、精的各自新陈代谢及其相互转化，如饮食物转化为水谷精微，然后再化生为气、血、津液等；津液经过代谢，转化为汗液和尿液等都是气化作用的具体表现，故《素问·阴阳应象大论》云："味归形，形归气，气归精，精归化，精食气，形食味，化生精，气生形……精化为气。"如果气化功能失常，则可影响气、血、津液、精的各自新陈代谢及其相互转化，还可影响到汗液、尿液等的排泄，形成各种代谢异常的病症。

综上所述，气的推动、温煦、防御、固摄、气化等作用，在人体生命过程中互相为用，相互促进，协调配合，缺一不可，对维持生命活动极为重要。

五、气的分类

人体之气循行于全身，无处不到。根据其生成来源、分布部位、功能侧重的不同，可分为元气、宗气、营气、卫气、脏腑之气、经络之气。

（一）元气

元气，又称"原气""真气"，是人体最根本、最重要的气，是人体生命活动的原动力。

（1）生成　元气源自父母的先天之精，并得后天水谷精气的滋养而不断充盈，如《难经·三十六难》云："命门者，诸神精之所舍，原气之所系也。"指出元气根于肾（命门）。故元气的生成及盛衰，既取决于先天禀赋，又与后天脾胃运化水谷精气的功能密切相关，脾气旺则水谷之气足，则能滋养元气。

（2）分布　元气是先天之气，根源于肾，通过三焦输布周身，内而五脏六腑，外而肌肤腠理，无处不到，作用于机体各个部分，如《难经·六十六难》云："三焦者，原气之别使也。"

（3）功能　元气的生理功能主要表现为：一是藏于肾中的元气可激发和推动人体生长发育和生殖机能。元气是人体生命活动的原动力，其盛衰变化体现于机体生、长、壮、老、已的生命过程中；二是元气流行布散周身，可激发和推动脏腑、经络、形体、官窍的生理功能。故元气是维持生命活动的最基本物质。机体元气充沛，则脏腑、经络等组织器官的活力旺盛，体质强健，正气充实；若先天禀赋不足，或后天失养、久病耗损等，导致元气亏虚，则可见小儿生长发育迟缓、成人生殖功能和脏腑机能减退等病症。

（二）宗气

宗气又名"大气"，是积于胸中之气，属后天之气。宗气在胸中积聚之处，称为"气海"。

（1）生成　宗气是由脾化生的水谷精气，与肺吸入的自然之清气互相结合而生成。因此，肺的呼吸功能与脾的运化功能的盛衰，直接影响着宗气的盛衰。

（2）分布　宗气聚于胸中，贯注于心肺，向上出于肺，循喉咙上走息道；向下聚于丹田，注入足阳明之气街而下行于足。

（3）功能　宗气的生理功能有两方面。一方面，宗气走息道以司呼吸。凡呼吸、语言、声音都与宗气的盛衰相关。另一方面，宗气贯心脉行气血，助心推动血液运行。凡血液的运行、心脏搏动的力量及节律等，都与宗气的盛衰有关。宗气充盛，则呼吸徐缓而均匀，语言清晰，声音洪亮，脉动和缓，节律一致而有力；宗气亏虚，则呼吸短促低微，语言不清，发音低微，脉动无力或脉来躁急，节律不规则。

（三）营气

营气又名"荣气"，是行于脉中，具有营养作用的气。营气在脉中营运不休，是血液的重要组成部分，两者关系密切，可分不可离，故常并称为"营血"。营气在脉中，卫气在脉外，相对于卫气，营气属于阴，故又称营气为"营阴"。

（1）生成　营气来自于脾胃运化吸收的水谷精微中最富营养部分。营气源于脾胃对水谷的运化，是水谷精微中精专柔和、最具荣养作用的精粹部分。营气的生成取决于脾胃的运化功能，如《灵枢·营卫生会》云："此所受气者，泌糟粕，蒸津液，化其精微，上注于肺脉，乃化而为血，以奉生身，莫贵于此，故独得行于经隧，命曰营气。"

（2）分布　营气分布于血脉之中，循脉运行于周身，内贯五脏六腑，外达皮肉肢节，周而复始，如《素问·痹论》云："荣者，水谷之精气也。和调于五藏，洒陈于六腑，乃能入于脉也，故循脉上下，贯五藏，络六腑也。"

（3）功能　营气的功能是化生血液，成为血液的重要组成部分，营养全身，为脏腑、经络等生理活动提供营养物质。营气与津液相和，渗注于脉中，变生为血，因此营气是血液的重要组成部分，故常"营血"并称。营行脉中，卫行脉外，流注全身，营养五脏六腑、四肢百骸，如《灵枢·邪客》云："营气者，泌其津液，注之于脉，化以为血，以荣四末，内注五脏六腑。"营气充沛，则机体得养；营气亏虚，则血液化生减损，全身脏腑营养不足。

（四）卫气

卫气是行于脉外，具有防御作用的气。卫气相对于营气，阴阳属性为阳，故又称卫气为"卫阳"。

（1）生成　卫气来自于脾胃运化吸收的水谷精微中慓疾滑利部分，如《素问·痹论》云："卫者，水谷之悍气也。"

（2）分布　卫气循行于脉外、皮肤腠理之间、胸腹脏腑之中，布散全身，与营气相伴而行，环周不休。

（3）功能　卫气的生理功能有三方面。第一，护卫肌表，防御外邪。卫气由肺气宣发布散于体表，固密肌腠，增强抵御外邪的能力，使肌表成为机体抗御外邪的重要屏障。卫气充盛则肌表固密，外邪不易入侵；卫气不足，肌表不固，则常易感受外邪而发病。第二，温养全身。卫气对肌肉、皮毛及脏腑发挥着温养作用，使肌表充实，皮肤润泽，脏腑的生理活动正常进行。卫气充足，温养机体，则可维持人体体温的相对恒定；卫气虚亏则温煦之力减弱，易致寒湿等阴邪乘虚侵袭肌表，出现阴盛的寒性病证。第三，调控腠理开阖。卫气布散肌表，可调节、控制肌腠的开阖，使汗液有节制地排泄，以维持人体体温恒定和机体内外环境之间的协调平衡，如《灵枢·本藏》云："卫气者，所以温分肉，充皮肤，肥腠理，司开合者也。"若卫气虚则腠理疏松，汗液排泄失常，可见自汗、多汗等症。卫气为寒邪郁遏，腠理开合失司，则恶寒而无汗。

营气与卫气均源于脾胃化生的水谷精微，然两者在阴阳属性、组成成分、分布及主要功能等方面均有一定区别。营属阴而性质精纯柔和，卫属阳而性质剽悍滑疾；营行于脉中，卫行于脉外；营气化生血液以营养周身，卫气温养肌表以护卫人体。因此，营气和卫气必须互相配合，协调互济，才能发挥各自正常的生理功能。

（五）脏腑之气

脏腑之气是全身之气分布于各脏腑并维持其生理功能的气，如心气、脾气、胃气等。详见上篇第三章藏象。

（六）经络之气

经络之气是全身之气分布于各经络并维持其生理功能的气，如足厥阴肝经之气，足少阴肾经之气等。详见下篇第十三章针灸学基础。

第三节　血

血是构成人体和维持人体生命活动的基本物质之一，具有营养、滋润、运载功能，同时血是神志活动的物质基础。本节主要介绍血的概念、生成、运行和功能。

一、血的概念

血是循行于脉中的富有营养和滋润作用的红色液体，是构成人体和维持生命活动的基本物质之一。血相对于气而言，血的阴阳属性为阴，故又称为"阴血"。

血液在脉中循行周身。脉有阻遏血液逸出脉外的功能。若血液逸出脉外，即为出血，称为"离经之血"。若血液在脉中运行迟缓涩滞，停积不行，或离经之血不能及时排出或消散，则成为瘀血。离经之血及瘀血均失去了血液的正常生理功能。

二、血的生成

血主要由营气和津液所组成，来源于水谷精微和肾精。

（一）来源于水谷精微

饮食物通过中焦脾胃的腐熟和运化功能，转化为水谷精微。水谷精微中最富营养的精粹部分化生营气，营气与津液相合，化赤为血，如《灵枢·决气》云："中焦受气取汁，变化而赤，是谓血。"

（二）来源于肾精

肾精化血。精和血之间可相互资生、相互转化。精是生命之根本，闭藏于肾中，而肾精生髓，精髓能化生血液，即所谓肾藏精，精能化血。精之于血，一荣俱荣，一损俱损。

因脾胃运化的水谷精微是化生血液的最基本物质，而先天之精也需依赖后天水谷精微的充养，脾胃运化功能的强弱，在血液生成的过程中发挥着最为重要的作用，故有"脾胃为气血生化之源"之说。

三、血的运行

血液沿脉道循行于周身，环周不止，运行不息。脉道密闭，如环无端，血液运行其中，受其约束，故称脉为血之府。

血液的正常运行，有赖于气的推动和固摄作用。通过气的推动，则血液运行不息；由于气的固摄，则血液运行脉中而不逸出脉外。气的推动和固摄作用相互协调配合，保证了血液循脉道正常运行。

心主血脉，心气推动血液在脉中运行全身，发挥其营养滋润作用。心脏和脉管构成了一个相对独立的系统，心气在血液循环中起着主导作用。肺朝百脉，肺主一身之气而司呼吸，肺主宣发肃降调节全身气机，辅助心脏，推动和调节血液运行。肝主疏泄，调畅气机，气行则血行，对血液的运行也起着重要作用，是保证血行通畅的重要环节；肝主藏血，有储藏血液和调节血量的功能。脾主统血，全身之血有赖于脾气统摄。脾气健运，统摄有力，方能控制血液在脉中运行，防止血溢脉外。

总之，血液的正常运行是在心、肺、肝、脾各脏功能的相互配合下，依靠脏腑之气的推动作用和固摄作用相辅相成、协调制约而完成的。心气的推动、肺气的宣降、肝气的疏泄是推动和促进血液运行的重要因素，脾气的统摄和肝气的藏血是固摄控制血液运行而不逸出脉外的重要因素。推动力和固摄力之间的协调平衡，共同维持着血液的正常运行。其中任何一脏的生理功能失调，推动或固摄作用失衡，都会引起血行失常的病症。若气推动无力，可使血行迟缓，流通不利，形成血瘀等病理状态；若气的固摄之力不足，则血易溢出脉外，可出现各种出血病症。

此外，脉道是否通畅，机体寒热的变化，也是影响血液正常运行的因素。若痰浊瘀血阻滞、脉道受压，可造成血液运行不畅或局部闭塞不通。跌打损伤等各种外力因素，可致脉管破裂而出血。《素问·调经论》云："血气者，喜温而恶寒，寒则泣不能流，温则消而去之。"故过寒可使血行缓慢迟滞，引发瘀血；过热可使血行加速，甚至迫血妄行，导致出血。

四、血的功能

血的生理功能主要是濡养作用、运载作用并且是神志活动的物质基础。

（一）濡养作用

血具有营养和滋润的作用。血行于脉中，内达脏腑，外至皮肉筋骨，对周身各脏腑组织器官发挥着营养和滋润的作用，以维持人体正常生命活动，如《难经·二十二难》云："血主濡之。"若血液充盈，脏腑、皮肉、筋骨得到濡养，则面色红润，皮毛光泽，肌肉丰满壮实，筋骨强劲，感觉灵敏，运动灵活；若血液生成不足或耗损过度，造成血液亏虚，致使血对脏腑、皮肉、筋骨的濡养减弱，则可出现面色不华或萎黄，毛发干枯，肌肤干燥，肢体麻木，大便干燥秘结等血虚失养的病症。

（二）运载作用

血的运载作用主要是指血通过载气，以布散精微、濡养人体周身的作用。血液是气的载体，气依附于血而行，血行之处也是气所激发和温煦之处，脏腑、经络、组织、器官均有赖于气血的共同濡养。

（三）神志活动的物质基础

血是神志活动的主要物质基础，神志活动与血密切相关。机体气血充盈，血能养神，则神志清晰，精神旺盛，感觉灵敏，思维敏捷，如《素问·八正神明论》云："血气者，人之神，不可不谨养。"《灵枢·平人绝谷论》云："血脉和利，精神乃居。"若血液充盈，血能养神，则神志清晰，精神旺盛；若血液亏虚或运行失常，致神失所养，则可见惊悸、失眠、多梦、健忘、烦躁，甚至神志恍惚、谵语、昏迷等神志失常的临床表现。

第四节　津　液

津液同精、气、血一样，亦是构成人体和维持人体生命活动的基本物质之一，是血液的组成部分，具有濡润、运载的作用。本节主要介绍津液的概念、代谢和功能。

一、津液的概念

津液是机体内一切正常水液的总称，其主要是指脏腑形体官窍内的液体及正常分泌物，如涕、泪、唾、胃液、肠液等。津液与气都是构成人体和维持人体生命活动的基本物质之一，两者相对而言，津液的阴阳属性为阴，故常称津液为"阴津"或"阴液"。

津液是津与液的并称，津与液同属水液，同源于水谷，均有赖于中焦脾胃的运化，随气血运行而流布于经脉内外，但两者在性质、功能及其分布部位等方面有所区别。

津是质地清稀、流动性大的体内正常水液，主要布散于体表皮肤、肌肉和孔窍等部位，并渗入血脉，有滋润作用；液是质地较为稠厚、流动性较小的体内正常水液，灌注于骨节、脏腑、脑、髓等组织，有濡养作用。通常生理状态下津与液不做严格区分，常并称津液，但在病理上，通常根据病情轻重，区分为伤津，或脱液。一般说来，伤津较轻，脱液较重，伤津未必见脱液，脱液则必已伤津。

二、津液的代谢

津液的代谢是机体多脏腑功能相互协调作用的生理过程，包括津液的生成、输布和排泄，如《素问·经脉别论》云："饮入于胃，游溢精气，上输于脾，脾气散精，上归于肺，通调水道，下输膀胱，水精四布，五经并行。"

（一）津液的生成

津液来源于饮食水谷，是由脾、胃、大肠、小肠等脏腑气化功能而生成。饮食水谷入胃，经过胃的受纳腐熟，小肠的泌别清浊，吸收水谷中营养物质和水分，大肠吸收糟粕中的水分，脾气运化，将胃肠生成的津液上输于肺，而后输布全身。可见，津液的生成取决于两方面因素：一是有充足的水饮类食物摄入；二是在脾的主导作用下，结合胃、小肠、大肠的功能而共同生成。

（二）津液的输布

津液的输布是指津液在体内转输布散的过程。津液主要通过脾、肺、肾、肝和三焦等脏腑生理功能协调配合，完成其在体内的输布。

（1）脾　脾气通过两种途径转输布散津液。一是脾气散精，将津液布散于全身以濡养脏腑组织；二是脾气主升，将胃、小肠、大肠吸收的津液转运于上，上归于肺。

（2）肺　肺为水之上源，有促进水液输布与排泄的作用。肺接受从脾转输来的津液后，一方面在肺气的宣发作用下，将津液输布至人体上部及体表，部分水液经卫气的作用，化为汗液排出体外；另有部分津液化为水气，从口鼻呼出；另一方面在肺气的肃降作用下，将津液输布至肾和膀胱。

（3）肾　肾主水，主宰整个津液代谢过程。一方面，肾为一身阴阳的根本，肾中精气的蒸腾气化作用，可激发和推动脾、肺、小肠和三焦等脏腑正常发挥津液代谢的生理功能；另一方面，由肺下输至肾的津液，经肾阳的蒸腾气化转化为清、浊两部分，清者经三焦复归脾、肺布散周身，为人体所用；浊者化为尿液注入膀胱，排出体外。

（4）肝　肝主疏泄，调畅气机，津液的输布依赖气机的升降出入运动。气行则津布，气滞则水停。

（5）三焦　三焦是津液在体内输布、运行的通道，具有运行津液的功能。三焦气化正常，则水道通利，津液就能畅通协调地在体内布散，如《素问·灵兰秘典论》云："三焦者，决渎之官，水道出焉。"

（三）津液的排泄

津液的排泄途径主要有汗液、呼气、尿液和粪便，是肺、肾、大肠和膀胱功能作用的结果，其中尿液的排泄是调节津液代谢动态平衡的主要环节。

（1）肺　肺主宣发，外合皮毛，促使津液从皮肤以汗液排出和从呼吸道以水气形式被带出。

（2）肾　肾主水，在肾的气化作用下，将浊者化为尿液，下注膀胱而外排。

（3）大肠　大肠主传导，大肠排出粪便时带走其中夹杂着的部分水液。

综上所述，津液的生成、输布、排泄，依赖于多个脏腑功能的综合作用，其中以肺、脾、肾三脏作用为主，尤其肾的功能最为关键。若肺、脾、肾三脏中任何一脏功能失常，都可引起津液代谢障碍而形成痰饮、水肿等水液停滞的病症。

三、津液的功能

津液主要有滋润濡养、化生血液及运载作用。

（一）滋润濡养

津液广泛地渗灌于脏腑官窍、形体肢节等组织器官中，以其含有的大量水分和一些营养物质，发挥着濡养全身的作用。津的滋润作用较为明显；液的营养作用较为突出。津布散于体表，滋润皮肤、毛发和孔窍，则肌肤丰润，毛发光泽，孔窍滋润；液灌注并濡养关节、脑髓，使关节滑利，屈伸自如，骨骼坚固，脑髓盈满。人体各脏腑组织在其活动的始终均离不开津液的滋润和营养作用。

（二）化生血液

津液是血液化生的物质基础，是血液的成分之一。津液渗注入脉中与营气相合而成血液，起着化生血液和滑利血脉的作用。

（三）运载作用

津液的运载作用表现在两方面。一方面，津液是气的载体之一。津液属阴，气属阳，血脉之外的无形之气必须依附于有形的津液，才能运行于体内各处。人体之气依附于津液而存在，运动变化于津液之中。当人体因汗、吐、下而丢失大量津液时，气便会随之脱失，即所谓气随津脱或气随液脱，故有"大汗亡阳""吐下之余，定无完气"之说。另一方面，津液在代谢过程中，可运载代谢后的废物，以汗、尿等形式及时排出体外，以保证各脏腑组织生理功能的正常进行。如经皮肤汗孔排出的汗，经肾与膀胱排出的尿，其中除大量的水分外，还含有许多代谢废物，从而起到净化机体内环境的作用。若津液排泄代谢产物这一作用受损，则会使代谢产物潴留于体内，产生痰、饮、水、湿等多种病理产物。

第五节　精、气、血、津液之间的关系

精、气、血、津液都是构成人体和维持人体生命活动的基本物质。四者在形状、分布部位及功能上

虽各具特点，但在生理活动中是相互依存、相互为用，发生病变时则可相互影响，存在着极为密切的关系。本节主要介绍精与气、精与血、精与津液、气与血、气与津液、津液与血的关系。

一、精与气的关系

精与气关系密切，二者都是维持人体生命活动的精微物质，故常"精气"并称，如肾中精气、水谷精气等。精与气的阴阳属性不同，精属阴，气属阳，两者存在着相互化生的关系。

（一）精能化气

人体之精包括先天之精和后天之精，两者均可化生人体之气。如先天之精可以化生元气，后天水谷之精可化生营气和卫气，并参与宗气的生成。同时水谷之精输布至五脏六腑，即成脏腑之精。脏腑之精可化生脏腑之气，故精能化气。精足则人体之气充盛，脏腑功能强健；精亏则人体之气不足，脏腑功能衰减。

（二）气能生精

气的气化作用，是促进精化生的动力。人体之精的生成有赖于气的充盛，依赖于脏腑的气化功能。如脾胃之气旺盛，消化吸收功能健全，可将饮食物不断转化为人体所需要的水谷精微。因此，气盛则精足，气虚则精亏。此外，气能固摄精，使精聚不无故外泄。如肾气虚则固摄无力，男子可见遗精、滑精，女子可见长期带下清稀等病症。

二、精与血的关系

精与血同源于水谷精微，是由脾胃等脏腑运化的精微物质化生而来，精与血可相互资生、相互转化，故有"精血同源"之说。

（一）精能化血

精是化生血液的主要物质基础。水谷之精可化生血液，肾精可生髓化血，故精足则血旺，精亏则血虚。

（二）血能生精

人体之精主要藏于肾，肾精源于先天之精及后天水谷之精的不断充养。肾精生成过程中，亦离不开肝血的作用，肝血可滋养肾精。因此，血液在精的化生过程中起到了一定作用。故血旺则精足，血虚则精亏。

三、精与津液的关系

精与津液的关系是同生同化的关系。后天之精源于摄入的水谷，津液亦源于摄入的水谷。饮食水谷经脾胃运化成水谷精微，其中不但包含水谷之精，还包含有津液，故两者同源、同生、同化。

四、气与血的关系

气与血在人体生命活动中占有重要地位，如《素问·调经论》云："人之所有者，血与气耳。"气与血都源于脾胃化生的水谷精微和肾中精气。气相对于血，阴阳属性为阳，主动，主推动与温煦；血相对于气，阴阳属性为阴，主静，主滋润与营养，如《难经·二十二难》云："气主煦之，血主濡之。"气是血液生成和运行的动力，血是气的化生基础和载体。气与血相互资生，相互为用，同时又相互制约，共同维系并促进生命活动。故气与血的关系可概括为"气为血之帅，血为气之母"。主要体现在气能生血、气能行血、气能摄血、血能载气、血能养气五个方面。

（一）气为血之帅

气为血之帅，是指气对血的统帅作用，主要体现在气能生血、气能行血、气能摄血。

1. 气能生血

气能生血是指气参与并促进血液的生成。一方面，营气能化生血液，是血液生成的主要物质基础；另一方面，水谷精微化生营气，营气和津液变化成赤色的血液，以及肾精化血，均有赖于脾胃、心、肺、肾等脏腑之气的气化作用。气化作用是血液生成的动力，可促进脾胃从饮食物中吸收水谷精微，转化为血液。故气旺则血充，气虚则血虚。临床治疗血虚，常配用补气中药，即求益气以生血。

2. 气能行血

气能行血是指气是推动血液在脉中循行的动力。体现在：心气促进并加强心脏搏动，推动血行；肺气宣降敷布，助心行血；肝气舒达气机，维持血行。可见气有促进血液循行的重要作用，是血液正常运行的保证。故气行则血行，气滞则血瘀。临床中，若气虚而推动血行无力，或气滞而不能推动血行，均可形成血瘀病证。若气机逆乱，血行失序，血随气升则出现面红、目赤，甚至吐血、衄血；或血随气陷则出现便血、崩漏。故临床治疗血液运行失常的病证，常配以补气、行气、降气、升提的中药。

3. 气能摄血

气能摄血是指气的固摄功能可使血在脉中正常运行而不逸出脉外。气能摄血的作用主要通过脾统血的功能实现。若脾气虚，气不摄血，可发生各种出血病证。故临床治疗虚性出血，常以健脾补气以摄血。

（二）血为气之母

血为气之母，是指血能载气与血能养气。

1. 血能载气

血能载气是指血液是气的载体，具有运载水谷精气、自然之气的功能。气的活力强，运行速，具有行而不止、散而不聚之性，必须依附于有形之血，才能正常流通。若血不载气，则气散而无所归附。故临床大出血患者，常见气亦随之脱失，形成气随血脱的病证。

2. 血能养气

血能养气是指血对气的濡养作用，使气保持充盛。气存血中，通过脏腑组织之气维持各项生理功能，而这些过程均会耗气；血液循环流布于周身，能够不断为气提供营养物质，使其持续得到补充，保持充足调和，同时，与气生成有关的肺、脾、肾等脏，亦需得到血液的营养，才能使其气化功能保持强盛。因此，血足则气旺，血虚则气衰。故临床上血虚患者常兼有气虚表现。

五、气与津液的关系

气与津液均源于脾胃运化的水谷精微。气相对于津液，气的阴阳属性为阳；津液相对于气，津液的阴阳属性为阴。津液的代谢，离不开气的升降出入运动和气的温煦、气化、推动和固摄作用；气在体内的存在及运动变化，不仅依附于血，且依附于津液。气与津液的关系跟气与血的关系较为相似。气对津液的作用主要表现为：气能生津、气能行津、气能摄津；津液对气的作用主要表现为：津能载气、津能化气。

（一）气对津液的作用

1. 气能生津

气能生津是指气为津液生成的动力，气化作用可促进津液的生成。津液源于饮食水谷，经脾、胃、大肠、小肠等脏腑的气化功能而化生，其中以脾胃之气的作用最为关键。故脾胃之气充足，则气化作用旺，消化吸收功能强，化生津液之力健，人体津液便充足；若脾胃气虚，化生津液之力弱，则津液生成不足。故临床上治疗津液不足的病证，常采用补气生津之法。

2. 气能行津

气能行津是指气能推动津液的输布和排泄。津液的输布及其排泄，即化为汗、尿等物质排出体外，皆赖于气的升降出入运动。此过程主要是通过脾气的"散精"转输、肺气的宣发肃降、肾气的蒸腾气化，促使津液全身输布，以维持机体津液代谢的生理平衡。故脏腑气机的升降出入运动正常，可促进津液在体内正常输布、排泄，即"气行则水行"。当气的升降出入运动异常，则津液的输布和排泄可随之受阻；同时，如津液的输布和排泄受阻而发生停聚时，则气的升降出入运动亦随之不利，两者相互影响。因此气虚、气滞可致津液输布、排泄过程受阻，水湿停聚，痰饮内生，即气不行水；津液停聚可致气机不利，即水停气滞，则可出现气滞与水湿、痰、饮并存的复杂病理变化，故临床上治疗这些病证，常以补气法、行气法与利水法、祛湿法并用。

3. 气能摄津

气能摄津是指气的固摄作用可调控津液的排泄，防止津液无故流失，使体内津液量保持相对恒定，维持津液的代谢平衡。如肺卫之气可控摄汗液，脾肾之气可摄纳唾液，肾和膀胱之气可摄约尿液。若气虚固摄无力，则可出现多汗、自汗、多尿、遗尿等病症。故临床上常用益气固摄之法以控制多汗、自汗、多尿、遗尿等导致的津液过多外泄。

（二）津液对气的作用

1. 津能载气

津能载气是指津液是气在体内运行的载体之一，气无形而动，脉外之气必须依附于津液才不致散失而无所归依。临床上，大汗、大吐、大泻可使津液大量流失，气无所依附而随之外脱，形成"气随津脱"之证，故运用汗、吐、下三法，应中病即止。

2. 津能化气

津能化气是指津液能促进气的生成，为气的生成提供充分营养。一方面，津液能滋养肺、脾、肾这些与气生成相关的内脏，使其化气功能旺盛，不断产生人体所需之气。另一方面，脉外之津液能载气，当机体对气的需求量增加时，蕴含于津液中的气便可从津液之中游离出来，补充机体所需之气。故临床上多汗、多尿以及吐泻太过等可致津液亏耗不足的病证，都常导致气虚。

六、津液与血的关系

津液与血均源于脾胃运化的水谷精微，都具有滋润濡养作用，两者的阴阳属性皆为阴，相互还可渗透转化，故津液与血的关系表现为"津血同源"和"津血互化"。

（一）"津血同源"

"津血同源"是指津液与血同源于水谷精微，都依赖于脾胃的运化功能，同时津液又是血液的组成部分，其与营气相合化生为血液。

（二）"津血互化"

"津血互化"是指津血之间相互转化。脉外津液渗入脉内，便成为血液的一部分；运行于脉内的血液，其液态成分释出脉外，便成为脉外的津液，如《灵枢·痈疽》云："津液和调，变化而赤为血，血和则孙脉现满溢，乃注于络脉，皆盈，乃注于经脉。"

津液是血液的组成部分。津液在心肺的作用下，注入脉中，与营气结合，化为血液的组成部分。津液与血液在生理上相互依存、相互转化、同源互根，在病理上相互影响。如失血过多时，脉中血少，脉外的津液大量注入脉内以补充血量，可致脉外津液不足，故可出现口渴、尿少、皮肤干燥等症，此时不能对失血者使用汗法，以防津液与血液的进一步耗竭，故《灵枢·营卫生会》云："夺血者无汗。"如大汗、大吐、大泻造成津液大量耗损，脉外津液严重不足，不仅可致注入脉内的津液不足而无以补充化生血液，甚至血中的津液成分渗出脉外，以补充津液，造成脉中血量减少，出现血脉空虚、血液稠而不畅的病证，此时不可对津亏者再使用放血疗法或破血、逐血疗法，以防血液和津液的进一步耗伤，故《灵枢·营卫生会》云："夺汗者无血。"

复习思考题

1. 先天之精、后天之精的生成和功能有何不同？两者之间有何相互关系？
2. 气的主要功能是什么？
3. 真气、宗气、营气、卫气的来源、生成、功能有何特点？
4. 简述血的生成与运行。
5. 何为津液？
6. 如何理解气为血之帅、血为气之母的气血关系？
7. 简述精与气的关系。

（姜　敏）

第五章 病因病机

【学习目标】

【学习目标】

1. 掌握外感致病因素各自的性质及致病特点，七情内伤的概念及致病特点。
2. 理解邪正盛衰、阴阳失调及精、气、血、津液失常等基本病机。
3. 了解病理产物性病因及其他病因的致病特点。

【重点内容】

1. 六淫的概念、六淫各自的性质和致病特点。
2. 七情内伤的概念、致病特点。
3. 邪正盛衰、阴阳失调等基本病机。

人体是一个有机的整体，人体各脏腑组织之间及其与外界环境之间，始终保持着相对的动态平衡状态，进而维持着人体的正常生理活动。若因某种原因打破这种平衡状态，且又不能自行调节得以恢复时，人体就会产生疾病。病因病机，主要探讨导致破坏这种平衡的原因，以及疾病发生、发展与变化的机制。

第一节　病　　因

病因，是指凡能导致疾病发生的原因。《医学源流论·病同因别论》云："凡人之所苦，谓之病；所以致此病者，谓之因。"病因又称为"病原""病邪"等。病因是多种多样的，如气候的异常、疠气的传染、七情内伤、饮食失宜、劳逸不当、跌仆金刃外伤、虫兽伤等，这些因素在一定条件下均可导致疾病的发生。此外，在疾病过程中，原因和结果是相互作用的，如痰饮、瘀血和结石等，既是疾病过程中所形成的病理产物，又能成为某些疾病的致病因素。

在中医学整体观念的指导下，中医通过分析疾病的症状、体征来推求病因，为治疗及用药提供依据，这种方法称为"辨证求因"，又称"审证求因"。所以，中医学的病因学，不仅研究病因的性质和致病特点，同时也探讨各种致病因素所致病证的临床表现，以便更好地指导临床诊断和治疗。

本章根据病因的来源、形成、致病途径及致病特点，分为外感病因、内伤病因、病理产物性病因、其他病因四类。

一、外感病因

外感病因，是指来源于外界，多从肌表、口鼻侵入机体，引起疾病的致病因素。其易引起外感病，特点为通常起病较急，病初多见恶寒、发热、头痛、关节疼痛等。外感病因主要包括六淫、疠气等。

（一）六淫

1. 六淫的概念

六淫，是指风、寒、暑、湿、燥、火（热）六种外感病邪的统称。"淫"有太过、浸淫之意。由于六淫是致病的邪气，故又称为"六邪"。正常情况下，风、寒、暑、湿、燥、火是自然界六种不同的气候，称为"六气"，是万物生长的必要条件。由于人类长期生活在六气交互更替的环境中，对其产生了一定的适应能力，因此正常的六气不易产生疾病，但当自然界气候变化异常时，以致六气发生太过或不及，或非其时而有其气（如春季应温而变寒），或气候变化过于急骤，超出了一定限度，机体不能适应，以致疾病的发生。此时，具有致病性的"六气"便称为"六淫"。虽然气候的变化易导致疾病的发生，但是并非所有的人都发病，这与人体的正气密切相关。人体的正气不足，体质虚弱，六气才能成为致病因素，侵犯人体，产生疾病。

2. 六淫致病的共同特点

（1）外感性　六淫之邪均来源于自然界，其侵犯途径多为从肌表、口鼻而入，或两者同时受邪，故六淫所致疾病，称为"外感病"。如风邪、湿邪易伤肌表，燥邪易自口鼻而入。六淫致病的初起阶段，多见恶寒发热、舌苔薄白、脉浮等症，称为表证。若表证不除，则病证由表及里、由浅入深传变。

（2）季节性　因四时气候不同，主气不同，六淫致病常具有明显的季节性，如春季多风病，夏季多暑病，长夏多湿病，秋季多燥病，冬季多寒病等。但这仅是一般规律，也可由于气候变化的异常，夏季出现寒病，冬季出现热病。

（3）地域性　六淫致病常与生活、工作的地域环境密切相关，不同地域的发病特点各不相同，如西北高原地区多寒病、燥病；东南沿海地区多湿病、热病；高温环境作业者，易患火热病；久居潮湿环境者，多患湿病。

（4）相兼性　六淫邪气既可单独侵袭人体发病，又可两种以上邪气同时侵犯人体而为病。如风热感冒、湿热泄泻、风寒湿痹等。《素问·痹论》说："风寒湿三气杂至，合而为痹也。其风气胜者为行痹，寒气胜者为痛痹，湿气胜者为着痹也。"

（5）转化性　在发病过程中，六淫不仅可以互相影响，在一定条件下也可以互相转化。如寒邪入里可以化热，暑湿日久可以化燥等。引起六淫致病发生转化的条件，主要为六淫侵入机体过久，失于治疗以及误治，或患者自身体质的原因。

3. 六淫的性质及各自致病特点

（1）风邪的性质及其致病特点　凡致病具有善动不居、轻扬开泄等特点的外邪，称为风邪。

风邪为病，以春季多见，但四季皆有。风邪伤人多从皮毛肌腠而入，产生外风病证。风邪是六淫中一种致病广泛、较为重要的致病因素，常为六淫中其他五者的先导，故有"风为六淫之首""百病之长"之称。

1）风为阳邪，轻扬开泄，易袭阳位：风邪具有轻扬、发散、透泄、向上、向外的特性，故为阳邪。轻扬开泄，是指风邪伤人，易使腠理不固，气液外泄，出现汗出、恶风等症。易袭阳位，是指风邪常易侵犯人体属阳的部位和脏腑（头面、咽喉、肌表、肺脏、阳经等），常有汗出、恶风、头晕头痛、咳嗽咽痒等症状。故《素问·太阴阳明论》曰："伤于风者，上先受之。"

2）风性善行而数变："善行"，是指风邪致病，具有病位游移、行无定处的特点。如"行痹"（又称风痹）之关节游走性疼痛，风疹之发无定处，均为风性善行的表现。"数变"，是指风邪致病具有发病迅速、变化无常的特点。如因风而发的荨麻疹，出现皮肤瘙痒，发无定处，时隐时现，此起彼伏等症状。故《素问·风论》曰："风者，善行而数变。"

3）风性主动：风主动，是指风具有使物体摇动的特性。临床表现为头目眩晕、肌肉颤动、抽搐、角弓反张等症状。《素问·阴阳应象大论》曰："风胜则动。"

4）风为百病之长：风邪常为外邪致病的先导，寒、湿、燥、热等邪气，多依附于风而侵袭人体。

例如风与寒合为风寒之邪，与热合为风热之邪，与湿合为风湿之邪，与燥合为风燥之邪等。故《素问·风论》曰："风者，百病之长也。"《素问·骨空论》曰："风者，百病之始也。"

（2）寒邪的性质及其致病特点　凡致病具有寒冷、凝结、收引等特点的外邪，称为寒邪。

寒为冬季的主气，故冬季多寒病，但也可见于其他季节。此外气温骤降、贪凉露宿、空调过冷、恣食生冷等，亦常为感受寒邪的途径。寒邪致病，根据侵犯部位的深浅，有伤寒、中寒之别。寒邪伤及肌表，郁遏卫阳，称为"伤寒"；寒邪直中于里，伤及脏腑阳气，称为"中寒"。

1）寒为阴邪，易伤阳气：寒邪侵袭人体，会损伤阳气而表现出各种寒象。如寒邪袭表，卫阳被遏，可见恶寒、发热、无汗等症；寒邪直中太阴，损伤脾阳，则见脘腹冷痛、呕吐腹泻等症；寒凝胞宫，可见小腹冷痛、经色紫黯而夹血块。寒邪直中少阴，损伤心肾阳气，则见精神萎靡、恶寒蜷卧、手足厥冷、下利清谷、小便清长等症。

2）寒性凝滞：凝滞，凝结、阻滞之意。寒邪犯体，阳气受损，可使经脉失于温煦，气血运行不畅，凝结阻滞不通，不通则痛，故见疼痛症状。如寒客肌表经络，气血凝滞不畅，出现头身关节疼痛；寒邪直中腹部，则脘腹冷痛或绞痛。故《素问·痹论》曰："痛者，寒气多也，有寒故痛也。"

3）寒性收引：收引指收缩、牵引之意。寒邪侵袭人体，会使人气机收敛，腠理闭塞，经络收缩而挛急。寒袭肌表，卫阳郁遏而不得宣泄，则皮肤腠理收缩，汗孔闭塞，可见恶寒、无汗等；寒客经络关节，则关节屈伸不利、拘挛作痛；寒客血脉，则气血凝滞，血脉挛缩，出现头身疼痛。故《素问·举痛论》曰："寒气客于脉外则脉寒，脉寒则缩踡，缩踡则脉细急，细急则外引小络，故卒然而痛。"

（3）暑邪的性质及其致病特点　发生于夏至之后，立秋之前，具有炎热、升散特性的火热外邪，称为暑邪。

暑乃夏季的主气，为火热之气所化。暑邪致病，有明显的季节性，主要发生在夏至以后，立秋之前。故《素问·热论》曰："先夏至日者为病温，后夏至日者为病暑。"暑邪纯属外邪，只有外感而没有内生，故无内暑之说。

暑邪致病，有伤暑、中暑及暑厥之分：起病缓慢，病情较轻者为伤暑；发病急，病情较重者为中暑；神昏、肢冷、抽搐者为暑厥，是暑病中的危证。

1）暑为阳邪，其性炎热：暑为火热之气所化，火热属阳，故属阳邪。暑邪致病多出现阳热症状，如壮热、面赤、目红、心烦、脉洪大等一派阳热之象。

2）暑性升散，易扰心神，耗气伤津："升"，即升发、向上之意。暑为阳邪，其性升发，故侵犯机体可上扰心神及头目，出现头昏目眩，心烦，甚至神志昏迷等症。"散"，指暑邪侵袭人体，以致腠理开泄而多汗，汗多则易耗伤津液，甚者气随津泄而气虚，可见气短、乏力、口渴喜饮、尿少短赤等；严重者可致气随津脱而出现突然昏倒、不省人事等气津两伤或气脱症状。

3）暑多挟湿：暑季不仅气候炎热，而且多雨潮湿。热蒸湿动，水气弥漫，空气湿度增加，故多见暑湿夹杂证候，出现发热、烦渴等暑热症，还常兼见四肢困倦、胸闷呕恶、大便溏泄不爽等湿阻证。暑湿并存，一般以暑热为主，湿邪次之。暑虽多夹湿，但不是"暑必兼湿"。

（4）湿邪的性质及其致病特点　凡致病具有水湿之重浊、黏滞、趋下特性的外邪，称为湿邪。

湿为长夏主气，但四季均可发生。长夏，正值夏秋之交，阳热下降，水气上腾，潮湿充斥，为一年中湿气最盛的季节，故长夏多湿病。湿邪为病，分为外湿、内湿。外湿多因气候潮湿、涉水淋雨、久处潮湿环境等外在湿邪侵犯人体所致。内湿则是因脾失健运，水湿停聚所形成的病理状态。

1）湿为阴邪，易阻遏气机，损伤阳气：湿性类水，其性属阴，阴胜则阳病，故湿邪侵袭人体，易伤阳气。清·叶桂《温热论·外感温热篇》曰："湿胜则阳微。"脾主运化水液，性喜燥而恶湿，所以湿邪为病，常先困脾，使脾阳不振，运化失司，水湿停聚，出现腹泻、尿少、水肿、腹水等症。故《素问·六元正纪大论》曰："湿盛则濡泄，甚则水闭胕肿。"

2）湿性重浊："重"，沉重、附着之意。外感湿邪侵袭于肌表，则清阳不升，营卫不和，故头昏而沉如束布帛。故《素问·生气通天论》曰："因于湿，首如裹。"湿邪阻滞经络关节，阳气布达受阻，则肌肤不仁、关节疼痛重着、沉重不举，故又称"着痹"或"湿痹"。"浊"，即秽浊，指分泌物秽浊不清。如面垢、眵多、便溏不爽、下痢黏液脓血、小便混浊、妇人带下黄白黏稠有秽臭、湿疹破溃、流脓渗水等，都是湿性秽浊的病理表现。

3）湿性黏滞："黏"，即黏腻；"滞"，即停滞。湿邪致病，具有黏腻停滞的特点，主要表现在两个方面。一是湿病症状多黏滞而不爽，如湿留大肠，则大便排泄不爽，或里急后重；湿阻膀胱，则小便涩滞不畅或频急涩痛；湿浊内盛，则汗出而黏，舌苔黏腻等。二是湿邪为病多缠绵难愈，病程长、反复发作或时起时伏，如湿痹、湿疹、湿温等。

4）湿性趋下，易袭阴位：湿性类水属阴，有下趋之特性。湿邪致病，多伤及人体下部，如湿邪为病的水肿，多以下肢较明显。湿邪下注可致淋病、尿浊、带下、痢疾等病证。故《素问·太阴阳明论》曰："伤于湿者，下先受之。"

（5）燥邪的性质及其致病特点　凡致病具有干燥、收敛等特性的外邪，称为燥邪。

燥乃秋季之主气。秋天气候干燥，空气中缺乏水分滋润，故燥邪多见于秋季。燥邪多从口鼻、皮毛而入，侵袭肺卫，发为外燥病证。燥邪致病有温燥、凉燥之别，初秋有夏热之余热，久晴无雨，秋阳以曝，燥与热相合，侵犯人体，发为温燥；深秋有近冬之初寒，燥与寒相合，侵犯人体，发为凉燥。温燥偏阳，凉燥偏阴。

1）燥性干涩，易伤津液：燥邪为干涩之病邪，故外感燥邪最易耗伤人体的津液，导致津液受损，出现各种干燥、涩滞的症状。如鼻燥咽干，口唇皲裂，毛发不荣，干咳少痰或无痰，舌少津，小便短少，大便干结等。《素问·阴阳应象大论》曰："燥胜则干。"

2）燥易伤肺：肺主气司呼吸，与外界大气相通，为娇脏，喜润而恶燥。故《素问·阴阳应象大论》曰："天气通于肺。"肺外合皮毛，开窍于鼻，燥邪侵犯人体，多从口鼻、皮毛而入，损伤肺津。肺津耗伤，宣降失司，甚则伤及肺络，出现干咳少痰，或痰黏难咯，或痰中带血、咽干、喘息胸痛等症。肺与大肠相表里，肺津耗伤，燥邪由肺影响到大肠，可见大便干燥不畅等症。

（6）火（热）邪的性质及其致病特点　凡致病具有炎热、升腾等特性的外邪，称为火热之邪。

热为夏季主气，但不只限于夏季，一年四季均可发生。火热为阳盛所生，故火热可混称。温、热、火三者属同一性质的病邪，均为阳盛所化，虽常混称温热或火热之邪，但三者之间却同中有异，一般认为"热为温之渐，火为热之极"。就致病邪气而论，热多属外淫，如风热、暑热、湿热之类；而火常由内生，如心火上炎、肝火亢盛等。火热有外感和内生之别：直接感受温热邪气侵袭者为外感；由脏腑阴阳气血失调，阳气亢盛导致者为内生。《素问·调经论》所言"阴虚生内热，阳盛生外热"，以及朱丹溪"气有余便是火"之说，都是指这一类病证。此外，感受风、寒、暑、湿、燥等外邪，或精神刺激，即所谓"五志过极"，在一定条件下均可化火，故有"五气化火""五志化火"之说。

1）火（热）为阳邪，其性炎上：阳主躁动而向上，火热之性燔灼、升腾上炎，故属阳邪。《素问·阴阳应象大论》曰："阳胜则热。"临床多见高热、恶热、面赤、烦渴、脉洪数等症。火性炎上，火热之邪侵犯人体，多在人体上部，以头面部多见，出现头痛、面赤、咽喉红肿热痛、牙龈肿痛、耳内肿痛等症。

2）火（热）易扰心神：火热之邪伤人易扰心神，轻者心神不宁而见烦躁、失眠等症；重者扰乱心神，出现狂躁不安、或神昏谵语等症。故《素问·至真要大论》曰："诸躁狂越，皆属于火。"

3）火（热）易耗气伤津：火热之邪伤人，热淫于内，一是热迫津液外泄，使气随津泄导致津亏气耗；二是热邪消灼煎熬阴津，耗伤人体阴气，临床表现除热象外，往往伴有口渴引饮、咽干舌燥、小便短赤、大便秘结等津伤液耗之症。阳热亢盛，损伤人体的正气，轻者见体倦乏力、少气懒言等气虚征象，重者出现津气脱失的虚证。故《素问·至真要大论》曰："壮火食气。"

4）火（热）易生风动血：火热之邪，燔灼肝经，劫灼阴液，使筋脉失其滋养濡润，而致肝风内动，称为"热极生风"。临床表现为高热神昏，四肢抽搐，角弓反张，两目上视等症。同时，火热之邪可加速血液运行，灼伤脉络，甚至迫血妄行，导致各种出血，如吐血、衄血、尿血、妇女月经过多、崩漏等。

5）火（热）易致肿疡：火热之邪入于血分，可聚于局部，腐蚀血肉而发为痈肿疮疡。故《医宗金鉴》曰："痈疽原是火毒生。"临床以疮疡局部红、肿、热、痛为特征。

（二）疠气

1. 疠气的概念

疠气，是一类具有强烈传染性的外感病邪。中医文献又将疫气称为"疫毒""疫气""异气""戾气""毒气""乖戾之气"等。疠气与六淫不同，如《温疫论·原序》所述："夫温疫之为病，非风非寒非暑非湿，乃天地间别有一种异气所感。"可见疠气是有别于六淫的一类外感病邪。疠气可通过空气传染，多从口鼻侵入人体，或经蚊虫叮咬等途径侵入人体而致病。

2. 疠气的致病特点

（1）传染性强，易于流行 传染性强是疠气致病最主要的特点，这是不同于其他病邪的最显著特征。疠气主要通过空气、食物、蚊虫叮咬等途径在人群中发生传播，甚至出现流行。《内经》曰："五疫之至，皆相染易。"《诸病源候论》曰："人感乖戾之气而生病，则病气转相染易，乃至灭门。"

（2）发病急骤，病情危重 疠气属热毒之邪，具有发病迅速、病势凶猛、变化多端、病情险恶等特点。可出现热盛伤津、扰神、生风动血等危重病变，预后不良，病死率高。故《温疫论·杂气》曰："疫气者……为病颇重""缓者朝发夕死，急者顷刻而亡"。

（3）一气一病，症状相似 疠气致病极为专一，一种疠气仅引起一种疫病发生，并且每一种疫病，均有较为相似的临床特征和传变规律，即所谓"一气致一病"。故《素问·刺法论》曰："五疫之至，皆相染易，无问大小，病状相似。"《温疫论·杂气论》曰："大约病遍于一方，沿门阖户，众人相同者，皆时行之气，即杂气为病也。为病种种，是知气之不一也。盖当时适有某气，专入某脏腑某经络，专发为某病，故众人之病相同。"

3. 影响疫疠发生与流行的因素

疫病的发生与流行，除与人群的正气强弱有关外，亦与下列因素有关。

（1）气候因素 自然界气候的反常变化，如久旱、酷热、洪涝、湿雾、山岚瘴气等均可助长疠气孳生、传播而导致疫病的流行。《证治准绳·伤寒》曰："时气者，乃天疫暴疠之气流行，凡四时之令不正者，乃有此气行也。"

（2）环境和饮食因素 环境卫生不良，如水源或空气污染等，可孳生疠气；食物污染、饮食不洁等也易引起疫病的发生和流行，如疫毒痢、疫黄等病。

（3）预防隔离 疠气具有强烈的传染性，若预防隔离不当，易造成疫病的发生和流行。因此，发现疫病患者，应立即隔离治疗，防止疫疠病的蔓延。故《松峰说疫》曰："凡有疫之家，不得以衣服、饮食、器皿送于无疫之家，而无疫之家亦不得受有疫之家之衣服、饮食、器皿。"

（4）社会因素 社会因素对疫病的发生和流行有重要的影响。社会动荡不安、战乱不停、天灾、贫穷落后等，均能造成抗御自然灾害能力低下，而易使疫病暴发流行。正如金元四大家中张从正所言："疟常与酷吏之政并行"。相反，社会安定、环境洁净、注重卫生防疫工作，疫病将会得到控制甚至消灭。

二、内伤病因

内伤病因，是指人的情志活动、饮食、生活起居等异常，超过了人体自身调节范围，导致气血津液失调、脏腑组织功能异常的致病因素。其与外感致病因素相对而言，病自内而生。内伤病因主要有七情内伤、饮食失宜和劳逸损伤等。

（一）七情内伤

1. 七情的概念

人的喜、怒、忧、思、悲、恐、惊七种正常情志活动，称为七情，是人体对客观事物的不同情志反应，一般情况下不会致病。只有当人受到突然、强烈或长期持久的情志刺激，并超过了人体的生理活动范围，造成气机紊乱、脏腑气血阴阳失调时，七情才会导致疾病的发生。因七情是造成内伤病的主要致病因素之一，故称为"七情内伤"。

2. 七情内伤的致病特点

（1）直接伤及五脏　人的情志活动与五脏有着密切的关系，不同的情志变化直接影响相应的脏腑，导致脏腑气血紊乱而发病。故《素问·阴阳应象大论》曰："怒伤肝""喜伤心""思伤脾""忧伤肺""恐伤肾"。心为五脏六腑之大主，心神受损可涉及其他脏腑，各种情志刺激都与心脏有关，七情内伤中"心"起主导作用。《灵枢·口问》曰："心者，五脏六腑之大主也……故悲哀忧愁则心动，心动则五脏六腑皆摇。"情志所伤的病证，以心、肝、脾三脏和气血失调为多见。心主血藏神；肝藏血主疏泄；脾位于中焦主运化，是气机升降的枢纽，为气血生化之源。如过度的思虑劳神，损伤心脾，以致心脾气血两虚，出现心悸、失眠、健忘、食欲不振、脘腹胀满等证。郁怒伤肝，怒则气上，肝经气郁，症见两胁胀痛、善太息或咽中似有异物梗阻；妇女可致月经不调、痛经、经闭、癥瘕等证。此外，情志内伤还可化火，即"五志化火"，病久可导致阴虚火旺等症。

（2）影响脏腑气机　七情致病，通过影响脏腑气机来体现。气机升降失常，导致气血运行紊乱而发病。不同的情志内伤，对气机的影响也不相同。《素问·举痛论》曰："百病生于气也，怒则气上，喜则气缓，悲则气消，恐则气下……惊则气乱……思则气结。"

1）怒则气上：气上，气机上逆之意。大怒导致肝气疏泄太过，肝气上逆，血随气逆并走于上，可见头痛头胀、面红目赤或呕血，甚则昏厥猝倒等症。如《素问·生气通天论》曰："大怒则形气绝，而血菀于上，使人薄厥。"《素问·举痛论》曰："怒则气逆，甚则呕血及飧泄。"另外，气机上逆除向上外，还包括肝气的横逆犯脾胃，导致脾胃运化失常，可出现食欲不振，腹痛、腹泻等症。

2）喜则气缓：气缓，缓和、涣散之意。包括两个方面，即生理性和病理性，一是喜能缓和精神紧张，使营卫通利，心情舒畅。《素问·举痛论》曰："喜则气和志达，营卫通利，故气缓矣。"二是喜乐过度，可导致心气涣散，神不守舍，出现注意力不集中，甚则神志失常、狂乱等病症。《灵枢·本神》曰："喜乐者，神惮散而不藏。"

3）悲（忧）则气消：气消，气被消耗之意。是指过度悲忧，使肺气抑郁，意志消沉，肺气耗伤，出现精神不振、胸闷气短、懒言乏力等症。《素问·举痛论》曰："悲则心系急，肺叶不举，而上焦不通，营卫不散，热气在中，故气消矣。"

4）恐则气下：气下，气泄下陷之意。是指恐惧过度，气陷于下，可使肾气的固摄功能失司，可见二便失禁、遗精、孕妇流产等症。另外，恐亦可伤及肾精，可见骨酸痿厥等症。《灵枢·本神》曰："恐惧不解则伤精，精伤则骨酸痿厥，精时自下。"

5）惊则气乱：气乱，气机紊乱之意。是指突受惊吓伤及心肾，使心神不定、气机逆乱、肾气不固。出现心悸不安、惊慌失措，甚则神志错乱、二便失禁等症。《素问·举痛论》曰："惊则心无所倚，神无所归，虑无所定，故气乱矣。"

6）思则气结：气结，气机郁结之意。是指思虑过度伤脾，导致脾气郁结，升降失常，纳运失调，出现食欲减退、脘腹痞满、便溏等症。思虑劳神不但使脾胃气机结滞，还可暗耗心血，而成"心脾两虚"证，可见心悸、健忘、失眠、多梦等症。

（3）影响病情转归　七情变化既可有利于疾病康复，也可加重病情。若情绪积极乐观，七情反应适当，精神愉悦，则有利于病情的恢复；若情绪低落，悲观失望，七情异常波动，不能及时调整，则会使病情加重甚至恶化。如有高血压病史的患者，再遇事恼怒，可致肝阳暴涨，血压迅速升高，出现眩晕欲仆，甚则昏厥不省人事、半身不遂等。

（二）饮食失宜

饮食是摄取营养和维持生命活动的必需物质，直接影响人类的健康。《素问·六气藏象论》曰："天食人以五气，地食人以五味。"如果饮食失宜，可成为内伤病因，影响人体的生理功能，导致脏腑功能失调或正气损伤而产生疾病。饮食失宜首先损伤脾胃，致脾胃的运化功能失调，气机升降失常，导致聚湿、生痰、化热或变生他病等。由饮食失宜引起的内伤疾病称为"饮食内伤"。主要包括饮食不节、饮食不洁和饮食偏嗜三方面。

1. 饮食不节

饮食不节是指饮食无节制、规律，以致内伤脾胃而发病。主要有过饥和过饱。

（1）过饥　是指平素饮食明显低于本人适度的饮食量，使机体长期处于饥饿状态，缺乏必要的营养物质，气血生化乏源，从而使脏腑组织失养，功能活动减弱，身体虚弱，出现面色不华、气短心悸、神疲乏力，消瘦等。也可导致正气不足，抗病能力减低，招致外邪入侵，继发他病。

（2）过饱　是指过量进食，或暴饮暴食，超过脾胃的消化、吸收和运化能力，导致饮食物停滞，脾胃损伤，出现嗳腐吞酸、厌食、矢气、脘腹胀满或吐泻等食伤脾胃病证。《素问·痹论》曰："饮食自倍，肠胃乃伤。"若长期饮食过饱，饮食停滞于胃肠，一方面影响脾胃运化，导致气血生化不足，或聚湿生痰而成虚胖；另一方面影响气血运行，以致经脉郁滞，出现下痢、便血、痔疮等。故《素问·生气通天论》曰："因而饱食，筋脉横解，肠澼为痔。"过饱多见于婴幼儿，因脾胃功能尚未健全，自控力较弱，极易发生过饱损伤，食滞日久可酿成"疳积"，见面黄肌瘦、腹胀、手足心热、心烦易哭等症。

2. 饮食不洁

饮食不洁是指因食用不清洁、陈腐变质，甚至有毒的食物而导致疾病发生，致病以胃肠疾病为主。若进食不洁净或腐败食物，可引起胃肠气机紊乱，出现恶心呕吐、脘腹疼痛、腹泻等症。若进食被寄生虫污染的食物，可引起各种肠道寄生虫病，表现为时有腹痛、嗜食异物、面黄肌瘦等。若误服被毒物污染或有毒的食物，可引起食物中毒，出现剧烈腹痛、吐泻，重者可神志昏迷，危及生命。《金匮要略·禽兽鱼虫禁忌并治》曰："秽饭、馁肉、臭鱼……食之皆伤人……六畜自死，皆疫死，则有毒，不可食之。"

3. 饮食偏嗜

饮食偏嗜是指饮食偏好于某些食物或某种性味的食物，使食物营养摄入不均衡，导致某些疾病的发生。主要有饮食的寒热偏嗜、五味偏嗜、种类偏嗜及偏嗜饮酒等。

（1）寒热偏嗜　食品性质的寒性或热性，称为饮食之寒热，也可指饮食温度的寒热。健康的饮食应寒热适中，不宜过寒或过热。《灵枢·师传》曰："食饮者，热无灼灼，寒无沧沧。寒温中适，故气将持，乃不致邪僻也。"过分偏好过寒或过热的食品可致体内阴阳失衡而发生某些病变，若饮食偏嗜寒，过食生冷寒凉之品，易损脾胃阳气，导致寒湿内生，出现脘腹冷痛、喜温喜按、泄泻清稀等病症；若饮食偏热，偏嗜辛燥温热之品，易致胃肠积热，出现口渴、口臭、口疮、腹满胀痛、便秘或痔疮等。

（2）五味偏嗜　酸、苦、甘、辛、咸五种食味，称为五味。五味与五脏各有其亲和性，《素问·至真要大论》曰："夫五味入胃，各归所喜，故酸先入肝，苦先入心，甘先入脾，辛先入肺，咸先入肾。"若长期偏嗜某种食物，就会使该脏机能偏盛，久之损伤内脏，产生多种疾病。故《素问·生气通天论》曰："味过于酸，肝气以津，脾气乃绝；味过于咸，大骨气劳，短肌，心气抑；味过于甘，心气喘满，色黑，肾气不衡；味过于苦，脾气不濡，胃气乃厚；味过于辛，筋脉沮弛，精神乃央。"所以饮食要多样化，不应偏嗜某种性味的食物，使饮食与体质相宜。病时应注意饮食宜忌，饮食与病相宜，才能增强机体抗病力，促进疾病好转。反之，病情会加重。

（3）种类偏嗜　日常饮食时应合理搭配膳食结构，谷类、肉类、蔬菜、水果均衡的摄入才有益于身体的健康。若偏嗜某一方面，则会导致脏腑功能失调，而发生疾病。如瘿瘤（碘缺乏）、佝偻（钙、磷代谢障碍）、夜盲（维生素 A 缺乏）等。《素问·脏气法时论》曰："五谷为养，五果为助，五畜为益，五菜为充，气味合而服之，以补精益气。"

（4）偏嗜饮酒　酒性辛热，适量饮酒可活血散寒。但长期、过量的饮酒则伤及肝脾，导致湿热内生，产生疾病，甚至引起酒精中毒，危及生命。

（三）劳逸损伤

劳逸损伤，指过劳、过逸致病。劳伤，指过度劳累，积劳成疾。逸伤，指过度安逸而生病。正常的劳作或运动，有助于体内气血流畅，增强体质；适当的休息，可以消除疲劳，恢复体力和脑力。劳逸得当，对身体健康有益。若长期过度劳累或过度安逸，可导致脏腑经络及气血津液的失常，产生疾病。因此，劳逸损伤是内伤病的主要致病因素之一。

1. 过劳

过度劳累，积劳成疾，称为过劳。包括劳力过度、劳神过度和房劳过度三个方面。

（1）劳力过度　是指长时间的持续劳动，身体不能得到适当的休息，长期处于疲劳状态，以致积劳成疾。劳力过度主要伤气。《素问·举痛论》载有"劳则气耗。"临床可见全身酸痛、少气懒言、体倦神疲、喘息汗出等症。此外，筋骨、关节、肌肉长时间的运动用力太过，易致形体组织损伤，导致积劳成疾。故《素问·宣明五气》曰："久立伤骨，久行伤筋。"

（2）劳神过度　劳神，指脑力劳动。长期思虑太过，用脑过度，或工作压力大，长期处于紧张状态，暗耗心血，郁结脾气，损伤心脾，可见心悸、健忘、失眠、多梦、纳呆、腹胀、便溏等症。

（3）房劳过度　是指性生活过于频繁、早婚及手淫等，使肾精亏损。肾藏精，主封藏，肾精不宜过度耗泄。若房事过度会损伤肾中精气，可见腰膝酸软、眩晕耳鸣、精神萎靡、性功能减退等肾精亏虚的病症。

2. 过逸

过逸是指过度安逸。正常人体应每天进行适当运动或劳作，阳气得以振奋，以促进气血运行和脏腑组织的功能活动。若长时间缺乏运动或劳作，则可导致逸病。过度的安逸，使脾胃运化功能减弱，谷气不消，影响气血化生，导致气血不足，可见腹胀、纳呆、周身乏力、心悸、气短汗出、神疲等症。《素问·宣明五气》所言"久卧伤气，久坐伤肉"就是指过逸致病。另外，长期用脑过少，加之阳气不振，可致神气不足，出现精神萎靡、健忘、反应迟钝等症。

三、病理产物性病因

病理产物性病因是指继发于其他病理过程而产生的病理产物，这些病理产物形成之后，又能直接或间接作用于人体某一脏腑组织，产生多种病证，亦称为"继发性病因"。病理产物性病因包括痰饮、瘀血、结石三大类。

（一）痰饮

痰饮是机体津液代谢障碍所形成的病理产物，属于继发性病因。一般较稠浊的称为痰，清稀的称为饮。

痰可分为有形之痰和无形之痰。有形之痰，是指视之可见、闻之有声的痰液，如咳嗽吐痰、喉中痰鸣等，或触之可及的有形痰结，如瘰疬、瘿瘤等；无形之痰，是指只见其征象，不见其形质的痰，可通过其致病特点和临床症状分析而确定，如眩晕、梅核气等。饮的性质较清稀，多停留于人体局部，因其所停留的部位及症状不同而有不同的名称，可分为"痰饮""悬饮""溢饮""支饮"等。

1. 痰饮的形成

痰饮多由外感六淫、七情内伤或饮食劳逸等原因，使肺、脾、肾及三焦等脏腑气化功能失常，津液代谢障碍，以致水液停滞而成。肺主宣发肃降，通调水道，为水之上源；脾主运化水液，为制水之脏；

肾主水，为水液代谢之本；三焦为决渎之官，水液运行之通道。故肺、脾、肾及三焦功能失常，均可导致聚湿而生痰饮。

2. 痰饮的致病特点

痰饮随气机升降，内至脏腑，外至经络、肌肤、筋骨，全身各处，无处不到，从而形成多种病症。《杂病源流犀烛·痰饮源流》曰："其为物则流动不测，故其为害，上至巅顶，下至涌泉，随气升降，周身内外皆到，五脏六腑俱有。"其致病特点有以下几个方面：

（1）阻滞气机，阻碍气血 痰饮为有形之邪，可随气流行全身，或停滞于经脉，或留滞于脏腑，阻滞气机，影响气血运行和经络的生理功能。如痰饮在经络筋骨，可致瘰疬痰核、肢体麻木、屈伸不利，或半身不遂等症；痰饮停于脏腑，使脏腑气机升降失常。如痰饮滞在肺，可见胸闷气喘、咳嗽咳痰等症；痰饮停于胃，可见恶心、呕吐，腹胀、肠鸣等症；痰饮阻于心，可见眩晕、头胀头重等症；无形之痰气结滞于咽喉，可见咽中梗阻、如有异物、吐之不出、咽之不下的梅核气。

（2）致病广泛，变化多端 痰饮停留于体内，产生多种病症，其中以痰产生的病证更为广泛。痰随气机升降，遍布全身，无处不到，影响多个脏腑组织，使症状表现各异，故有"百病多由痰作祟"之说。此外，痰饮致病不仅部位广泛，且表现变化多端。如癫痫，平时如常人，一旦发作，痰浊内动，则突然昏倒，牙关紧闭，四肢抽搐，口吐涎沫，故有"怪病多痰"之说。

（3）易扰乱神明 痰饮为浊物实邪，神明宜清，故痰浊之邪易上扰神明，影响心藏神功能，使心神活动失常。如痰迷心窍，则可见神昏、痴呆、胸闷；痰火扰心，可见神昏谵语，甚则发为癫狂；痰蒙清窍，可见头昏头重、精神不振。

（4）病势缠绵，病程较长 痰饮作为有形之阴邪，具有湿邪的重浊、黏滞特性。其所致的疾病具有病势缠绵，病程较长的特点。如湿温病、湿疹、阴疽流注、癫痫等，多反复发作，缠绵难愈。

（二）瘀血

瘀血指体内血液停滞所形成的病理产物，包括积存体内的离经之血，或血运不畅，阻滞于经脉及脏腑组织内的瘀血。瘀，瘀积、瘀滞之意。瘀血又称"蓄血""恶血""败血""衃血"等。

1. 瘀血的形成

瘀血的形成，一是因内外伤、气虚失摄或血热妄行等原因造成血离经脉，积存于体内而形成瘀血。二是因外感六淫、七情内伤、饮食、劳倦、年老等导致人体气虚、气滞、血寒、血热等原因，使血行不畅而凝滞，从而产生瘀血。

瘀血形成的机制主要与气虚血瘀、气滞血瘀、血寒致瘀、血热致瘀、痰饮致瘀、外伤致瘀等有关。

2. 瘀血的致病特点及临床表现

瘀血形成之后，不仅失去正常血液的濡养作用，而且作为新的致病因素，阻滞气机、瘀塞经脉，损伤内脏等，从而产生新的病变。根据形成瘀血的原因和瘀阻的部位不同，瘀血的病证特点也不同。如瘀阻于心，导致心脉痹阻，可见胸闷心痛、口唇爪甲青紫；瘀阻于肺，可见胸痛、咯血；瘀阻胃肠，可见呕血或大便漆黑；瘀阻于肝，见胁痛、痞块；瘀阻胞宫，见少腹疼痛、月经不调、痛经、闭经或崩漏，或产后恶露不尽等；瘀阻肢体末端，可成脱骨疽；瘀阻肢体肌肤局部，见局部肿痛、青紫。

瘀血的病证虽繁多，但临床有以下共同特点：①疼痛：多为刺痛，痛处固定不移、拒按、夜间尤甚。②肿块：肿块固定不移，在表可见皮肤青紫，肿胀隆起；在体内者，久聚不散，可成癥积，按之痞硬。③出血：血色紫黯或夹有血块。④望诊：唇甲青紫，舌质紫黯或有瘀点、瘀斑、舌下脉络曲张，久瘀见面色黧黑，肌肤甲错。⑤脉象：多见涩脉、结脉、代脉等。

（三）结石

结石是指因体内湿热浊邪，蕴结不散，或久经煎熬，形成的砂石样病理产物，称为结石。临床常见的有肾结石、膀胱结石、胆结石等。

1. 结石的形成

结石形成的原因常与饮食、情志、服药、体质等因素有关，还与生活习惯有关，也可继发于其他疾病之后。

2. 结石的致病特点及临床表现

（1）多发于肝、胆、肾、膀胱等脏腑 如结石阻于肾与膀胱，可致患侧腰痛、小便涩痛、血尿等病症；结石阻于胆腑，可导致胁痛、黄疸等病症。

（2）阻滞气机，损伤脉络 结石为有形病理产物，停滞于体内，多易阻滞气机，影响气血津液运行，阻闭不通，不通则痛，故常有局部胀闷疼痛之气滞表现，并易继发其他病症。若结石形态不规则，易损伤脉络，导致出血，如尿血。

（3）病程较长，轻重不一 结石是日久而成，形成过程缓慢。由于结石的大小不等，停留部位不一，因此临床表现差异很大。一般而言，结石小者，病情轻，也可无任何症状；结石过大者，病情重，症状明显，疼痛明显，发作频繁。

四、其他病因

除上述介绍的病因之外的致病因素，统称为其他病因，主要有外力损伤、烧烫伤、虫兽伤、寄生虫等。

（一）外力损伤

外力损伤主要包括跌打损伤、枪弹伤、利器损伤、持重努伤等。这种外伤可致皮肤肌肉出血、瘀血肿痛，或骨折、关节脱臼等，甚者可损伤内脏，或出血过多导致气随血脱而危及生命。亦可因创伤后感染，毒邪内攻，造成邪盛正衰、正不胜邪的严重病变。

（二）烧烫伤

烧烫伤主要由温度过高的物品、沸水、蒸汽、热油或火焰等灼伤所致。轻者仅灼伤皮肤，出现红、肿、热、痛，或出现水疱伴疼痛；重者可损伤肌肉筋骨，患部如皮革样，或出现蜡白、焦黄或炭化样改变。甚者因大面积烧烫伤，出现少尿或无尿，及神识昏迷、谵语等症状，或因大量伤津耗液而导致亡阴亡阳。

（三）虫兽伤

虫兽伤主要由毒蛇、猛兽、疯狗、猫及其他家畜、动物咬伤，或蜂、蝎等昆虫螫伤等所致。轻者局部皮肉损伤，出现疼痛、出血、肿胀。重者损伤内脏，可因失血过多而死亡。疯狗、猫咬伤可发为"狂犬病"而致死。毒蛇咬伤轻者可出现头晕、头痛，汗出，胸闷，乏力等症；重者瞳孔散大，牙关禁闭，昏迷，甚至死亡。

（四）寄生虫

寄生虫包括蛔虫、绦虫、钩虫、血吸虫等。寄生虫寄生于人体内，消耗人体的营养物质，损伤脏腑功能，导致疾病的发生。如蛔虫病可引起胁部绞痛、恶心、呕吐、肠梗阻等症；绦虫病可引起腹痛、腹泻、食欲亢进、面黄肌瘦等症；钩虫病可出现食欲不振、腹部隐痛、心悸、乏力等症；血吸虫病可出现发热、咳嗽、腹胀、吐血、便血等症。

除此之外，其他病因中还包括毒邪、药邪、医过等。

（张　杰）

第二节 病　机

疾病发生、发展与变化的机制，称为病机，是疾病的临床表现、发展转归和诊断治疗的内在根据。病邪作用于人体，正气奋起抗邪，正邪相争，导致人体阴阳失去相对平衡，脏腑、经络、气血功能失常，从而产生或是全身或是局部的各种各样的病理变化。因此，病证种类繁多，其病机亦错综复杂。但从总整体来说，病机可以概括为正邪盛衰、阴阳失调及精、气、血、津液的失常等。

一、正邪盛衰

（一）正邪盛衰与发病

正，即正气，指人体的功能活动（包括脏腑、经络、气血等功能）及其产生的抗病、康复能力。邪，即邪气，泛指各种致病因素。正邪盛衰，是在疾病的发生、发展过程中，正气与邪气之间相互斗争所发生的盛衰变化。

1. 正气不足为发病的内在因素

《素问·刺法论》有云："正气存内，邪不可干。"即正气旺盛，脏腑功能正常，气血充盈，卫外固密，则病邪难以侵入，病无以发生，当正气相对虚弱，卫外功能不足，防御能力低下时，邪气便可乘虚而入，使人体阴阳失衡，脏腑经络功能紊乱，疾病乃发，正如《素问·评热病论》所言"邪之所凑，其气必虚。"

2. 邪气侵袭是发病的重要条件

邪气亦可引起疾病的发生，在某些条件下，甚至可能起主导作用。如烧伤、冻伤、疫疠、毒蛇咬伤、食物中毒等，此时即使正气强盛亦不可避免伤害。又如疠气引发疫疠大流行时，无论正气强弱与否，均易发病。如《素问》所言"五疫之至，皆相染易，无问大小，病状相似"，说明许多传染病的发生与流行，邪气是主要条件且起主导作用。

3. 正邪斗争的胜负决定发病与否

发病与否，与正邪相争的结果有关。正胜邪去，则不发病。原因有二：一则正气强盛，抗邪有力，其病邪难于侵入；二则即使邪气已侵，正气能及时消除或排出邪气，不产生病理改变，也不会发病。邪胜正负，则发病。一为正虚抗邪无力，邪气便可乘虚侵入机体，造成阴阳气血失调而发病；二为邪气剧烈，致病作用强，正气相对不足，亦能损害机体而致病。

（二）正邪盛衰与病邪出入

当疾病发生后，正邪双方力量不会一成不变，而会发生动态变化，这种正邪斗争及其消长盛衰的变化会直接影响疾病的发展趋势，即病邪的出入，具体表现为表邪入里，或里邪出表。

1. 表邪入里

外邪侵入机体，首先伤及肌肤卫表等表浅层次，而后内传入里，转为里证的病理传变过程，称为表邪入里。多因邪气过盛，正气不足，正不胜邪，或因失治、误治，使疾病向内发展。如外感风寒，初见恶寒发热、头痛体痛、鼻塞流涕、脉浮紧等邪气在表的症状，失治或误治，继而见发热不恶寒、口渴汗出、心烦便干、脉数有力等邪热入里的症状，这是表寒证转化为里热证的表现。

2. 里邪出表

指病邪在里在脏腑，正邪斗争后病邪由里透达于外的病理转变过程。多是治疗及时，护理得当，正气渐强，邪气日减，正气驱邪外出，预示病势好转和向愈。如阳明病里实热证，出现热退脉静，便通不烦，均属里病出表的病理转变过程。

（三）正邪盛衰与虚实变化

正邪盛衰是运动变化的，并贯穿于疾病过程的始终。正邪双方力量对比，决定着患病机体表现为或虚或实两种不同的病理状态。所谓"邪气盛则实，精气夺则虚"，其概括了虚实变化的基础。

1. 实证

实证是邪气壅盛，脏腑功能活动亦亢奋，或气血壅滞而瘀结不通等所表现的证候。主要表现为致病邪气较强，而机体正气亦未衰，能与病邪抗争，正邪相搏强烈，临床出现一系列病理反应比较剧烈的证候表现。常见于外感六淫致病的初、中期，或因痰、食、水、瘀、结石等滞留体内引起的病证。

2. 虚证

虚证是指人体正气不足，脏腑功能低下，所引起的气血生化不足不或气化无力，以及气机升降不及等以正气虚衰为主的病理变化。主要表现为精气血津液等亏少和功能衰弱，脏腑经络生理功能减退，抵御邪气的能力下降，因而正邪斗争难以出现剧烈的反应，而出现一系列虚衰不足的证候表现。常见于先天禀赋不足，年老体弱；或后天失养，精气血津液等生化不足；或大病久病后期及疾病迁延不愈之损耗，如大汗、吐利、大出血等。

3. 虚实转化

虚实转化是指在疾病过程中，实证与虚证可相互转化，主要由于实邪日久损伤正气，或正气不足而致实邪积聚。一般有由实转虚和因虚致实两种情况。如寒邪犯胃证初见胃部剧烈疼痛，伴喜暖、吐酸等症，久之影响脾胃运化，逐步演变为脾胃虚寒之证，表现为面色苍白、神疲乏力、纳少腹胀，此由实证转化为虚证。又如初见面白神疲、少气乏力、舌淡脉虚的气虚患者，日久失治或误治，气虚无力推动血液运行，以致瘀血内停，逐步演变为痛有定处、面色黧黑、肌肤甲错、舌质紫暗、脉细涩的血瘀证，这是因虚致实的转化过程。

4. 虚实真假

疾病发展过程中在某些特别的情况下，疾病的现象与本质可能出现完全相反的情况，即表现与疾病本质不相符的假象。临床上有真虚假实证和真实假虚证两种情况。真虚假实，即"至虚有盛候"，表现为虚证的患者在某些情况下可出现看似为"实证"的临床表现，如阳气虚衰至极时，表现为面色泛红如妆、声音有力等假象；看似为实证，其实是虚阳外越的一种假象。

（四）正邪盛衰与疾病转归

在疾病发展过程中，正邪消长盛衰的变化对于疾病发展的趋势与转归起着决定性的作用。

1. 正胜邪退

正胜邪退指在疾病过程中，正气奋起抗邪，正气渐盛，邪气渐衰，疾病转好或最终痊愈，这是病势向愈的趋势。

2. 邪胜正衰

邪胜正衰指邪气亢盛，正气渐弱，机体无力抗邪，疾病向恶化甚至死亡方面转归的一种趋势。

此外，还有一种情况，即正邪双方力量对比相近，则出现邪正相持或正虚邪恋等情况，常是某些疾病由急性转慢性，或留下后遗症，日久不愈的主要原因。

二、阴阳失调

阴阳之间失去平衡协调称之为阴阳失调。由于各种致病因素作用于人体，使脏腑经络、气血津液等发生改变，机体内部的阴阳失去协调，打破既有平衡，故能发生疾病，所以阴阳失调是疾病发生、发展与变化的内在根据。

（一）阴阳盛衰与寒热变化

阴阳的偏胜与偏衰，决定了虚实寒热证候的产生，所谓"邪气盛则实，精气夺则虚"，需要指出的是，这里阴阳的偏盛，主要指的实证，阳邪侵袭人体，可造成阳偏盛，阴邪侵袭人体，可造成阴偏盛。相反，阴阳的偏衰，指的是虚证，由于体内阴或阳相对不足，出现的阴或阳相应功能的低下。

1. 阴阳偏胜

阴阳偏胜指人体阴阳中的一方过于亢盛的病理变化。

（1）阳偏胜　指机体在疾病过程出现的阳气偏胜、机能亢奋、代谢活跃、机体反应强烈的一种病理变化，即实热证。由于阳气主热、主动，其温煦、兴奋、推动作用超过正常，故实热证表现为壮热、烦渴、喜凉、面红、目赤、便干、尿黄、苔黄、脉数等症，即所谓"阳盛则热"。另外，由于热邪耗伤津液，故阳偏胜日久可出现口渴、苔干等表现。

（2）阴偏胜　指机体在疾病过程中出现的阴气偏胜、机能抑制、代谢衰弱、机体反应减退的一种病理变化，即实寒证。由于阴气主凉、主静，其凉润、宁静等作用超过正常，故实寒证表现为形寒、肢冷、蜷卧、冷痛、便溏、苔润、脉迟等症，即所谓"阴盛则寒"。另外，寒邪易伤阳气，故阴偏胜日久可出现喜温、舌胖大、脉沉弱无力等表现。

2. 阴阳偏衰

阴阳偏衰指人体阴阳中的一方虚衰不足的病理状态。

（1）阳偏衰　指机体阳气虚损，温煦、推动、兴奋等作用减退，出现相应的机能减退、代谢衰弱、产热不足的病理变化，即虚寒证。由于阳气的温煦功能不足，虚寒证多表现为畏寒肢冷、喜温喜暖、面色㿠白、脘腹冷痛、小便清长、下利清谷、舌淡脉弱等症，即所谓"阳虚则寒"。阳偏衰多由于先天禀赋不足、后天失养、久病伤阳所致，与阴偏胜之寒证虽均有寒象，但本质不同，阳偏衰病史相对较长，且伴有虚弱表现。

（2）阴偏衰　指机体阴液不足，凉润、宁静、抑制等作用减退，出现相应的机能亢奋、代谢相对加快、产热相对增加的病理变化，即虚热证。由于阴不制阳，阳气相对偏亢，表现为五心烦热、午后低热、潮热盗汗、舌红少苔、脉细数等症，即所谓"阴虚则热"。阴虚多由于火热伤阴、五志过极、久病损阴所致，与阳偏胜相比，阴虚之热，热势不剧，病史相对较长，且伴有虚象。

在疾病发展过程中，寒热证的属性不是一成不变的，可随机体阴阳两方消长盛衰的变化而变化，可能表现为阴阳盛衰病位转移，或阴阳互损所致的寒热错杂，阴阳转化所致的寒热转化，阴阳格拒所致的寒热真假等。

（二）阴阳盛衰与疾病转归

阴阳盛衰消长变化，不仅是疾病发生、发展与变化的内在依据，也是疾病好转或恶化、痊愈或死亡的根本机制。

失衡的阴阳如经调整重新恢复平衡，疾病则好转和痊愈。若阴阳偏胜或偏衰加重，出现阴或阳的功能严重衰竭，即亡阴或亡阳，则疾病恶化甚至死亡。亡阴是机体阴液发生突然或大量损耗或丢失，而致阴的功能出现严重衰竭的一种病理状态，主要表现为极重的虚热证。亡阳，则是机体阳气突然或大量脱失，而致阳的功能严重衰竭的一种病理状态，主要表现为突发而极重的虚寒证。两者均属疾病发展过程中的危重阶段。根据阴阳互根原理，阴亡则阳无所依附而散越，阳亡则阴无以化生而耗竭，最终导致"阴阳离决，精气乃绝"的结果。

三、精、气、血、津液的失常

精、气、血的失常是指精、气、血的不足或运行失常而导致的病理变化。精、气、血失常的病机，不仅是脏腑、经络等组织器官病理变化的基础，也是分析多种临床疾病病机的基础。

（一）精的失常

1. 精虚

精虚主要是指肾精不足及其功能低下所产生的病理变化。先天禀赋不足，或后天失养，或过劳伤肾，或脏腑精亏，或久病及肾等，均可导致肾精不足的病理变化。临床上肾精不足可有多方面的病理表现，如生长发育不良、男子精少不育、女子不孕、牙齿早落、须发早白、精神萎靡、耳鸣健忘，以及体弱多病、未老先衰等。

2. 精的施泄失常

精的施泄是指精化生为生殖之精以适度排泄的过程。精泄失常，主要指生殖之精的排泄过度和排泄障碍，进而产生失精和精瘀的病理变化。

（1）失精 生殖之精大量丢失的病理变化称为失精。房劳过度，耗伤肾气，或过度疲劳，伤及肾气，或久病及肾，累及肾气，均可致肾气虚衰，封藏失职，进而造成失精，甚则精脱。另素体阳盛，性欲过旺，相火偏亢，内扰精室，肝气疏泄失常，也可致失精。失精可有精液排泄过多，如滑精、梦遗、早泄等临床表现，并兼有精力不支、思维迟缓、反应迟钝、失眠健忘、少气乏力、耳鸣目眩、尿频肢冷、腰膝酸软等症。若精泄不止，则成精脱，为失精之重证。

（2）精瘀 男子精滞精道，排精障碍的病理变化称为精瘀。多由房劳过度，忍精不泄，年少手淫，久旷不交，或惊恐伤肾等导致肾气亏损，鼓动无力，进而引起精瘀。另肝气不畅，疏泄不利，或邪阻精道，排泄不畅等，也可导致精瘀。精瘀的主要临床表现是排精不畅，可有精道疼痛、睾丸胀痛、小腹坠胀、精索小核硬结如串珠，还可出现腰痛、头晕等伴随症状。

（二）气的失常

气的失常，主要包括两个方面：一是气的生化不足或耗散太过，导致气虚的病理变化；二是气的运动失常及某些功能障碍，出现气滞、气逆、气陷、气闭或气脱等气机失调的病理变化。

1. 气虚

气虚，是指一身之气不足及其功能低下导致的病理状态。多由先天禀赋不足，或后天失养，水谷精微不充，致气的生成不足所致；也可因劳倦内伤，汗、吐、下太过，或病久不愈，使气消耗过多所引起。

气虚的病变以机体功能减退为特征，常表现为推动无力、固摄失职、气化不足等异常改变。临床上可见精神萎靡、倦怠乏力、懒言神疲、头目晕眩、自汗动甚、易于感冒、面白舌淡、脉虚无力等症状。

2. 气机失调

气机失调，是指气的升降出入失常而导致的病理变化。

（1）气滞 是指气的运行不畅，郁滞不通的病理变化。

气滞主要是由情志郁结不舒，或痰湿、食积、热郁等有形实邪阻滞，影响了气的运行所致；也可因脏腑机能失调，如肝失疏泄、大肠传导失职等，形成局部的气机不畅或郁滞。气滞多属实证，但亦有因气虚推动无力而滞者。

由于肝升肺降及脾升胃降在调整全身气机中起着极其重要的作用，故气滞常见于肺、肝、脾、胃等脏腑，且不同脏腑的气滞，其临床表现也有所有不同。如肺气壅塞，见胸闷、咳喘，呼吸不畅；肝气郁滞，见情志不畅、胸胁或少腹胀痛；脾胃气滞，则见脘腹胀痛，休作有时，大便秘结等。气滞的临床表现虽不同，但其共同特点不外闷、胀、痛等表现。由于气能推动精、血、津液的运行，故气滞日久，可引起血瘀、津停，形成瘀血，痰饮水湿等病理产物。此外，气滞日久，还可郁而化火。

（2）气逆 是指气升之太过，或降之不及，以脏腑之气逆上为特征的一种病理变化。

气逆多由情志内伤、饮食不当、外邪侵袭或痰浊壅滞所致，与肝、肺、胃关系密切。如外邪侵袭，或痰浊阻肺，可致肺失肃降而气机上逆，出现咳嗽、气喘等症；饮食不当，或食积不化，可致胃失和降而气机上逆，出现恶心、呕吐、嗳气等症；情志所伤，暴怒气上，或肝郁化火，可致肝气升动太过，气血冲逆于上，出现头目胀痛、面红目赤、甚则吐血、昏厥等症。气逆于上多以实邪为主，也可见因虚而气逆者。如肾不纳气，可致肺气上逆而喘咳；胃气虚衰，无力通降，也能导致胃气上逆。

（3）气陷　是指在气虚病变基础上，以气的上升不足和升举无力为主要特征的病理变化。

气陷多由气虚病变发展而来，与脾气的关系最为密切。多由素体虚弱，病久损耗，泄泻日久，或妇女育产过多等原因所致。气陷主要包括上气不足与中气下陷两方面。上气不足，是指由于脾气虚损，升清不足，无力将水谷精微上输于头目，导致头目失养的病理变化。临床可见头晕目眩、摇晃易倒、耳鸣如蝉等症。中气下陷，是指脾气虚损，无力升举，气机趋下，导致某些内脏位置下移的病理变化。临床可有腰腹胀满重坠症状，甚则形成胃下垂、肾下垂、子宫脱垂、脱肛等病变。由于气陷多由气虚发展而来，故气陷多伴有气虚表现，如面色无华、乏力气短、语低声微、脉弱无力等。

（4）气闭　是指气机郁闭，外出受阻，而出现突然闭厥的病理状态。

气闭多由情志抑郁或外邪、痰浊等阻闭气机所致。如因感受秽浊之气而致的闭厥；因外感热病所致的热厥；因突然遭受巨大精神创伤所致的气厥；以及因强烈疼痛刺激所致的痛厥等。气的外出突然严重受阻，而致清窍闭塞，神失所主。气闭于内，多有气机不利的表现，如气闭于心胸，闭塞清窍，可见突然昏倒、不省人事；阳气内郁，不能外达，则见四肢逆冷、甚则拘挛；肺气闭郁，气道阻滞，则见呼吸困难、气急鼻煽；气闭于内，腑气不通，则见二便不通等。

（5）气脱　是指气不内守，大量亡失，以致生理功能衰竭的一种病理状态，临床上多属危重病症。

气脱是各种虚脱性病变的主要病机，多因疾病过程中正不胜邪，或慢性疾病，长期消耗，以致正气衰竭；或因大出血、大汗出、频繁吐下，气随血脱或气随津脱所致。由于气大量外散脱失，全身之气严重不足，故气脱可出现面色苍白、冷汗不止、目闭口开、全身瘫软、手撒肢冷、二便失禁、脉微欲绝或虚大无根等危重征象。

（三）血的失常

血的失常，包括血虚和血的运行失常两方面病理改变。血虚，是指由于血的生化不足或耗损太过而导致血的濡养功能减退的病理表现。血的运行失常，则分为两个方面，一是由于气虚、气滞或寒凝所导致的血行迟缓，瘀滞于经络、脏腑、组织而引起的血瘀；二是由于感受热邪或内火炽盛所导致的血行逆乱，血流薄疾而引起的出血。

1. 血虚

血虚，是指血液不足，血的濡养功能减退所致的脏腑经脉失养的病理状态。常见于三方面原因：一是失血过多，新血未及时补充；二是脾胃虚弱，运化无力，血液生化乏源或肾精亏损，精髓不充，精不化血等；三是久病不愈，或情志内伤，慢性消耗等因素而致营血暗耗等。

由于心主血、肝藏血，故血虚常以心、肝两脏表现最为明显。心血不足可见惊悸怔忡、失眠健忘、心神不宁、不寐多梦、脉细涩或结代等心失血养的症状。肝血亏虚则可见两目干涩、视物昏花、口唇爪甲颜色暗淡，或手足麻木、筋惕肉瞤、关节屈伸不利等症。若肝血不足，导致冲任失调，又可出现妇女经少，月经愆期，闭经诸症。

另外，由于"血能载气"，故血虚者气亦弱，严重者还可出现"气随血脱"之重症，除血虚症状，常伴气虚症状，多见面色淡白或萎黄、不思饮食、唇舌爪甲色淡无华、神疲乏力、自汗易出，动则加重、头眩目晕、心悸不安、脉细弱等临床表现。

2. 血运失常

血液运行失常出现的病理变化，主要有血瘀和出血。

（1）血瘀　是指血液循行迟缓，流通不畅，甚或血液瘀结停滞的病理状态。血瘀的原因很多，如气虚而推动无力，气滞而血行受阻，痰浊瘀血阻闭脉络，血寒而凝滞，血热则煎熬津液、稠滞难行等。另外"久病入络"、跌打外伤等亦可造成血瘀。但无论何种原因所致，血瘀均易见疼痛、痛有定处、局部肿块触之较硬、位置比较固定的临床特点。血瘀可为全身性病变，亦可瘀阻于脏腑、经络、形体、官窍某一局部。

血瘀与瘀血的含义不同。血瘀是指血液运行瘀滞不畅的病理状态，属病机范畴；瘀血则是血液运行失常的病理产物，属病因范畴。

（2）出血　是指血液运行不循常道，逸出脉外的病理变化。逸出脉外的血液，称为离经之血。导致出血的原因很多，如外感阳热邪气入血，迫使血液妄行和损伤脉络；气虚固摄无力，血液不循常道而外逸；脏腑阳气亢旺，气血冲逆；瘀血阻滞，脉络损伤；或各种外伤，脉络破损等，均可导致出血的病变。

由于人体各脏腑、组织、器官均有丰富的脉络分布，故血液妄行的病变可出现在各个部位，临床上可表现为吐血、咳血、鼻衄、齿衄、肌衄、便血、尿血、月经过多等。

（四）津液失常

津液生成、输布或排泄过程的障碍，称为津液失常，包括津液不足、津液的输布和排泄障碍两方面。

1. 津液不足

体内津液亏少导致脏腑、组织、官窍等失于濡润、滋养，进而产生一系列干燥枯涩病理变化的过程，称为津液不足。

饮食失调、食少饮乏，或脏腑功能减退、津液化源不足，或外感燥热之邪、灼伤津液，或邪热内生、五志过极化火，或吐泻无度、外伤出血、大面积烧伤等均可导致津液不足。另误用辛燥之剂、慢性疾病长期消耗等，亦可致津液亏耗。

由于津和液在性状、分布部位以及生理功能等方面均有所不同，故津和液的亏损在病机及临床表现上亦有所差异。伤津以丧失水分为主要病机特点，如夏季饮食中伤，吐泻之后未及时补液出现的目陷、螺瘪、尿少、口干舌燥、皮肤干涩；秋季气候干燥出现的口鼻皮肤干燥等，均属于伤津的病理表现。脱液则以水分及精微物质的丢失为主要病机特点，如热病后期或久病伤阴耗液，可见形瘦骨立，大肉尽脱，肌肤毛发枯槁，或手足震颤、肌肉瞤动、唇裂、舌光红无苔或少苔。在程度上，伤津不一定脱液，但脱液必兼津伤。

2. 津液的输布和排泄障碍

津液在体内不正常的的停滞，或尿液、汗液排泄失常的病机变化，称为津液的输布和排泄障碍。两者常相互影响，互为因果，是体内产生水湿痰饮等病理产物的根本原因。

津液的输布有赖于气的推动作用，故津液输布障碍主要与肺、脾、肾三脏功能失调有关。

津液的排泄障碍，主要是指津液转化为汗液和尿液的功能减退而致水液贮留于体内，外溢于肌肤的病理状态。引起津液输布障碍原因很多，如肺失宣发，则津液不能正常转化为汗液；肾失蒸化，则津液转化为尿液的功能减退；而三焦为水液运行的通道，故肺和肾的功能减弱，三焦气化失调，均可引起水液贮留，发为水肿。但因肾为五脏阴阳之根本，且肾主水，故肾气蒸化作用失常起主导作用。

复习思考题

1. 外感病因和内伤病因的区别有哪些？
2. 何谓六淫？六淫致病的共同特点是什么？
3. 何谓痰饮？其致病特点是什么？
4. 简述阴阳失调病机。

（任　爽）

第六章 诊 法

【学习目标】

1. 掌握五种病色的特征与主病，常见病舌的特征与主病，常见病脉的特征与主病。
2. 熟悉望神的方法与临床意义，望舌及切脉的方法及注意事项，问诊的主要内容及临床意义。
3. 了解望形体、望动态、望头面、望五官、望颈项躯体、望皮肤、望毛发的临床意义，闻诊、按诊的基本内容及其临床意义。

【重点内容】

1. 五种病色的特征及各自主病。
2. 病理性舌色、舌苔的种类及各自主病。
3. 常见病脉的脉象特点及各自主病。

四诊指诊察疾病的四种基本方法，包括望、闻、问、切四法。望诊，是对患者全身或局部进行有目的地观察以发现异常表现，了解病情，测知脏腑病变的诊察方法。闻诊，是通过听声音、嗅气味以辨别患者内在病情的诊察方法。问诊，是通过对患者或陪诊者的询问，以了解患者各种病态感觉及疾病发生发展、诊疗等情况的诊察方法。切诊，是诊察患者的脉候和身体其他部位，以测知脉象变化及有关异常征象，从而了解病变情况的诊察方法。

由于疾病是一个复杂的过程，必须四诊合参，才能详尽地获取诊断所需的临床资料，然后进行科学的整理和归纳，并进行分析、综合、推理、判断，才能探求疾病的本质。四诊合参为辨证论治提供充分的依据。正如《医门法律》所说："望闻问切，医之不可缺一。"

第一节 望 诊

医生运用视觉，对人体全身和局部的一切可见征象以及排出物等进行有目的地观察，以了解健康或疾病状态，称为望诊。中医理论认为，人是一个有机的整体，人体的外部，特别是面部、舌体等与脏腑最密切，局部的病变会影响到全身，而体内的气血、脏腑、经络等的病理变化，亦会在其体表相应的部位反映出来。因而，通过望诊，能够认识和推断病情。望诊应在充足的自然光线下进行，避免干扰，须结合病情，有步骤、有重点地仔细观察，并认真分析，排除非病理原因所致的假象，还要注意将望诊与其他诊法密切结合，综合判断。望诊一般分为全身望诊和局部望诊。

一、全身望诊

全身望诊是对患者的神、色、形、态等整体表现进行扼要的观察，从而对病情的寒热虚实和轻重缓急获得一个总体认识。

（一）望神

神是人体生命活动的总称，其概念有广义和狭义之分：广义的神，是指整个人体生命活动的外在表现；狭义的神，指人的思维、意识和情志活动。望神包括这两方面的内容，通过观察人的精神、意识、面目表情、形体动作、反应能力等，了解脏腑精气的盛衰及病情的轻重与预后。

神的表现可分为得神、少神、失神、假神四种。

1. 得神

得神，又称有神。其临床表现为神志清楚，语言清晰，面色荣润，表情自然；目光明亮，精彩内含；反应灵敏，动作灵活，体态自如，呼吸平稳，肌肉不削。提示正气充足，精气充盛，机体功能正常，为健康的表现；或虽病而正气未伤，精气未衰，病情轻浅，预后良好。

2. 少神

少神，又称神气不足。其临床表现为精神不振，少气懒言，思维迟钝，面色暗淡少华，两目晦滞，目光乏神，肌肉松软，动作迟缓。提示正气不足，机体功能减退。多见于虚证或恢复期患者。

3. 失神

失神，又称无神。其临床表现为精神萎靡，言语不清，或神昏谵语，循衣摸床，撮空理线，或猝倒而目闭口开；面色晦暗，表情淡漠或呆板，目睛呆滞；反应迟钝，动作失灵，强迫体位；呼吸气微或喘；骨枯肉脱，形体羸瘦。提示正气大伤，脏腑精气虚衰，病情严重，预后不良。

4. 假神

假神，是危重患者出现一些精神暂时好转的虚假表现。如原本精神萎靡、面色晦暗、目光晦滞、声低气弱、久不能食，突然精神转佳、两颧泛红如妆、目似有光、语声清亮、言语不休、思食索食等。提示脏腑精气极度衰竭，正气将脱，阴不敛阳，虚阳外越，阴阳即将离决，病属危重。古人比作"回光返照""残灯复明"。

（二）望色

望色是通过观察人体皮肤的色泽变化来诊察病情的方法。望色实际上包括对皮肤黏膜、分泌物和排泄物色泽的观察，而重点是对面部色泽的望诊，因为五色的变化在面部表现最明显。《灵枢·邪气脏腑病形》说："十二经脉，三百六十五络，其血气皆上于面而走空窍。"凡脏腑的虚实、气血的盛衰，皆可通过面部色泽的变化而反映于外，因而望色能了解脏腑功能状态和气血盛衰情况。望面色要注意识别常色与病色。

1. 常色

健康人面部皮肤的色泽，称为常色，显示人体精充神旺、气血津液充足、脏腑功能正常。常色由于体质禀赋、季节、气候、环境等的不同而有差异，分为主色和客色两种。主色指由禀赋所致、终生不变的色泽。我国多数民族属黄色人种，其主色的特点是红黄隐隐，明润含蓄。客色是指受季节气候、生活和工作环境、情绪及运动等不同因素影响，而暂时微有相应变化的正常肤色，特别是面色，非疾病所致。

2. 病色

人体在疾病状态时面色及全身肤色的变化，称为病色，可反映不同性质、不同脏腑的病变，包括善色和恶色。善色指患者面色虽有异常，但仍明润光泽，提示脏腑精气未衰，其病易治，预后较好。恶色指患者面色异常且枯槁晦暗，提示脏腑精气已衰，病变深重，其病难治，预后较差。

病色可分为青、赤、黄、白、黑五种，现将五色主病具体表现和主病分述如下：

（1）青色　主寒证、疼痛、气滞、瘀血、惊风。

青色为经脉阻滞，气血不通之象。多由寒凝气滞，或瘀血内阻，或筋脉拘急，或因疼痛剧烈，或因热盛而动风所致。面色淡青或青黑者，属寒盛、痛剧；面色与口唇青紫者，多属心气、心阳虚衰，血行瘀阻，或肺气闭塞，呼吸不利所致；面色青黄，又称苍黄，可见于肝郁脾虚的患者；小儿眉间、鼻柱、唇周发青者，多属惊风。

（2）赤色 主热证，亦见于戴阳证。

赤色多为火热内盛，鼓动气血，充盈脉络所致。所主热证有虚实之别。实热证，满面通红，是因邪热亢盛，血行加速，面部脉络扩张，气血充盈所致；虚热证，仅两颧嫩红或潮红，多发于午后，是因阴虚阳亢，虚火上炎所致，可见于肺痨等患者。此外，若在病情危重之时，面红如妆者，多为戴阳证，是精气衰竭，阴不敛阳，虚阳上越所致。

（3）黄色 主脾虚、湿证、黄疸。

黄色多为脾虚机体失养，或湿邪内蕴、脾失健运所致。面色萎黄者，属脾胃气虚，气血不足，因脾胃虚衰，水谷精微不足，气血生化无源，机体失养，故面色淡黄无华；面黄虚浮者，属脾虚湿蕴，因脾失健运，机体失养，水湿内停，泛溢肌肤所致；面目一身俱黄者，为黄疸，其中面黄鲜明如橘皮色者属阳黄，乃湿热为患；面黄晦暗如烟熏者，属阴黄，乃寒湿为患。

（4）白色 主虚证、寒证、失血。

白色为气血虚弱不能荣养机体的表现。阳气不足，气血运行无力，或耗气失血，致使气血不充，血脉空虚，均可呈现白色。面色淡白无华，唇舌色淡者多属血虚证或失血证；面色㿠白者，多属阳虚证；若㿠白虚浮，则多属阳虚水泛；面色苍白者，多属阳气暴脱或阴寒内盛；面色青白多为寒证。

（5）黑色 主肾虚、寒证、水饮、瘀血、剧痛。

黑为阴寒水盛之色。由于肾阳虚衰，水饮不化，气化不利，阴寒内盛，血失温养，经脉拘急，气血不畅所致。面黑暗淡或黧黑者，多属肾阳虚，因阳虚火衰，水寒不化，浊阴上泛所致；面黑干焦者，多属肾阴虚，因肾精久耗，阴虚火旺，虚火灼阴，机体失养所致；眼眶周围发黑者，多属肾虚水饮或寒湿带下；面色黧黑，肌肤甲错者，多属血瘀日久所致。

（三）望形

望形，又称望形体，是观察患者形体的强弱胖瘦、体质形态和异常表现来诊察病情的方法。

1. 形体强弱

形体的强弱主要反映脏腑的虚实和气血的盛衰。

（1）体强 指身体强壮。表现为骨骼粗大，胸廓宽厚，肌肉强健、皮肤润泽，筋强力壮等。反映体魄强壮，内脏充实，气血旺盛，抗病力强，不易患病，有病易治，预后较好。

（2）体弱 指身体衰弱。表现为骨骼细小，胸廓狭窄、肌肉瘦削，皮肤枯槁，筋弱无力等。反映内脏脆弱，气血不足，抗病力弱，容易患病，有病难治，预后较差。

2. 形体胖瘦

形体的胖瘦主要反映气血阴阳的盛衰。

（1）肥胖 其体形特点是头圆形，颈短粗，肩宽平，胸厚短圆，大腹便便，形体肥胖。体胖能食，肌肉坚实，神旺有力，为形气有余。体胖食少，肉松皮缓，神疲乏力，为形盛气虚，属阳气不足，多痰多湿，由于形盛气虚，水湿难以周流，则湿痰积聚，故有"肥人多痰、肥人多湿"之说。

（2）消瘦 其体形特点是头颈细长，肩狭窄，胸狭平坦，腹部瘦瘪，形体瘦长。消瘦多因脾胃虚弱，气血亏虚，或病气消耗等所致，体瘦颧红皮肤焦干者，为形瘦阴虚，属阴血不足，内有虚火，易患肺痨等病，故有"瘦人多火"之说。

（四）望态

望态，又称望姿态，是观察患者的动静姿态和异常动作来诊察病情的方法。

1. 动静姿态

正常人能随意运动而动作协调，体态自然。动者、强者、仰者、伸者，多属阳证、热证、实证，多见卧时面常向外，转侧时作，喜仰卧伸足，揭衣弃被，不欲近火，坐卧不宁，烦躁不安。静者、弱者、俯者、屈者，多属阴证、寒证、虚证，多见喜卧，面常向内，蜷缩成团，不欲转，喜加衣被。

2. 异常动作

不同的疾病可产生不同的病态，观察患者肢体的异常动作有助于相应疾病的诊断。患者唇、睑、指、趾颤动者，如见于外感热病，多为动风先兆；如见于内伤虚证，多为气血不足，筋脉失养，虚风内动；四肢抽搐或拘挛，项背强直，角弓反张，两目上视者，常见于小儿惊风、破伤风、痫病等；猝然跌倒，不省人事，口眼㖞斜，半身不遂者，属中风病；肢体软弱，运动不灵者，多属痿病；关节拘挛，屈伸不利者，多属痹病。

二、局部望诊

局部望诊是指在全身望诊的基础上，根据病情及诊断的需要，对病体某些局部异常变化进行重点细致地观察，以测知所应脏腑的病变。局部望诊既可诊断局部相应疾病，也有助于整体疾病的诊断。

（一）望头面

1. 望头

（1）头颅外形　大头或小头的小儿，多由先天禀赋不足，肾精亏虚，颅脑发育不良所致。

（2）囟门变化　小儿囟门早闭，多见于小头畸形；小儿囟门迟闭，为肾气不足，颅骨生长发育迟缓所致。两者多因先天不足，后天失养，发育不良所致。小儿囟门下陷，多属虚证，多因吐泻伤津，或气血不足，或脾胃虚寒，或先天不足，脑髓不充所致。小儿囟门高突，多属实证，多因温病火邪上攻，或颅内水液停聚所致。

2. 望面

（1）面肿　颜面浮肿而不红，多为水肿。有阴水与阳水之分。

（2）腮肿　一侧或两侧腮部肿起，边缘不清，皮色不红，按之有柔韧感及压痛感，此为"痄腮"，是温毒入侵所致。

（3）口眼㖞斜　此为风邪中络。若口眼㖞斜兼有半身不遂者，多为肝阳化风，风痰痹阻经络所致。

3. 望头发

头发的生长与肾气和精血密切相关。正常人头发色黑稠密润泽，是肾气旺盛、精血充足的表现。

（1）色泽　发黄稀疏干枯，甚至全部头发脱光，为精血不足。青少年白发属肾虚或血虚。

（2）发质　发质细软，干枯易断，为精血亏虚、发失所养。小儿发结如穗，枯黄无泽，伴面黄肌瘦，腹大便溏，多为疳积，为先天不足、后天失养所致。

（3）脱发　斑秃，多属血虚受风。青壮年头发枯黄而脆，稀疏易落，多属肾虚。头皮发痒，头发油腻、多屑、易落而头发稀疏，称作"脂秃"，为血热化燥。

（二）望五官

望五官包括观察面部目、耳、口、舌、鼻等五官七窍的色泽形态及功能状况，以反映脏腑经络的常与变。

1. 望目

古人将目的不同部位分属于五脏，后世医家发展成为"五轮"学说，即内眦及外眦的血络属心，称为血轮；黑睛属肝，称为风轮；白睛属肺，称为气轮；瞳仁属肾，称为水轮；眼胞属脾，称为肉轮。故目可反映五脏的情况。

（1）望眼神　眼睛黑白分明，精彩内含，神光充沛，有眵有泪，视物清晰，是眼有神，虽病易治；若两目晦暗，视物模糊，失却精彩，浮光外露，无眵无泪，是眼无神，病属难治。

（2）望色泽　目赤肿痛，多属实热。全目赤肿为肝经风热；目眦赤为心火上炎；白睛赤为肺火；睑缘赤烂为脾经湿热。白睛黄为黄疸，为湿热内盛或寒湿内壅。目眦淡白是血虚。目胞色暗晦，多属肾虚；目眶周围色黑，为肾虚水泛，或寒湿下注。

（3）望目形 眼胞浮肿，是水肿病之征。老年人肾气衰，水道不利，亦多见下睑肿。目睛下陷窠内，可见于呕吐泄泻之人，也可见于久病重病之人。前者为津液耗损所致，后者为脏腑精气衰竭所致，病属难治。眼球突出，伴喘满上气的是肺胀，为肺失宣降所致。胬肉攀睛，指赤脉胬肉，横布白睛，渐侵黑睛。多由心肺二经风热壅盛，经络瘀滞，或脾胃湿热蕴蒸，血滞于络或由肾阴暗耗，心火上炎所致。胞睑边缘，起核如麦粒，红肿较轻，曰"针眼"；若红肿较重，胞睑漫肿，曰"眼丹"。均由风热邪毒或脾胃蕴热，上攻于目所致。

（4）望目态 目睛正圆，固定直视，神志不清，称为"瞪目直视"，为精气将绝，属危候。两目上视，不能转动，颈项强直，角弓反张，称为"戴眼反折"，为风邪入客经络所致的危重证候。横目斜视，属肝风内动之证，常伴神昏、抽搐等症，属病重。

昏睡露睛，多由脾虚清阳之气不升，致胞睑失养，启闭失司，常见于小儿脾胃虚弱。

2. 望耳

耳与五脏六腑、四肢百骸有密切的联系，尤其与肾、胆的关系最为密切。

（1）色泽变化 正常人的耳，色红润而光泽，是气血充足的表现。耳轮色白，常见于暴受风寒，或寒邪直中者；若耳薄而白，为肾败，见于垂危之人。耳轮青黑，常见于剧痛患者；若耳轮干枯焦黑，多为肾水亏极，可见于温病后期，肾阴久耗及下消证。

（2）形态变化 正常人耳郭肉厚而润泽，是先天肾精充足的表现。耳薄而小是形亏，属肾气亏。耳瘦削者是正气虚，多属肾精或肾阴不足。耳轮萎缩，是肾气竭绝，多属死证。耳肿起色红者，多属少阳相火上攻。耳轮甲错，为久病血瘀。

（3）耳道分泌物 耳内流脓为"脓耳"，是由足少阳、手少阳二经风热上壅，或肝胆湿热，或肾虚相火上攻所致。

3. 望鼻

望鼻应注意观察色泽及鼻内变化。鼻主要反映肺与脾胃的情况。

（1）五色主病 鼻头色青，为腹中寒痛；色黄为里有湿热；色白为气血不足或亡血；色赤为脾肺二经有热。鼻色明润，为无病或病将愈之征。鼻色黑为肾虚水气内停。鼻头黄黑枯槁，为脾火津涸，亦属恶候。

（2）鼻内病变 鼻塞流涕，可见于外感表证或鼻渊。鼻流清涕者多属于外感风寒；鼻流浊涕者多属于外感风热；鼻孔干燥，属阳明热证；鼻腔出血，称为"鼻衄"，多因肺胃蕴热，灼伤鼻络所致。

4. 望口唇

脾开窍于口，其华在唇，足阳明胃经之脉环口唇，故望口唇可诊察脾胃的病变。

（1）色泽变化 正常人的唇色红润，为胃气充足，气血调匀的表现。唇色淡白为血虚或失血。唇色深红为实为热。深红而干，是热盛伤津；赤肿而干者，为热极。唇色青紫，属气滞血瘀重证，常见于各种原因所致的心脉瘀阻证或肺气郁滞证；唇色青黑多属寒盛、痛极，因寒凝血脉或痛极血络郁闭所致。

（2）形态变化 口唇干裂，为津液损伤。见于外感燥热，邪热伤津；亦见于脾热，或为阴虚津液不足。口角流涎，多属脾虚湿盛，或胃中有热。口腔黏膜出现灰白色小溃疡，周围红晕，局部灼痛，称为口疮；满口糜烂则称为口糜，多由阴虚火旺或心脾两经积热熏蒸而成。

（3）动态变化 口开不闭，称为口张，主病虚。口闭而难开，牙关紧闭，称为口噤，属实证。口角向一侧歪斜，称为口僻，又名口歪，多为风痰阻络，可见于面瘫或中风患者。

5. 望齿龈

望齿龈主要是观察其色泽与形态的变化。主要反映肾与胃的情况。

（1）望齿 牙齿洁白润泽，是津液内充、肾气充足的表现，或虽病而津未伤。其异常变化为牙齿干燥，是热盛伤津的表现。若光燥如石者，多为阳明热盛，津液大伤；若燥如枯骨者，多为肾阴枯涸，精气内竭。牙齿松动稀疏、齿根外露者，多为肾虚，或虚火上炎。咬牙啮齿，是热极动风的表现。若睡中啮齿者，多为胃热、食滞或虫积。若咬紧牙关难开者，为风痰阻络，或热盛动风。

（2）望龈　正常人牙龈淡红润泽，是胃气充足、气血调和的表现。牙龈淡白者，多是血虚。龈肉萎缩而色淡者，多属胃阴不足，或肾气虚乏。齿龈红肿者，多是胃火上炎，熏灼齿龈所致。齿缝出血，称为"齿衄"，多为胃热伤络或气虚；或因胃、肾阴虚，虚火上炎，脉络受损；或脾不统血所致。齿龈溃烂，流腐臭血水，甚至唇腐齿落者，称为"牙疳"，多为邪毒留滞，积毒上攻所致。

6. 望咽喉

正常的咽喉，色泽淡红润滑，不肿不痛，呼吸、发声、吞咽通畅无阻。主要反映肺胃与肾的情况。咽部红肿，疼痛明显，咽部一侧或两侧喉核红肿高起，甚则溃烂或有黄白色脓点，脓汁易拭去，此为乳蛾，多因肺胃热毒壅盛所致。若红色娇嫩，肿痛不甚，多为肾水亏少，阴虚火旺所致。假膜坚韧，不易剥离，重剥出血，随即复生，此乃白喉，为疫毒攻喉所致。

（三）望颈项

手足阳明经与任脉行于颈前，督脉与太阳经行于项后，少阳经行于两侧，是人体的重要部位。颈项异常改变主要有：颈前颌下结喉之处，有肿物如瘤，或大或小，或一侧或两侧，可随吞咽移动，名曰"瘿瘤"，多由肝郁气结痰凝所致，或与地方水土有关。颈侧颌下，肿块如垒，累累如串珠，名曰"瘰疬"，多由肺肾阴虚，虚火灼液，结成痰核；或因外感风热时毒，气血壅滞于颈部所致。头项拘紧或强硬谓之"项强"。如项强伴有恶寒发热等症，多为风寒侵袭太阳经脉，经气不利所致。

（四）望躯体

1. 望胸部

桶状胸多见于久病咳喘的肺胀患者。鸡胸多见于小儿先天禀赋不足，肾气不充或后天失养，精气不足，骨骼发育异常者。漏斗胸由先天精气亏损，或胸骨下部长期受压，或因慢性肺部疾病，长期吸气受阻所致。

2. 望腹部

腹部鼓胀者，为肝气郁结，水停血瘀所致。积聚，则是腹部局部膨隆，应结合按诊进行辨别，为气滞血瘀水停所致。

3. 望腰背部

腰背两侧对称，督脉贯脊行于正中，足太阳膀胱经分行挟于背脊两侧。驼背多由肾气亏虚、发育异常，或脊柱疾病，或曲背久坐，矫正失时所致，也可见于老年人。腰部拘急、转侧不利，常因寒湿侵袭、经气受阻，或外伤闪挫、血脉瘀阻所致。

（五）望皮肤

正常人皮肤微黄透红，柔润光滑，富有弹性。望皮肤应注意观察色泽形态的变化。

1. 望色泽形态

皮肤变红，色如涂丹，热如火灼，伴见恶寒发热者，病名"丹毒"。发于上部者多为风热火毒所致，发于下部者多因湿热化火而成，也有外伤染毒引起的。皮肤枯槁无华，皱缩无弹性，为津液已伤，营血久亏，肌肤失养所致。肌肤甲错由血虚、津枯，或瘀血日久，肌肤失养所致。

2. 望痈、疽、疔、疖

红肿高大，根盘紧束，伴有焮热疼痛者为痈，属阳证，多由温热火毒内蕴，气血瘀滞，热盛肉腐而成痈；漫肿无头，肤色不变或晦暗，局部麻木，不热少疼者为疽，属阴证，多由气血虚而寒痰凝滞，或五脏风毒积热，流滞于筋骨及肌肉所致；初起如粟如米，根脚坚硬而深，犹如钉丁之状为疔，疔毒多由火热毒邪，阻于皮肤，留于经络而成；发于皮表，形小而圆，红肿热痛不甚，容易化脓，脓溃即愈为疖，多由外感热毒或脏腑湿热蕴结而成。

三、望排出物

望排出物是指观察患者的排泄物和分泌物的色、质、量的变化来诊察病情的方法。

（一）望痰、唾、涎、涕

1. 望痰

痰黄黏稠，坚而成块者，多属热痰；痰白而清稀，或有灰黑点者，属寒痰；痰清稀而多泡沫者，属风痰；痰白滑而量多，易咯出者，属湿痰；痰少而黏，难于咯出者，属燥痰。

2. 望唾

唾为胃之液。胃寒、肾虚者多唾，胃有实邪停滞者亦多唾。

3. 望涎

涎为脾之液。口流清涎者，属脾寒；口中涎多，见于脾胃虚寒；口中涎黏，多为脾胃湿热。

4. 望涕

涕为肺液。鼻塞流清涕是外感风寒，鼻流浊涕是外感风热。

（二）望呕吐物

呕吐物清稀无酸臭，多属寒呕；呕吐物秽浊有酸臭味，多属热呕；呕吐物酸腐夹杂不消化食物，多属伤食；呕吐清水痰涎，胃有振水声，口干不饮者，为痰饮；呕吐黄绿苦水，多属肝胆湿热或郁热。

（三）望二便

1. 望大便

大便干结，面红身热者，多属实热伤津；大便干结如羊屎，排出困难，为肠道津亏；大便清稀，完谷不化，或如鸭溏者，属寒湿困脾，或脾胃气虚，大肠传导失职；大便色黄如糜，有恶臭者，属湿热泄泻；大便色黑如柏油样，兼面色不华，或脘腹隐痛者，为胃络出血。

2. 望小便

小便清长量多，伴形寒肢冷，多属寒证；小便短黄量少，尿时灼热疼痛，多属热证。尿血，血色鲜红，尿道热涩疼痛，为血淋，多属热蓄膀胱，损伤血络；尿有砂石，尿赤涩痛，时时中断，为砂淋，多属湿热内蕴，煎熬尿中杂质结而为砂石。

四、舌诊

（一）舌诊的概念及内容

1. 概念

舌诊，又称望舌，是通过观察患者舌质、舌苔和舌下脉络的变化来诊察疾病的一种方法，是望诊的重要内容。通过望舌，可判断脏腑虚实、正气盛衰，分辨病位深浅，区别病邪性质，推断病势进退及判断预后等。

2. 内容

望舌主要是观察舌质和舌苔的变化。望舌质，主要是观察舌质的神、色、形、态，判断脏腑虚实、气血盛衰；望舌苔，主要是观察舌苔的质、色，诊察胃气盛衰及病邪深浅、性质。

正常舌象为"淡红舌，薄白苔"。《舌苔统志》曰："舌为心之苗，其色当红，红不娇艳，其质当泽，泽非光滑，其象当毛，毛无芒刺，必得淡红上有薄白之胎气，方是无邪之舌。"

（二）舌的解剖结构

舌是由骨骼肌和覆盖于其表面的黏膜组成，分为舌体和舌根两部分，两者在舌背（面）以向前开放的"人"字形界沟为界，一般正常人伸舌时只能看到舌体，故中医望舌观察的主要是舌体。舌体的前端称为舌尖，舌体中部称为舌中，舌体后部至"人"字形界沟之前称为舌根，舌体的两侧缘称为舌边，见图6-1-1。伸舌上卷时，舌下面的黏膜在舌正中线上形成一黏膜皱襞，向后连于口腔底，称为舌系带。在舌系带根部两侧各有一小黏膜隆起称舌下阜，中医称其为左金津，右玉液，是胃津、肾液上承的孔道。舌背黏膜上有许多小突起称为舌乳头，根据其形态和功能不同分为丝状乳头、菌状乳头、叶状乳头和轮廓乳头，见图6-1-2。叶状乳头和轮廓乳头主要与味觉感受相关。丝状乳头数目最多，体积最小，呈白色，遍布于舌背前2/3，参与舌苔的形成；菌状乳头数目少于丝状乳头，其顶部钝圆、基底部较狭窄，透过顶部隐约可见分布于其内的毛细血管，肉眼观呈红色，主要分布于舌尖和舌边，是影响舌质的主要颜色。

（三）舌诊的原理

《辨舌指南》说："辨舌质，可辨五脏之虚实，视舌苔，可观察六淫之深浅。"

1. 舌与脏腑经络密切相关

（1）舌为心之苗　心开窍于舌，心主血脉，具有推动血液在脉管中运行，输送营养物质以濡养四肢九窍。通过观察舌质色泽可以反映心主血脉功能。《灵枢·脉度》曰："心气通于舌，心和则舌能知五味矣。"《灵枢·经脉》曰："手少阴之别……循经入于心中，系舌本。"此外舌体运动和语言能力还能反映心藏神功能。

（2）舌为脾之外候　舌苔是由胃气蒸发谷气上承于舌而成，通过观察舌苔可反映脾胃运化功能。《伤寒指掌》曰："舌之有苔，犹地之有苔。地之苔，湿气上泛而生；舌之苔，胃蒸脾湿上潮而生，故曰苔。"《灵枢·脉度》曰："脾气通于口，脾和则口能知五谷矣。"《灵枢·经脉》曰："脾足太阴之脉……连舌本，散舌下"。

（3）舌与其他脏腑通过经络密切联系　舌除了与心、脾密切相关，还通过经脉、经别、经筋与肝、肾、膀胱、胃、大肠、三焦等其他脏腑密切联系。《灵枢·经脉》曰："肾足少阴之脉……循喉咙，挟

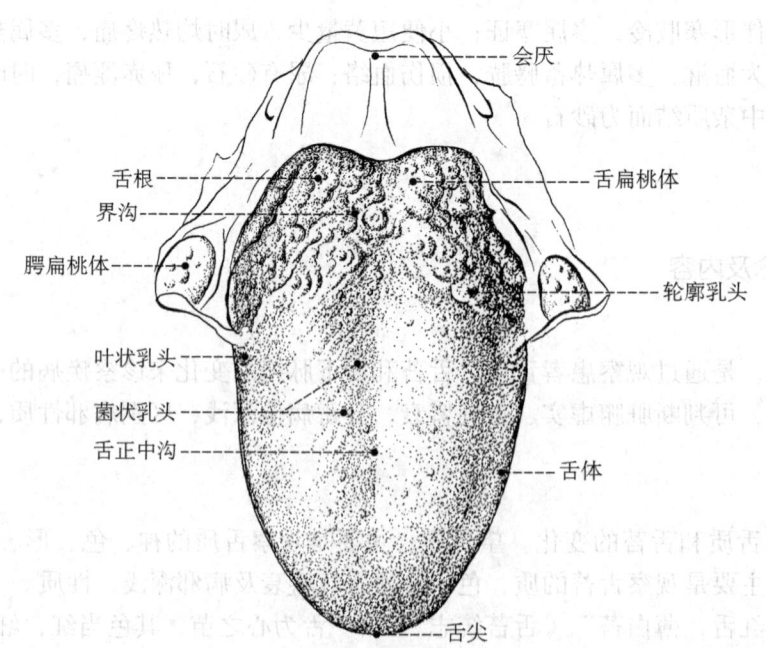

图6-1-1　舌背面

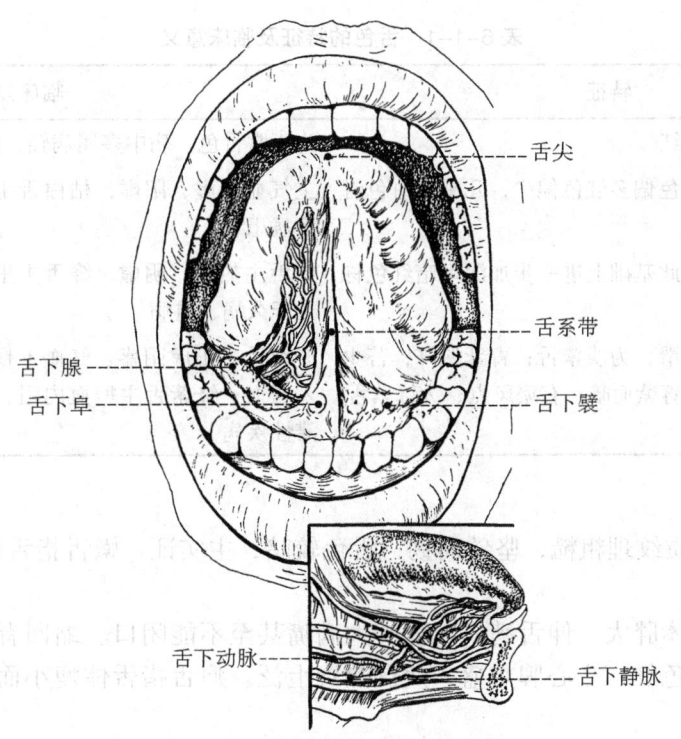

舌尖

舌系带

舌下腺

舌下阜

舌下襞

舌下动脉

舌下静脉

图 6-1-2　口腔底

舌本……肝者筋之合也……而脉络于舌本。"《灵枢·经筋》曰："足太阳之筋……其支者，别入结于舌本……手少阳之筋……其支者，当曲颊入系舌本。"《灵枢·营卫生会》曰："上焦出于胃上口……还至阳明（手阳明大肠经），上至舌，下足阳。"

2. 舌质分候脏腑

各脏腑病变在舌面有各自的投射部位，目前较为一致的观点是按照五脏划分：舌质主五脏病变，侧重血分；舌苔候六腑病变，侧重气分。舌尖对应上焦心肺，舌中对应中焦脾胃，舌根对应下焦肾，舌两侧对应肝胆，见图 6-1-3。

（四）望舌的方法和注意事项

望舌时，患者应面向自然光线，伸舌时，尽可能将舌伸出口外，但不可过分用力，防止将舌被动拉长。望舌时应当先看舌质，再看舌苔，遵循先看舌尖，再看舌中、舌边，最后看舌根部的顺序。注意鉴别染苔。

（五）望舌质、望舌苔

1. 望舌质

（1）舌神　是判断正气盛衰和疾病预后的关键。有神指舌质红活荣润，舌体活动自如，提示津液充足、气血充盈，正气未伤，见于常人；若为病中，提示病情轻浅；无神指舌质干瘪晦暗，舌体活动呆滞，提示津液匮乏、气血虚衰，正气已伤，病情危重。

（2）舌色　常见舌色为淡红、淡白、红绛和青紫，见表 6-1-1。

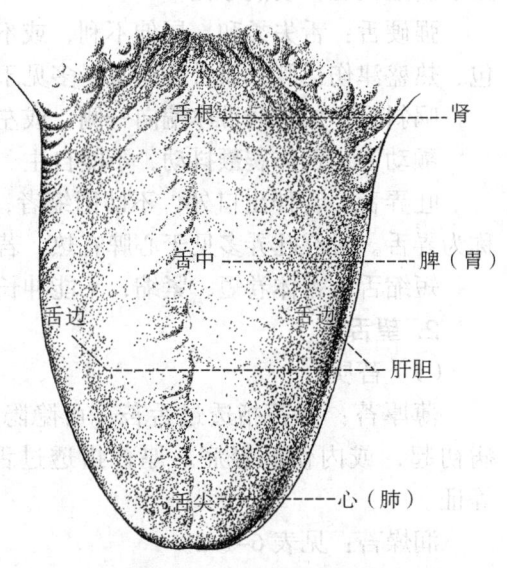

舌根

肾

舌中

脾（胃）

舌边

肝胆

舌尖

心（肺）

图 6-1-3　舌质分候脏腑

表 6-1-1　舌色的特征及临床意义

舌色	特征	临床意义
淡红	淡红润泽、白中透红	为正常舌色，病中多属病轻，如外感病初期
淡白	较正常舌色淡，白色偏多红色偏少，几乎无血色者称枯白舌	主气血两虚、阳虚，枯白舌主脱血夺气，如急性失血性疾病患者
红绛	较正常舌色红，在此基础上进一步加深呈暗红色称为绛舌	红舌主热证、阴虚，绛舌主里热亢盛、阴虚火旺证，多见于久病、重病
青紫	青紫湿润，苔白而滑，为淡紫舌；青紫深绛，苔少而干，为紫红舌；青紫而暗，有瘀斑点，为绛紫舌	淡紫舌主阳虚阴盛、气血不畅，紫红舌主热毒炽盛、深入营血，绛紫舌主瘀血内阻、络脉瘀滞，多见于血行瘀滞性疾病

（3）舌形

老嫩舌：老舌指舌质纹理粗糙，坚敛而韧，舌色较暗，主实证。嫩舌指舌质纹理细腻，浮胖娇嫩，舌色浅淡，主虚证。

胖瘦舌：胖舌指舌体胖大，伸舌满口，若肿大满嘴甚至不能闭口、缩回者称为肿胀舌，主脾肾阳虚，水湿内停；若舌质色红，主心脾热盛，痰湿热毒上泛。瘦舌指舌体瘦小而薄，主气血两虚、阴虚火旺。

点刺舌：点舌指突起于舌面的红色或紫红色星点，大者为星，称红星舌；小者为点，称红点舌。刺舌指舌乳头突起如刺，摸之棘手，呈红色或黄黑色，称为芒刺舌；点刺相似，时常并见，可合称点刺舌；主脏腑热极，或为血分热盛。

裂纹舌：舌面出现各种形状的裂纹、裂沟，沟裂中无舌苔覆盖，多为津血亏虚，舌体失于濡润。舌质红绛有裂纹，主邪热炽盛、阴液亏虚证；舌质淡白有裂纹，主气血两虚证。

齿痕舌：舌体边缘有牙齿压迫的痕迹，多与胖大舌同见，主脾虚、水湿内盛。

舌下脉络：正常舌下脉络呈青紫色。若舌下脉络变细，颜色偏淡，提示气血不足，脉络不充；若舌下脉络曲张呈绛紫、紫黑或呈紫色串珠状改变，提示血瘀。

（4）舌态

痿软舌：舌体软弱无力，不能随意伸缩回旋。色淡质白，多见于气血两虚筋脉失养；色绛而干，多见于阴虚火旺，阴液亏耗。

强硬舌：舌失柔和，屈伸不利，或不能转动，板硬强直，致使言语謇涩。色绛而干，多见于热入心包、热盛津伤；胖大兼舌苔厚腻，多见于风痰阻络。

喎斜舌：伸舌时舌体偏向一侧，或左或右，多见于中风、暗痱等。

颤动舌：舌体震颤抖动，不能自主。舌红绛多见于热极生风；舌淡白多见于血虚风动。

吐弄舌：舌伸出口外，不即回缩者，称为吐舌；舌反复吐而即回，或舌舔口唇四周，掉动不停者，称为弄舌。舌红吐弄多见于心脾有热，若舌紫绛吐弄多见于疫毒攻心。

短缩舌：舌体卷短、紧缩，不能伸长，常与痿软舌并见，为病情危重征象。

2. 望舌苔

（1）苔质

薄厚苔：薄苔指透过舌苔，可隐隐见到舌质，提示胃气未伤，主正常舌苔；若为病中，主外感病初起，或内伤病轻症。厚苔指透过舌苔，不能见到舌质，提示邪气渐盛，主痰湿、食积、里热等证。

润燥苔：见表 6-1-2。

腻腐苔：腻苔指颗粒细小，如涂油腻，中厚边薄，紧贴舌面，刮之不去，提示湿浊内蕴、阳气被遏，主痰浊、食积等，多偏寒。腐苔指颗粒粗大，如豆渣堆积，边中皆厚，揩之易去，提示阳热有余，主痰浊、食积等，多偏热。若腐苔渐退续生新苔，为正气胜邪病退，反之则为胃气衰败病。

表 6-1-2　润燥苔的特征及临床意义

分类	特征	临床意义
润苔	润泽有津，不滑不燥	提示体内津液未伤，为正常舌苔，若病中提示津液未伤
滑苔	伸舌欲滴，扪之湿滑	提示水湿之邪内聚，主痰饮、水湿之证
燥苔	扪之无津，甚则干裂	提示体内津液已伤，主热证、大汗、吐泻后
糙苔	苔质粗糙，扪之碍手	可由燥苔进一步发展而来，多见于热盛伤津之重证

剥（落）苔：舌面本有舌苔，在疾病过程中舌苔全部或部分脱落，脱落处光滑无苔，提示胃气不足，主胃阴亏虚或气血两虚证。

真假苔：真苔指舌苔紧贴舌面，刮之难去，为正常舌苔。新病提示胃气壅实；久病提示胃气尚存，预后尚可。假苔指舌苔易刮脱，刮后无垢光洁。新病提示邪浊渐聚，病情较轻；久病提示胃气匮乏，病情危重。

（2）苔色

白苔：薄白而润为正常舌苔，若病中则主表证或里证病轻；薄白而湿，主外感寒湿或寒饮内停；薄白而干，多见于外感风热；苔白厚腻，多见于湿浊内停；苔黄厚腻，多为湿热内蕴；苔白厚而干，提示热邪炽盛。

黄苔：主热证，根据热邪程度和浅深又可分为微黄、深黄和焦黄。

灰黑苔：主阴寒内盛或里热炽盛之重证，灰苔和黑苔只是颜色浅深不同，故常并称为灰黑苔，多由白苔或黄苔转化而来，黑色越深提示病情越重，预后越差。

（六）望舌的临床意义

1. 反映正气盛衰和津液盈亏

舌体红润、柔软灵活、舌苔薄白，提示正气充足、津液未伤、胃气充盛；舌淡苔白，提示气血两虚；舌红少苔，苔白干或黄干提示津液已伤；舌红光无苔，提示胃气衰败。

2. 辨别病位深浅及所在脏腑

舌苔薄白主外感表证或疾病初起，病位尚浅；苔厚提示病邪入里，病位较深；舌尖红多主心肺有热，舌中红绛少苔或无苔提示胃阴不足，舌两边红提示肝胆有热。

3. 辨明病邪性质

热邪致病，见舌红苔黄，若兼有湿邪，则舌红苔黄腻；若热迫血行，可见舌紫暗有瘀点或见舌下脉络曲张；若寒邪致病，则舌淡苔白；若为食积、痰浊致病，可见腻腐苔。

4. 判断病情进展及预后

舌苔由薄变厚、由润变燥，色由白变黄再转变为灰黑色，提示病邪由表入里，由寒化热，由轻变重，病邪入里化热、耗伤阴液，病势较重；反之，疾病日久，若舌苔由厚变薄、由燥变润，苔色由黄变白，提示邪去病退，疾病向愈；在疾病过程中，若舌面有苔，舌体运动灵活自如，属于正气尚存，预后较好；若舌光少苔或无苔，舌体强硬或㖞斜等，提示邪盛正衰，胃气衰败，预后不佳；若舌苔骤增骤退，则提示病情危重，为恶候。

需要注意的是，在具体诊疗过程中，由于疾病发展变化复杂多样，会出现舌苔、舌质变化不一致的情况，此时需结合机体所表现出的其他症状、体征综合分析，做出正确判断。

五、望小儿食指络脉

望小儿食指络脉，对三岁以内的小儿，在诊断上有重要的意义。

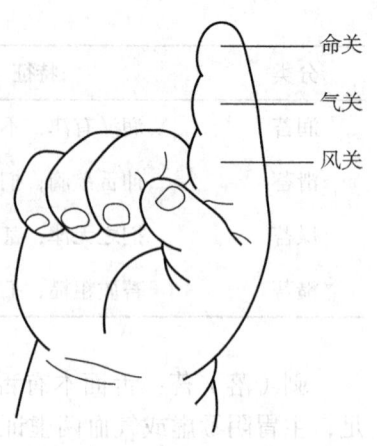

图 6-1-4 小儿指纹三关图

（一）三关部位

食指络脉的显现与分布：可分为风、气、命三关。食指的第一节部位为风关，第二节为气关，第三节为命关，见图 6-1-4。

（二）诊络脉方法

抱小儿向光，医师用左手握小儿食指，以右手大拇指用力适中从命关向气关、风关直推，推数次，络脉愈推愈明显，便于观察。

（三）形色主病

1. 正常络脉

正常络脉为色泽浅红，红黄相兼，隐隐于风关之内。

2. 异常络脉

"浮沉分表里，色泽辨病性，淡滞定虚实，三关测轻重"，可见络脉显于风关时，是邪气入络，邪浅而病轻；络脉从风关透至气关，其色较深，是邪气入经，主邪深入而病重；若络脉显于命关，是邪气深入脏腑，可能危及生命，因此称为命关；若络脉直达指端，称为"透关射甲"，病更凶险，预后不佳。络脉浮露者，主病在表，多见于外感表证；络脉沉滞者，主病在里，多见于外感和内伤之里证。色深浓的病重，色浅的病轻；色淡为虚，色滞为实。

第二节 闻 诊

闻诊，是通过听声音与嗅气味辨别人体健康和疾病的一种诊察方法。听声音包括辨别患者的语声、语音、呼吸、咳嗽、呃逆、呕吐、太息等各种声音，嗅气味包括嗅患者发出的各种异常气味、排泄物异味与病室气味等。

人的各种声音和气味均在脏腑正常生理和病理变化中产生，能反映出脏腑生理与病理表现，借以诊察病证，为治疗提供辨证依据。

一、听声音

（一）正常声音

正常声音也称"常声"，其发声自然、声调柔和、言语流畅、语意相符，是脏腑功能正常、气血津液旺盛的表现。

（二）异常声音

异常声音是在人体正常生理功能变化与个体差异以外发出，能反映疾病的语言、声音及其他声响方面的表现。

1. 声音

通过患者在疾病过程中的声响，以判断病证的性质、正气的盛衰和病情的轻重。病证属阳证、实证、热证者，多声音洪亮、高亢有力，声重而粗大，烦躁多语；属阴证、虚证、寒证者，多声音低弱、语声无力、静默少语。感受风寒外邪或风热外邪者，多声音重浊、喑哑或失音。久病肺肾阴虚者，可见声音嘶哑或失音。中风危证者，多见神识模糊、鼻鼾不语；中风后遗症者，多见语言謇涩或语言不畅。

患者突发惊悸、怔忡者，声高尖利，表情痛苦或惊恐，多为疼痛、惊恐，小儿多为惊风。小儿阵哭不食、辗转不宁，多为腹痛；小儿夜啼多因惊恐、食积、虫积、饮食失节。呻吟不止或痛苦嚎叫者多属剧痛或精神失常。

2. 语言

（1）谵语　神识不清，胡言乱语，声高有力者，多为热扰心神的实证。

（2）郑声　神识不清，语言重复，声音低弱，时断时续，多为心气大伤，精神散乱的虚证。

（3）独语　喃喃自语，见人则止，多为心气不足，神失精养的癫证。

（4）狂言　精神错乱，语无伦次，狂躁妄言，多为痰热扰心的狂证。

（5）语謇　神识清楚，思绪正常，但舌强语涩，吐字不清，多为风痰阻络的中风先兆或中风后遗症。

3. 呼吸

肺主气，司呼吸；肾主纳气，故呼吸异常，与肺肾病变相关。一般而言，呼吸气粗有力多为实证；呼吸低微，少气乏力多为虚证；呼吸浅表，声音微弱，多为元气虚衰、肺气将绝的危重证候；呼吸断续不匀，多为久病肺肾之气欲绝。

（1）喘　呼吸困难，短促急迫，甚则鼻翼煽动，张口抬肩，不能平卧者为喘。发病急而胸闷喘息气粗声高，呼出为快，脉实而有力，多为邪塞于肺的实喘；发病慢，喘而气怯，声低息短，气不得续，深吸为快，脉虚无力，多为虚喘。

（2）哮　呼吸急促似喘，喉中有哮鸣音，反复发作缠绵难愈。多因内伏痰饮，外邪引发或痰热壅肺，肺气失宣所致。临床分为冷哮与热哮。

（3）短气　呼吸急而短促不相连续，似喘而不抬肩，虽急并无痰声。临床有虚实之别，虚者多因元气亏虚，实者多因痰饮、食积胃肠或气滞血瘀。

（4）少气　又称气微，指呼吸微弱，气少不足以息，语言无力。多因久病虚损、肺肾气虚。

4. 咳嗽

有声无痰为咳，有痰无声为嗽，有痰有声为咳嗽。临床尤应注意其响声及咳痰的声、色、量、质的变化，以辨别病证的寒、热、虚、实。咳嗽重浊，多属实证；咳声轻清，气微气怯多属虚证；干咳无痰或有少量稠痰，属燥邪伤肺；咳嗽痰多，色白易咯属痰湿阻肺；咳声洪亮，痰黄而稠，不易咯出，属热邪犯肺；咳声重浊，痰白清稀，鼻塞不通，属寒邪犯肺；小儿咳嗽气急，呈阵发连续不断，咳止伴鸡鸣样叫声持续日久，多为"百日咳"；咳声如犬吠，伴声嘶哑，吸气困难，多为"白喉"。

5. 呕吐

有声有物为呕，无声有物为吐，有声无物为干呕，一般难以截然分开，称"呕吐"。临床分寒热虚实，吐势徐缓，声音微弱多属虚证；吐势较急，声音响亮多为实热；朝食暮吐，或暮食朝吐多为反胃，属胃寒脾弱。

6. 太息

太息又称叹息，胸中郁闷不舒，时发长吁短叹之声，胸闷气塞，深呼吸为畅，多为肝气郁结。

7. 呃逆

呃逆指胃气上逆，有气自咽喉出，发出一种不由自主的呃声，声短而频，俗称"打嗝"。呃声高亢，声音有力多属实、属热；呃声低沉，气弱无力，多属虚，属寒。

8. 嗳气

嗳气俗称"打饱嗝"，指胃中气体上出咽喉所发出的声响，声长而缓。若食后嗳气酸腐，兼脘腹胀满者，多属食滞或消化不良；嗳气无酸食味者多属肝胃不和。

二、嗅气味

1. 口鼻之气

口气酸馊，多为胃积宿食；口气腐臭，多为牙疳或有内痈；口鼻有酒臭，常因有嗜酒或湿热；口腔散发果味，为消渴重证。

2. 汗身之气

汗出臭秽，多为瘟病或火毒；身发腐臭，多为疮疡；身发狐臭，多为湿热；身发尿臊，多为肾阳衰极。

3. 痰涕之味

咳唾浊痰脓血，腥臭异常，多为火热毒邪所致肺痈；咳痰黄稠味腥，为痰热壅肺；鼻涕浊臭，为鼻渊；痰涕清稀，无气味，为外感风寒。

4. 二便之味

大便臭秽，为热结肠道；便溏味腥，为脾胃虚寒；尿清无味，属虚寒证；尿臊黄少，甚或浊臭多为湿热下注；矢气酸臭，多为食滞不化。

5. 经带气味

带下稀薄味腥，多属虚寒或寒湿；带下黄稠伴异味，多属实热或湿热；行经淋漓不止，色淡无味为脾肾不足；产后恶露臭秽，多为湿热下注。

6. 病室气味

病室有血腥味，多为出血证；有腐臭气味，多为疮疡溃痈；有尿臊味，多为水肿晚期；有烂苹果味者，多为消渴晚期；有尸臭味者，多为脏腑衰败；有臭酸味者，多为有机磷农药中毒。

第三节 问 诊

问诊，是医生通过对病人及陪诊者进行有目的的询问，了解疾病的发生、发展及诊治经过、现在症状和其他与本次疾病有关的情况，以诊察疾病的方法。问诊的目的在于充分收集其他三诊无法取得的与辨证关系密切的资料，有利于对疾病的病因、病位、病性做出正确的判断。

问诊主要包括一般情况、主诉、现病史、既往史、个人生活史、家族史等，其中尤其应注重围绕主诉询问现病史。中医更注重对现在症状的询问，为求问的全面、准确、无遗漏，明代医学家张景岳在总结前人问诊经验的基础上，编成《十问篇》，清代陈修园将其略作修改，而成《十问歌》，后世多按此进行询问。《十问歌》："一问寒热二问汗，三问头身四问便，五问饮食六胸腹，七聋八渴俱当辨，九问旧病十问因，再兼服药参机变。妇女尤必问经期，迟速闭崩皆可见。再添片语告儿科，天花麻疹全占验。"

一、问寒热

问寒热，是指询问患者有无寒或热的感觉。寒与热是临床常见症状，是辨别病邪性质、机体阴阳盛衰及病属外感或内伤的重要依据。"寒"指患者自觉怕冷的感觉，临床上有恶风、恶寒和畏寒。患者遇风觉冷，避之可缓者，谓之恶风；患者自觉怕冷，多加衣被或近火取暖而不能缓解者，谓之恶寒；患者自觉怕冷，多加衣被或近火取暖而能够缓解者，谓之畏寒。"热"即发热，是指患者体温升高和体温正常而患者自觉全身或局部发热，如壮热（指高热持续不退，体温 39℃以上）、潮热（指按时发热或按时热甚，如潮水之有定时）。

1. 恶寒发热

恶寒发热指恶寒与发热同时出现，患者自觉怕冷而体温升高，多为外感病的初期，是表证的特征。询问寒热的轻重不同，常可推断感受外邪的性质，若恶寒重发热轻，为外感风寒的特征；发热重恶寒轻，为外感风热的特征；发热轻而恶风，多属外感风邪，伤风表证。有时根据寒热的轻重程度，亦可推断邪正盛衰。一般来说，邪轻正盛，恶寒发热皆轻；邪盛正实，恶寒发热皆重；邪盛正虚，恶寒重，发热轻。

2. 但寒不热

但寒不热指患者只感寒冷而不发热。只恶风而无发热者，多为外感风邪；新病畏寒，多为寒邪直中；久病畏寒多为阳气虚衰。在外感病中，恶风、恶寒症状独立存在的时间很短，多在疾病的最早期，很快就会出现发热症状，成为恶寒发热或寒热往来。

3. 但热不寒

但热不寒指患者只觉发热而无怕冷感觉，见于里热证。高热持续不退为壮热，多因里热炽盛。定时发热，或定时热甚，如潮汐之有定时者为潮热，其中日晡时热势加剧者，多为阳明腑实证；午后潮热，入夜加重，或骨蒸潮热者，多为阴虚；午后热盛，身热不扬者，可见于湿温病；身热夜甚者，也可见温热病热入营血。

4. 寒热往来

寒热往来指恶寒与发热交替而发，其寒时自觉寒而不热，热时自觉热而不寒，是正邪交争于半表半里，互为进退之象，多见于少阳病、温病和疟疾。

二、问汗

汗液是阳气蒸化津液出于腠理而成。《黄帝内经》说"阳加于阴谓之汗"。问汗可辨邪正盛衰、腠理疏密和气血盈亏。问汗主要诊察有无汗出及汗出部位、时间、性质、多少等。

1. 表证辨汗

表证无汗为表实，多为外感风寒；表证有汗为表热或表虚证。

2. 里证辨汗

白天醒时汗出不止，动则加重者为自汗；多因气虚，阳气虚损，卫阳不固。睡时汗出，醒则汗止者为盗汗；多属阴虚内热。身大热而大汗出，伴有面赤、口渴，多为里热炽盛，迫津外泄；先恶寒战栗，继而全身大汗者为战汗，多见于急性热病正邪剧烈交争，为疾病之转折点，若汗出热退，脉静身凉为邪去正复之吉兆；而汗出身热，烦躁不安，脉来急促为邪盛正衰之危候。汗热味咸而黏，脉细数无力，多为亡阴之证；汗凉味淡清稀，脉微欲绝者，多为亡阳之证。

3. 局部辨汗

头汗可因上焦阳热或中焦湿热；额部汗出，脉微欲绝，为病危，虚阳浮越之象；半身汗出者，多因邪阻经络、营卫不通所致，多见于痿病、中风及截瘫患者；手足心汗出甚者，多因热郁于内或阴虚阳亢而致。

三、问疼痛

疼痛是临床常见的一种自觉症状。问疼痛，应注意询问疼痛的部位、性质、程度、时间及喜恶等。

（一）疼痛的性质和特点

不同性质和特点的疼痛往往提示其有不同的病因病机，大的方向可以从"不通则痛"和"不荣则痛"来考虑。具体可分为：

1. 胀痛

疼痛伴有胀感，以胸胁、胃脘、腹部较多见，因气机郁滞所致。

2. 刺痛

疼痛如针刺，部位固定不移，因瘀血所致。

3. 串痛

疼痛部位游走不定或走窜攻痛，多见于风湿痹证或气滞证。

4. 绞痛

痛势剧烈如刀绞割者，多为有形实邪突然阻塞经络、闭阻气机，或寒邪内侵，导致血流不畅而成。

5. 灼痛

痛处有烧灼感，多由火热之邪串入经络，或阴虚阳亢，虚热灼于经络所致。

6. 冷痛

痛处有冷感，多因寒凝筋脉或阳气不足而致。

7. 重痛

疼痛伴有沉重感，多因湿邪困阻气机而致，见于湿证。

8. 隐痛

痛而隐隐，绵绵不休，多因气血不足，或阳气虚弱所致。

9. 空痛

痛而有空虚之感，多为精血不足而致。

（二）疼痛的部位

询问疼痛的部位，可以判断疾病的位置及相应经络脏腑的变化情况。

1. 头痛

凡头痛较剧，痛无休止，并伴有外感表现者，为外伤头痛；如头重如裹，肢重者为风湿头痛；凡头痛较轻，病程较长，时痛时止者，多为内伤头痛。

头部不同部位的疼痛，一般与经络分布有关。枕部痛连及项部，属太阳经病；痛在前额或连及眉棱骨，属阳明经病；头两侧疼痛，为少阳经病；巅顶痛，为厥阴经病；头痛连齿，指甲微青，为少阴经病。

2. 胸痛

胸痛多为心肺之病，总由胸部气机不畅所致，常见于热邪壅肺、痰浊阻肺、瘀血内阻、肺阴不足所致之肺痈、胸痹、肺痨等病证。

3. 胁痛

胁痛，是指胁一侧或两侧疼痛，多属肝胆经病变。可见于肝气郁滞、肝胆火盛、肝胆湿热、瘀血阻络及水饮内停等证。

4. 脘腹痛

脘腹痛包括胃脘痛和腹痛；病属脾胃。凡疼痛暴急剧烈、胀痛、拒按、得食痛甚者，多属实证；凡疼痛徐缓、隐痛、得食痛减者，多属虚证；凡冷痛剧烈，得热痛减者，多属寒证；凡痛而喜冷者，多属热证。寒凝、热结、气滞、血瘀、食积、虫积以及气虚、阴虚、血虚、阳虚均可致病。

5. 腰痛

腰痛多为闪挫跌扑，瘀血阻络；寒湿痹证、湿热阻络或肾虚亦可致病。

6. 四肢痛

四肢痛多因风寒湿邪侵犯经络、肌肉，见于痹证。风邪偏盛，表现为疼痛游走不定者，为行痹；寒邪偏盛，得热则缓者，为痛痹；湿邪偏盛，疼痛而重着者，为湿痹；热邪偏盛，局部红肿疼痛者，为热痹。足跟或胫膝酸痛者，多为肾虚。

（三）疼痛的时间

新病，痛剧拒按者多实；久病，痛缓喜按者多虚。

四、问饮食口味

主要问有无口渴、饮水多少、冷热喜恶、食欲好坏、食量多少、口味偏嗜及口味异常等情况，以判断胃气有无与脏腑虚实寒热。

（一）口渴与饮水

口渴多因津液不足或输布障碍所致。口渴喜冷饮伴大热、大汗者，多见于实热证；口渴，饮水不多，或水入即吐者，多由痰饮水湿内停，输布障碍所致；口渴伴体重下降，多饮多尿者，可见于消渴；口干但欲漱水不欲咽者，多为瘀血之象。

（二）食欲与食量

1. 食欲减退

患者不欲食，食量减少，多见于脾胃气虚、湿邪困脾证；厌食伴脘腹胀满、嗳腐吞酸，多因伤食所致；饥不欲食者，常为胃阴不足所致。

2. 多食易饥

多食易饥，又称"消谷善饥"，多见于胃火亢盛、胃强脾弱等证；若伴有多饮多尿者，可见于消渴病。

3. 饮食偏嗜

小儿嗜食异物，如纸张、泥土、生米等，可见于虫积、疳积证。疾病过程中，食欲渐复，预后多良好；反之，食欲渐退，食量渐减，提示胃气渐衰，预后多不良。久病重病，食欲低下，突然暴食、索食、多为脾胃之气将绝，乃"除中"之危象，是"回光返照"的表现。

（三）口味

口淡无味，多见于脾胃虚寒或水湿内停；口酸多见于肝胃不和之证；口苦多见于胃热、肝胆火盛或肝胆湿热；口甜多见于脾胃湿热；口咸多见于肾虚；口中黏腻多见于脾胃湿阻。

五、问睡眠

睡眠失常可分为失眠与嗜睡两类。失眠以不易入睡或睡而不酣，易于惊醒或醒后难眠，甚至彻夜不眠为特点，多因阳不入阴，神不守舍所致。实证可由邪气内扰，或气机失调，或痰热食滞所致；虚者多为心血不足，心神失养，或阴虚火旺，内扰心神所致。嗜睡以时时欲睡，眠而不醒，精神不振，头沉困倦为特点。实证多由痰湿内盛进而困阻清阳所致，虚证多由阳虚阴盛或气血不足所致。

六、问二便

问二便，是询问患者大小便的有关情况，如二便的次数、便量多少、性状、颜色、气味有无异常感觉及排便时伴随症状等，以了解脾胃、大肠、膀胱、及肾的寒热虚实情况。

（一）问大便

问大便可分为便次异常及排便感觉异常。

1. 便次异常

（1）便秘 以排便间隔时间延长，便次减少，质硬便难为特征。便秘有寒热虚实之分。实寒者，多伴腹痛拒按，苔白身冷，为寒邪阻遏阳气，腑气不通；实热者，多伴腹胀满闷，痛而拒按，苔黄燥裂，为胃肠积热；虽有便意，临厕努挣乏力，汗出气短，便虽不太干结却不易排出者为气虚无力推动所致；大便燥结，硬如羊粪，排便困难，常见于病久不愈、年老体弱、孕中产后，乃因阴血亏少，无水行舟所致。

（2）泄泻 以大便次数增加，排便间隔时间缩短，一日三、四次或更多，便质溏稀、软不成形，甚者稀水状为特征。泄泻有寒热虚实之别。寒湿泄泻，可见泻如稀水，色淡黄而味不甚腥臭；湿热泄泻，可见暴发泄泻，大便臭秽，腹痛肠鸣，肛门灼热；食滞泄泻，可见吐泻交作，吐物酸臭，泻下臭秽；脾虚泄泻，可见完谷不化，便稀溏薄，迁延日久；大便时干时稀，多为肝郁脾虚，肝脾不调；大便先干后稀，多属脾胃虚弱。

2. 排便感觉异常

（1）肛门灼热　多由大肠湿热蕴结而致，可见于湿热泄泻、暑湿泄泻证。

（2）排便不爽　多由肠道气机不畅所致，可见于肝郁犯脾、伤食泄泻、湿热蕴结等证。

（3）里急后重　多因湿热之邪内阻，肠道气滞所致，是痢疾病证中的一个主症。

（4）滑泻失禁　多因久病体虚，脾肾阳虚衰，肛门失约而致，可见于脾阳虚衰、肾阳虚衰，或脾肾阳衰等证。

（5）肛门气坠　甚则脱肛，多因脾气虚衰，中气下陷而致，多见于中气下陷证。

（二）问小便

问小便可分为尿量、尿次异常及排尿感觉异常。

1. 尿量异常

（1）尿量增多　即每天的尿量较正常明显增多，可见于虚寒证、肾阳虚证及消渴病中。

（2）尿量减少　即每天的尿量较正常明显减少，可见于实热证、汗吐下证、水肿病及癃闭、淋证等病证。

2. 尿次异常

（1）小便频数　即小便次数增多，多为湿热蕴结下焦，膀胱气化不利所致，可见于淋证；或为肾气不固，膀胱失约所致，可见于老年人或久病患者。

（2）癃闭　癃，即小便不畅，点滴而出；闭，即小便不通，点滴不出，合称为癃闭。癃闭有虚实之分，实证多为肝气郁结、湿热蕴结或瘀血、结石阻塞尿道所致；虚证多为年老气虚，肾阳虚衰，膀胱气化不利所致。

3. 排尿感觉异常

（1）小便涩痛　即排尿不畅，且伴有频急、灼热、疼痛感，多为膀胱湿热所致，可见于淋证。

（2）余沥不尽　即排尿后，小便仍点滴不尽，多为肾阳虚，肾气不固所致，可见于老年人。

（3）小便失禁　即患者神志清醒时，小便不能随意控制而自遗，多为肾气不足，下元不固所致；或下焦虚寒，膀胱失煦，不能制约水液而致。若患者神志昏迷，而小便自遗，则病情危重。

（4）遗尿　即患者睡时不自主排尿，多为肾阴、肾阳不足、脾虚气陷等证，多见于儿童。

七、问小儿及妇女

（一）问小儿

小儿科古称"哑科"，不仅问诊困难，而且不一定准确。问诊时，若小儿不能述说，可以问其家属。主要应了解出生前后的情况、预防接种和是否患过麻疹、水痘等传染病及传染病接触史。小儿常见致病因素有外邪、饮食、惊吓等，故受寒、喂养、受惊等情况应详细询问。此外，父母兄妹健康状况及遗传性疾病史均应询问。

（二）问妇女

妇女有月经、带下、妊娠、产育等生理特点，因此，对青春期开始之后的女性患者，还应仔细询问经带等，以此作为妇科与一般疾病的诊断与辨证依据。

1. 月经

了解初潮、末次月经、月经周期、行经天数、经量、经色、经质以及有无痛经、闭经、是否绝经、绝经年龄等情况。正常月经周期为 28 天左右，行经 3～5 天，经量适中，色正红、质地不稀不稠、无瘀块。若经色紫黑有块者多为血瘀；经色鲜红，质地浓稠多为血热；经色浅淡，质地清稀多为气血亏虚。常见以下情况：

（1）月经先期 即连续 2 个月经周期出现经期提前 7 天以上者，多为血热妄行或气虚不能摄血。

（2）月经后期 即连续 2 个月经周期出现经期延后 7 天以上者，多为任脉不充的血虚证，或为寒凝气滞，经血不利。

（3）月经先后不定期 即经期不定，或提前或延后 7 天以上者，多为肝郁气滞所致。

（4）经量过多 即经量超过了正常生理范围，其色红而稠者为实证、热证，其色淡者为气虚证。

（5）经量过少 即经量少于正常生理范围，其色淡量少为精血亏虚证，色紫黯有块者为血瘀。

（6）闭经 即未妊娠而停经在 3 个月以上者，为化源不足，血海空虚，或因寒凝气滞血瘀所致。

（7）痛经 即行经期间或行经前后发生阵发性小腹疼痛，或痛引腰骶，甚至剧痛难忍者。实证多因寒凝、气滞血瘀所致，虚证多因气血两虚、阳虚所致。

（8）崩漏 即经血非时暴下不止或淋漓不断，前者谓之崩，后者谓之漏，多因气虚、血热、血瘀所致。

2. 带下

主要了解色、质、量、气味等情况。若带下色黄，质黏臭秽，多属湿热下注；若带下有血，赤白夹杂，多为肝经郁热或湿毒蕴结、损伤络脉所致；若白带量多质稀如涕，淋漓不绝者，多为脾肾阳虚，寒湿下注。

第四节 切 诊

切诊包括脉诊和按诊两部分内容。脉诊是按脉搏；按诊是在患者身躯上一定的部位进行触、摸、按、压，以了解疾病的内在变化或体表反应，从而获得辨证资料的一种诊断方法。

一、脉诊

脉诊，是医者以手指按一定部位的脉搏来辨别病证的一种诊察方法。通过诊脉，体察患者不同的脉象，以了解病情，诊断疾病。它是中医学一种独特的诊断疾病的方法。

（一）脉象形成的原理

脉象，即脉动应指的形象。心主血脉，包括血和脉两个方面，脉为血之府，心与脉相连，心脏有规律的搏动，推动血液在脉管内运行，脉管也随之产生有节律的搏动。血液循行脉管之中，流布全身，环周不息，除心脏的主导作用外，还必须有各脏器的协调配合。肺朝百脉，即是循行全身的血脉，均汇聚于肺，且肺主气，通过肺气的敷布，血液才能布散全身；脾胃为气血生化之源，脾主统血；肝藏血，主疏泄，调节循环血量；肾藏精，精化气，是人体阳气的根本，各脏腑组织功能活动的原动力，且精可以化生血，是生成血液的物质基础之一。因此脉象的形成，与脏腑气血密切相关。

（二）脉诊的临床意义

脉象的形成和脏腑气血关系十分密切。气血脏腑发生病变，血脉运行受到影响，脉象就会有变化。故通过诊察脉象的变化，可以判断疾病的病位、性质、邪正盛衰与推断疾病的进退预后。

1. 判断疾病的病位、性质和邪正盛衰

疾病的表现尽管极其复杂，但从病位的浅深来说，不在表便在里，而脉象的浮沉，则足以反映病位的浅深。脉浮，病位多在表；脉沉，病位多在里。疾病的性质可分寒证与热证，脉象的迟数，可反映疾病的性质，如迟脉多主寒证，数脉多主热证。邪正斗争的消长，产生虚实的病理变化，而脉象的有力无

力，能反映疾病的虚实证候。脉虚弱无力，是正气不足的虚证；脉实有力，是邪气亢盛的实证。

2. 推断疾病的进退预后

脉诊对于推断疾病的进退预后，有一定的临床意义。如久病脉见缓和，为胃气渐复，病退向愈之兆；如久病气虚、虚劳、失血，久泄久痢而见洪脉，则多为邪盛正衰危候。如战汗，汗出脉静，热退身凉，为病退向愈；若脉急疾，烦躁，为病进危候。

（三）诊脉的部位

脉诊常用寸口诊法。寸口又称脉口、气口，其位置在腕后桡动脉搏动处，诊脉独取寸口的理论依据是：寸口为手太阴肺经之动脉，为气血会聚之处，而五脏六腑十二经脉气血的运行皆起于肺而止于肺，故脏腑气血之病变可反映于寸口。另外，手太阴肺经起于中焦，与脾经同属太阴，与脾胃之气相通，而脾胃为后天之本，气血生化之源，故脏腑气血之盛衰都可反映于寸口，所以独取寸口可以诊察全身的病变。

1. 寸口分部

寸口脉分寸、关、尺三部，以高骨（桡骨茎突）为标志，其稍内方的部位为关，关前（腕端）为寸，关后（肘端）为尺，见图6-4-1。两手各分寸、关、尺三部，共六部脉。寸、关、尺三部可分浮、中、沉三候，是寸口诊法的三部九候。

2. 寸关尺分候脏腑

寸关尺分候脏腑，历代医家说法不一，目前多以下列为准，见图6-4-2、表6-4-1。

左寸可候：心与膻中；右寸可候：肺与胸中。
左关可候：肝胆与膈；右关可候：脾与胃。
左尺可候：肾与小腹；右尺可候：肾与小腹。

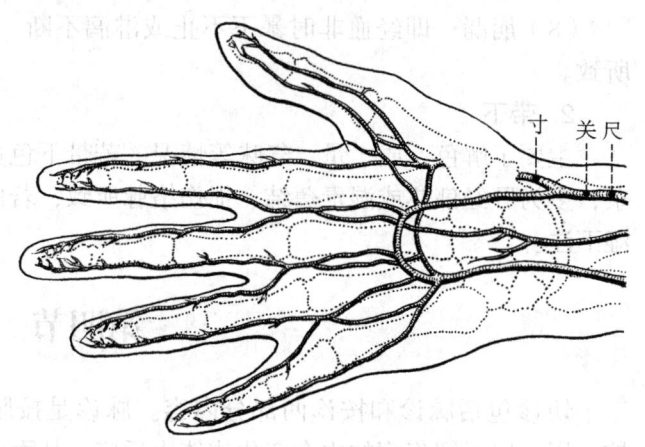

图 6-4-1 寸口诊法示意图

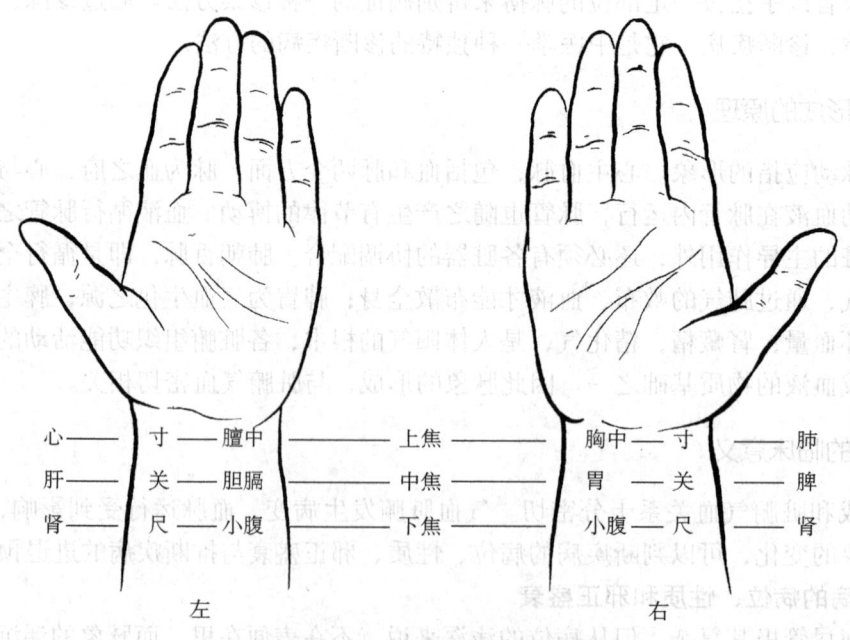

| 心 —— 寸 —— 膻中 —— 上焦 —— 胸中 — 寸 —— 肺 |
| 肝 —— 关 —— 胆膈 —— 中焦 —— 胃 — 关 —— 脾 |
| 肾 —— 尺 —— 小腹 —— 下焦 —— 小腹 — 尺 —— 肾 |
| 左 右 |

图 6-4-2 寸关尺分候脏腑图

表 6-4-1 寸口脉的分部及其分属脏腑

	寸（关前一指）	关（桡骨茎突旁）	尺（关后一指）
左手	心、膻中	肝、胆、膈	肾、小腹
右手	肺、胸中	脾、胃	肾、小腹

（四）诊脉方法和注意事项

1. 时间

诊脉的时间最好是清晨，因为清晨患者不受饮食、活动等各种因素的影响，体内外环境都比较安静，气血经脉处于少受干扰的状态，故容易鉴别病脉。但也不是说其他时间不能诊脉。总的来说，诊脉时要求有一个安静的内外环境。诊脉之前，先让患者休息片刻，使气血平静，医生也要平心静气，然后开始诊脉。诊室也要保持安静。在特殊的情况下应随时随地诊察患者，不必拘泥于这些条件。

2. 体位

要让患者取坐位或正卧位，手臂平放和心脏近于同一水平，直腕仰掌，并在腕关节背垫上脉枕，这样可使气血运行无阻，以反映机体的真正脉象。

3. 指法

医者和患者侧向坐，用左手按诊患者的右手，用右手按诊患者的左手。诊脉下指时，首先用中指按在掌后高骨内侧关脉位置，称为"中指定关"，接着用食指按在关前（腕侧）定寸脉，无名指按在关后（肘侧）定尺脉。位置放准之后，三指应呈弓形，指头平齐，以指目接触脉体。布指的疏密要和患者的身长相适应，身高臂长者，布指宜疏，身矮臂短者，布指宜密，总以适度为宜。三指平布同时用力按脉，称为总按；为了重点地体会某一部脉象，也可用一指单按其中一部脉象，称为单按。如要重点诊寸脉时，微微提起中指和无名指；重点诊关脉则微提食指和无名指；重点诊尺脉则微提食指和中指。临床上总按、单按常配合使用，这样对比的诊脉方法，颇为实用。单按分候寸口三部，以察病在何经何脏，总按以审五脏六腑的病变。

诊小儿脉可用"一指（拇指）定关法"，而不细分三部，因小儿寸口部短，不容三指定寸关尺。

4. 指力

医生诊脉时运用指力的轻重和挪移来诊察、辨识脉象，根据指力的不同，一般分为举、按、寻。用轻指力按在皮肤上叫举，又叫浮取或轻取；用重指力按在筋骨间，叫按，又称沉取或重取；指力不轻不重，还可亦轻亦重，以委曲求之叫寻。因此诊脉必须注意举、按、寻之间的脉象变化。此外，当三部脉有独异时，还必须逐渐挪移指位，内外推寻。

5. 平息

一呼一吸称一息，诊脉时，医者的呼吸要自然均匀，用一呼一吸的时间去计算患者脉搏的至数，如正常脉象及病理性脉象之迟、数、缓、疾等脉，均以息计。但平息的意义还不止如此。平是平调的意思，要求医者在诊脉时，思想集中，全神贯注。因此，平息除了以"息"计脉之外，还要做到虚心而静，全神贯注。

6. 五十动

每次诊脉，必满五十动。即每次按脉时间，每侧脉搏跳动不应少于五十次。其意义有二：一为了解五十动中有无促、结、代脉，防止漏诊；二为说明诊脉不能草率从事，必须以辨清脉象为目的。如果第一个五十动仍辨不清楚，可延至第二个或第三个五十动。总之，每次诊脉时间，以 2～3 min 为宜。

（五）正常脉象

正常脉象古称平脉，是健康无病之人的脉象。正常脉象的形态是三部有脉，一息四到五至（72～

80次/min），不浮不沉，不大不小，从容和缓，柔和有力，节律一致，尺脉沉取有力，并随生理活动和气候环境的不同而有相应的正常变化。正常脉象的特点是有胃、有神、有根，见表6-4-2。

1. 有胃

有胃气的脉象。古人说法很多，总的来说，正常脉象不浮不沉，不快不慢，从容和缓，节律一致，便是有胃气。即使是病脉，无论浮沉迟数，但有徐和之象者，便是有胃气。脉有胃气，则为平脉，脉少胃气，则为病变，脉无胃气，则属真脏脉，或为难治或不治之征象。故脉有无胃气对判断疾病凶吉预后有重要的意义。

2. 有神

有神的脉象形态，即脉来柔和。如见弦实之脉，弦实之中仍带有柔和之象为有神；即使微弱之脉，微弱之中不至于完全无力者为有神。神之盛衰，对判断疾病的预后有一定的意义。但必须结合声、色、形三者，才能做出正确的结论。脉之有胃气、有神，都是具有冲和之象，有胃气即有神，所以在临床上胃气与神的诊法一样。

3. 有根

三部脉沉取有力，或尺脉沉取有力，就是有根的脉象形态；或病中肾气犹存，先天之本未绝，尺脉沉取尚可见，便是有生机。若脉浮大散乱，按之则无，则为无根之脉，为元气离散，标志病情危笃。

表6-4-2　正常脉象的特征及临床意义

	脉象特征	临床意义
有胃	从容、徐和、软滑	脉之胃气，主要反映脾胃运化功能的盛衰、营养状况的优劣和能量的储备状况
有神	脉律整齐、柔和有力	诊脉神之有无，可察精气之盈亏，并与胃气的盛衰有关
有根	尺脉有力、沉取不绝	主要说明肾气的盛衰

正常脉象随人体内外因素的影响而有相应的生理性变化，如性别、年龄、体格、情志、劳逸、饮食、四时气候、地理环境等，但总以有胃气、有神、有根者为正常脉象范围。此外，有一些人，脉不见于寸口，而从尺部斜向手背，称"斜飞脉"；若脉出现于寸口的背侧，则称"反关脉"，还有出现于腕部其他位置者，都是生理特异脉位，即桡动脉解剖位置的变异，不属病脉。

（六）病理性脉象

疾病反映于脉象的变化，称为病脉。一般来说，除了正常生理变化范围以及个体生理特异之外的脉象，均属病脉。不同的病理脉象，反映了不同的病症，我国最早的脉学专书《脉经》提出二十四种脉象，《景岳全书》提出十六种，《濒湖脉学》提出二十七种，李士材的《诊家正眼》又增加疾脉，故近代多从二十八脉论述，见表6-4-3。

在二十八病脉中，有单一脉与复合脉之别。有的脉在位、数、形、势方面仅有单一的变化，如浮脉、沉脉表现为脉位的变化，迟脉、数脉表现为至数的变化。这种单方面变化而形成的脉象，称单一脉。许多脉象要从位数形势多方面综合体察，才能进行区别。如弱脉由虚、沉、小三脉合成，浮大、有力、势猛为洪脉等，这种由两个或两个以上方面的变化而形成的脉象，称复合脉。单一脉往往不能全面反映疾病的本质，而复合脉则可以从多方面反映疾病的情况。除了所述二十八脉之外，还常出现数种脉象并见的相兼脉，如浮紧、浮缓、沉细、滑数等。

现将常用脉象分述如下：

1. 浮脉

脉象：轻取即得，重按稍减而不空，举之泛泛而有余，如水上漂木。

表 6-4-3　二十八种脉象特点、分类和主病简表

特点		脉名	脉象	主病
浮脉类	轻取即得	浮	举之有余，按之不足	表证，亦见于虚阳浮越证
		洪	脉体阔大，充实有力，来盛去衰	阳明气分热盛
		濡	浮细无力而软	虚证、湿困
		散	浮取散漫而无根，数而脉力不匀	元气离散、正气将绝
		芤	浮大中空，如按葱管	失血、伤阴
		革	浮大搏指，中空外坚，如按鼓皮	亡血、失精、半产、崩漏，阳气外浮
沉脉类	重按始得	沉	轻取不应，重按始得	里证，亦见于平人
		伏	重按推至筋骨始得	邪闭、厥病、痛极
		弱	沉细无力而软	阳气虚衰、气血俱虚
		牢	沉、实、大、弦、长	阴寒内盛、疝气、癥积
迟脉类	一息不足四至	迟	一息不足四至	寒证、邪热结聚（如阳明腑实证）
		缓	一息四至，脉来怠缓	湿病、脾胃虚弱，亦见于平人
		涩	往来艰涩，迟滞不畅	气滞血瘀、精伤血少、痰食内停
		结	迟而时一止，止无定数	阴盛气结、寒痰血瘀、癥瘕积聚
数脉类	一息五至以上	数	一息五至以上，不足七至	热证，亦主里虚证
		疾	脉来急疾，一息七八至	阳极阴竭、元气欲脱
		促	数而时一止，止无定数	阳盛实热、气滞血瘀、痰饮、食积、肿痛
		动	脉短如豆，厥厥动摇，滑数有力	疼痛、惊恐
虚脉类	应指无力	虚	三部脉举按无力，按之空虚	气血两虚
		细	脉细如线，应指明显	气血两虚、湿证
		微	极细极软，按之欲绝	气血大虚、阳气暴脱
		代	迟而中止，止有定数	脏气衰微、疼痛、惊恐、跌仆损伤
		短	首尾俱短，不及本部	有力主气郁、无力主气虚
实脉类	应指有力	实	举按充实而有力	实证、平人
		滑	往来流利，应指圆滑	痰湿、食积、实热、青壮年、孕妇
		弦	端直以长，如按琴弦	肝胆病、疼痛、痰饮、老年健康者
		紧	绷急弹指，状如转索	实寒证、疼痛、食积（宿食）
		长	首尾端直，超过本位	阳证、热证、实证、平人

　　主病：表证、虚证。浮脉主表，反映病邪在经络肌表部位，邪袭肌腠，卫阳奋起抵抗，脉气鼓动于外，脉应指而浮，故浮而有力。内伤久病体虚，阳气不能潜藏而浮越于外，亦有见浮脉者，必浮大而无力。

　　2. 洪脉

　　脉象：洪脉极大，状若波涛汹涌，来盛去衰。

　　主病：里热证。洪脉的形成，由阳气有余、气壅火亢，内热充斥，致使脉道扩张，气盛血涌，故脉见洪象。若久病气虚或虚劳，失血，久泄等病证而出现洪脉，是正虚邪盛的危险证候或为阴液枯竭，孤阳独亢或虚阳亡脱。此时，浮取洪盛，沉取无力。

　　3. 濡脉

　　脉象：浮而细软，如帛在水中。

主病：虚证，湿证。濡脉主诸虚，若为精血两伤，阴虚不能卫阳，故脉浮软，精血不充，则脉细；若为气虚阳衰，虚阳不敛，脉也浮软，浮而细软，则为濡脉。若湿邪阻压脉道，亦见濡脉。

4. 沉脉

脉象：轻取不应，重按始得，如石沉水底。

主病：里证。亦可见于无病之正常人。病邪在里，正气相搏于内，气血内困，故脉沉而有力，为里实证；若脏腑虚弱，阳气衰微，气血不足，无力统运营气于表，则脉沉而无力，为里虚证。

5. 弱脉

脉象：极软而沉细。

主病：气血阴阳俱虚证。阴血不足，不能充盈脉道，阳衰气少，无力鼓动，推动血行，故脉来沉而细软，而形成弱脉。

6. 迟脉

脉象：脉来迟慢，一息不足四至（相当于脉搏每分钟 60 次以下）。

主病：寒证。迟而有力为寒痛冷积，迟而无力为虚寒。久经锻炼的运动员，脉迟而有力，不属病脉。迟脉主寒证，由于阳气不足，鼓动血行无力，故脉来一息不足四至。若阴寒冷积阻滞，阳失健运，血行不畅，脉迟而有力；若阳虚而寒者，脉多迟而无力。邪热结聚，阻滞气血运行，也见迟脉，但必迟而有力，按之必实，迟脉不可概认为寒证，当脉症合参。

7. 缓脉

脉象：一息四至，来去怠缓。

主病：湿证，脾胃虚弱。湿邪黏滞，气机为湿邪所困；脾胃虚弱，气血乏源，气血不足以充盈鼓动，故缓脉见怠缓。平缓之脉，是为气血充足，百脉通畅。若病中脉转和缓，是正气恢复之征。

8. 涩脉

脉象：迟细而短，往来艰涩，极不流利，如轻刀刮竹。

主病：精血亏少，气滞血瘀，挟痰，挟食。精伤血少津亏，不能濡养经脉，血行不畅，脉气往来艰涩，故脉涩而无力；气滞血瘀，痰食胶固，气机不畅，血行受阻，则脉涩而有力。

9. 结脉

脉象：脉来缓，时而一止，止无定数。

主病：阴盛气结，寒痰血瘀，癥瘕积聚。阴盛气机郁结，阳气受阻，血行瘀滞，故脉来缓怠，脉气不相顺接，时一止，止后复来，止无定数，常见于寒痰血瘀所致的心脉瘀阻证。结脉亦见于虚证，多为久病虚劳，气血衰，脉气不继，故断而时一止，气血续则脉复来，止无定数。

10. 数脉

脉象：一息脉来五至以上。

主病：热证。有力为实热，无力为虚热。邪热内盛，气血运行加速，故见数脉。因邪热盛，正气不虚，正邪交争剧烈，则脉数而有力；因久病耗伤阴津，阴虚内热，则脉虽数而无力。因虚阳外越，则脉显浮数，重按无根。

11. 疾脉

脉象：脉来急疾，一息七、八至。

主病：阳极阴竭，元阳将脱。实热证阳亢无制，真阴垂危，故脉来急疾而按之益坚。若阴液枯竭，阳气外越欲脱，则脉疾而无力。

12. 促脉

脉象：脉来数，时而一止，止无定数。

主病：阳热亢盛，气血痰食郁滞。阳热盛极，或气血痰饮，宿食郁滞化热，正邪相搏，血行急速，故脉来急数。邪气阻滞，阴不和阳，脉气不续，故时一止，止后复来，指下有力，止无定数。促脉亦可见于虚证，若元阴亏损，则数中一止，止无定数，必促而无力，为虚脱之象。

13. 虚脉

脉象：三部脉会之无力，按之空虚。

主病：虚证。气虚不足以运其血，故脉来无力，血虚不足以充盈脉道，故按之空虚。由于气虚不敛而外张，血虚气无所附而外浮，脉道松弛，故脉形大而势软。

14. 细脉

脉象：脉细如线，但应指明显。

主病：气血两虚，诸虚劳损，湿证。细为气血两虚所致，营血亏虚不能充盈脉道，气不足则无力鼓动血液运行，故脉体细小而无力。湿邪阻压脉道，伤人阳气也见细脉。

15. 微脉

脉象：极细极软，按之欲绝，似有若无。

主病：阴阳气血诸虚。阳气衰微，无力鼓动，血微则无以充脉道，故见微脉。浮以候阳，轻取之似无为阳气衰；沉以候阴，重取之似无是阴气竭。久病正气损失，气血被耗，正气殆尽，故久病脉微，为气将绝之兆；新病脉微，是阳气暴脱，亦可见于阳虚邪微者。

16. 代脉

脉象：脉来时见一止，止有定数，良久方来。

主病：脏气衰微，风证，痛证。脏气衰微，气血亏损，以致脉气不能衔接而歇止，不能自还，良久复动。风证、痛证见代脉，因邪气所犯，阻于经脉，致脉气阻滞，不相衔接为实证。代脉亦可见于妊娠初期的孕妇，因五脏精气聚于胞宫，以养胎元，脉气一时不相接续，故见代脉。然非妊娠必见之脉，仅见于母体素弱，脏气不充，更加恶阻，气血尽以养胎，脉气暂不接续所致。

17. 实脉

脉象：三部脉举按均有力。

主病：实证。邪气亢盛而正气不虚，邪正相搏，气血壅盛，脉道坚满，故脉来应指坚实有力。平人亦可见实脉，这是正气充足，脏腑功能良好的表现。平人实脉应是静而和缓，与主病之实脉躁而坚硬不同。

18. 滑脉

脉象：往来流利，如珠走盘，应指圆滑。

主病：痰饮、食积、实热。邪气壅盛于内，正气不衰，气实血涌，故脉往来甚为流利，应指圆滑。若滑脉见于平人，必滑而和缓，总由气血充盛，气充则脉流畅，血盛则脉道充盈，故脉来滑而和缓。妇女妊娠见滑脉，是气血充盛而调和的表现。

19. 弦脉

脉象：端直以长，如按琴弦。

主病：肝胆病，痰饮，痛证，疟疾。弦是脉气紧张的表现。肝主流泄，调畅气机，以柔和为贵，若邪气滞肝，疏泄失常，气郁不利则见弦脉。诸痛、痰饮，气机阻滞，阴阳不和，脉气因而紧张，故脉弦。疟邪为病，伏于半表半里，少阳枢机不利而见弦脉。虚劳内伤，中气不足，肝木克脾土，亦可见弦脉。若弦而细劲，如循刀刃，便是胃气全无，病多难治。

20. 紧脉

脉象：脉来绷急，状若牵绳转索。

主病：寒证、痛证。寒邪侵袭人体，与正气相搏，以致脉道紧张而拘急，故见紧脉。诸痛而见紧脉，也是寒邪积滞与正气相搏之缘故。

（七）相兼脉与主病

相兼脉是指数种脉象并见的脉象。徐灵胎称之为合脉，有二合脉，三合脉、四合脉之分。相兼脉象的主病，往往等于各个脉所主病的总和，如浮为表，数为热，浮数主表热，以此类推。现将常见的相兼脉及主病列于下：

1. 浮紧脉

主病：表寒，风痹。

2. 浮缓脉

主病：伤寒表虚证。

3. 浮数脉

主病：表热。

4. 浮滑脉

主病：风痰，表证挟痰。

5. 沉迟脉

主病：里寒。

6. 弦数脉

主病：肝热，肝火。

7. 滑数脉

主病：痰热，内热食积。

8. 洪数脉

主病：气分热盛。

9. 沉弦脉

主病：肝郁气滞，水饮内停。

10. 沉涩脉

主病：血瘀。

11. 弦细脉

主病：肝肾阴虚，肝郁脾虚。

12. 沉缓脉

主病：脾虚，水湿停留。

13. 沉细脉

主病：阴虚，血虚。

14. 弦滑数脉

主病：肝火挟痰，痰火内蕴。

15. 弦紧脉

主病：寒痛，寒滞肝脉。

16. 沉细数脉

主病：阴虚，血虚有热。

（八）诊小儿脉

诊小儿脉，与成人有所不同，因小儿寸口部位狭小，难分寸关尺三部。此外，小儿临诊时容易惊哭，惊则气乱，脉气亦乱，故难于掌握，后世医家多以一指总候三部。操作方法是医生用左手握小儿手，再用右手大拇指按小儿掌后高骨脉上，分三部以定息数。对四岁以上的小儿，则以高骨中线为关，以一指向侧滚转寻三部；七八岁可以挪动拇指诊三部；九至十岁以上，可以次第下指依寸关尺三部诊脉；十六岁则按成人三部诊脉进行。

小儿脉象主病，以浮、沉、迟、数定表、里、寒、热，以有力、无力定虚实，不详求二十八脉。还需指出，小儿肾气未充，脉气止于中候，不论脉体素浮素沉，重按多不见，若重按乃见，便与成人的牢实脉同论。

（九）脉症顺逆与从舍

1. 脉症顺逆

脉症顺逆是指从脉与症的相应不相应来判断疾病的顺逆。在一般情况下，脉与症是一致的，即脉症相应，但也有时候脉与症不一致，也就是脉症不相应，甚至还会出现相反的情况。从判断疾病的顺逆来说，脉症相应者主病顺，不相应者逆，逆则主病凶。

2. 脉症从舍

既然有脉症不相应的情况，其中必有一真一假，或为症真脉假，或为症假脉真，所以临证时必须辨明脉症的真假以决定从舍，或舍脉从症，或舍症从脉。

二、按诊

按诊，就是医者用手直接触摸、按压患者体表某些部位，以了解局部的异常变化，从而推断疾病的部位、性质和病情的轻重等情况的一种诊病方法。

（一）按诊的方法和意义

1. 方法

（1）体位　按诊时患者取坐位或仰卧位。一般按胸腹时，患者须采取仰卧位，全身放松，两腿伸直，两手放在身旁。医生站在患者右侧，右手或双手对患者进行切按。在切按腹内肿块或腹肌紧张度时，可再令患者屈起双膝，使腹肌松弛，便于切按。

（2）手法　按诊的手法大致可分触、摸、推、按四类。触是以手指或手掌轻轻接触患者局部，如额部及四肢皮肤等，以了解凉热、润燥等情况。摸是以手抚摸局部，如肿胀部位等，以探明局部的感觉情况及肿物的形态、大小等。推是以手稍用力在患者局部作前后或左右移动，以探测肿物的移动度及局部同周围组织的关系等情况。按是以手按压局部，如胸腹或肿物部位，以了解深部有无压痛，肿块的形态、质地，肿胀的程度、性质等。在临床上，各种手法是综合运用的，常常是先触摸，后推按，由轻到重，由浅入深，逐层了解病变的情况。

2. 意义

按诊是切诊的一部分，是四诊中不可忽略的一环。它在望、闻、问的基础上，更进一步地深入探明疾病的部位和性质等情况。对于胸腹部的疼痛、肿胀、痰饮、癥块等病变，通过触按，更可以充实诊断与辨证所必需的资料。

（二）按诊的内容

按诊的应用范围较广。临床上以按肌肤、按手足、按胸腹、按腧穴等为常用，兹分述如下。

1. 按肌肤

按肌肤是为了探明全身肌表的寒热、润燥以及肿胀等情况。凡阳气盛的身多热，阳气衰的身多寒。按肌肤不仅能从冷暖以知寒热，更可从热的甚微而分表里虚实。凡身热初按甚热，久按热反转轻的，是热在表；若久按其热反甚，热自内向外蒸发者，为热在里。肌肤濡软而喜按者，为虚证；患处硬痛拒按者，为实证。轻按即痛者，病在表浅；重按方痛者，病在深部。皮肤干燥者，尚未出汗或津液不足；干瘪者，津液不足；湿润者，身已汗出或津液未伤。皮肤甲错者，伤阴或内有干血。按压肿胀，可以辨别水肿和气肿。按之凹陷，放手即留手印，不能即起的，为水肿；按之凹陷，举手即起的，为气肿。

可辨别病证属阴属阳和是否成脓。肿而硬木不热者，属寒证；肿处烙手、压痛者，为热证。根盘平塌漫肿的属虚，根盘收束而高起的属实。患处坚硬，多属无脓，边硬顶软，内必成脓。至于肌肉深部的脓肿，则以"应手"或"不应手"来决定有脓无脓。方法是两手分放在肿物的两侧，一手时轻时重地加以压力，一手静候深处有无波动感，若有波动感应手，即为有脓，根据波动范围的大小，即可测知脓液的多少。

2. 按手足

按手足主要在探明寒热，以判断病证性质属虚属实，在内在外，以及预后。凡疾病初起，手足俱冷的，是阳虚寒盛，属寒证。手足俱热的，多为阳盛热炽，属热证。

诊手足寒热，还可以辨别外感病或内伤病。手足的背部较热的，为外感发热，手足心较热的，为内伤发热。此外，还有以手心热与额上热的互诊来分别表热或里热的方法。额上热甚于手心热的，为表热；手心热甚于额上热的，为里热。这一诊法有参考意义。

在儿科方面，小儿指尖冷主惊厥。中指独热主外感风寒。中指末端独冷，为麻痘将发之象。诊手足的寒温可测知阳气的存亡，这对于决定某些阳衰证预后良恶，相当重要。阳虚之证，四肢犹温，是阳气尚存，尚可治疗；若四肢厥冷，其病多凶，预后不良。

3. 按胸腹

胸腹各部位的划分如下：膈上为胸、膈下为腹。侧胸部从腋下至11、12肋骨的区域为胁。腹部剑突下方位置称为心下。胃脘相当于上腹部。大腹为脐上部位，小腹在脐下，少腹即小腹之两侧。

按胸腹就是根据病情的需要，有目的地对胸前区、胁肋部和腹部进行触摸、按压，必要时进行叩击，以了解其局部的病变情况。

胸腹按诊的内容，又可分为按虚里、按胸胁和按腹部三部分。

（1）按虚里 虚里位于左乳下心尖搏动处，为诸脉所宗。探索虚里搏动的情况，可以了解宗气的强弱，病之虚实，预后之吉凶。古人对此极为重视。

虚里按之应手，动而不紧，缓而不急，为健康之征。若其动微弱无力，为不及，是宗气内虚。若动而应衣，为太过，是宗气外泄之象。若按之弹手，洪大而搏，属于危重的证候。若见于孕妇胎前产后或痨瘵病者尤忌，应当提高警惕。至于惊恐、大怒或剧烈运动后，虚里脉动虽高，但静息片刻即平复如常者，是生理现象。如果其动已绝，它处脉搏也停止的，便是死候。虚里按诊对于指下无脉，欲决死生的证候，诊断意义颇大。

（2）按胸胁 前胸高起，按之气喘者，为肺脏证。胸胁按之胀痛者，可能是痰热气结或水饮内停。

肝脏位于右胁内，上界在锁骨中线处平第5肋，下界与右肋弓下缘一致，故在肋下一般不能扪及。若扪及肿大之肝脏，或软或硬，多属气滞血瘀，若表面凹凸不平，则要警惕肝癌。右肋胀痛，摸之热感，手不可按者，为肝痈。疟疾日久，胁下出现肿块，称为疟母。

（3）按腹部 按腹部主要了解凉热、软硬度，胀满、肿块、压痛等情况，以协助疾病的诊断与辨证。

辨凉热：通过探测腹部的凉热，可以辨别病的寒热虚实。腹壁冷，喜暖手按扶者，属虚寒证；腹壁灼热、喜冷物按放者，属实热证。

辨疼痛：凡腹痛，喜按者属虚，拒按者属实；按之局部灼热，痛不可忍者，为内痈。

辨腹胀：腹部胀满，按之有充实感觉，有压痛，叩之声音重浊，为实满；腹部膨满，但按之不实，无压痛，叩之作空声的，为气胀，多属虚满。

腹部高度胀大，如鼓之状者，称为膨胀。它是一种严重的病证，可分水臌与气臌。以手分置腹之两侧，一手轻拍，另一手可触到波动感。同时，按之如囊裹水，且腹壁有凹痕者，为水臌；以手叩之如鼓，无波动感，按之亦无凹痕者，为气臌。另外，有些高度肥胖的人，亦见腹大如臌，但按之柔软，且无脐突及其他重病症象，当与臌胀鉴别。

辨痞满：痞满是自觉心下或胃脘部痞塞不适和胀满的一种症状。按之柔软，无压痛者，属虚证；按之较硬，有抵抗感和压痛者，为实证。脘部按之有形而胀痛，推之漉漉有声者，为胃中有水饮。

辨肿块：肿块的按诊要注意其大小、形态、硬度、压痛等情况。积聚是指腹内的结块，或胀或痛的一种病症。但积和聚不同。痛有定处，按之有形而不移的为积，病属血分；痛无定处，按之无形聚散不定的为聚，病属气分。左小腹作痛，按之累累有硬块者，肠中有宿粪。右小腹作痛，按之疼痛，有包块应手者，为肠痈。腹中虫块，按诊有三大特征：一是形如筋结，久按会转移；二是细心诊察，觉指下如蚯蚓蠕动；三是腹壁凹凸不平，按之起伏聚散，往来不定。

4. 按腧穴

按腧穴是按压身体上某些特定穴位，通过这些穴位的变化与反应，来推断内脏的某些疾病。腧穴的变化主要是出现结节或条索状物，或者出现压痛及敏感反应。据临床报道，肺病患者，有些可在肺俞穴摸到结节，有些在中府穴出现压痛。肝病患者可出现肝俞穴或期门穴压痛。胃病在胃俞穴和足三里穴有压痛。肠痈在上巨虚（阑尾穴）有压痛。

此外，还可以通过指压腧穴作试验性治疗，从而协助鉴别诊断。如胆道蛔虫腹痛，指压双侧胆俞穴则疼痛缓解，其他原因腹痛则无效，可资鉴别。

复习思考题

1. 简述五色主病及其临床意义。
2. 病理性舌色、舌苔有哪几种？各自主病如何？
3. 何谓寒、热？各有哪些常见类型？临床有何意义？
4. 简述常见病理性脉象的特点和主病。

（刘永惠）

第七章 辨 证

【学习目标】

1. 掌握八纲辨证的概念及八纲各证的临床表现。
2. 掌握脏腑辨证各常见证的概念、临床表现、证候分析及辨证要点等。
3. 了解卫气营血辨证、六经辨证、气血津液辨证、三焦辨证的概念及临床表现。

【重点内容】

1. 八纲辨证各证的证候特点。
2. 脏腑辨证各常见证的概念、临床表现及辨证要点。

第一节 八 纲 辨 证

八纲，即阴、阳、表、里、寒、热、虚、实，是辨证论治的理论基础之一。它是通过四诊，掌握辨证资料之后，根据病位的深浅，病邪的性质及盛衰，人体正气的强弱等，加以综合分析，归纳为八类证候，称为八纲辨证。

八纲的内容，《内经》早有论及，张仲景更具体地运用于伤寒与杂病的诊疗。《景岳全书》中《阴阳篇》《六变辨》等篇，对八纲更有进一步阐发。清代程钟龄对张氏的理论大力提倡，并且作了进一步阐发，在《医学心悟》中将阴阳与其他六项合并在一起自成一篇，称作"寒热虚实表里阴阳辨"。

疾病的表现尽管极其复杂，但基本上都可用八纲加以归纳。如疾病的类别，可分阴证与阳证；病位的深浅，可分表证与里证；疾病的性质，可分寒证与热证；邪正的盛衰，邪盛为实证，正虚为虚证。这样，运用八纲辨证就能将错综复杂的临床表现，归纳为表里、寒热、虚实、阴阳四对纲领性证候，从而找出疾病的关键，掌握其要领，确定其类型，预判其趋势，为治疗指明方向。其中，阴阳两纲又可以概括其他六纲，即表、热、实证为阳；里、寒、虚证属阴，故阴阳又是八纲中的总纲。

八纲是分析疾病共性的辨证方法，是各种辨证的总纲，在诊断疾病过程中，有执简驭繁，提纲挈领的作用，适应于临床各科的辨证，具体说，各科辨证是在八纲辨证的基础上加以深化扩展的。

一、表里辨证

表里辨证是辨别疾病病位、内外和病势深浅的一对纲领。表里是一个相对的概念。从病势深浅论，外感病，病邪入里一层，病深一层；出表一层，病轻一层，这种相对概念的认识，对伤寒六经辨证和温病卫气营血辨证尤为重要。外感病则可由表入里，由浅入深，由轻而重；亦可由里出表，由重而轻。因此，表里辨证可察知病情的轻重深浅及病理变化的趋势，表证病浅而轻，里证病深而重，表邪入里为病进，里邪出表为病退。了解疾病的轻重进退，就能掌握疾病的演变规律，取得治疗上的主动权，是确立采用解表或攻里等治法的依据。

（一）表证

表证，指六淫邪气经皮毛、口鼻侵入时所产生的证候。《景岳全书·传忠录》说："表证者，邪气之自外而入者也，凡风寒暑湿火燥，气有不正，皆是也。"表证多见于外感病的初期阶段，具有起病急，病程短的特点。

【临床表现】发热恶寒（或恶风），头身痛，舌苔薄白，脉浮。兼见鼻塞流涕，咽喉痒痛，咳嗽等症。

【证候分析】六淫邪气客于皮毛肌表，阻遏卫气的正常宣发，郁而发热。卫气受遏，失其"温分肉，肥腠理"的功能，肌表不能得到正常的温煦，故出现恶风寒的症状。邪气郁滞经络，气血不畅，以致头身疼痛。邪未入里，舌象尚无明显变化，出现薄白苔。外邪袭表，正气奋起抗邪，脉气鼓动于外，故脉浮。肺主皮毛，鼻为肺窍，邪气从皮毛、口鼻而入，内应于肺，肺失宣肃，出现鼻塞流涕，咽喉痒痛，咳嗽，甚至喘促等症状。

（二）里证

里证是疾病深入于里（脏腑、气血、骨髓）的一类证候。它与表证相对而言。多见于外感疾病的中、后期或内伤病。里证的成因，大致有三种情况：一是由外邪不解，内传入里，侵犯脏腑所致；二是外邪直接侵犯脏腑而成；三是情志内伤、饮食劳倦等因素，直接损伤脏腑，使脏腑功能失调、气血逆乱而出现的种种病症。

【临床表现】里证病因复杂，病位广泛，临床表现复杂多样，难以概括其共有症状。一般而言，凡不属表证和半表半里证的证候，均属于里证的范畴，其基本特征是无新起恶寒发热，以脏腑、气血症状为主要表现，可见壮热，烦躁神昏，口渴，腹痛，便秘或腹泻呕吐，小便短赤，舌苔黄或白厚腻，脉沉等症状。

【证候分析】热邪内传入里，或寒邪化热入里，里热炽盛，则见壮热；热扰心神，则烦躁昏谵。热邪灼伤津液，则口渴，小便短赤，大便秘结；若寒邪直中脏腑或寒湿之邪直犯脾胃，寒邪凝滞中焦，则腹痛；寒湿困阻脾胃，脾胃运化失司，则腹泻；胃失和降则呕吐；苔黄或白厚腻，脉沉均为疾病在里之征。

（三）半表半里证

半表半里证是指外邪由表内传而尚未入于里，或里邪透表而尚未达于表，邪正相搏于表里之间的证候。六经辨证中称之为少阳病证。

【临床表现】寒热往来，胸胁苦满，心烦喜呕，默默不欲饮食，口苦，咽干，目眩，脉弦。

【证候分析】在六经辨证中称为少阳病证，常常是外感病邪由表入里的过程中，邪正相争，少阳枢机不利所表现的证候。

（四）表证与里证的鉴别要点

鉴别表证和里证，主要观察寒热表现、脏腑症状突出与否、舌象和脉象等变化，并应结合起病缓急、病情轻重、病程长短等，见表7-1-1。

表7-1-1 表证、里证、半表半里证鉴别表

	表证	里证	半表半里证
寒热情况	发热恶寒	但寒不热，或但热不寒	寒热往来
兼证	头身疼痛，鼻塞、流清涕，喷嚏，喉痒，咳嗽	神昏谵语，胸痛喘促咳痰，腹痛便溏嗳气、呕吐，大便秘结，尿黄赤短少	胸胁苦满，心烦喜呕，默默不欲饮食，口苦，咽干，目眩
舌象	舌苔薄白	舌苔厚腻	苔白
脉象	脉浮	脉沉	脉弦

（五）表证和里证的关系

人体的肌表与脏腑，通过经络的联系、沟通而表里相通。疾病发展过程中，在一定的条件下，可出现表里证的错杂和互相转化。如表里同病，表邪入里，里邪出表等。

1. 表里同病

表证和里证在同一时期出现，称表里同病。这种情况的出现，除初病既见表证又见里证外，多见于表证未罢，又及于里；或本病未愈，又加标病，如本有内伤，又加外感，或先有外感，又伤饮食之类。

表里同病的出现，往往寒热、虚实互见，常见的有表寒里热，表热里寒，表虚里实，表实里虚等，详见寒热、虚实辨证。

2. 表里出入

（1）表邪入里 凡病表证，表邪不解，内传入里，称为表邪入里。多因机体抗邪能力降低，或邪气过盛，或护理不当，或误治、失治等因素所致。例如，凡病表证，本有恶寒发热，若恶寒自罢，不恶寒而反恶热，并见渴饮，舌红苔黄，尿赤等症，便是表邪入里的证候。

（2）里邪出表 某些里证，病邪从里透达于外，称为里邪出表。多因治疗护理得当，机体抗邪能力增强所致。例如，本内热烦躁，咳逆胸闷，继而发热汗出，或见痧癍，或出疹点，是病邪由里达表的证候。

表邪入里表示病势加重，里邪出表说明邪有去路，病势减轻，掌握表里出入的变化，对于推断疾病的发展转归有重要意义。

二、寒热辨证

寒热辨证，是辨别疾病性质的两个纲领。寒热是阴阳偏盛偏衰的具体表现，正如《景岳全书·传忠录》所说："寒热者，阴阳之化也。"所以，辨寒热实际上就是辨阴阳之盛衰。

（一）寒证

寒证是感受寒邪，或阳虚阴盛，导致机体的机能活动衰退所表现出的证候。寒证包括表寒、里寒、虚寒、实寒等。

【临床表现】各类寒证证候表现不尽一致，但常见怕冷喜暖，肢冷蜷卧，口淡不渴，面白，冷痛喜温，痰、涎、涕清稀，小便清长，大便清稀，舌淡苔白而润滑，脉紧或迟等症状。

【证候分析】寒证多因外感阴寒邪气，或因内伤久病，阳气耗伤，或过服生冷寒凉，阴寒内盛所致。阳气不足或外寒所伤，形体失于温煦，故见怕冷喜暖，肢冷蜷卧，面白；阴寒内盛，津液未伤，所以口淡不渴；寒邪不伤阴液，或阳虚不能温化水液，以致痰、涎、涕、尿等排泄物澄澈清冷，大便稀溏；阳虚不化，寒湿内生，则舌淡苔白而润滑；寒主收引，脉道收缩拘急，故脉紧；阳气虚弱，鼓动血脉运行乏力，或寒凝血滞，故脉迟。

（二）热证

热证是感受热邪，或阴虚阳亢，致使机体的机能活动亢进所表现出的证候。热证包括表热、里热、虚热、实热等。

【临床表现】各类热证的证候表现不尽一致，但常见发热或恶热喜冷，渴喜冷饮，面赤，烦躁不宁，痰、涕黄稠，小便短赤，大便干结，舌红苔黄而干燥，脉数等症状。

【证候分析】热证多因外感火热之邪，或寒邪入里化热；或因七情过激，五志化火；或过食辛辣，蓄积为热；或房事过度，劫夺阴精，阴虚阳亢所致。

阳热偏盛，故见发热或恶热；火热伤津，故见口渴喜冷饮，舌干少津，小便短少，大便干结，痰、涕黄稠；火性炎上，故见面赤，舌红；火热内扰心神，则烦躁不宁；舌红苔黄为热之征；阳热亢盛，血行加速，故见数脉。

（三）寒证和热证的鉴别要点

鉴别寒证与热证，不能孤立地根据某一症状作判断，应对疾病的全部表现综合观察，才能得出正确的结论。尤其要注意口渴与否、面色的赤白、四肢的冷热以及二便、舌象、脉象等方面，见表7-1-2。

表7-1-2　寒证和热证鉴别表

证候	寒热喜恶	是否口渴	四肢	面色	二便	舌象	脉象
寒证	怕冷喜热	不渴	冷	白	大便稀溏，小便清长	舌淡苔白润	迟紧
热证	恶热喜冷	口渴	热	赤	大便干结，小便短赤	舌红苔黄干	数

（四）寒证与热证的关系

寒证与热证虽有阴阳盛衰的本质区别，但又相互联系，它们既可以在患者身上同时出现，表现为寒热错杂的证候；又可以在一定条件下相互转化；在疾病的危重阶段，还会出现假象。

1. 寒热错杂

有上热下寒，上寒下热，表寒里热，表热里寒之不同。

（1）上热下寒　患者在同一时期内，上部表现为热，下部表现为寒的证候。如既见胸中烦热、频欲呕吐的上热证，又见腹痛喜暖、大便稀薄的下寒证，即属此类病证。

（2）上寒下热　患者在同一时间内，上部表现为寒，下部表现为热的证候。例如，胃脘冷痛，呕吐清涎，同时又兼见尿频、尿痛、小便短赤。此为寒在胃而热在膀胱之证候。

（3）表寒里热　寒在表，热在里。常见于本有内热，又有外感风寒；或外邪传里化热而表寒未解的病证。如恶寒发热，无汗，头痛身痛，气喘，烦躁，口渴，脉浮紧，这是寒在表而热在里的证候。

（4）表热里寒　多见于素有里寒而复感风热，或表热证未解，误下以致脾胃阳气损伤的证候。如平素脾胃虚寒，又感风热，临床上既能见到发热、头痛、咳嗽、咽喉肿痛的表热证，又可见到大便溏泄、小便清长、肢体不温的里寒证。

2. 寒热转化

（1）寒证转化为热证　病本寒证，后出现热证，热证出现寒证消失的证候。多因治疗不当，过服温燥药物；或失治，寒邪未能及时温散，而机体的阳气偏盛，寒邪从阳化热所致。如患病开始出现恶寒重、发热轻、苔薄白润、脉浮紧之表寒证，由于误治或失治而出现壮热、不恶寒、反恶热、心烦口渴、舌红苔黄、脉数之里热证，这就是寒证转化为热证的证候。

（2）热证转化为寒证　病本热证，后出现寒证，寒证出现热证消失的证候。因失治、误治，损伤阳气；或因邪气过盛，耗伤正气，正不胜邪，机能衰退或衰败所致。这种转化既有骤变者，如热证患者，由于高热大汗不止，阳从汗泄，或吐泻过度，阳随津脱，而出现体温骤降，四肢厥冷，面色苍白，脉微欲绝的虚寒证（亡阳）；又有病情迁延，日久不愈而渐变者，如热痢日久不愈，转化为虚寒痢，这都是由热证转化为寒证的证候。

寒热证的互相转化，反映邪正盛衰情况，由寒证转化为热证，是人体正气尚盛，寒邪郁而化热；热证转化为寒证，多属邪盛正虚，正不胜邪。

3. 寒热真假

当疾病发展到寒极或热极的时候，有时会出现与疾病的本质相反的一些假象，如"寒极似热""热极似寒"，即所谓真寒假热、真热假寒，多见于疾病的危重阶段。

（1）真寒假热　由于阴寒内盛，格阳于外，而产生的内有真寒外见假热的证候。临床表现为身热，面红，口渴，脉大，似属热证，但身热反欲盖衣被，口渴喜热饮，饮亦不多，脉大而无力，并且还可见到四肢厥冷，下利清谷，小便清长，舌淡苔白等一派寒象。

（2）真热假寒 由于阳热内盛，格阴于外，而产生的内有真热而外见假寒的证候。临床表现为手足逆冷，脉沉，似属寒证，但肢冷而身热不恶寒，反恶热，脉沉数而有力，更见烦渴喜冷饮，咽干，口臭，谵语，小便短赤，大便燥结或热痢下重，舌质红，苔黄而干等一派热象。

（五）寒证、热证与表里的关系

寒证、热证与表里互相关系，可形成多种证候。

1. 表寒证

表寒证是寒邪侵袭肌表所表现的证候。

【临床表现】恶寒重，发热轻，头身疼痛，无汗，苔薄白润，脉浮紧。

【证候分析】寒邪袭表，卫阳损伤，不能温煦肌表而恶寒；正与邪争，阳气被遏则发热；寒为阴邪，故恶寒重发热轻。寒邪凝滞经脉，经气不利则头身疼痛。寒邪收敛，腠理闭塞故无汗。脉浮紧也是寒邪束表之象。

2. 表热证

表热证是温热病邪侵犯肌表所表现的证候。

【临床表现】发热，微恶风寒，头痛，口干微渴，或有汗，舌边尖红赤，脉浮数。

【证候分析】热邪犯表，卫气被郁，故发热恶寒；热为阳邪，故发热重而恶寒轻，且伴口干微渴。热性升散，腠理疏松则汗出；热邪上扰，故头痛。舌边尖红、脉浮数为温热在表之征。

3. 里寒证

里寒证是寒邪直中脏腑，或阳气虚衰所表现的证候。

【临床表现】形寒肢冷，面色㿠白，口淡不渴，或渴喜热饮，静而少言，小便清长，大便稀溏，舌质淡，苔白润，脉沉迟。

【证候分析】寒邪直中脏腑或阳气虚衰，不能温煦形体，故形寒肢冷，面色㿠白。阴寒内盛，津液不伤，故口淡不渴，或渴喜热饮。寒属阴，阴主静，机能衰减则静而少言。尿清便溏，舌质淡苔白润，脉沉迟均为里寒之征。

4. 里热证

里热证是外邪传里化热，或热邪直中脏腑，致里热炽盛所表现的证候。

【临床表现】面红身热，口烦渴，喜饮冷水，烦躁多言，小便黄短，大便干结，舌质红，苔黄，脉数。

【证候分析】里热炽盛，蒸腾于外，故见面红身热；热灼津伤，饮水自救，故口渴饮冷。热属阳，阳主动，机能亢进则躁动不安而多言。热伤津液，故小便短黄；肠热液亏，传导失司则大便干结。舌红苔黄，脉数均为里热之征。

三、虚实辨证

虚实是辨别邪正盛衰的两个纲领。虚实也是疾病最基本的病理性质之一，虚证与实证反映疾病发展过程中正气和邪气的盛衰变化。《素问·通评虚实论》谓："邪气盛则实，精气夺则虚。"即实指邪气盛实，虚指正气不足。

由于邪正斗争是贯穿于疾病全过程的根本矛盾，阴阳盛衰及其所形成的寒热证候，亦存在着虚实之分，所以分析疾病过程中邪正盛衰的关系，是临床辨证的基本要求，故《素问·调经论》有"百病之生，皆有虚实"。通过虚实辨证，可以了解患者邪正盛衰的情况，为运用补法或泻法提供基本依据。实证宜攻，虚证宜补。只有虚实辨证准确，才能攻补适宜，免犯实实虚虚之误。

（一）虚证

虚证是指人体正气不足所表现的一类证候。人体正气虚弱明显，而邪气并不亢盛，临床表现以不足、衰退、不固为基本特点。常见的临床表现为面色淡白或萎黄，精神萎靡，神疲乏力，心悸气短，形寒肢冷，自汗，大便滑脱，小便失禁，舌淡胖嫩，脉虚沉迟。或为五心烦热，消瘦颧红，口咽干燥，盗汗潮热，舌红少苔，脉虚细数。

虚证形成的原因，有先天不足和后天失调两个方面，但以后天失调为主，如饮食失宜，后天之本不固；七情劳倦，内伤脏腑气血；房事过度，耗伤元气；或久病失治误治，损伤正气等，均可形成虚证。

正气不足包括阴、阳、气、血、精、津、髓以及脏腑虚损等。临床上一般是久病、势缓，或耗损过多，或体质素弱者多为虚证。

（二）实证

实证是指邪气亢盛所表现的一类证候。实证虽邪气壅盛但正气未虚，临床表现以有余、亢盛、停聚为基本特征。常见的主要临床表现为发热，腹胀痛拒按，胸闷烦躁，甚至神昏谵语，呼吸气粗，痰涎壅盛，大便秘结或下利、里急后重，小便不利或淋漓涩痛，舌质苍老，舌苔厚腻，脉实有力。

实证的成因有两个方面：一是风寒暑湿燥火、疫疠以及虫毒等邪气侵入人体的初期和中期，邪气壅盛而正气未虚，邪正斗争剧烈，形成实证；二是由于脏腑功能失调，以致痰饮、水湿、瘀血、食积、虫积、脓毒等有形病理产物停留于体内而成。因此，风邪、寒邪、暑邪、湿邪、燥邪、火热之邪、疫毒为病，痰阻、饮停、水泛、湿阻、气滞、瘀血、食积、虫积、脓毒等病理改变，一般都属实证的范畴。

由于致病因素的性质差异和致病部位的不同，临床一般是新起、暴病，或病情急剧，或体质壮实者多为实证。

（三）虚证与实证的鉴别

鉴别虚证与实证，主要是观察患者的形体盛与衰，精神萎与振，声息强与弱，疼痛喜按与拒按，以及舌象和脉象等方面表现，同时要结合起病缓急、病程长短等，见表7-1-3。

表 7-1-3　虚证与实证鉴别表

证候	形体	精神	声息	疼痛	舌象	脉象	病程
虚证	虚弱	萎靡	声低息微	喜按	舌质淡嫩，少苔无苔	无力	长
实证	强健	亢奋	声高气粗	拒按	舌质苍老，舌苔厚腻	有力	短

（四）虚证与实证的关系

疾病的变化是一个复杂的过程，常由于体质、治疗、护理等各种因素的影响，可使虚证和实证之间发生虚实夹杂、虚实转化等相关变化。

1. 虚实夹杂

在患者身上虚证和实证同时出现，此谓虚实夹杂。虚实夹杂的证候，分为以实证为主而兼有虚证、以虚证为主而夹有实证、以虚实证并见并重等不同情况。如患肝硬化腹水的患者，临床上见腹部膨隆、青筋暴露、二便不利等实象，但又见形体消瘦、气弱乏力、脉沉细的虚象。

2. 虚实转化

在疾病发展过程中，在一定条件下，由于邪正相争，虚证和实证还可以相互转化。实证转化成为虚证，多因实证失治或误治，或邪气过盛伤及正气而成，出现例如低热、无力、面色苍白、脉细无力等虚证表现。虚证转化为实证，在临床上比较少见，而临证中多见的是先为虚证，继而转化为虚实夹杂。如脾虚食滞证，见食少、纳呆、神倦乏力等脾虚症状；由于脾失健运，继而会出现脘腹痞满、嗳腐吞酸、大便臭秽、舌苔厚腻等虚实夹杂证。

四、阴阳辨证

阴阳是概括证候类别的总纲。临床上无论证候如何复杂多变，都不外乎阴阳两大类别，因此，诊病之要，必须首先辨明其属阴属阳。正如《素问·阴阳应象大论》所说："善诊者，察色按脉，先别阴阳。"明代张景岳在《景岳全书》中也强调说："凡诊病施治，必先审阴阳，乃为医道之纲领。阴阳无谬，治焉有差？医道虽繁，而可以一言蔽之者，曰阴阳而已。"

阴阳是八纲的总纲，它既是类证的纲领，能对病情从总体上作最基本的概括，即阴证与阳证，阴阳辨证又有具体的辨证内容，如阴虚、阳虚、亡阴、亡阳等证候。表里、寒热、虚实都可以用阴阳来概括，即表、热、实属阳，里、虚、寒属阴，故前人称八纲为"二纲六要"。由此可见阴阳辨证是证候归类的最基本的纲领，在临床辨证中具有重要的作用。

（一）阴证

凡符合"阴"的一般属性的证候，称为阴证。如里证、寒证、虚证可概属于阴证的范围。

【临床表现】不同的疾病，所表现的阴证证候不尽相同，各有侧重。一般常见为：面色淡白或晦暗，精神萎靡，身重蜷卧，形寒肢冷，倦怠无力，语声低怯，纳差，口淡不渴，大便稀溏，小便清长，舌淡胖嫩苔白润，脉沉迟或细弱。

【证候分析】精神萎靡，乏力，声低是虚证的表现。形寒肢冷，口淡不渴，大便稀溏，小便清长是里寒证的表现。舌淡胖嫩，脉沉迟、细弱均为虚或虚寒之舌脉。

（二）阳证

凡符合"阳"的一般属性的证候，称为阳证。如表证，热证，实证，概属于阳证的范围。

【临床表现】不同的疾病，所表现的阳性证候也不尽相同。一般常见的有：面色偏红，发热，肌肤灼热，神烦躁动，语声粗浊或谵语发狂，呼吸声粗，喘促痰鸣，口干渴饮，大便秘结，或有奇臭，小便短赤，舌质红绛，苔黄黑生芒刺，脉象浮数、洪大或滑实。

【证候分析】阳证是表证、实证、热证的归纳，恶寒发热并见的为表证特征。面色偏红，神烦躁动，肌肤灼热，口干渴饮为热证的表现。语声粗浊，呼吸气粗，喘促痰鸣，大便秘结等是实证的表现。舌质红绛，苔黄黑起刺，脉洪大、数、滑实均为实热之征。

阴证、阳证的鉴别见表7-1-4。

表7-1-4　阴证和阳证的鉴别表

	阴证	阳证
神志	精神萎靡，神疲乏力	神志烦躁，谵语发狂
面色	淡白或晦暗	红赤
声音	气息声低，气微	语声粗壮，呼吸急促
寒热	形寒肢冷	发热
口渴	口淡不渴	口渴引饮
二便	小便清长，大便稀溏	小便黄赤，大便秘结
舌象	舌淡胖嫩，舌苔白润	舌红苔黄
脉象	细弱，或沉迟无力	浮、数、洪大有力

（三）阴虚证

阴虚证是指阴液亏虚，不能制阳所致的虚热证候，又称虚热证。

【临床表现】咽干口燥，形体消瘦，潮热盗汗，颧红，五心烦热，小便短赤，大便干结，舌红少津少苔，脉细数。

【证候分析】阴虚证常因热病伤阴，或五志过极，或过服温燥之品，或房劳太过，或久病暗耗，或衰老以致阴液亏乏所致。

阴液不足，机体失其滋润和濡养，则口咽干燥，形体消瘦。阴虚不能制阳，阳亢而虚热内生，故潮热盗汗，五心烦热，两颧潮红。阴虚火旺，膀胱化源不足，则小便短赤。大肠失润，则大便干结。舌红少津少苔，脉细数，为阴虚火旺之征。

（四）阳虚证

阳虚证是指阳气虚衰，不能制阴所致的虚寒证候，又称虚寒证。

【临床表现】畏寒肢冷，面色㿠白，口淡不渴，或渴喜热饮，神疲乏力，少气懒言，自汗，小便清长，大便稀溏，舌淡胖嫩，苔白滑，脉沉迟无力。

【证候分析】阳虚证多因久病体弱，或久居寒冷之处，或过服苦寒清凉之品，过度劳倦，年高命门火衰而致。

阳气亏虚，机体失煦，故畏寒肢冷。阳虚推动无力，则神疲乏力、少气懒言。阳虚失于温化和蒸腾津液，故口淡不渴，渴喜热饮，大便稀溏，小便清长。阳气亏虚，固摄无权，故自汗。阳虚水气上泛，则面色㿠白。舌淡胖嫩，苔白滑，脉沉迟无力，为阳虚阴盛之象。

阴虚证与阳虚证的鉴别见表7-1-5。

表7-1-5　阴虚证与阳虚证鉴别表

	阴虚证	阳虚证
形体	形体消瘦	形体肥胖，肢体浮肿
心神	心烦失眠	神疲懒言，倦卧嗜睡
面色	两颧潮红	面色淡白、㿠白
寒热	五心烦热，骨蒸潮热	畏寒肢冷，冷痛喜温
汗出	盗汗	自汗
口渴	口燥咽干，渴不欲饮	口淡不渴，或渴喜热饮
二便	小便短少，大便干结	小便清长，大便稀溏
舌象	舌红少津、少苔	舌淡胖、苔白滑
脉象	细数	沉迟无力

（五）亡阴证与亡阳证

亡阴、亡阳是疾病的危险证候，亡阴的根本原因是机体内大量津液脱失。汗、吐、下太过，以及大出血均可消耗体内大量的津液，从而导致亡阴。亡阳的主要病因是阳气亡脱。因为气可随液脱，可随血脱，所以亡阳也常见于汗、吐、下太过以及大出血之后。同时，许多疾病的危笃阶段也可出现亡阳。由于阴阳是依存互根的，所以亡阴可以导致亡阳，而亡阳也可以致使阴液耗竭，所谓"阴亡则阳无所依附而外越，阳亡则阴无以化生而耗竭。"在临床上，宜辨明亡阴、亡阳之主次，及时救治，亡阴宜救阴固脱，亡阳宜回阳救逆。

1. 亡阴证

【临床表现】身热肢暖，烦躁不安，口渴咽干，唇干舌燥，肌肤皱瘪，小便极少，舌红干，脉细数无力。通常还以大汗淋漓为亡阴的特征，其汗温咸而黏（吐、下之亡阴，有时可无大汗出）。

【证候分析】阴液耗竭，失去濡润之功，故口渴咽干，唇干舌燥，肌肤皱瘪。津液化源告竭，故小便极少。阴虚则内热，故身热肢暖。虚热上扰则烦躁不安。舌红干，脉细数无力为津枯虚热之象。大汗淋漓多发生于原来为热病之患者，热邪逼迫则汗液外泄，也可见于治疗不当，发汗太过的患者。此时，大汗出既是亡阴之因，又是亡阴之症。

2. 亡阳证

【临床表现】大汗出，汗冷，味淡而稀，身凉恶寒，四肢厥冷，蜷卧神疲，口淡不渴，或喜热饮，舌淡白润，脉微欲绝。

【证候分析】亡阳发生在各种原因所致的阳气衰微以致亡脱的阶段，阳虚固摄无权，故腠理开而大汗出，汗冷，味淡微黏，此乃亡阳的必备症状。阳虚则寒，故身凉恶寒，四肢厥冷。人体机能活动低下，则见蜷卧神疲。口淡，舌淡白，脉微欲绝均为阳微虚寒之征。

总的来说，阴阳消长是相对的。亡阴者，因阴虚则阳亢，表现一系列热象，但终究是属虚证，故脉细数无力；亡阳者，因阳衰则寒，表现一系列寒证，虚阳外越，故脉微细欲绝。且亡阴之际，舌红而干；亡阳之倾，舌白而润。这也是诊断时应当掌握的。

亡阴、亡阳证鉴别见表 7-1-6。

表 7-1-6 亡阴、亡阳证鉴别表

	亡阳证	亡阴证
面色	面色苍白	面赤颧红
汗出	冷汗淋漓，汗出清稀味淡	汗热，味咸而黏
肢体	四肢厥冷	肌热肢温
呼吸	呼吸微弱	呼吸急促
舌象	舌淡白而润	舌红干燥
脉象	脉微欲绝，或浮大无根	脉细数疾，按之无力

五、八纲之间的关系

八纲中，表里、寒热、虚实、阴阳，各自概括着一个方面的病理本质，然而病理本质的各个方面是相互联系着的。寒热病性、邪正相争不能离开表里病位而存在，反之也没有可以离开寒热、虚实等病性而独立存在的表证或里证。如辨别表里应与寒热虚实相联系，辨别虚实又必须与表里寒热相联系。表证有表寒、表热、表虚、表实之区别，还有表寒里热、表实里虚等错综复杂的病理变化。因此，用八纲所分析、归类的证，并不是彼此孤立、绝对独立、静止不变的，证与证之间存在着相兼、错杂、转化，甚至真假难辨，并且随病情发展而不断变化。临床辨证时，不仅要注意八纲基本证的识别，更应把握八纲证之间的相互关系，只有将八纲综合起来对病情作全面的分析考察，才能对证有比较准确的认识。

第二节 脏腑辨证

脏腑辨证，是在藏象理论的指导下，根据脏腑的生理功能、病理变化，将四诊所获得的症状、体征及有关病情资料，进行综合分析归纳，以判断疾病所在的脏腑部位、病因、病性以及正邪盛衰状况等，推究其病机，确定脏腑证型的一种中医临床辨证方法。简言之，即以脏腑为纲，对疾病进行辨证，是临床各科的诊断基础，是中医辨证体系中的一个重要组成部分。

脏腑辨证，包括脏病辨证、腑病辨证以及脏腑兼病辨证。脏腑的病变复杂，证候多样，本节仅介绍临床常见的证候。

一、心与小肠病辨证

心的病变主要表现为心脏本身及其血脉运行失常、主神明功能的异常，临床心病的常见症状有心悸，怔忡，心痛，心烦，失眠多梦，健忘，神昏谵语，精神错乱，脉结代或促等症。此外，某些舌体病变，如舌疮、舌痛等症，也归属于心的论治。小肠的病变主要在于清浊不分、转输障碍等方面，如小便失常、大便溏泄等。

心的病证有虚实之分。虚证多由久病伤正，或先天禀赋不足，脏气虚弱，或思虑劳神太过等因素，导致心气、心阳受损，心阴、心血亏耗；实证多由痰阻、火扰、寒凝、气郁、血瘀等，引起心火亢盛、心脉痹阻、痰蒙心神、痰火扰心以及小肠实热等。

（一）心气虚证

心气虚证，是指由于心气不足，鼓动无力所表现的证候。

【病因】本证多由素体久虚，或久病失养，或禀赋不足，或年老体衰，或暴病伤正所致。久病或劳心过度均可引起此证。

【临床表现】心悸怔忡，胸闷，气短，神疲乏力，或有自汗，或见精神恍惚，活动后加重，面色淡白，舌质淡苔白，脉虚。

【证候分析】心气虚衰，鼓动无力，心中空虚，惕惕而动则心悸怔忡。心气不足，胸中宗气运转无力，则胸闷、气短。心气虚，心神失养，机能活动衰减故见神疲乏力。气虚卫外不固，津液外泄，故自汗。心气亏虚，心神失藏，则见精神恍惚。动则气耗，故活动后心气益虚，诸症加重。气虚血运无力，不能上荣于面，气血不充，则面色淡白，舌质淡苔白。气虚，血行失其鼓动则脉虚无力。

【辨证要点】本证以心悸、神疲与气虚症状并见为辨证的主要依据。

（二）心阳虚证

心阳虚证，是指由于心阳虚衰，温运无力，虚寒内生所表现的证候。

【病因】本证多由禀赋不足、久病伤正、思虑伤心，导致心气虚，进一步发展成心阳虚而来。

【临床表现】心悸怔忡，心胸憋闷，气短，心痛，自汗，畏寒肢冷，面色㿠白，或唇舌青紫，舌质淡胖或紫暗，苔白滑，脉迟弱或结代。

【证候分析】心阳虚衰不振，鼓动、温运无力，心动失常，故轻则心悸，重则怔忡。心阳虚弱，宗气衰少，胸阳不振，故心胸憋闷，气短。心阳不振，温运血行无力，胸中阳气痹阻不通，故见心胸疼痛。阳虚而阴寒内生，不能温煦肢体，故兼见畏寒肢冷。阳虚卫外不固，故见自汗。温运乏力，血脉失充，寒凝而血行不畅，则见面色㿠白或面唇青紫，舌质紫暗，脉结代而弱。舌淡胖苔白滑，为阳虚寒盛，水湿不化之征。

【辨证要点】本证以心悸怔忡、心胸憋闷与阳虚症状共见为辨证的主要依据。

心气虚与心阳虚均可见心悸、胸闷、气短等症，但气虚证以疲乏等症表现明显，阳虚证则有畏冷肢凉等表现。

（三）心阳暴脱证

心阳暴脱证，是指心阳衰竭，阳气暴脱所表现的证候。

【病因】本证多由寒邪暴伤心阳，或痰瘀阻塞心脉，或因失血亡津，气无所依，心阳随之外脱，或心阳虚进一步发展所致。

【临床表现】在心阳虚证的基础上，更见突然冷汗淋漓，四肢厥冷，呼吸微弱，面色苍白，或心悸，心胸剧痛，甚或神志模糊或昏迷不醒，唇舌青紫，脉微欲绝。

【证候分析】心阳衰亡，不能摄津，则冷汗淋漓。气随津泄，阳气不能温煦四肢，故见手足逆冷。

阳气暴脱，宗气大泄，不能助肺司呼吸，故呼吸微弱。阳气外脱，无力运血，脉道失充，故面色苍白无华。心阳虚衰，寒凝经脉，血运不畅，痹阻心脉，则见心胸剧痛，唇舌青紫。阳气外脱，心神失养，涣散不收，故神志模糊，甚则昏迷。脉微欲绝，为阳气虚极而外亡之征。

【辨证要点】本证以心悸、胸痛、冷汗、肢厥、脉微等表现为辨证的主要依据。

（四）心阴虚证

心阴虚证，是指心阴亏损，心与心神失于濡养，虚热内扰，以心烦、心悸、失眠所表现的证候。

【病因】本证常由思虑劳神太过，耗损心阴，或失血过多，或阴血生成不足，或热病后期，灼伤心阴，或因肝肾等脏阴虚及心所致。

【临床表现】心烦，心悸，失眠多梦，口燥咽干，形体消瘦，或见五心烦热，潮热，盗汗，两颧潮红，舌红少苔少津，脉细数。

【证候分析】血属阴，心阴、心血亏虚，则心失所养，致心动失常，则见心悸。心神失于濡养，虚火扰神，心神不宁，故见心烦、失眠、多梦。阴虚失润，故口燥咽干，形体消瘦。阴虚则阳亢，虚热内生，故五心烦热，午后潮热。寐时阳气入阴，营液受蒸则外流，故见盗汗。虚热上炎则两颧发红，舌红少津；脉细主阴虚，数主有热，为阴虚内热的脉象。

【辨证要点】本证以心烦、心悸、失眠与阴虚症状共见为辨证的主要依据。

（五）心血虚证

心血虚证，是指心血亏虚，不能濡养心脏所表现的证候。

【病因】本证多因脾虚生血之源匮乏，或失血过多，或久病耗伤阴血，或劳心耗血，或情志不遂，气火内郁，暗耗阴血所致。

【临床表现】心悸怔忡，失眠多梦，或兼见眩晕，健忘，或见精神恍惚，面色淡白或萎黄，唇舌色淡，脉细弱。

【证候分析】心血不足，心失所养，心动失常，故心悸怔忡。血不养心，心神不宁，故失眠、多梦。血虚不能上荣于头面，不能濡养脑髓，而见眩晕健忘，面色淡白或萎黄，唇舌色淡。心血不足，心神失养，故精神恍惚。血虚不能充盈脉道，故脉象细弱。

【辨证要点】本证以心悸、失眠与血虚证为辨证的主要依据。

（六）心火亢盛证

心火亢盛证，是指心火炽盛，热扰心神，迫血妄行所表现的证候。

【病因】本证多因情志抑郁化火，或六淫化火，或因劳倦，或进食辛辣刺激、温补之品，久蕴化火，内炽于心所致。

【临床表现】发热，心中烦怒，夜寐不安，面赤口渴，溲黄便干，舌尖红绛，苔黄燥，脉数有力。或见肌肤疮疡，红肿热痛；甚或口舌生疮，溃烂疼痛；或见小便短赤，灼热涩痛；或见吐血，衄血；或见狂躁，神昏谵语。

【证候分析】心火炽盛，心神被扰，神不守舍，则心中烦热，夜寐不安，甚则狂躁谵语。火邪伤津，故口渴，溲黄便干，脉数有力，均为里热之征。火热炎上，则面赤。心开窍于舌，心火亢盛，循经上炎，故舌尖红绛或口舌生疮。气血运行加速，则脉数有力。火毒壅滞脉络，局部气血不畅则见肌肤疮疡，红肿热痛。心火炽盛血热妄行，则见吐血衄血。

【辨证要点】本证以发热、心烦、吐血衄血、舌赤生疮、尿赤及心实火内炽的症状为辨证的主要依据。

（七）心脉痹阻证

心脉痹阻证，是指心脏脉络在瘀血、痰浊、阴寒、气滞等致病因素作用下，导致痹阻不通所反映的证候。

【病因】本证常由年高体弱或病久正虚，心阳不振，运血无力，以致气滞、血瘀、痰凝、寒滞等邪气痹阻，心脉瘀阻，其性质多属本虚标实。

【临床表现】心悸怔忡，心胸憋闷疼痛，痛引肩背内臂，时发时止。若痛如针刺，舌质紫暗或有青紫斑点，脉细、涩、结、代，为瘀阻心脉。若为心胸憋闷疼痛，并见体胖痰多，身重困倦，舌苔白腻，脉沉滑，为痰阻心脉。若剧痛暴作，遇寒痛剧，并见畏寒肢冷，得温痛缓，舌淡苔白，脉沉迟或沉紧，为寒凝心脉之象。若疼痛而胀，与情志变化有关，或伴见胁胀，善太息，舌淡红，苔薄白，脉弦，为气滞心脉之证。

【证候分析】正气先虚，心阳不振，失于温养，或瘀血内阻，心脏搏动失常，故见心悸怔忡。由于阳气不足，血液运行无力，易继发瘀血内阻、痰浊停聚、阴寒凝滞、气机阻滞等病理变化，以致心脉痹阻、气血不畅，发生心胸憋闷疼痛。手少阴心经循内臂后缘，横出腋下，故疼痛牵引肩背内臂，时发时止。

【辨证要点】本证以心悸怔忡，心胸部憋闷疼痛、痛引肩背内臂与瘀血症状共见为辨证的主要依据。由于致痛之因不同，故应分辨疼痛特点及兼证以审证求因。

（八）痰蒙心神证

痰蒙心神证，是指痰浊蒙闭心神所表现的证候。又称痰迷心窍、痰迷心包证。

【病因】本证多因湿浊酿痰，阻遏气机；或情志不遂，气郁生痰；或痰浊内盛，伴见肝风内扰，致痰浊蒙蔽心神所致。

【临床表现】面色晦暗，胸闷，脘闷作恶，意识模糊，语言不清，喉有痰声，甚则昏不知人，舌苔白腻，脉滑。或情志抑郁，表情淡漠，神情痴呆，喃喃自语，举止失常。或突然昏仆，不省人事，口吐涎沫，喉中痰鸣，两目上视，手足抽搐，口中如作猪羊叫声。

【证候分析】外感湿浊之邪，郁遏中焦，清阳不升，浊气上泛，气血不畅，则见面色晦暗。湿阻胸阳，胃失和降，胃气上逆，故胸闷，脘闷作恶。痰浊上蒙心窍，神识受蒙，故见意识模糊，语言不清，甚则人事不省。湿邪留恋不化，酝酿成痰，痰随气升则喉中痰鸣。舌苔白腻，脉滑，均是痰浊内盛之征。精神抑郁，表情淡漠，神志痴呆，喃喃自语，举止失常多由情志不遂，肝气郁结失于疏泄，气郁生痰，痰气互结，蒙蔽神明所致，属于癫证。突然仆地，不省人事，口吐痰涎，喉中痰鸣，两目上视，手足抽搐，口中如作猪羊叫声，为脏腑功能失调，痰浊内盛，引动肝风，肝风夹痰，痹阻心经，痰涎上涌，属于痫证。

【辨证要点】本证以情志抑郁、错乱、痴呆、昏迷与痰浊症状共见为辨证的主要依据。

（九）痰火扰心证

痰火扰心证，是指火热痰浊扰乱心神所出现的证候。又名痰火扰神证、痰火闭窍证。

【病因】本证多因精神刺激，思虑动怒，五志化火，灼液成痰，痰火内盛；或外感邪热，热邪煎熬，炼津为痰，内陷心包所致。

【临床表现】发热，气粗，口渴，面红目赤，咯痰黄稠，喉间痰鸣，甚则神昏，躁狂谵语，舌质红，苔黄腻，脉滑数。或见失眠心烦，痰多胸闷，头晕目眩；或见语言错乱，哭笑无常，不避亲疏，狂躁妄动，打人毁物，力逾常人。

【证候分析】本证可见于外感热病、内伤杂病。外感热病中，由于邪热内蕴，蒸腾充斥肌肤，火势上炎，故见高热，面红目赤，呼吸气粗。邪热灼津为痰，故咯痰黄稠，喉间痰鸣。痰火扰乱心神，心神昏乱，故见躁狂谵语。舌质红，苔黄腻，脉滑数均为痰火内盛之征。内伤杂病中，由于精神刺激，痰火闭扰心神，故见失眠心烦。痰阻气道，故见胸闷痰多。清阳被遏，则见头晕目眩。若神志狂乱，气机逆乱，则发为狂证，出现语言错乱，哭笑无常，不避亲疏，狂躁妄动，打人毁物，力逾常人等症状。

【辨证要点】本证总以神志狂躁、神昏谵语与痰热症状共见为辨证的主要依据。其中外感病以高热、神昏、痰热等为辨证的主要依据；内伤杂病以心烦失眠、神志狂乱、苔腻、脉滑为着眼点。

（十）小肠实热证

小肠实热证，是指小肠里热炽盛所表现的证候。

【病因】本证多由心热下移小肠所致。

【临床表现】心烦失眠，面赤口渴，口舌生疮，溃烂灼痛，小便赤涩，尿道灼痛，或尿血，舌红苔黄，脉数。

【证候分析】心火内炽，热扰心神，则心烦失眠。热灼伤津故见口渴；心火上炎则面赤，口舌生疮，甚或溃烂灼痛。心热下移小肠，小肠分清泌浊功能失常，故见小便赤涩，尿道灼痛。热盛灼伤阴络，迫血妄行，故可见尿血。舌红苔黄，脉数，为小肠实热之象。

【辨证要点】本证以心火炽盛及小便赤涩灼痛为辨证的主要依据。

二、肺与大肠病辨证

肺的病变，主要为呼吸功能障碍，宣降功能失调，通调水道、输布津液失职，卫外不固等为主要病理变化。临床上往往出现咳嗽、气喘、胸部胀闷或痛、咯痰、鼻塞流涕、咽喉痛痒、声音变异、浮肿等为肺病的常见症，其中咳喘更多见。大肠病变主要是传导功能失常，主要表现为便秘、泄泻、腹胀、腹痛、肠鸣矢气、里急后重等症。

肺的病证有虚实之分。虚证多因久病咳喘，或因他脏病变累及于肺，而致肺气虚和肺阴虚。实证多见风寒燥热等邪气侵袭和痰湿阻肺而成，导致风寒犯肺、风热犯肺、燥邪犯肺、肺热炽盛、寒痰阻肺、痰热壅肺等证。大肠病证有肠热腑实、大肠湿热、肠燥津亏、肠虚滑泄等。

（一）肺气虚证

肺气虚证，是指肺气虚弱，呼吸无力，卫表不固所表现的证候。

【病因】本证多由久病咳喘，劳累过度，耗伤肺气；或脾虚气血生化不足，肺失充养所致。

【临床表现】咳嗽无力，气短而喘，动则益甚，痰多清稀，体倦懒言，声音低怯，面色淡白，或自汗、畏风，易于感冒，神疲乏力，舌淡苔白，脉弱。

【证候分析】肺主气，司呼吸，肺气不足，呼吸功能减弱，气逆于上，则咳嗽无力，气短而喘；气少不足以息，动则耗气，肺气更虚，故见喘息益甚。肺气虚不能布散津液，聚而成痰，故痰多清稀。肺气虚，宗气衰少，发声无力，故见体倦懒言，声音低怯。肺气亏虚，不能宣发卫气于肌表，腠理失密，卫表不固，故自汗、畏风，反复感冒。面色淡白，舌淡苔白，脉弱，均为气虚之征。

【辨证要点】本证多以咳喘无力、气短、咯痰清稀、自汗与气虚症状共见为辨证的主要依据。

（二）肺阴虚证

肺阴虚证，是指肺阴不足，失于清肃，虚热内扰所表现的证候。

【病因】本证多由燥热伤肺，或痨虫袭肺，耗伤肺阴；或汗出伤津，阴津耗泄；或素嗜烟酒、过食辛辣燥热之品；或年老体弱，久病咳喘伤阴；或热病后期阴津损伤；或房劳伤肾，肾阴虚累及肺阴所致。

【临床表现】干咳无痰，或痰少而黏，难以咯出，口燥咽干，形体消瘦，五心烦热，潮热盗汗，两颧潮红，甚则痰中带血，声音嘶哑，舌红少苔少津，脉细数。

【证候分析】肺阴不足，失于滋润，或虚火内生，肺失清肃，气逆于上，灼液成痰，胶固难出，故干咳无痰，或痰少而黏，难以咯出。阴液不足，上不能滋润咽喉则口燥咽干，外不能濡养肌肉则形体消瘦。阴虚阳无所制,虚热内炽,则见午后潮热、五心烦热。热扰营阴,则见盗汗。虚热上炎,故见颧红。虚火灼伤肺络,络伤血溢,以致痰中带血;肺阴不足,喉失津润,且为虚火所蒸,故声音嘶哑。舌红少苔少津,脉象细数,皆为阴虚内热之征。

【辨证要点】本证以干咳少痰、潮热盗汗等为辨证的主要依据。若潮热盗汗等虚热内扰之症不明显,则可称阴虚肺燥证。

(三)风寒犯肺证

风寒犯肺证,是指风寒外袭,肺卫失宣所表现的证候。

【病因】本证多由风寒外邪,侵袭肺卫,致使肺卫失宣。

【临床表现】咳嗽,气喘或哮喘,咯少量稀白痰,鼻塞流清涕,喉痒不适,或微恶寒发热,身痛无汗,舌苔薄白,脉浮紧。

【证候分析】肺司呼吸,外合皮毛,风寒外感,易袭肌表,侵犯肺脏,肺气被束,失于宣发,上逆而为咳嗽、气喘或哮喘。肺失通调,津液不布,聚为痰饮,寒属阴,故咯痰液稀薄色白。肺气失宣,鼻窍通气不畅,故见鼻塞、流清涕、喉痒。邪客肺卫,卫阳郁遏,肌表失于温煦,则微恶风寒。正气抗邪,卫阳浮郁在表,郁遏化热,则发热。风寒侵犯肌表,经气不利,故见头身疼痛。寒性收引,腠理毛窍郁闭,则无汗。舌苔薄白,脉浮紧,为感受风寒之征。

【辨证要点】本证以咳嗽气喘、咯稀白痰与风寒表证共见为辨证的主要依据。

(四)风热犯肺证

风热犯肺证,是指风热侵犯肺系,肺卫失宣所表现的证候。

【病因】本证多因风热外邪,侵袭肺卫,致使肺卫失宣所致。

【临床表现】咳嗽,咯少量黄稠痰,鼻塞流浊黄涕,微恶风寒,发热,口微渴,咽喉肿痛,舌尖红,苔薄黄,脉浮数。

【证候分析】风热袭肺,肺失清肃,肺气上逆,则咳嗽。风热之邪熏蒸,煎灼津液,津气敷布失常,故咯少量黄稠痰。肺气失宣,鼻窍不利,津液为风热所熏灼,故鼻塞不通,流浊黄涕。风热袭表,肺卫受邪,卫气抗邪,阳气浮郁于肌表,故发热。卫气郁遏,肌表失于温煦,故微恶风寒。热伤津液,则口微渴。风热上扰,咽喉不利,故咽喉肿痛。舌尖候上焦病变,肺为风热侵袭,故舌尖红。苔薄黄,脉浮数皆为风热袭表犯肺之象。

【辨证要点】本证以咳嗽、咯黄稠痰与风热表证共见为辨证的主要依据。

(五)燥邪犯肺证

燥邪犯肺证,是指燥邪外袭肺卫,肺失宣降清润所表现的证候。

【病因】本证多因时处秋令,或干燥少雨之地,感受燥邪,耗伤肺津,肺卫失和,或因风温之邪化燥伤津累及肺脏所致。

【临床表现】干咳无痰,或痰少而黏,不易咯出,甚则胸痛咯血,或见鼻衄、口、唇、舌、咽、鼻干燥欠润,皮肤干燥,或微有身热恶风寒,尿少,大便干结,舌苔薄而干燥少津,脉浮数或浮紧。

【证候分析】燥邪伤肺,津液耗损,肺不得滋润,清肃失职,故干咳无痰,或痰少而黏,不易咳出。燥邪损伤肺络,故见胸痛、咳血、鼻衄。燥邪伤津,清窍、皮肤失于濡润,则见唇、舌、咽、鼻干燥而欠润,皮肤干燥,舌苔薄而干燥少津。燥邪袭表,卫气失和,肌表失于温煦,则见身热、微恶风寒。肠道失润,津伤液亏,则大便干燥,小便短少。

夏末秋初,燥与热合,多为温燥,腠理开泄,则见出汗,舌尖红苔薄黄而干,脉浮数。秋末冬初,若燥与寒合,多见凉燥,寒主收引,腠理闭塞,则表现为无汗,舌苔白而干,脉浮紧。

【辨证要点】本证以干咳少痰、鼻咽口舌干燥和表证等为辨证的主要依据。

（六）肺热炽盛证

肺热炽盛证，是指火热炽盛，内阻于肺，肺失清肃所表现的证候。

【病因】本证多由外感风热之邪入里，或风寒之邪入里化热，蕴结于肺所致。

【临床表现】发热，汗出，口渴，咳嗽，气粗而喘，鼻翼煽动，鼻息灼热，胸痛，咽喉红肿疼痛，小便短黄，大便秘结，舌红，苔黄，脉数。

【证候分析】里热炽盛，蒸腾向外升散，则发热。热盛逼迫津液外泄，则汗出。津液耗伤，则口渴。肺热炽盛，肺失清肃，气逆于上，故见咳嗽，气喘，甚则鼻翼煽动，气粗息灼。邪气郁于胸中，阻碍气机，则胸痛。肺热上熏于咽喉，气血壅滞，则咽喉红肿疼痛。热盛伤津，故大便秘结，小便短黄。舌红，苔黄，脉数，为邪热内盛之象。

【辨证要点】本证以发热、汗出、咳喘、气粗与里实热症状共见为辨证的主要依据。

（七）寒痰阻肺证

寒痰阻肺证，是指寒饮或痰湿壅阻于肺，肺失宣降所表现的证候。又名寒饮停肺证、痰浊阻肺证。

【病因】本证多由感受寒湿之邪，侵袭于肺，转化为痰；或素有痰疾伏肺，复感风寒，内客于肺；或脾阳亏虚，寒从中生，聚湿成痰，上涌于肺，或久咳伤肺所致。

【临床表现】咳嗽，咯痰量多，质稠或清稀，色白易咯，胸中窒闷，甚则气喘痰鸣，恶寒，肢冷，舌质淡苔白腻或白滑，脉弦或滑。

【证候分析】寒邪郁滞，痰饮客肺，肺失宣降，肺不布津，水液停聚而为痰湿，阻于肺间，肺气上逆，则咳嗽，呼吸喘促，咯痰量多，色白而黏稠，易咯。痰浊寒饮阻滞息道，肺气不利，故见胸闷。痰气搏结，上涌气道，则哮喘痰鸣。阴寒凝滞，阳气被郁，无以外达，肌肤失于温煦，则形寒、肢冷。舌淡苔白腻或白滑，脉弦紧或沉滑，是为寒饮痰浊内阻之征。

【辨证要点】本证以咳嗽、咯痰量多色白与寒象共见为辨证的主要依据。

（八）痰热壅肺证

痰热壅肺证，是指痰热壅结于肺，肺失清肃所表现的证候。

【病因】本证多由邪热犯肺，肺热炽盛，灼伤肺津，炼液成痰；或宿痰内盛，郁而化热，痰热互结，壅阻于肺而致。

【临床表现】咳嗽，气喘息粗，胸闷，咯大量黄稠痰，甚则鼻翼煽动，喉中痰鸣，或咳吐腥臭脓血痰，胸痛，身热烦躁，口渴，尿黄，便秘，舌红，苔黄腻，脉滑数。

【证候分析】痰热壅蒸于肺，肺失清肃，气逆上冲，则咳嗽，气喘息粗，甚则鼻翼煽动。痰热交阻，随肺气上逆，故咯痰量多而黄稠，或喉中痰鸣。若痰热阻滞肺络，壅滞气血，腐败血肉，则见咳吐腥臭脓血痰。痰热交阻，气道壅塞不利，故胸闷胸痛。里热炽盛，蒸达于外，则见发热。热扰心神，故烦躁不安。热灼津伤，则口渴，小便黄，大便秘结。舌红苔黄腻，脉滑数，是为痰热内盛之象。

【辨证要点】本证以咳喘、发热、痰多黄稠等为辨证的主要依据。

（九）饮停胸胁证

饮停胸胁证，是指水饮停于胸腔，阻碍气机所表现的证候。

【病因】本证多由中阳素虚，气不化水，水停为饮；或因外邪侵袭，肺失通调，水液输布障碍，停聚为饮，流注胸腔而致。

【临床表现】胸廓饱满，胸胁部胀闷而痛，咳嗽，气喘，呼吸、咳嗽或身体转侧时牵引胁痛，或有头目晕眩，舌苔白滑，脉沉弦。

【证候分析】饮停胸胁，气机受阻，升降失司，故胸胁饱胀疼痛，气短息促。水饮停于胸腔，上迫于肺，肺失宣降，胸胁气机不利，故咳嗽、呼吸及身体转侧时牵引作痛。饮邪遏阻，清阳不升，故头目晕眩。水饮内停，故可见脉沉弦，苔白滑。

【辨证要点】本证以胸廓饱满、胸胁胀闷或痛等为辨证的主要依据。

（十）风水相搏证

风水相搏证，是风邪外袭，肺卫失宣，不能通调水道，水湿泛溢肌肤所表现的证候。

【病因】本证多由风邪外感，肺气受邪，宣降失常，通调水道失职，风水相搏，泛溢肌肤而致。

【临床表现】眼睑头面先肿，继而遍及全身，上半身肿甚，来势迅速，皮肤薄而亮，小便短少。或见恶寒重发热轻，无汗，舌苔薄白，脉浮紧；或见发热重恶寒轻，咽喉肿痛，舌苔薄黄，脉浮数。

【证候分析】风热犯肺，宣发肃降失职，不能通调水道，风水相搏，水气泛溢，故水肿起于眼睑头面，继而遍及全身，上半身水肿较重。由于是外邪新感，所以发病较快，水肿迅速，皮肤发亮。上源不通，水液不能下输膀胱，则小便短少。若伴见恶寒重，发热轻，无汗，苔薄白，脉浮紧，为风水偏寒之征；若伴见发热重，恶寒轻，咽喉肿痛，舌红，脉浮数等症，为风水偏热之象。

【辨证要点】本证以骤起头面浮肿与卫表症状共见等为辨证的主要依据。

（十一）肠热腑实证

肠热腑实证，是指邪热与大肠糟粕互结，腑气不通所表现的证候。又名大肠热结证、大肠实热证。

【病因】本证多因邪热炽盛，汗出过多，或误用发汗，津液外泄，肠中干燥，里热炽盛，燥屎内结所致。

【临床表现】大便干结，数日不下或热结旁流，脐腹胀满硬痛拒按，身热口渴，汗出，日晡热甚，口舌生疮，小便短黄，甚则神昏谵语，精神狂乱，舌质红，苔黄厚而燥，或干起芒刺，脉沉实兼滑。

【证候分析】邪热入里，与肠中糟粕相搏，大肠难以传导，故见大便干结，数日不下或燥屎内结，迫肠中津液从旁而下，则为热结旁流。腑气不通，故见脐腹胀满硬痛而拒按。里热蒸腾，则身热，面赤，口渴。大肠属阳明经，阳明经气旺于日晡，热邪客于大肠，与邪相争，阴不胜阳，蒸津外出，故日晡热甚，汗出。邪热上扰，则见口舌生疮。热盛津伤，则小便短黄。肠道壅滞，腑气不通，邪热与秽浊上熏，侵扰心神，则见神昏谵语，精神狂乱。舌质红，苔黄厚而燥、干起芒刺，脉沉实兼滑，皆为燥热内结之象。

【辨证要点】本证以发热、腹满硬痛、便秘与里热炽盛症状等为辨证的主要依据。

（十二）大肠湿热证

大肠湿热证，是指湿热蕴结大肠，以致大肠传导功能失常所表现的证候。

【病因】本证多因夏秋之季，暑湿热毒之外邪侵犯大肠；或饮食不节，过食辛辣生冷、不洁之物，湿热秽浊内生，蕴结肠道所致。

【临床表现】腹痛腹胀，或暴注下泻，色黄而臭，或有下痢脓血，里急后重，伴见肛门灼热，身热口渴，小便短赤。舌质红，苔黄腻，脉滑数或濡数。

【证候分析】湿热蕴结在肠，胶结不解，大肠气机滞涩不畅，传导失职，故见腹痛腹胀，里急后重。湿热下注大肠，传导失司，水液下趋，则泄泻秽浊，肛门灼热。湿热熏灼肠道，气血脉络受损，血腐成脓，则下痢脓血。热邪内蕴伤津，故身热口渴，小便短赤。舌质红，苔黄腻，脉滑数或濡数，均为湿热内结之象。

【辨证要点】本证以腹痛、里急后重、下痢脓血、暴泻如水、大便黄稠秽臭与湿热证共见等为辨证的主要依据。

（十三）肠燥津亏证

肠燥津亏证，是指大肠津亏液少，肠失濡润，传导失司所表现的证候。

【病因】本证多由素体阴亏，或久病伤阴，或年老阴津不足，或嗜食辛辣燥烈食物，或发汗、吐泻、高热、产后出血过多等津伤未复所致。

【临床表现】大便干结，排便困难，常数日一行，口唇、舌咽干燥，或伴见口臭，头晕，腹胀作痛，舌红少津，脉细涩。

【证候分析】大肠津液亏虚，失于濡润，传导不利，故大便秘结干燥，坚硬如羊屎，难以排出，甚或数日一行。大肠有燥屎，阻滞气机，故腹胀作痛。阴伤于内，不能上承，故口唇、舌咽失润而见干燥。大便日久不解，腑气不通，浊气不得下泄而上逆，故见口臭，甚则干扰清阳而见头晕。阴津不足，燥热内生，则舌红少津。津亏则血少，脉道失充涩滞，故脉细涩。

【辨证要点】本证以大便干燥、排便困难与津亏见证为辨证的主要依据。

（十四）肠虚滑泄证

肠虚滑泄证，是指大肠阳气虚衰，排便失于固摄所表现的证候。

【病因】本证多由泻、痢迁延不愈、失治误治，导致大肠阳气虚衰，传导、排便失于固摄所致。

【临床表现】泄泻不止，或大便失禁，神疲乏力，畏寒肢冷，脱肛，腹痛隐隐，喜按喜温，舌淡苔白滑，脉沉弱。

【证候分析】下利、久泻久痢伤阳，阳气虚衰，大肠气虚失于固摄，因而泄泻不止，大便失禁，甚则脱肛。大肠阳气虚衰，无以温煦肢体，阳虚则阴盛，寒从内生，寒凝气滞，则见腹痛隐隐，喜按喜温，畏寒肢冷。舌淡苔白滑，脉沉弱，均为阳虚阴盛之象。

【辨证要点】本证以泄泻不止、大便失禁以及虚寒证为辨证的主要依据。

三、脾与胃病辨证

脾的病理变化，主要反映在运化、升清功能失常，致水谷、水液失运，消化、吸收、输布功能减退，气血化源不足，痰湿内生，水湿潴留，以及不能统血、清阳不升等为主要病理改变；胃的病变主要反映在受纳腐熟功能障碍，胃失和降，胃气上逆等方面的病理改变。脾病临床常见症状是腹胀腹痛，纳呆，食少，便溏腹泻，浮肿，困重，内脏下垂，慢性出血等。胃病常见症状有食少，胃脘胀痛，呕吐，恶心，嗳气，呃逆等。

脾胃病证，皆有寒热虚实之不同。脾病虚证多因饮食、劳倦、思虑过度所伤，或病后失调所致的脾气虚、脾阳虚、脾虚气陷、脾不统血等证；实证多由饮食不节，或外感湿热或寒湿之邪内侵，或失治误治所致的寒湿困脾、湿热蕴脾等证。胃病的虚证多因饥饱失常，久病失养，或因吐泻太过，或温热病后期耗伤阴津等原因所致的胃阴虚等证；实证多由饮食不节或误食不洁之品，或寒邪、热邪内犯胃腑所致，常见有食滞胃脘证、寒滞胃腑证、胃火炽盛证等。

（一）脾气虚证

脾气虚证，是指脾气不足，受纳、腐熟、运化失职所表现的证候。

【病因】本证多因寒湿侵袭，饮食不节，或劳累过度，或先天禀赋不足、素体虚弱，或年老体衰，或忧思日久，吐泻伤及脾土，以及其他急慢性疾患耗伤脾气所致。

【临床表现】食少，纳呆，腹胀腹满，饭后尤甚，大便溏薄，肢体倦怠，神疲乏力，少气懒言，形体消瘦或浮肿，面色淡黄或萎黄，舌淡苔白，脉缓弱。

【证候分析】脾气虚弱，运化失司，无力输精、散精，故纳少，不欲食。水谷内停则腹胀，食入则脾气易困，故腹满，饭后尤甚。脾虚水湿不运，下注肠道，则大便溏薄。脾气不足，化源不足，不能充达四肢肌肉，则神疲乏力，肢体倦怠，形体逐渐消瘦。中气不足，则少气懒言。若脾虚水湿不运，浸淫肌肤，故见形体浮肿。脾气亏虚，气血化生不足，气血不能上荣于面，则面色淡黄或萎黄。舌淡苔白，脉缓弱，是脾气虚弱之象。

【辨证要点】本证以腹胀、纳呆食少、便溏和气虚症状共见为辨证的主要依据。

（二）脾阳虚证

脾阳虚证，是指脾阳虚衰，失于温运，阴寒内盛所表现的证候。又名脾虚寒证。

【病因】本证多由脾气虚发展而来，或外寒直中，或过食生冷苦寒之品，久则损伤脾阳，或肾阳亏虚，命门火衰，火不生土所致。

【临床表现】纳少，腹胀，脘腹冷痛绵绵，喜温喜按，畏寒怕冷，四肢不温，面色少华或虚浮，大便溏薄清稀或完谷不化，或肢体困重浮肿，小便短少，或白带量多质清稀，舌淡胖或边有齿痕，苔白滑，脉沉迟无力。

【证候分析】脾阳虚衰，运化失权，则纳少、腹胀。水湿不化流注肠中故大便溏薄，甚则完谷不化。中阳不足，寒从内生，寒凝气滞，故脘腹隐痛、冷痛，喜温喜热。阳虚温煦失司，故畏寒怕冷、四肢不温。脾阳不振，水湿内停，泛溢肌肤，则肢体困重，甚则全身浮肿而尿少。水湿下渗，损伤带脉，可见白带清稀量多。舌淡胖或边有齿痕，苔白滑，脉沉迟无力，皆为阳虚失运之征。

【辨证要点】本证以食少、脘腹冷痛、便溏与虚寒症状共见为辨证的主要依据。

（三）脾虚气陷证

脾虚气陷证，是指脾气亏虚，升举无力，清阳下陷所表现的证候。又名脾气下陷证、中气下陷证。

【病因】本证多由脾气虚进一步发展，或久泄久痢，或劳累过度，或妇女孕产过多、产后失养等损伤脾气，中气下陷所致。

【临床表现】脘腹重坠作胀，饭后尤甚，或便意频数，肛门坠重，或久泄久痢不止，甚或脱肛；或内脏、子宫下垂；或小便浑浊如米泔。伴见神疲乏力，肢体倦怠，气短懒言，面色无华，头晕目眩，舌淡苔白，脉缓或弱。

【证候分析】脾气虚衰，升举无力，内脏无托，故脘腹重坠作胀，食入气陷更甚，脘腹不舒。中气下陷，脾气无力举托内脏，故时有便意，肛门重坠，或久泄久痢不止，甚或脱肛，或可见脏器、子宫下垂。脾主散精，脾虚气陷致精微不能正常输布，清浊不分，而反下流膀胱，故小便浑浊如米泔。中气不足，气血化源亏乏，全身机能活动减退，可见神疲乏力，肢体倦怠，声低懒言，面色无华。清阳不升，头目失养，则头晕目眩。舌淡苔白，脉缓或弱，皆为脾气虚弱之征。

【辨证要点】本证以脘腹重坠、久泄久痢、内脏下垂与气虚症状共见为辨证的主要依据。

（四）脾不统血证

脾不统血证，是指脾气亏虚，不能统摄血行，而致血溢脉外所表现的证候。

【病因】本证多由久病脾虚，或劳倦、思虑过度伤脾等所致。

【临床表现】各种慢性出血，如吐血、便血、尿血、紫斑、肌衄、鼻衄、齿衄，或妇女月经过多、崩漏等，伴见食少便溏，神疲乏力，气短懒言，面色无华，舌淡苔白，脉细无力。

【证候分析】脾气亏虚，统血无权，血溢脉外，可见各种慢性出血症状。血从胃肠外溢，故见吐血、便血。渗于膀胱，故见尿血。血从肌肤、毛孔而出，则为紫斑、肌衄。血由鼻外渗，故为鼻衄。血由齿龈而出，则为齿衄。脾虚统血无权，冲任不固，则妇女月经过多，甚或崩漏。脾气虚弱，运化失常，则食少便溏，神疲乏力，少气懒言。面色无华，舌淡苔白，脉细无力等症，皆为脾气虚弱、气血亏虚之征。

【辨证要点】本证以各种慢性出血和脾气虚证共见为辨证的主要依据。

（五）寒湿困脾证

寒湿困脾证，是指寒湿内盛，困阻脾阳，脾失健运而表现的证候。

【病因】本证多由饮食不节，过食生冷、瓜果，寒湿停滞中焦；或嗜食肥甘厚味，湿浊内生，困阻中阳；或淋雨涉水，居处潮湿，气候阴雨，寒湿内侵伤中；以及内湿素盛等所致。

【临床表现】脘腹痞闷胀痛，便溏，口腻纳呆，泛恶欲吐，口淡不渴，头身困重，或身目发黄，面色晦暗不泽，或肢体浮肿，小便短少，舌体淡胖，舌苔白腻或白滑，脉濡缓或沉细。

【证候分析】寒湿内盛，中阳受困，脾气被遏，运化失职，气机不畅，故脘腹痞闷胀痛。脾失健运，湿阻气机，故口腻纳呆。水湿下注肠中，则大便溏薄。脾失健运，胃失和降，胃气上逆，故泛恶欲吐。寒湿属阴邪，阴不耗液，故口淡不渴。寒湿滞于经脉，郁遏清阳，故见头身困重。湿阻气滞，气血不能外荣，加之肝胆疏泄失职，胆汁随之外泄，故肌肤面目发黄，晦暗不泽。湿泛肌肤，则见肢体浮肿。膀胱气化失司，则小便短少。舌体淡胖，舌苔白腻或白滑，脉濡缓或沉细，皆为寒湿内盛之征。

【辨证要点】本证以脘腹胀痛、纳呆便溏、身重与寒湿内盛症状共见为辨证的主要依据。

（六）湿热蕴脾证

湿热蕴脾证，是指湿热内蕴中焦，脾失健运所表现的证候。又名中焦湿热证、脾经湿热证。

【病因】本证常因感受湿热外邪；或过食肥甘厚腻、嗜烟酒茶，酿湿生热；或素体脾气虚弱，湿邪中阻，湿郁化热所致。

【临床表现】脘腹胀满，呕恶，纳呆厌食，肢体困重，大便溏泄不爽，小便短黄，或身热不扬，汗出热不解，或面目肌肤发黄，色泽鲜明如橘子，或皮肤发痒，舌红苔黄腻，脉濡数。

【证候分析】湿热蕴结脾胃，受纳运化失司，气机受阻，升降失常，故脘腹胀满，呕恶，纳呆厌食。脾主肌肉，湿困重浊，则肢体困重。湿热蕴脾，交阻下注，则大便溏泄，小便短赤。湿遏热伏，热处湿中，湿热郁蒸，则身热不扬或热势起伏，汗出而热不解。湿热蕴结脾胃，熏蒸肝胆，致胆汁不循常道，外溢肌肤，故面目肌肤发黄，其色鲜明如橘子，皮肤发痒。舌红苔黄腻，脉濡数，均为湿热内盛之征。

【辨证要点】本证以脘腹胀满、纳呆、发热身重、便溏不爽与湿热内蕴症状共见为辨证的主要依据。

（七）胃阴虚证

胃阴虚证，是指胃阴亏虚，胃失濡润、和降所表现的证候。虚热证不明显者，称胃燥津亏证。

【病因】本证多由胃病久延不愈，或平素嗜食辛辣之品，过用温热辛燥药物耗伤胃阴；或吐泻太过；或热病后期，胃阴耗伤未复；或情志不遂，气郁化火，灼伤胃阴所致。

【临床表现】胃脘嘈杂隐隐灼痛，饥不欲食，脘腹胀满，干呕，呃逆，口燥咽干，大便干结，小便短少，舌红少苔少津，脉细数。

【证候分析】胃阴不足，胃阳偏亢，虚热内生，热郁胃中，胃气失和，故胃脘嘈杂隐隐灼痛。阴津亏虚，胃失濡润，纳化失职，则饥不欲食。阴虚热扰，胃气上逆，可见干呕呃逆，脘腹胀满。阴亏而津不上承，无以滋润咽喉，则口燥咽干；下不能濡润大肠，故大便干结。津液不足，故小便短少。舌红少苔少津，脉象细数，是阴虚内热的征象。

【辨证要点】本证以胃脘嘈杂灼痛、饥不欲食、脘腹胀满和阴虚证共见为辨证的主要依据。

（八）食滞胃脘证

食滞胃脘证，是指饮食停滞胃脘，不能腐熟所表现的证候。

【病因】本证多由饮食不节，暴饮暴食，食积不化；或脾胃素弱，加之饮食不慎，运化失健等所致。

【临床表现】胃脘胀满疼痛，拒按，嗳气吞酸，呕吐酸腐食物，吐后觉舒；或腹痛，肠鸣，矢气臭如败卵，便溏不爽，泻下物酸腐臭秽；舌苔厚腻，脉滑或沉实。

【证候分析】饮食停积胃脘，胃气失于和降，郁滞不通，则胃脘胀满疼痛而拒按。食积于内，无以腐熟，胃中未消化食物夹腐浊之气上逆，故见嗳气吞酸，或呕吐酸腐食物。吐后宿食得以排出，胃气通畅，故胀痛得减。食滞胃肠，气机被阻，则腹胀腹痛，肠鸣，矢气臭如败卵，便溏不爽。食浊下移，积于肠道，则泻下物酸腐臭秽。胃气上蒸则舌苔厚腻。脉滑或沉实，为食浊内积之象。

【辨证要点】本证以脘腹胀满疼痛、嗳腐吞酸、呕泻酸馊腐臭为辨证的主要依据。

（九）寒滞胃腑证

寒滞胃腑证，是指阴寒凝滞胃腑，阻滞气机所表现的证候。

【病因】本证多由过食生冷，或脘腹受凉，寒凝胃肠；或过于劳倦伤中，复感寒邪所致。

【临床表现】胃脘、腹部冷痛，轻则绵绵不已，重则拘急剧痛，遇寒加剧，得温则减，面白或青，恶寒肢冷，或恶心呕吐，口淡不渴，或口泛清水，腹胀便秘，或腹泻清稀，舌苔白润，脉弦或沉紧。

【证候分析】寒邪犯胃，凝滞气机，故胃脘、腹部冷痛，轻则绵绵不已，重则拘急剧痛。寒为阴邪，遇寒则更凝滞不行，得阳则散，故遇寒痛增，得温则减。寒邪伤阳，阳气郁遏无以外达，血行不畅，故见恶寒肢冷，面白或青。胃气上逆，故恶心呕吐。寒邪内盛，阴不伤津，故口淡不渴。寒伤胃阳，水饮不化而随胃气上逆，故口中泛吐清水。寒凝气机，大肠传导失司，则腹胀便秘。寒伤阳气，水湿下注，则腹泻清稀。舌苔白滑，脉弦或沉紧，为阴寒内盛、凝滞气机之征。

【辨证要点】本证以脘腹冷痛和实寒见证共为辨证的主要依据。

（十）胃火炽盛证

胃火炽盛证，是指火热壅滞于胃，胃失和降所表现的证候。

【病因】本证多因平素嗜食辛辣、肥甘厚味、温燥刺激之品，化热生火；或情志不遂，气郁化火犯胃；或热邪内犯，胃火亢盛所致。

【临床表现】胃脘灼痛、拒按，吞酸嘈杂，或食入即吐，或渴喜冷饮，消谷善饥，或口臭，牙龈肿痛溃烂，齿衄，大便秘结，小便短赤，舌红苔黄，脉滑数。

【证候分析】热炽胃中，胃腑气血壅滞，故胃脘灼痛、拒按。肝经郁火横逆犯胃，或胃火致胃气上逆，则吞酸嘈杂，呕吐，或食入即吐。胃热炽盛，耗津灼液，则渴喜冷饮，大便秘结，小便短赤。胃火炽盛，纳化机能亢进，故消谷善饥。胃热腐败血肉，浊气上逆则口臭。胃络于龈，胃火循经上熏，气血壅滞，故见牙龈肿痛溃烂。热伤血络，血热妄行，故见齿衄。舌红苔黄，脉滑数为胃热内盛之征。

【辨证要点】本证以胃脘灼痛拒按、牙龈肿痛溃烂、消谷善饥和实热见证为辨证的主要依据。

四、肝与胆病辨证

肝的病变主要表现在肝失疏泄，气机逆乱，精神情志异常，消化功能失职；肝不藏血，阴血亏虚，筋脉失养；以及肝经循行部位经气受阻等异常。肝的病变较为广泛和复杂，其常见症状有胸胁少腹胀痛、窜痛，精神抑郁或烦躁易怒，头晕目眩，肢体震颤，手足抽搐，月经不调，睾丸胀痛等。肝开窍于目，故多种目疾都与肝有关。胆病的主要病理变化表现在胆汁不循常道和主决断功能失常，故常见症状有口苦，呕胆汁，黄疸，失眠和胆怯易惊等情绪的异常。

肝的病证有虚实之分，而以实证多见。实证多由情志所伤，肝失疏泄，肝气郁结，化火上逆；肝阳偏亢，阴不制阳；阳亢失制，肝阳化风；或寒、湿、火热之邪内犯肝及肝经，而见于肝风内动、肝火炽盛以及寒凝肝脉等。虚证多因久病失养，或他脏病变所累，或失血，而见肝血、肝阴不足，故见肝血虚证、肝阴虚证等。胆病则有胆郁痰扰证和肝胆同病的肝胆湿热证等。

（一）肝血虚证

肝血虚证，是指肝脏血液亏虚、肝失濡养所表现的证候。

【病因】本证多因脾肾亏虚，生化之源不足；或久病重病，失治误治耗伤营血；或失血过多所致。

【临床表现】眩晕眼花，视物模糊或夜盲，面白无华，爪甲不荣，耳鸣，或见肢体麻木，关节拘急不利，手足震颤，肌肉瞤动，或妇女月经量少色淡，甚则经闭，或夜寐多梦，舌淡，脉细。

【证候分析】肝血不足，不能上荣头面，故眩晕眼花，面白无华，耳鸣。目失所养，故视物模糊或夜盲。肝主筋，血虚筋脉失于濡养，则爪甲干枯不荣；血虚生风而见肢体麻木，关节拘急不利，手足震颤，肌肉瞤动等虚风内动之象。肝血不足，血海空虚，冲任之脉亏虚，所以妇女月经量少、色淡，甚至闭经。血不足以安魂定志，则夜寐多梦。舌淡，脉细，为血虚常见之象。

【辨证要点】本证以眩晕、肢麻震颤、筋脉爪甲、目睛肌肤失养和血虚症状共见为辨证的主要依据。

（二）肝阴虚证

肝阴虚证，是指肝之阴液亏虚，肝失濡润，虚热内扰所表现的证候。

【病因】本证多由情志不遂，气郁化火，耗伤肝阴；或温热病、后期慢性疾病灼伤阴液；或肾阴不足，水不涵木，累及肝阴；或湿热侵犯肝经，久则耗伤肝阴所致。

【临床表现】头晕耳鸣，双目干涩，视力减退，或见手足蠕动，或胁肋隐隐灼痛，面部烘热，午后颧红，潮热盗汗，五心烦热，口咽干燥，舌红少苔乏津，脉弦细数。

【证候分析】肝开窍于目，肝阴亏虚，不能上滋头目，故见头晕耳鸣，双目干涩，视力减退。肝主筋，筋脉失养，阴虚动风，故手足蠕动。胁肋肝络失养，虚火内蒸，则见胁肋隐隐灼痛。阴虚不能制阳，虚火上炎，则面部烘热，午后颧红。虚热内蒸，虚火内灼营阴，故潮热盗汗，五心烦热。阴液亏虚不能上承濡润，则见口咽干燥。舌红少苔乏津，脉弦细数，均为肝阴不足、虚热内扰之象。

【辨证要点】本证以头晕、目涩、胁痛和阴虚内热证共见为辨证的主要依据。

（三）肝气郁结证

肝气郁结证，是指肝失疏泄，肝经气机郁滞而表现的证候。又名肝郁气滞证，简称肝郁证。

【病因】本证多因情志不遂，郁怒伤肝；或突然的精神刺激；或其他病邪侵扰，阻滞肝脉；或他脏影响所致。

【临床表现】胸胁、少腹胀满疼痛，走窜不定，情志抑郁易怒，善太息，或咽部梅核气，或见瘿瘤、瘰疬、乳癖、胁下积块，妇女可见乳房作胀疼痛，月经不调，痛经，甚则闭经，舌苔薄白，脉弦。

【证候分析】肝郁气滞，经气不利，故胸胁乳房、少腹胀闷疼痛，走窜不定。肝气郁结，肝失疏泄不得条达，则情志抑郁，胸闷，善太息；久郁不解，肝失柔顺舒畅之性，则情绪急躁易怒。肝郁气结痰凝，痰随气逆，循经上行，搏结于咽则见梅核气；痰气搏结积聚于肝胆经脉，则为瘿瘤、瘰疬、乳癖；肝郁日久，气滞血瘀阻于胁，则见胁下积块。肝郁气滞，气病及血，气滞血瘀，冲任不调，故月经不调、经行腹痛，甚则闭经。舌苔薄白，脉弦，为肝气郁滞之征。

【辨证要点】本证多与情志因素有关，以情志抑郁、胸胁或少腹胀痛、脉弦以及妇女月经不调等作为辨证的主要依据。

（四）肝火炽盛证

肝火炽盛证，是指火热炽盛，内扰于肝，气火上逆所表现的证候。又名肝火上炎证、肝经实火证，简称肝火（热）证。

【病因】本证多因情志不遂，肝郁化火；或热邪内犯；或其他脏腑累及于肝，导致肝经气火上逆所致。

【临床表现】头晕胀痛剧烈，面红目赤，急躁易怒，或胁肋灼痛，失眠多梦，耳鸣如潮，甚或突发耳聋、耳内肿痛流脓，吐血衄血，口苦咽干，便秘尿黄，舌红苔黄，脉弦数。

【证候分析】肝火上炎，循经上攻头目，气血涌盛络脉，故头晕胀痛剧烈，面红目赤。肝火内炽，肝失条达柔顺之性，则急躁易怒，胁肋灼痛。火热内扰，神魂不安，以致失眠，多梦。足少阳胆经入耳中，肝热移胆，胆热循经上冲入耳，则耳鸣耳聋、耳内肿痛流脓。热伤血络，迫血妄行，故吐血、衄血。火热内炽，灼伤津液，故口苦咽干，便秘尿黄。舌红苔黄，脉弦数，为肝经实火炽盛之征。

【辨证要点】本证以头晕胀痛、胸胁灼痛、急躁易怒、耳鸣等与实热症状共见为辨证的主要依据。

（五）肝阳上亢证

肝阳上亢证，是指肝阳亢扰于上、肝肾阴亏于下所表现的证候。

【病因】本证多因素体阳盛，性急多怒，郁而化火；或长期恼怒焦虑，阳气偏亢而暗耗阴液；或火热耗伤肝肾之阴，或房劳太过，年老阴亏，水不涵木，肝肾阳亢阴虚所致。

【临床表现】眩晕耳鸣，头目胀痛，面红目赤，急躁易怒，心悸健忘，失眠多梦，头重脚轻，腰膝酸软，舌红少津，脉弦有力或弦细数。

【证候分析】肝肾之阴不足，阴不制阳，肝阳亢逆无制，气血上冲，则眩晕耳鸣，头目胀痛，面红目赤。肝木失涵，肝失柔顺之性，故急躁易怒。阴虚阳亢，心神失养不得安，故心悸健忘，失眠多梦。肝主筋，肾主骨，肝肾阴亏，筋骨失养，故腰膝酸软。阳亢于上，阴亏于下，上盛下虚，故头重脚轻，步履不稳。舌红少津，脉弦有力或弦细数，为肝阳亢盛、肝肾阴虚之征。

【辨证要点】本证以眩晕耳鸣、头目胀痛、面赤、烦躁、头重脚轻、腰膝酸软等上实下虚症状作为辨证的主要依据。

（六）肝风内动证

肝风内动证，泛指因风阳、火热、阴血亏虚等，致使肝脏功能失调，以眩晕欲仆、肢体抽搐、震颤等动摇不定症状为主要表现的证候，属内风。

根据病因、病性、病机、临床表现的不同，临床上常分为肝阳化风证、热极生风证、阴虚动风证和血虚生风四种证候。

1. 肝阳化风证

肝阳化风证，是指肝阳亢逆无制，引动肝风而表现的证候。

【病因】本证多因肝阳素亢，郁而化火，耗伤阴液；或情志不遂，肝郁化火伤阴；或肝肾阴液日久亏虚，阴不制阳，肝阳失潜，亢极化风。

【临床表现】眩晕欲仆，步履不稳，头摇而胀痛，面赤，项强肢颤，手足麻木，言语謇涩，舌红，或有苔腻，脉弦细有力。甚至卒然昏倒，不省人事，口眼㖞斜，半身不遂，舌强语謇，喉中痰鸣。

【证候分析】肝阳亢逆化风，风阳冲逆上扰头目，则眩晕欲仆，头摇不能自制。阳亢而气血上壅，风动于上，阴亏于下，上盛下虚，则行走飘浮，步履不正，摇摆不定。气血随风阳上逆，壅滞肝络，故头胀头痛，面赤。风动筋脉挛急，则项强肢颤。肝阴亏虚，筋脉失养，则手足麻木。肝脉络舌本，风阳扰络，故语言謇涩。舌红，或有苔腻，脉弦细有力，是阳亢阴虚化风之象。若风阳暴升，挟痰上扰，蒙蔽清窍，则突然昏倒，不省人事，喉中痰鸣。风痰流窜脉络，经气不利，故见口眼㖞斜，半身不遂。痰阻舌根，则舌体僵硬，不能言语。

【辨证要点】本证以眩晕、肢麻震颤、头摇胀痛，甚至猝然昏仆、口眼㖞斜、半身不遂等为辨证的主要依据。

2. 热极生风证

热极生风证，是指热邪亢盛，热极动风所表现的证候。本证在卫气营血辨证中归属血分证。

【病因】本证多由外感温热病邪深入心肝，邪热亢盛，燔灼经络筋膜，热闭心神所致。

【临床表现】高热口渴，神志昏迷或烦躁谵语，四肢抽搐，颈项强直，甚则角弓反张，两目上视，牙关紧闭。舌红绛，苔黄燥，脉弦数。

【证候分析】热邪蒸腾亢盛，充斥三焦，则高热。热入心包，心神昏愦，闭阻心窍，则神志昏迷，烦躁谵语。邪热燔灼肝经，筋脉挛急，故见四肢抽搐，颈项强直，甚则角弓反张，两目上视，牙关紧闭。舌质红绛，苔黄燥，脉象弦数，为肝经热盛内灼营血之征。

【辨证要点】本证以高热、神昏以及抽搐等与实热症状共见为辨证的主要依据。

3. 阴虚动风证

阴虚动风证，是指肝阴亏虚，筋脉失养所表现的动风证候。

【病因】本证多因外感热病后期肝肾阴液耗损；或内伤久病，阴液亏虚，致筋脉失养，虚风内动所致。

【临床表现】手足震颤、蠕动，或肢体抽搐，眩晕耳鸣，形体消瘦，五心烦热，潮热盗汗，两颧潮红，口燥咽干，舌红少津，脉弦细数。

【证候分析】肝阴不足，筋脉失养，筋膜挛急，故手足震颤、蠕动，或肢体抽搐。阴虚不能上养，则眩晕，耳鸣。阴虚不能制阳，虚热内蒸，则五心烦热，潮热盗汗，两颧潮红。阴液不能上承，故口燥咽干。舌红少津，脉弦细数，为肝阴亏虚、虚热内盛之象。

【辨证要点】本证以手足震颤蠕动、眩晕与阴虚症状共见为辨证的主要依据。

4. 血虚生风证

血虚生风证，是指肝血亏虚，筋脉失养所表现的动风证候。

【病因】本证多由急、慢性失血过多，或久病血虚，致使筋脉失养、虚风内动所致。

【临床表现】眩晕眼花，肢体震颤、麻木，肌肉瞤动，关节拘急不利，皮肤瘙痒，面白无华，爪甲不荣，舌质淡白，脉细或弱。

【证候分析】肝血不足，不能上荣头面，故眩晕眼花，面白无华，耳鸣。肝主筋，血虚生风而见肢体震颤，肌肉瞤动，关节拘急不利等虚风内动之象。肢体、皮肤失于濡养，则肢体麻木，皮肤瘙痒，爪甲干枯不荣。舌质淡白，脉细或弱，为血虚之征。

【辨证要点】本证以眩晕、肢麻震颤、拘急、瞤动、瘙痒等与血虚见证为辨证的主要依据。

（七）寒凝肝脉证

寒凝肝脉证，是指寒邪侵袭，凝滞肝脉所表现的证候。又名寒滞肝脉证、肝寒证、肝经实寒证。

【病因】本证多因感受寒邪，寒凝肝经经脉所致。

【临床表现】少腹牵引阴部坠胀冷痛，或阴器收缩掣痛，或巅顶冷痛，形寒肢冷，得温痛减，遇寒加剧，舌淡，苔白润，脉沉紧或弦紧。

【证候分析】足厥阴肝经绕阴器，抵少腹，上巅顶。寒凝经脉，阳气阻遏，气血凝滞运行不畅，不通则痛，故见少腹牵引阴部坠胀冷痛，巅顶冷痛。寒为阴邪，性主收引，筋脉拘急，则阴器收缩掣痛。阴寒伤阳，故形寒肢冷。寒则气血凝涩，热则气血流通，故疼痛得温痛减，遇寒加剧。舌淡，苔白润，脉沉紧或弦紧，为阴寒内盛、凝滞肝脉之象。

【辨证要点】本证以少腹、前阴、巅顶冷痛与实寒见症为辨证的主要依据。

（八）肝胆湿热证

肝胆湿热证，是指湿热蕴结肝胆，疏泄功能失职或湿热下注肝经所表现的证候。

【病因】本证多由外感湿热之邪；或嗜食肥甘厚味之品，酿湿生热；或脾胃运化失常，湿郁化热，蕴结肝胆所致。

【临床表现】胁肋灼热胀痛，厌食腹胀，泛恶，口苦，大便不调，小便短赤，或身目发黄，或寒热往来，或男性阴囊湿疹，睾丸肿胀热痛，或妇女带下黄浊、外阴瘙痒等，舌红苔黄腻，脉弦数或滑数。

【证候分析】湿热蕴结肝胆，肝气疏泄失职，气机不畅，故胁肋灼热胀痛。肝木侮土，脾运失健，胃失和降，故纳少，腹胀，泛恶。湿热郁蒸，胆气上溢，则口苦；胆汁不循常道而外溢肌肤，则身目发黄。湿热蕴内，湿重于热则大便偏溏，热重于湿则大便不爽。膀胱气化失司，故小便短赤。肝胆居于少阳，半表半里，正邪交争，则寒热往来。肝经绕阴器，湿热循经下注，则见男性阴囊湿疹，睾丸肿胀热痛；或妇女带下黄浊、外阴瘙痒等。舌红苔黄腻，脉弦数，均为湿热蕴结肝胆之象。

【辨证要点】本证以胁肋胀痛，厌食腹胀，身目发黄与湿热内蕴见症为辨证的主要依据。

（九）胆郁痰扰证

胆郁痰扰证，是指痰浊或痰热内扰，胆郁失宣所表现的证候。

【病因】本证多由情志不遂，疏泄失职，气郁化火，灼津为痰，痰热互结，内扰心神，胆气不宁，心神不安所致。

【临床表现】胆怯易惊，惊悸不宁，失眠多梦，烦躁不安，胸胁闷胀，善太息，头晕目眩耳鸣，口苦呕恶，吐痰涎，舌苔白腻或黄滑，脉弦缓或弦数。

【证候分析】胆为清静之腑，痰热内扰，则胆气不宁，决断不行，故见胆怯易惊，惊悸不宁。痰热扰神，故失眠多梦，烦躁不安。胆居胁内，痰热内扰，胆气不舒，气机郁滞，则胸胁闷胀，善太息。胆脉络头目入耳，痰浊上扰，故头晕目眩、耳鸣。热蒸胆气上溢，则口苦。胆热犯胃，胃失和降，胃气上逆，则泛恶呕吐，吐痰涎。舌苔白腻或黄滑，脉弦缓或弦数，为痰热、胆郁之象。

【辨证要点】本证以胆怯惊悸、烦躁失眠、眩晕、口苦呕恶等与痰热症状共见为辨证的主要依据。

五、肾与膀胱病辨证

肾的病理变化，主要反映在人的生长、发育和生殖功能障碍，水液代谢失常，呼吸功能减退，脑、髓、骨、发、耳及二便功能异常等。肾病的常见症状有腰膝酸软疼痛，耳鸣耳聋，发白早脱，牙齿动摇，男子阳痿遗精、精少不育，女子经少、经闭、不孕，水肿，虚喘，二便排泄异常等。膀胱的病变主要反映为小便异常以及尿液的改变，临床常见尿频、尿急、尿痛、尿闭以及遗尿、小便失禁等症。

肾病多虚，多因禀赋不足，或幼年精气未充，或老年精气亏损，或房事不节，或他脏病久及肾等导致肾的阴、阳、精、气亏损，常见肾阳虚、肾阴虚、肾精不足、肾气不固、肾不纳气、肾虚水泛等证。膀胱病多见膀胱湿热证。

（一）肾阳虚证

肾阳虚证，是指肾脏阳气虚衰，机体失却温煦所表现的证候。又名命门火衰证。

【病因】本证多由素体阳虚，或年高体衰肾亏，或久病不愈伤肾；或房劳过度，或其他脏腑病变伤及肾阳等因素所致。

【临床表现】腰膝酸软冷痛，畏寒肢凉，尤以下肢为甚，头目眩晕，精神萎靡不振，神疲乏力，面色㿠白或黧黑；或性欲减退，男子阳痿早泄、滑精精冷，女子宫寒不孕；或久泄不止，完谷不化，五更泄泻；或小便频数清长，夜尿频多；或浮肿，腰以下为甚，按之没指，甚则腹部胀满，水肿，心悸咳喘。舌淡胖苔白，脉沉细无力，尺脉尤甚。

【证候分析】肾主骨，腰为肾之府，肾阳虚衰，不能温养筋骨、腰膝，故腰膝酸软冷痛。肾居下焦，肾阳不足，阴寒盛于下，无以温煦，则畏寒肢凉，下肢尤甚。阳虚无以振奋精神，故精神萎靡不振，神疲乏力。阳虚无力运行气血，不能上荣于面，故面色㿠白。肾阳衰惫，浊阴弥漫肌肤，阴寒内盛，故本脏之色外现，面色黧黑无泽。肾主生殖，命门火衰，生殖机能减退，固精摄尿之力减退，男子则阳痿早泄、滑精精冷，女子则宫寒不孕。肾阳虚衰，命门火衰，火不生土，脾阳亦虚，故久泄不止，完谷不化或五更泄泻。肾阳不足，膀胱气化功能障碍，水液内停，溢于肌肤而为水肿；水湿下趋，肾处下焦，故腰以下肿甚，按之凹陷不起。水势泛滥，阻滞气机，则腹部胀满，水气上逆，凌心射肺，心阳受损则心悸不安；上逆犯肺，宣降失常，故咳喘。舌淡胖苔白，脉沉细无力，尺脉尤甚，均为肾阳虚衰、无力运行气血之象。

【辨证要点】本证以腰膝冷痛、性欲减退与阳虚症状共见为辨证的主要依据。

（二）肾阴虚证

肾阴虚证，是指肾阴亏损，虚热内生所表现的证候。

【病因】本证多由虚劳久病，耗伤肾阴；或禀赋不足，肾阴素亏；或年老体弱，肾阴亏虚；或房事过度，阴精内损；或过服温燥劫阴之品；或温热病后期，消灼肾阴所致。

【临床表现】腰膝酸痛，眩晕耳鸣，齿松发脱，失眠健忘，男子阳强易举，遗精早泄，女子经少经闭，或见崩漏，形体消瘦，潮热盗汗，五心烦热，颧红咽干，溲黄便干，舌红少津，少苔或无苔，脉细数。

【证候分析】肾阴不足，髓海亏虚，脑、骨、耳窍失养，故腰膝酸痛，眩晕耳鸣。齿为骨之余，肾之华在发，肾阴失滋，故齿松发脱。肾水亏虚，水火失济，则心火偏亢，心神不宁，则失眠健忘。肾阴亏虚，相火妄动，故男子阳强易举；相火扰动精室，故遗精早泄。女子以血为用，阴亏则经血来源不足，故月经减少，甚则闭经。阴虚火旺，虚热迫血妄行，故见崩漏。肾阴亏虚，虚热内生，故见形体消瘦，潮热盗汗，五心烦热，颧红咽干，溲黄便干，舌红少津，少苔或无苔，脉细数等症。

【辨证要点】本证以腰膝酸痛、眩晕耳鸣、男子遗精、女子月经不调与阴虚内热证共见为辨证的主要依据。

（三）肾精不足证

肾精不足证，是指肾精亏损，脑、髓、骨失充所表现的证候。

【病因】本证多因禀赋不足，先天发育不良；或后天失于调养，肾精不充；或久病劳损，房劳过度，伤及肾精所致。

【临床表现】小儿生长发育迟缓，身材矮小，智力低下，动作迟钝，囟门迟闭，骨骼痿软；性功能减退，男子精少不育，女子经闭不孕；成人早衰，腰膝酸软，发脱齿摇，耳鸣耳聋，健忘恍惚，精神呆钝，动作迟缓，足痿无力，舌淡，脉弱。

【证候分析】肾为先天之本，小儿肾精不足，无以化气生血，充肌长骨，则小儿发育迟缓，身材矮小；无以充髓实脑，故智力低下，动作迟钝；精亏髓少，骨骼失养，则囟门迟闭，骨骼痿软，成人早衰。肾主生殖，肾精亏损，则性功能减退，男子见精少不育，女子见经闭不孕。肾之华在发，肾精不足，则发不长，易脱发；齿为骨之余，失精气之充养，故齿牙动摇。肾精不养腰府，则腰膝酸软。耳为肾窍，脑为髓海，精少髓亏，故见耳鸣耳聋，健忘恍惚。肾精衰少，脑髓失充，则灵机失运，故健忘恍惚，精神呆钝。精损则筋骨疲惫，故动作迟缓，足痿无力。舌淡，脉弱，是为肾精亏虚之征。

【辨证要点】本证以生长发育迟缓、成人早衰以及生殖功能减退为辨证的主要依据。

（四）肾气不固证

肾气不固证，是指肾气亏虚，失于封藏固摄所表现的证候。

【病因】本证多因先天禀赋不足，年幼肾气未充；或年高体弱，肾气亏虚；或房事过度，损伤肾气；或久病伤肾所致。

【临床表现】腰膝酸软，耳鸣耳聋，神疲乏力，小便频数而清长，或遗尿失禁，或夜尿频多，或尿后余沥不尽，男子滑精、早泄，女子月经淋沥不尽，或带下清稀量多，或胎动易滑，舌淡苔白，脉弱。

【证候分析】腰为肾之府，肾主骨生髓，开窍于耳，肾气亏虚，骨髓失养，故腰膝酸软。肾气亏虚，机能活动减退，气血不能上充于耳，耳窍失养，故耳鸣耳聋，神疲乏力。肾主水，肾气不足，气化无力，膀胱失约，故小便频数而清长，或夜尿频多，甚则遗尿失禁；排尿功能无力，无以排出全部尿液，则尿后余沥不尽。肾气亏虚，精关不固则精易外泄，故滑精早泄。肾虚而冲任亏损，下元不固，则带下清稀。胎元不固，故滑胎。舌淡苔白，脉弱，为肾气虚衰之象。

【辨证要点】本证以腰膝酸软，小便频数清长、滑精早泄、经带清稀量多、胎元不固与气虚兼症为辨证的主要依据。

（五）肾不纳气证

肾不纳气证，是指肾气虚衰，摄纳失常，气不归元所表现的证候。

【病因】本证多由久病咳喘，肺虚及肾，或年老体衰，劳伤肾气所致。

【临床表现】久病喘促气短，呼多吸少，气不得续，动则喘息益甚，腰膝酸软，自汗神疲，声音低怯，舌淡苔白，脉沉弱。或喘息加剧，冷汗淋漓，肢冷面青，脉浮大无根；或气短息促，面赤心烦，咽干口燥，舌红少苔，脉细数。

【证候分析】肺主气司呼吸，肾主纳气，喘咳久延不愈，肺虚及肾，肾虚下元不固，摄纳无权，气不归元，故呼多吸少，气不得续；动则耗气，喘息益甚。肾虚腰膝失养，故腰膝酸软。肺肾气虚，卫外不固则自汗。肾虚精气耗损，机能活动减退，则神疲乏力、声音低怯。舌淡苔白，脉沉弱，皆为气虚之征。若肾气虚极则肾阳虚衰，甚则虚阳浮越欲脱，故见喘息加剧，冷汗淋漓，肢冷面青，脉见浮大无根。肾虚不能纳气，则气短息促。肾气亏虚，久延伤阴，阴虚生内热，虚火上炎，或素体阴虚，均可致气阴两虚，故见面赤心烦，咽干口燥，舌红少苔，脉细数等阴虚内热之征。

【辨证要点】本证以久病咳喘，呼多吸少，气不得续，动则益甚和肺肾气虚表现为辨证要点。

（六）肾虚水泛证

肾虚水泛证，是肾阳亏虚，无力温化水液，水湿泛溢所表现的证候。

【病因】本证由素体肾阳虚衰，或久病损伤肾阳，气化无权，水湿泛溢所致。

【临床表现】全身水肿，腰以下尤甚，按之没指，腰膝酸软，畏寒肢冷，小便短少，腹胀，或见心悸，气短，咳喘痰鸣，舌质淡胖，苔白滑，脉沉迟无力。

【证候分析】肾阳不足，蒸腾气化不利，水湿泛溢肌肤，故全身浮肿。肾居下焦，阳虚气化不行，水湿趋于下，故腰以下肿甚，按之没指。阳虚失于温煦，故腰膝酸软，畏寒肢冷。肾阳虚衰，膀胱气化无权，故小便不利而短少。水气犯脾，脾失健运，则腹胀。水气凌心，心阳受阻，则心悸、气短。水寒射肺，肺失宣降，则咳嗽气喘，喉中痰鸣。舌质淡胖，苔白滑，脉沉迟无力，为阳虚水泛之象。

【辨证要点】本证以水肿下肢为甚、尿少、畏寒肢冷等为辨证的主要依据。

肾阳虚与肾虚水泛均是虚寒证，其鉴别是前者偏重于脏腑功能衰退，性功能减弱，后者偏重于气化无权而以水肿、尿少为主症。

（七）膀胱湿热证

膀胱湿热证，是湿热侵袭，蕴结膀胱所表现的证候。

【病因】本证多由外感湿热，或饮食不节，嗜食辛辣之品，湿热内生，下注膀胱所致。

【临床表现】小便频数、急迫、短黄，排尿艰涩灼痛，或尿黄赤浑浊、尿血，或尿中有砂石，或腰部、小腹掣痛胀急，或发热口渴，舌红，苔黄腻，脉滑数或濡数。

【证候分析】湿热蕴结膀胱，下迫尿道，故尿频尿急，排尿艰涩急迫。湿热内蕴，熏灼津液，膀胱气化失司，故尿液黄赤混浊。湿热灼伤血络，则尿血。湿热久郁不解，煎熬尿中杂质而成砂石，故尿中可见砂石。若膀胱湿热波及肾脏，经气失调，则见腰部、小腹掣痛胀急。发热，口渴，舌红苔黄腻，脉滑数，是为湿热内蕴之象。

【辨证要点】本证以小便频急，灼涩疼痛与湿热见症为辨证的主要依据。

六、脏腑兼病辨证

凡两个或两个以上脏腑相继或同时发病者，称为脏腑兼病。人体各脏腑生理上相互联系、密切相关，因而在发病时，相互影响，常见有脏病及脏、脏病及腑、腑病及脏、腑病及腑。

脏腑兼证，并不是任意两个或两个以上的脏器证候的简单相加。一般来说，脏腑兼病，在病理上有着一定的内在联系和相互影响的规律，具有表里、生克乘侮关系的脏腑，兼病较为常见。

（一）心肾不交证

心肾不交证，是指心肾水火既济失调所表现的证候。又名心肾阴虚阳亢证、心肾阴虚火旺证。

【病因】本证多由五志不遂，思虑劳神太过，郁而化火；或外感热病；或虚劳久病，房事不节等所致。

【临床表现】心烦不寐，惊悸健忘，头晕耳鸣，腰膝酸软，遗精多梦，潮热盗汗，五心烦热，咽干口燥，大便秘结，小便短黄，或伴见腰部下肢酸困发冷，舌红少苔，脉细数。

【证候分析】肾阴不足，水不济火，不能上滋心阴，心火无制，心阳偏亢，心神不安，故见心烦不寐，惊悸。水亏阴虚，骨髓不充，脑髓失养，则头晕耳鸣，健忘。腰为肾府，腰膝失于阴液濡养，则腰膝酸软。虚火内扰，相火妄动，精关不固，遗精多梦。阴虚阳亢，虚热内生，则潮热盗汗，五心烦热，咽干口燥，大便秘结，小便短黄。或心火亢于上，火不归元，肾水失于温煦而下凝，故腰足酸软发冷。舌红少苔，脉细数，为水亏火亢、阴虚内热之象。

【辨证要点】本证以心烦惊悸、失眠、腰膝酸软、遗精与阴虚症状共见为辨证的主要依据。

（二）心肾阳虚证

心肾阳虚证，是指心肾两脏阳气虚衰，失于温煦，阴寒内盛所表现的证候。又名心肾虚寒证。

【病因】本证多由心阳虚衰，病久不愈及肾；或因肾阳亏虚，气化无权，水气凌心；或劳倦内伤所致。

【临床表现】形寒肢冷，心悸怔忡，小便不利，肢体浮肿，心胸憋闷，神疲乏力，腰膝酸冷，或唇甲青紫，舌淡暗或青紫，苔白滑，脉弱。

【证候分析】心阳衰惫，久病及肾，肾阳亦衰，导致心肾阳虚。阳气虚衰，失于温养，故形寒肢冷，神疲乏力。心肾阳气衰微，鼓动乏力，不能温运血液，血行瘀滞，故见心悸怔忡，舌淡暗或青紫，甚则口唇爪甲青紫。心肾阳虚，肾阳不能气化水液，水液内停，则见小便不利。水液停聚，泛溢肌肤，故肢体浮肿。水气凌心，则心胸憋闷、喘息。肾阳虚，不能温煦腰膝，则腰膝酸冷。苔白滑，脉弱，皆为心肾阳气衰微之征。

【辨证要点】本证以心悸怔忡、水肿尿少与虚寒症状共见为辨证的主要依据。

（三）心肺气虚证

心肺气虚证，是指心肺两脏气虚所表现的证候。

【病因】本证多由久病咳喘，耗伤心肺之气，或禀赋不足，年高体弱，劳倦过度等，使心肺之气虚损所致。

【临床表现】胸闷咳喘，气短乏力，心悸，动则尤甚，痰液清稀，头晕神疲，自汗声怯，面白无华，舌淡苔白，或唇舌青紫，脉弱或结代。

【证候分析】肺气虚，宗气生成不足，可使心气亦虚；心气先虚时，宗气耗散，亦能致肺气不足，导致心肺气虚。胸阳不振，肺气失宣，呼吸机能减弱，故胸闷不舒。肺气虚弱，肃降无权，气机上逆，故咳喘。宗气亏虚，动则耗气，则气短乏力，喘息亦甚，声音低怯；气虚无力鼓动心脏，故见心悸。肺气不能输布精微，水液停聚为痰，故痰液清稀。肺主一身之气，心主血脉，心肺气虚，全身机能活动减弱，肌肤脑髓及头面供养不足，则头晕神疲，面白无华。表虚卫外不固则自汗。气虚则血弱，不能上荣舌体，则见舌淡苔白。血脉气血运行无力，或心脉之气不续，则脉弱或结代。

【辨证要点】本证以胸闷咳喘、心悸与气虚证共见为辨证的主要依据。

（四）心脾两虚证

心脾两虚证，是指心血虚，脾气虚所表现的证候。又称心脾气血虚证。

【病因】本证多由病久失养，亏耗心血、脾气；或劳倦思虑过度；或饮食不调，损伤脾胃，生化不足；或慢性出血，血亏气耗，渐致心脾气血两虚。

【临床表现】心悸怔忡，失眠多梦，头晕健忘，食少纳呆，腹胀便溏，倦怠乏力，或皮下出血，妇女月经量少色淡、淋漓不尽，面色萎黄，舌质淡嫩，脉细弱。

【证候分析】脾气虚弱，生血不足，或统摄无权，血溢脉外可致心血亏虚；心血不足，无以化气以温煦脾胃，则脾气亦虚，两者在病理上常相互影响，形成心脾两虚证。心血不足，不能养心安神，神不守舍，则心悸怔忡，失眠多梦，眩晕健忘。脾气虚弱，运化失健，故食少纳呆，腹胀便溏。气虚机能活动减退，故倦怠乏力。脾主统血，脾虚无力摄血，可见皮下出血。脾虚气血生化无源，故妇女经量减少，色淡质稀，淋漓不尽。肌肤失荣，故面色萎黄无华。舌质淡嫩，脉细弱，皆为心脾两虚，气血不足之象。

【辨证要点】本证以心悸失眠，神疲食少，腹胀便溏，面色萎黄以及慢性出血为辨证的主要依据。

（五）心肝血虚证

心肝血虚证，是指血液亏虚，心肝及所属官窍组织失养所表现的证候。

【病因】本证多由久病体虚，或思虑过度暗耗阴血，或失血过多，或脾虚化源不足所致。

【临床表现】心悸健忘，失眠多梦，头晕耳鸣，面色淡白，两目干涩，视物模糊，爪甲不荣，肢体麻木、震颤，妇女月经量少色淡，甚则经闭。舌淡苔白，脉细。

【证候分析】心主血，肝藏血，若心血不足，则肝无所藏，肝血不足，则心血不能充盈，因而形成心肝血虚证。心血不足，心失所养，心神不安，则心悸健忘，失眠多梦。血虚无以上荣头目，则眩晕耳鸣，面色淡白。肝血不足，目失滋养，则两目干涩，视物模糊。爪甲筋脉失于濡养，故爪甲不荣，肢体麻木，震颤。女子以血为本，心肝血虚，冲任失养，则经量减少，色淡质稀，甚则经闭。舌淡苔白，脉弱为血虚之象。

【辨证要点】本证以心悸、多梦、眩晕、肢麻等与血虚见症为辨证的主要依据。

心脾两虚证与心肝血虚证，均有心血不足，心神失养，而见心悸、失眠多梦等症，但前者兼有脾虚失运，血不归经的表现，常见食少、腹胀、便溏、慢性失血等症；后者兼有肝血不足，失于充养的表现，常见眩晕、肢麻、视力减退、经少等症。

（六）肝火犯肺证

肝火犯肺证，是指肝经气火上逆犯肺，肺失肃降所表现的证候。

【病因】本证多由郁怒伤肝，气郁化火；或邪热内炽肝经，上逆犯肺；或邪热蕴肺，咳甚牵引胸胁，影响肝气升发，郁而化火犯肺所致。

【临床表现】胸胁灼痛，急躁易怒，头晕胀痛，面红目赤，烦热口苦，咳嗽阵作，咯黄黏痰，甚则咯血，舌红苔薄黄，脉弦数。

【证候分析】肝郁化火，气火上逆，则胸胁灼痛，急躁易怒。肝火上炎，故头晕胀痛。气火内郁，则胸中烦热。热蒸胆气上溢，故觉口苦。气火循经犯肺，肺失清肃，气机上逆，则为咳嗽。火灼伤津，炼液为痰，故咯黄黏痰。火热灼伤肺络，络伤血溢，则为咯血。舌红苔薄黄，脉弦数，为肝火内盛之象。

【辨证要点】本证以胸胁灼痛，急躁易怒，目赤口苦，咳嗽痰黄或咯血与实热症状共见为辨证的主要依据。

（七）肝郁脾虚证

肝郁脾虚证，是指肝气郁结，肝失疏泄，脾失健运所表现的证候，又称肝脾不调证。

【病因】本证多由情志不遂，郁怒伤肝，肝失调达，木郁克土；或饮食不节，思虑伤脾，劳倦过度，脾失健运，土壅木郁，肝失疏泄所致。

【临床表现】胸胁胀满窜痛，情志抑郁，或急躁易怒，善太息，腹胀腹痛，纳呆便溏，肠鸣矢气，或腹痛欲泻，泻后痛减，或大便溏结不调，舌苔白，脉弦或缓。

【证候分析】肝失疏泄，肝气郁滞，不通则痛，胁为肝之分野，故胸胁胀满窜痛。气机郁结不畅，失于调达，故精神抑郁，或急躁易怒。太息则气郁得达，胀闷得舒，则善太息。脾运失健，气机郁滞，故腹胀、纳呆。气滞湿阻，则便溏不爽，肠鸣矢气，大便溏结不调。肝郁乘脾，气机不畅，清气不升，则腹痛欲泻；排便后气滞得畅，则泻后疼痛得以缓解。舌苔白，脉弦或缓，为肝郁脾虚之象。

【辨证要点】本证以胸胁胀满窜痛，情志抑郁和纳呆便溏为辨证的主要依据。

（八）肝胃不和证

肝胃不和证，是指肝气郁结，肝失疏泄，胃失和降表现的证候。

【病因】本证多由寒邪内犯肝胃；或情志不遂，肝气郁结化火，横逆犯胃，胃失和降所致。

【临床表现】胃脘、胸胁胀闷疼痛，走窜不定，嗳气呃逆，嘈杂吞酸，纳食减少，情绪抑郁，善太息，或烦躁易怒，舌淡红，苔薄黄，脉弦。

【证候分析】肝郁化火，横逆犯胃，肝胃气滞，不通则痛，则胃脘、胸胁胀闷疼痛，走窜不定。肝胃郁热，胃失和降，气机上逆，故嗳气呃逆。肝胃气火内郁，可见嘈杂吞酸。肝气犯胃，胃纳失司，则纳食减少。肝气郁结，肝失条达，故情绪抑郁，或急躁易怒。舌淡红，苔薄黄，脉弦，均为肝胃不和之征。

【辨证要点】本证以脘胁胀闷窜痛、嗳气吞酸、情志抑郁为辨证的主要依据。

（九）肝肾阴虚证

肝肾阴虚证，是指肝肾两脏阴液亏虚，虚热内扰所表现的证候。

【病因】本证多由久病失调，阴液亏损；或房事过度，耗伤肾阴；或情志内伤，化火伤阴；或因温热病后期，津液被劫，肝肾阴亏所致。

【临床表现】头晕目眩，视物模糊，耳鸣健忘，腰膝酸软，失眠多梦，胁肋灼痛，口燥咽干，五心烦热，颧红盗汗，男子遗精，女子月经量少，舌红，少苔，脉细数。

【证候分析】肝藏血，肾藏精，精血互相滋生，病理上亦相互影响。肾阴不足，则水不涵木，肝阴亦亏；肝阴亏虚，子病及母，累及肾阴，则肾阴亏虚，形成肝肾阴虚。肝肾阴亏，水不涵木，肝脉失养，虚火上扰，则头晕目眩。肝肾阴虚，脑髓及官窍失养，则视物模糊，耳鸣健忘。腰为肾之府，腰膝失于肾精滋养，则腰膝酸软无力。虚热内扰，心神不安，故失眠多梦。肝肾阴虚，肝脉失养，经气不利，故胁部隐隐灼痛。津不上润，则口燥咽干。阴虚生内热，热蒸于里，故五心烦热；火炎于上，故两颧潮红；内迫营阴，故夜间盗汗。虚火扰动精室，精关不固，故男子遗精。冲任隶属肝肾，肝肾阴亏，冲任空虚，故女子月经量少。舌红，少苔，脉细数，为阴虚内热之征。

【辨证要点】本证以腰酸胁痛、眩晕耳鸣、遗精与阴虚内热证共见为辨证的主要依据。

（十）脾肾阳虚证

脾肾阳虚证，是指脾肾阳气亏虚，虚寒内生所表现的证候。

【病因】本证多由久泻久痢，脾阳损伤，不能充养肾阳；或水邪久停，肾阳受损，无以温养脾阳，导致脾肾两脏阳气损伤，虚寒内生，温化无权，水谷不化，水液潴留所致。

【临床表现】腰膝或下腹冷痛，形寒肢冷，久泻久痢，或五更泄泻，或下利清谷，大便清稀，或小便不利，面浮肢肿，甚则出现腹水，面色㿠白，舌淡胖，苔白滑，脉沉迟无力。

【证候分析】脾阳虚不能运化水谷，气血化生不足，故面色㿠白。阳虚内寒，经脉凝滞，无以正常温煦少腹、腰膝，故腰膝或下腹冷痛。脾肾阳虚，无以温养形体，故形寒肢冷，面色㿠白。脾肾阳虚，失于腐熟运化水谷精微，故久泻久痢，或五更泄泻，下利清谷，大便清稀。水湿内聚，膀胱气化不行，则小便不利。阳虚无以温化水湿，水湿内停，溢于肌肤，则面浮肢肿。土不制水，反受其克，水湿内停，水渗腹腔，故有腹水，甚则腹胀如鼓。舌淡胖，苔白滑，脉沉细，属阳虚水寒内蓄之象。

【辨证要点】本证以腰腹冷痛、久泻久痢、浮肿等与寒证并见为辨证的主要依据。

脾肾阳虚与心肾阳虚证，均有畏冷肢凉、舌淡胖、苔白滑等虚寒证候，且有腰膝酸冷、小便不利、浮肿等肾阳虚水湿内停的表现。但前者并有久泻久痢、完谷不化等脾阳虚，运化无权的表现；后者则心悸怔忡、胸闷气喘、面唇紫暗等心阳不振，血行不畅的证候突出。

（十一）脾肺气虚证

脾肺气虚证，是指脾肺两脏气虚所表现的虚弱证候。

【病因】本证多由久病咳喘，耗伤肺气，子病及母，累及脾气；或饮食不节，劳倦伤脾，土不生金，脾虚及肺所致。

【临床表现】久咳不止，气短而喘，咯痰清稀，纳呆腹胀，便溏，声低懒言，神疲乏力，面白无华，甚则面浮足肿。舌淡苔白滑，脉弱。

【证候分析】肺气受损，宣降失职，气逆于上，故咳嗽气短而喘，久咳不止。肺气亏虚，水津不布，聚湿生痰，则痰多稀白。脾气虚弱，失于健运，则纳呆、腹胀不舒。湿浊下注，故便溏。气虚则全身机能活动减退，故声低懒言，神疲乏力。气虚运血无力，面失所荣，故面白无华。肺失宣发，脾失健运，肺脾之气不能化气行水，水湿泛溢肌肤，故见面浮肢肿。舌淡苔白，脉细弱，均为气虚之象。

【辨证要点】本证主要以咳喘气短、食少腹胀、便溏与气虚证共见为辨证的主要依据。

（十二）肺肾阴虚证

肺肾阴虚证，是指肺肾两脏阴液亏虚，虚热内扰所表现的证候。

【病因】本证多由燥热、痨虫耗伤肺阴；或久病咳喘，耗伤肺阴，进而耗伤肾阴；或房劳太过，耗伤肾阴，病久及肺所致。

【临床表现】干咳痰少，或痰中带血甚则咯血，口燥咽干，或声音嘶哑，腰膝酸软，形体消瘦，骨蒸潮热，颧红盗汗，男子遗精，女子月经不调，舌红少苔，脉细数。

【证候分析】阴虚肺燥，清肃失职，故干咳痰少。虚火上炎，灼伤肺络，故痰中带血甚或咯血。阴虚肺燥，津液不能上承，则口干咽燥。喉为肺系，肾脉循喉，肺肾阴亏，喉失滋养，虚火熏灼会厌，则声音嘶哑。腰为肾府，肾阴不足，失其濡养，则腰膝酸软。肌肉失养，则形体日渐消瘦。阴精不足，虚热内生，故骨蒸潮热。虚火上浮则颧红，虚热迫津外泄则盗汗。热扰精室，肾失封藏，则男子遗精。肾水不足，阴血亏虚，则女子月经量少；火灼阴络受伤，则女子月经崩漏，皆为月经不调。舌红少苔，脉细数为阴虚内热之象。

【辨证要点】本证以干咳痰少、腰膝酸软、遗精与阴虚见证为辨证的主要依据。

心肾不交、肺肾阴虚、肝肾阴虚三证，都有肾阴虚的证候，均见腰膝酸软、耳鸣、遗精以及阴虚内热的表现。但心肾不交证兼心阴亏虚，虚火扰神，故心悸心烦、失眠多梦等症明显；肺肾阴虚证兼肺阴亏损，肺失清肃，故有干咳、痰少难咯等表现；肝肾阴虚证兼肝阴虚损，失于滋养，常见胁痛、目涩、眩晕等症。

第三节　其 他 辨 证

一、卫气营血辨证

卫气营血辨证，是清代叶天士论治外感温热病所创立的一种辨证方法。将外感温热病发展过程中所反映的不同病理阶段，分为卫分证、气分证、营分证、血分证四类，用以说明病位的深浅、病情的轻重和传变的规律，并指导临床治疗。温热病邪由卫入气，由气入营，由营入血，随着病邪的步步深入而病情逐渐加重。就其病变部位而言，卫分证主表，邪在肺与皮毛；气分证主里，病在胸膈、肺、胃、肠、胆等脏腑；营分证邪热入于心营，病在心与包络；血分证则邪热已深入心、肝、肾，重在耗血、动血。

（一）卫分证

卫分证是指温热病邪侵犯肺卫，致使卫外功能失调，肺失宣降所表现的证候。卫气浮于人体的肌表，有卫外作用，病邪侵入，必先犯及卫分，所以，卫分证是温热病的初起阶段。

【临床表现】发热，微恶风寒，少汗，头痛，全身不适，口微渴，舌边尖红，舌苔黄，脉浮数，或有咳嗽、咽喉肿痛。

【证候分析】卫分证是温热病的初起阶段。温热之邪侵及卫表，卫气阻遏不能布达于外，故发热，微恶风寒；卫阳与温热邪气郁蒸，故多为发热重而恶寒轻。温邪上犯，肺失宣降，气逆于上则咳嗽；上灼咽喉，气血壅滞，故咽喉红肿疼痛；上扰清窍，则头痛；邪在肺卫之表，津伤不重，故口干微渴。舌边尖红，脉浮数，为邪热在卫表的征象。

本证以发热而微恶风寒，舌边尖红，脉浮数等为辨证要点。

（二）气分证

气分证指温热病邪内传脏腑，正盛邪炽，阳热亢盛所表现的里实热证候。根据邪热侵犯肺、胸膈、胃肠、胆等脏腑的不同，而兼有不同的表现。

【临床表现】发热不恶寒，口渴，汗出，心烦，尿赤，舌红，苔黄，脉数有力。或兼咳喘胸痛，咯痰黄稠；或兼心烦懊憹，坐卧不安；或兼潮热，腹胀痛拒按；或时有谵语狂乱，大便秘结或下利秽臭稀水，苔黄燥，甚则焦黑起刺，脉沉实；或见口苦，胁痛，心烦，干呕，脉弦数等。

【证候分析】气分证多由卫分证不解，邪传入里所致，亦有初感温热邪气即直入气分者。邪正剧争，里热炽盛，故身热盛，不恶寒；邪热蒸腾，迫津外泄，则汗出；热扰心神，则心烦；热灼津伤，则口渴，尿赤，苔黄。舌红，脉数有力乃热盛之象。若邪热恋肺，肺失宣肃，肺气不利，则见咳喘，胸痛，咯痰黄稠。若热扰胸膈，心神不宁，则心烦懊憹，坐卧不安。若热结肠道，腑气不通，则见日晡潮热，腹部胀痛拒按。邪热与燥屎相结而热愈炽，上扰心神，则时有谵语、狂乱；燥屎结于肠中，邪热迫津从旁而下，则下利稀水，秽臭不堪，此即"热结旁流"；实热内结，故苔黄而干燥，甚或焦黑起刺，脉沉实。若热郁胆经，胆气上逆，则口苦；经气不利，故胁痛；扰心则烦；胆热犯胃，卫失和降，故干呕；脉弦数为胆经有热之象。

气分证以发热不恶寒、舌红苔黄、脉数有力为辨证要点。

（三）营分证

营分证是指温热病邪内陷，劫灼营阴，心神被扰所表现的证候。营分证是温热病发展过程中较为深重的阶段。

【临床表现】身热夜甚，口不甚渴或不渴，心烦不寐，甚或神昏谵语，斑疹隐隐，舌质红绛无苔，脉细数。

【证候分析】营行脉中，与心气相通。邪热入营，表现为热损营阴和心神被扰。热灼营阴，真阴被劫，则身热灼手，入夜尤甚。邪热蒸腾津液上潮于口，故口不甚渴，或不渴。邪热深入营分，侵扰心神，故见心烦不寐，神昏谵语。热窜血络则见斑疹隐隐。舌质红绛无苔，脉细数，为邪热入营，营阴劫伤之象。

本证以身热夜甚、心烦不寐、舌绛、脉细数等为辨证要点。

（四）血分证

血分证指温热病邪深入，耗血、伤阴，动血、动风，以发热、谵语神昏、抽搐或手足蠕动、斑疹、吐衄、舌质红绛等为主要表现的证候。

【临床表现】身热夜甚，躁扰不宁，甚或谵语神昏，斑疹显露、色紫黑，吐血、衄血、便血、尿血，舌质深绛，脉细数；或见抽搐，颈项强直，角弓反张，目睛上视，牙关紧闭，脉弦数；或见手足蠕动瘈疭等；或见持续低热，暮热早凉，五心烦热，神疲欲寐，耳聋，形瘦，脉虚细。

【证候分析】本证由邪在营分不解，传入血分；或气分热炽，劫营伤血，直入血分；或素体阴亏，已有伏热内蕴，温热病邪直入血分而成。

血分证是温热病发展过程中最为深重的阶段，病变主要累及心、肝、肾三脏。主要表现为热盛动血、热盛动风、热盛伤阴三大类型。邪热入血，灼伤阴血，阴虚内热，夜间阳入于阴，故身热夜甚；血热内扰心神，故躁扰不宁，甚或谵语神昏。邪热迫血妄行，则有出血诸症；邪热灼津，血行壅滞，故斑疹紫黑，舌质深绛，脉细数。若血分热炽，燔灼肝经，筋脉挛急，则见"动风"诸症。若肝阴不足，筋失所养，可见手足蠕动、瘈疭等虚风内动之象。若邪热久羁，劫灼肝肾之阴，阴虚内热，故见低热，或暮热早凉，五心烦热；阴津不能上承，故口干咽燥，舌红少津；肾阴亏耗，耳窍失养故耳聋，神失所养则神疲欲寐，形体失养则体瘦；脉虚细，为精血不充之象。

本证以身热夜甚、谵语神昏、抽搐或手足蠕动、斑疹、吐衄、舌质深绛、脉细数等为辨证要点。

（五）卫气营血证候的传变方式

温热病的整个发展过程，实际上就是卫气营血证候的传变过程。它体现了温病发生发展的规律性。卫气营血证候的传变秩序，一般有顺传和逆传两种形式。

1. 顺传

顺传指病变多从卫分开始，依次传入气分、营分、血分。它体现了病邪由表入里、由浅入深，步步深入，病情由轻而重，由实致虚的传变过程。具体说，邪在卫分，病位最浅，持续时间较短，属表证；邪入气分，病情加重，病变多影响脏腑的功能活动，但此时正气旺盛，若治疗及时，每易驱邪外出，使疾病趋向好转或痊愈；邪入营分、血分，不仅营血耗伤，而且心神受扰，病情最为深重。

另外，在传变过程中，有卫分证候未罢，又兼气分证候或营分证候的，是为"卫气同病"或"卫营同病"；气分证候尚存，又出现营分证候或血分证候的，称"气营两燔"或"气血两燔"。

2. 逆传

逆传是指邪入卫分后，不经过气分阶段而直接深入营、血分。实际上"逆传"只是"顺传"规律中的一种特殊类型，只不过病情更加急剧、重笃。

此外，温病的传变，由于病邪和机体反应的特殊性，也有不按上述规律传变的。如发病之初无卫分证，而径见气分证或营分证候。因此，温热病过程中证候的传变，其形式不是固定不变的，只要掌握了卫气营血的证候表现，也就识得了卫气营血的相互传变。

二、六经辨证

六经辨证是东汉张仲景《伤寒论》所创立的一种辨证性纲领，是对外感病发生发展过程中所反映的证候进行分类归纳，以阴阳为纲，划分为三阴证（太阴、少阴、厥阴）和三阳证（太阳、阳明、少阳），用以说明病变的部位、性质、正邪盛衰、病势趋向和六经病证之间传变关系的一种辨证方法。

六经辨证从病变部位分，太阳病主表，少阳病主半表半里，阳明病主里，而三阴病统属于里。从病变的性质及正邪关系分，凡正盛邪实、抗病力强、病势亢奋、表现为实为热的，多属三阳病证，治疗以祛邪为主；凡抗病力低下，病势衰退，表现为虚为寒的，多属三阴病证，治疗以扶正为主。

六经病证是经络、脏腑病理变化的反映。三阳病证以六腑病变为基础，三阴病证以五脏病变为基础，所以六经辨证基本概括了脏腑十二经的病变。但由于六经辨证的重点在于分析外感病邪所引起的一系列病理变化及其传变规律，因而不完全等同于专门论述外感温热病邪的卫气营血辨证和三焦辨证，也不能完全等同于内伤杂病的脏腑辨证。

（一）太阳病证

太阳经脉循行于项背，统摄营卫，主一身之表，为诸经藩篱。凡外感风寒之邪，自表而入，太阳首当其冲。太阳病是人体感受外邪，正邪交争于人体体表而出现的病证，为外感疾病的初期，是六经病证的第一阶段。

由于患者的体质强弱不同，感受外邪有轻有重，病理变化亦各有特点，所以太阳病可有太阳中风证和太阳伤寒证之分。

1. 太阳中风证

太阳病证中具有卫阳被遏，营阴内弱病理特点的证型，称为太阳中风证，又称太阳表虚证。

【临床表现】发热，恶风，汗出，头项强痛，脉浮缓，或见鼻鸣，干呕。

【证候分析】卫为阳，营为阴，风寒外邪以风邪为主侵犯太阳经，卫受邪而阳浮于外与邪争则发热。风性开泄，以致腠理不密，营不内守则汗出。由于汗出，肌腠疏松，不胜风袭则恶风。足太阳经脉自头项下行于背部，太阳经脉受邪，经气不利，气血运行受阻，则头项及背部作痛。若外邪犯及肺胃，肺气失宣则鼻鸣；胃气失降则干呕。正邪抗争于太阳肌表，脉气鼓动于外，故脉浮。

2. 太阳伤寒证

太阳病证中具有卫阳被束，营阴郁滞病理特点的证型，称为太阳伤寒证，又称太阳表实证。

【临床表现】恶寒，发热，头项强痛，身体疼痛，无汗而喘，脉浮紧。

【证候分析】风寒外邪以寒邪为主侵犯太阳之表，卫阳被遏，肌肤失于温煦，则见恶寒；寒邪郁表，卫阳奋起抗邪，正邪交争，故发热。卫阳郁遏，脉中营阴郁滞，筋骨失于温养，故头身疼痛。寒性阴凝，致使肌腠致密，玄府不开，故见无汗。寒邪凝束，正气抗邪，故脉浮紧。寒邪束表，肺气失宣，则呼吸喘促。

（二）阳明病证

阳明主里主燥，为此当病邪传入阳明胃肠时多化热化燥，表现一派阳亢热极的证候，为外感伤寒化热过程中，邪热炽盛之阶段。由于体质的差异和邪气侵犯的部位不同，阳明病有经证和腑证之分。

1. 阳明经证

阳明经证是指邪客阳明，邪热弥漫全身所表现出的证候。

【临床表现】面赤心烦，身大热，汗大出，口大渴，舌苔黄燥，脉洪大。

【证候分析】本证乃因邪热客于阳明经，里热弥漫全身，但肠内尚未结燥所致。邪热侵客阳明，造成里热亢盛蒸腾于外，故见身大热、面赤；热迫津液外泄，故大汗出；汗出津伤，则口渴；里热扰于心神，则心烦。舌苔黄燥，脉洪大，皆为里热炽盛，热盛伤津之征。

2. 阳明腑证

阳明腑证是指邪热传入阳明之腑，热邪与肠中糟粕相结，致使腑气通降不利所表现出来的证候。

【临床表现】身热，日晡潮热，汗出连绵，大便秘结，腹满硬痛，拒按，烦躁，甚则神昏谵语，舌苔黄燥或焦黄起芒刺，脉沉实有力。

　　【证候分析】本证乃由热邪入里，传入阳明之腑所致。阳明经气其旺于日晡，今阳热亢盛，邪正交争，故日晡潮热；里热蒸腾于外，故汗出连绵；邪热与肠中糟粕相搏、燥屎内结，致使腑气不通，故大便秘结，腹满硬痛，拒按；邪热炽盛，上扰于心，故见烦躁，甚则神昏谵语；里热亢盛成实，故脉沉实有力。苔黄燥或焦黄起芒刺，为燥热内结伤津之征。

　　（三）少阳病证

　　少阳病证，是指邪气入侵，已离太阳之表，而未入阳明之里，邪正分争于半表半里之间，以致枢机不利，气失条畅所表现的证候。

　　【临床表现】寒热往来，胸胁苦满，口苦，咽干，目眩，默默不欲饮食，心烦喜呕，脉弦。

　　【证候分析】邪正交争于半表半里之间，正胜于邪则发热；邪胜于正则恶寒，则见寒热往来。足少阳经脉循于胁肋，邪郁少阳，经气不舒，则胸胁苦满；少阳受病，邪热熏蒸，胆热上腾必致口苦，津为热灼则咽干，少阳风火上逆，所以目为之眩。胆热木郁，横犯胃腑，胃气上逆，故默默不欲饮食，甚或时时欲呕；胆热上逆，内扰心神，故心中烦扰。脉弦为肝胆病主脉。

　　（四）太阴病证

　　太阴病证，是指脾阳虚衰，邪从寒化，寒湿内生所表现的证候。

　　【临床表现】腹满欲吐，食不下，自利，口不渴，时腹自痛，舌淡苔白滑，脉沉缓而弱。

　　【证候分析】中焦虚寒则寒湿内生，气机不利，故腹部胀满，腹痛阵发；寒湿中阻，脾失健运，胃失和降，升降失司，故时欲吐，食不下；寒湿下注，水走肠间，则下利；脾阳虚衰，阴寒偏盛，温煦失职，故口不渴，舌淡苔白滑；中阳不振，寒湿内阻脉道，故脉沉缓而弱。

　　（五）少阴病证

　　少阴病属全身性里虚证，病位主要在心肾，是六经病变过程中后期的危重阶段。少阴病既可从阴化寒，亦可从阳化热，因而可分为寒化、热化两种证型。

　　1. 少阴寒化证
　　邪传少阴，具有心肾阳衰，阴寒内盛病理特征的证型，称为少阴寒化证。

　　【临床表现】无热恶寒，身体蜷卧，但欲寐，四肢厥冷，下利清谷，呕不能食，或食入即吐，或见身热、反不恶寒，甚至面赤等，脉微细或脉微欲绝。

　　【证候分析】肾阳气衰微，阴寒独盛，故无热恶寒。阳气衰微，神失所养，故见但欲寐。阳衰寒盛，外不能温煦四肢，则四肢厥冷；内不能温运脾土，升降失职，故下利清谷，呕不能食。少阴病下焦阳衰，不能化气升津，同时下利较甚，津液随之外泄，所以少阴下利每多口渴。阳衰脉失鼓动，则脉微细或微而欲绝。若阴盛格阳，虚阳外浮，可见身热反不恶寒、面赤的假热之象。

　　2. 少阴热化证
　　邪传少阴，具有少阴阴虚阳亢，从阳化热病理特征的证型，称为少阴热化证。

　　【临床表现】心烦不得眠，口燥咽干，舌尖红赤，脉细数。

　　【病机分析】少阴为水火之脏，既可从阴化寒，亦可从阳化热，化热则真阴受灼，水不济火，心火独亢，侵扰心神，故心中烦热而不得眠。阴液亏损，不能上承，故口燥咽干。阴虚而阳热亢盛，故舌尖红赤，脉细数。

　　（六）厥阴病证

　　厥阴病证是外感病发展传变的最后阶段，病情复杂，临床证候多为阴阳对峙，寒热夹杂，因此，它的性质为寒热错杂证。

【临床表现】消渴，气上撞心，心中疼热，嘈杂似饥，不欲饮食，食则吐蛔，下利，四肢冷，时烦不安。

【证候分析】邪入厥阴，木火上炎，疏泄失常，因而发生上热下寒的胃肠证候。木火燔炽，津液被耗，肝胃阴伤，故消渴饮水。厥阴之脉挟胃贯膈，肝经气火循经上扰，肝气横逆，故见气上撞心，心中疼热，嘈杂似饥。肝木乘脾，脾虚失其健运，则不欲食。胃气上逆，则呕吐，如肠中素有蛔虫，脾虚肠寒则蛔不安而上泛，进食时可随食气而吐出。

（七）六经病证的传变

六经病证的传变，取决于正气的强弱、感邪的轻重、治疗得当否等多方面的因素。六经辨证循着一定的趋向发展和变化，无论病证由表入里、由阳入阴，还是由里出表、由阴出阳，皆谓之传变。传变的基本规律是：由表入里，由浅入深，由轻而重，由寒转热，由实致虚，反之则由里出表、由虚致虚实夹杂。六经辨证的传变方式表现为传经、合病、并病、直中等。

1. 传经

病邪从外侵入，逐渐由表向里传变，由一经证候转变为另一经证候，称为"传经"。传经方式有以下三种：

（1）循经传　即按六经的顺序相传。太阳病不愈，传入阳明，阳明不愈，传入少阳；三阳不愈，传入三阴，首传太阴，次传少阴，终传厥阴。

（2）越经传　即不按循经传次序，隔一经甚或隔两经相传。如太阳病不愈，不传少阳，而传阳明，或直传太阴。多由病邪亢盛，正气不足所致。

（3）表里传　即表里之经相传。如太阳传入少阴，阳明传入太阴等。从阳经传入阴经者，多为邪盛正虚，由实转虚，病情加重之恶兆；从阴经传出阳经者，则为正能胜邪，病情向愈之佳兆。

2. 合病

两经或三经的证候同时出现，称为"合病"。《伤寒论》中有太阳阳明合病、太阳少阳合病和三阳合病等。

3. 并病

一经证候未罢，又出现他经证候，两经证候合并出现，称为"并病"。并病的两经证候出现有先后之分。例如：太阳阳明并病或太阳少阳并病，乃先出现太阳证候，而后出现阳明或少阳证候。

4. 直中

凡伤寒病初起，病邪不从阳经传入，而直接侵袭三阴经发病者，称为"直中"。其特点是一发病就呈现三阴经的证候。

三、气血津液辨证

气血津液辨证是运用藏象学说中有关气血津液的基础理论，分析气、血、津液的病理变化，辨认其所反映的临床证候的一种辨证方法。气血津液辨证是多种辨证特别是脏腑辨证的基础。

气、血、津液都是构成人体和维持人体生命活动的基本物质，又都是脏腑功能活动的物质基础，它们与脏腑功能活动密切相关，脏腑功能活动有赖于气、血、津液的充盈与循行，气血津液的生成与运行又有赖于脏腑生理功能的正常。如果脏腑功能失调，就必然影响到气血津液的生成、敷布与排泄，从而产生气血津液的病变；反之，气血津液的病变也会导致脏腑功能的失常。两者在生理上相互依存，相互促进，在病理上则相互影响。故气血津液辨证与脏腑辨证互相结合，互为补充，互相参照，对于临床辨证具有重要作用，尤适用于内科杂病，妇儿科疾病等病证的诊治。

（一）气病辨证

气病临床常见的证候，可概括为气虚、气陷、气滞、气逆四种。

1. 气虚证

气虚证是脏腑组织机能减退所表现的证候。

【临床表现】少气懒言，神疲乏力，头晕目眩，自汗，活动时诸症加重，舌淡苔白，脉虚无力。

【证候分析】气虚证的形成，常由久病、重病或劳累过度，使元气耗损；或因先天不足；或因后天饮食失调，而使元气生成匮乏；或因年老体弱，脏腑机能衰退而元气自衰等导致。

由于元气亏虚，脏腑机能衰退，故见少气懒言，神疲乏力；气虚不能上荣，则头晕目眩；卫气生成不足，卫外不固，则自汗；劳则耗气，故活动时诸症加重；营气生成不足，不能上荣于舌，故舌淡；气虚无力鼓动血脉，故脉象虚弱。

2. 气陷证

气陷证是脏气虚弱不足，以致升举无力反而下陷，内脏位置不能维固而下垂所表现的证候。气陷是气虚的进一步发展，故又是气虚的一种特殊表现形式。

【临床表现】头晕目眩，气短懒言，倦怠乏力，或内脏位置下移，或脱肛，或子宫脱垂，或自觉气往下坠，舌淡，苔白，脉弱。

【证候分析】气陷证由先天禀赋不足，或后天劳倦过度，或饮食失调，或产后体虚等因素所致，气陷证出现于各种慢性病证，病程较长，多是由气虚证进一步发展而来。气陷一般是指中焦脾气虚弱而下陷。中气亏虚，脾失健运，清阳不升，气陷于下，故使脏腑位置下移或脱垂，临床常见的有胃下垂、肾下垂、直肠脱垂、子宫脱垂等。

3. 气滞证

气滞证是指人体某一脏腑、经络，或形体四肢发生气机阻滞、运行不畅所表现的证候。或称气郁或气结。

【临床表现】病变范围较广，一般可见胸胁脘腹等部位胀闷疼痛，时轻时重，部位不定，疼痛性质可有窜痛、胀痛、攻痛、掣痛、绞痛等，与情绪活动有关，且可在嗳气、肠鸣、矢气之后减轻。根据病变部位的不同，而有不同的临床表现。舌象无明显变化，脉弦。

【证候分析】人体气机，无处不到，故气机郁滞病变，五脏六腑皆可发生。气滞证，可由情志不舒，饮食失调，感受外邪，以及闪挫劳伤等多种原因所引起。此外，痰饮、瘀血、宿食、蛔虫、结石等病理物质的阻塞，也可使气的运行发生障碍。引起气滞的原因很多，故其证候尚有各自的特点。临床常见的气滞证有肝气郁滞，心肺气机阻滞及胃肠气滞等，如食积胃脘，受纳、传导失常，而致胃气郁滞；肺气郁滞，肺失宣降，则见胸闷痛、咳喘等；肝气郁滞，疏泄失职，则见胁肋胀闷等；心脉气滞，则见胸闷、胸痛等。如气机阻滞经络，经络不通，则病变部位胀闷疼痛。因此，对气滞证的诊断，除掌握胀闷疼痛的病证特点外，还须辨明病因，确定病位，才有实际意义。

4. 气逆证

气逆证是指气机升降失常，上逆不调所引起的证候。临床以肺胃之气上逆和肝气升发太过而失调的病变为多见。

【临床表现】肺气上逆，则见咳嗽喘息、胸闷痰多等；胃气上逆，则见呃逆、嗳气、恶心、呕吐或伴见嘈杂、吞酸吐酸等；肝气上逆，则见头痛、眩晕、昏厥、呕血、急躁易怒、脉弦等。

【证候分析】肺气上逆，多因感受外邪或痰浊壅滞，使肺气不得宣发肃降，上逆而发喘咳；胃气上逆，可由寒饮、痰浊、食积等停留于胃，阻滞气机，或外邪犯胃，使胃失和降，上逆而为呃逆、嗳气、恶心、呕吐。肝气升发太过，气火上逆，故轻则头痛眩晕，重则见昏厥；血随气逆而上涌，溢于脉外，则见诸种出血证候，甚则猝然昏厥。

（二）血病辨证

血证辨证是根据血的生理功能、病理变化来分析辨认其所反映的不同证候，用以指导临床，诊察病证的辨证方法。

血病归纳起来体现在以下四个方面：一是血量减少，血的濡润营养功能不足，形成血虚证；二是血液运行障碍，形成血瘀证；三是火热炽盛，热迫血妄行的血热证；四是寒凝经脉，气血凝滞的血寒证。血病的辨证就是围绕以上四个方面的病理变化，辨别血病的寒热虚实、发生的部位，为临床提供客观可靠的诊断依据。

1. 血虚证

血虚证是指血液亏虚，不能濡养脏腑百脉，出现全身虚弱表现的证候。

【临床表现】面色淡白或萎黄，唇色、眼睑、爪甲淡白，形体消瘦，心悸失眠，头晕眼花，手足发麻，皮肤干涩，妇女经血量少色淡、衍期甚则闭经，舌淡苔白，脉细无力。

【证候分析】引起血虚的原因，一是失血过多，新血一时未及时补充；二是生血不足，如脾的运化功能减退等，以致生血无源；三是思虑太过，以致阴血暗耗；四是瘀血阻滞脉络，导致新血生化障碍。

血液亏少，不能濡养头目、上荣舌面，故见头晕眼花，唇舌色淡，面色淡白或萎黄。血不养心，心神不宁，故见心悸多梦。血不能濡养经脉肌肤，则手足麻木、皮肤干涩，指甲色淡。血海空虚，冲任失充，故妇女月经量少色淡，衍期，甚或闭经。血虚而脉道失充，故脉细无力。

2. 血瘀证

凡离经之血不能及时排出和消散，停留于体内，或血行不畅，壅遏于经脉之内，或瘀积于脏腑组织器官的，均称瘀血。由瘀血内阻于脏腑、经络而引起的病变，即为血瘀证。

【临床表现】有疼痛、肿块、出血、瘀血色脉征等方面的表现。其疼痛特点为刺痛、痛处拒按、固定不移、常在夜间痛甚。肿块的性状是在体表者包块色青紫，腹内者或可触及质硬而推之不移的肿块。出血的特点是出血反复不止，色紫暗或夹血块，女子见经闭或崩漏。瘀血色脉征主要有面色黧黑，或唇甲青紫，舌紫暗或有瘀点瘀斑，或舌下络脉粗长青紫，或腹部青筋显露，或皮下紫斑，或皮肤出现丝状红缕，或肌肤甲错，脉细涩。

【证候分析】形成瘀血的原因很多，一是外伤、跌扑等因素导致体内出血，离经之血未能及时排出或消散，瘀积而为瘀血；二是气滞血行不畅，或血虚推动无力，血行受阻，形成瘀血；三是血寒而血脉凝滞，或血热而使血液壅滞，或血液受煎熬以致血行不畅而形成瘀血。

瘀血内积，气血运行受阻，不通则痛，气机阻滞，有形实邪阻滞，故痛势剧烈且拒按，由于夜间血行缓慢瘀阻加重，故夜间疼痛加剧。瘀血凝聚局部，日久不散，则可形成肿块，在外则肿块颜色青紫，在内则肿块触之坚定不移。瘀血阻塞脉络，阻碍气血运行，血溢脉外而出血。瘀阻脉络，血行障碍，肌肤得不到气血温煦濡养，日久可见面色黧黑、口唇、舌体、指甲青紫色暗等症。瘀血不消，血液亏少，肌肤失于濡润滋养，则见肌肤甲错。瘀血内阻，冲任不通，则见经闭。皮肤丝状红缕，腹部青筋显露，脉象细涩等皆为瘀阻脉络，血行受阻之象。

3. 血热证

血热证是指脏腑火热炽盛，热迫血分所表现的实热证候。

【临床表现】咳血，吐血，衄血，尿血，便血，崩漏，月经先期或月经量多，血色鲜红，质稠，舌红，脉弦数。

【证候分析】血热证既可见于外感温热病中，即温热邪毒内传，热入营血，形成卫气营血辨证中的"血分证"。又可见于脏腑火热炽盛，而出现迫血妄行，伤阴耗液的表现。

由于火热之邪所伤的脏腑不同，故出血部位有异，如：肺的络脉损伤则多见咳血或痰中有血丝；胃络脉损伤则多见吐血或大便呈黑色；肠络伤则便血；肾与膀胱络脉损伤则多见尿血；衄血有鼻衄、齿衄、舌衄、肌衄等不同，皆与所属脏腑之火热炽盛，络脉损伤有关；胞宫络脉损伤则崩漏、月经量多、月经先期。血热为实证，以出血量多，势如潮涌，血色红赤鲜泽为特征。血热炽盛，气血充盈脉络，则见舌质红绛；热盛则血行加速，血流涌盛，故脉象弦数有力。

4. 血寒证

血寒证是指局部脉络寒凝气滞，血行不畅所表现的证候。

【临床表现】疼痛多见于手足，肤色紫暗发凉，喜暖恶寒，得温痛减，遇寒痛甚；或少腹疼痛，或腹内积块；或妇女月经衍期，经色紫暗，夹有血块，小腹冷痛。舌淡暗苔白，脉沉迟涩。

【证候分析】寒为阴邪，其性凝滞，寒主收引。寒邪侵袭血脉，脉道收引，血行不畅或阻滞不通，故见疼痛；由于寒邪侵袭，阳气不得畅达，而见局部冷痛；手足络脉瘀滞，气血不达，故肤色紫暗；血得温则行，得寒则凝，所以喜暖怕冷，得温则痛减，得寒则痛剧。因凝塞的部位不同而疼痛的部位也不同，如寒凝肌肉、筋骨、血脉而致的不同部位的阴疽、痹证之疼痛，或寒凝肝脉的胸胁少腹引痛等。寒凝则阳气不能达于四末，四肢不得血气的温养，故见四肢不温，或四肢厥冷。此证还见于妇女，在经产期贪凉饮冷，致寒客血脉，宫寒血瘀，见少腹冷痛；瘀滞胞宫，经血受阻，所以月经经色紫暗，夹有血块。寒凝经脉，气血运行受阻，不能上营于舌，故舌质淡暗苔白。脉沉主里，迟脉主寒，涩脉主瘀，脉沉迟缓，为寒凝血瘀，气血运行不畅之象。

（三）津液病辩证

津液是人体正常水液的总称，有滋养脏腑，润滑关节，濡养肌肤皮毛，充盈脑髓、脊髓和骨髓等作用。津液的生成与输布主要与脾的运化，肺的通调，肾的气化功能有密切关系。津液病变一般可概括为津液不足和水液停聚两个方面。

1. 津亏证

津亏证又称津伤、津液不足证，是指由于津液亏少，全身或某些脏腑组织器官失其濡润滋养而出现的证候，属内燥证。津液是整个体内阴液的组成部分，津液不足可演变成阴虚证。

【临床表现】口燥咽干，唇燥而裂，皮肤干枯无泽，小便短少而黄，大便干结难解，舌红少津，脉细数。

【证候分析】津液不足的原因或为生成不足，或为丧失过多。有汗、吐、下伤津者，有水火烫伤而致水津外渗者，也有因阳气不足，不能化生津液，而致津液亏虚者。

机体内而脏腑，外至肌肤，均有赖于津液的濡养滋润。津液不足，上不能滋润口咽，则口燥咽干，唇燥而裂；外不能濡养肌肤，则皮肤干燥枯槁；下不能化生小便，濡润大肠，则溲少便干。津液亏虚致生内热，故见舌红少津，脉见细数。

2. 痰证

痰是由脏腑功能失调，水液代谢障碍而产生的病理产物，质地较黏稠。痰停聚于脏腑、经络、组织之间而引起的病证即为痰证。痰亦可随气流注，循环全身，故痰之为患，极为广泛，内而脏腑，外至经络肌肤，皆可为痰证。

【临床表现】咳喘咯痰胸闷；脘痞不舒，纳呆恶心，呕吐痰涎，头晕目眩，形体肥胖；神昏而喉中痰鸣；或神志错乱而为癫、狂、痴、痫；瘰疬、瘿瘤，痰核乳癖，舌苔腻，脉滑等。

【证候分析】痰证临床表现多端，古人有"诸般怪证皆属于痰"之说，痰的形成是由于外感六淫、饮食不当、情志刺激，过逸少劳等影响肺、脾、肾的气化功能，以致水液停聚，被寒凝、火煎凝结浓缩而为痰。

痰阻于肺，宣降失常，肺气上逆，则咳嗽，气喘，咯痰；气为痰阻，肺气不利则胸闷不舒。

痰滞于脾胃，在脾者，名湿痰，其痰滑而易出，痰湿困脾，运化失职故腹胀便溏；气血生化不足，不能荣于面，则面黄神倦；湿性重着，故肢体沉重。痰在胃，多见胃失和降而脘痞纳呆；胃气上逆而恶心呕吐，痰涎亦随之上升；由于胃气为痰所遏，清阳不得上升，所以头晕目眩。

痰浊蒙蔽心神，可见神昏痰鸣，或发为癫、狂、痴、痫等，但癫证多为痰气，狂证多为痰火，病变性质有所不同。痰迷心窍，痰随气逆，多伴有喉中痰鸣。

痰泛于肌肤，则见形体肥胖；痰凝聚成块，停聚于某些局部，在颈多见瘰疬，瘿瘤，在乳房多见乳癖，在咽喉多见梅核气，表现为喉中有异物梗阻感，吞之不下，吐之不出。

苔腻，脉滑为痰浊内阻的表现。

3. 饮证

饮亦是由脏腑功能失调，水液代谢障碍所产生的病理产物，其质地较痰清稀。饮邪停滞于脏腑组织之间所表现的证候即为饮证，按水饮停积的部位分为痰饮、悬饮、溢饮、支饮四类。痰饮停于胃肠，悬饮停于胁间，溢饮停于肢体，支饮停于胸膈。

【临床表现】饮停于胃肠，脘痞腹胀，水声漉漉，泛吐清涎，食欲减退。饮停胸胁，胸胁胀闷疼痛，肋间饱满，身体转侧或呼吸咳嗽而痛增。饮溢四肢，四肢疼痛而沉重，或关节疼痛，甚则肢体浮肿，小便不利。饮停胸膈，咳嗽，气喘，胸闷，痰液清稀色白量多，或喉中有哮鸣声，甚则心悸。

【证候分析】饮的形成，可直接由外邪侵袭，影响脏腑对水液的气化，以致水液停聚而产生；或因中阳素虚，或复因饮食不慎，外邪内侵，以致水液转输、敷布发生障碍，从而停聚为病。

饮停胃肠，气机不畅，水液内蓄，则胃中有振水声，肠间有漉漉水鸣声；气逆于上，故见泛吐清水，食欲减退。饮停胸胁，气道受阻，气机不利，故胸胁胀闷作痛。饮溢四肢则四肢疼痛而沉重，溢于关节则关节疼痛，泛溢肌肤则见肢体浮肿，水饮停聚，气化失职则小便不利。饮邪内阻于胸膈，肺气上逆，可见咳嗽，气喘，并有牵引疼痛感。

4. 水停证

水停证是指体内水液停聚，泛滥肌肤，以肢体浮肿、小便不利为主要表现的证候，水又称"水气"，是体内津液停聚，形成的最清稀且流动性大的病理产物。临床分为阳水和阴水两类。

（1）阳水　指病邪侵袭机体，水液输布功能发生障碍，以致停聚肌肤而出现的水肿证候，其性质属实属热。

【临床表现】本病起病较急，水肿一般先从眼睑开始，继而遍及全身，小便短少，皮肤薄而光亮。常见恶寒发热，或微恶风，头身疼痛，苔白，脉浮紧；或见咽喉肿痛，舌红，脉浮数；或全身水肿，来势较缓，按之没指，脘闷纳呆，泛恶欲吐，肢体沉重困倦，小便短少，苔白腻，脉沉。

【证候分析】阳水多因外感病邪，致水液流溢于肌肤而致。肺主宣发肃降，通调水道，外合皮毛，感受外邪，肺卫首先受病，肺气不利，宣降失常，通调水道失职，水津失布，泛滥肌肤，而成水肿，又称风水相搏证。肺位于上焦，宣发受阻，水泛高源，所以水肿往往先见于眼睑头面；肃降失常，决渎不利，水津不能输布，溢于肌肤，迅即波及全身；三焦不利，膀胱气化失职，故小便短少，甚或不利。卫分受邪，卫阳被遏，正与邪争，故首先出现恶风或恶寒、发热、头身疼痛等卫表症状。风水相搏，其证属实，风水偏寒，则苔薄白，脉浮紧；风水偏热，则舌红，脉浮数。皆证以发病急，来势猛，眼睑头面先肿，皮薄光亮，迅速遍及全身为特点。

（2）阴水　指正气不足，脾肾阳虚，不能温化水湿，以致水液停聚肌肤而形成的证候，其性质属虚属寒。

【临床表现】水肿多见腰以下为甚，按之凹陷不起，也有全身或头面浮肿者，小便短少，甚或不利，面色㿠白，舌淡，苔白滑，脉沉。或神倦肢困，脘闷腹胀，纳呆便溏，或水肿日益加剧，小便不利，腰膝酸冷，四肢欠温，形寒神疲，面色㿠白或灰滞，舌淡胖，苔白滑，脉沉迟无力。

【证候分析】阴水多由久病正虚，劳倦内伤，房事不节等因素引起。脾主运化水湿，肾主温化水液。脾肾阳虚，则脾不能运化水湿，肾不能升清降浊，均可导致水液代谢障碍，泛溢肌肤，而为水肿。水势趋下，故肿从足部开始，尤以腰以下为严重，按之凹陷不起。脾虚不能温运水湿，气化失司，故小便短少。水湿阻滞中焦，健运失常，则脘闷腹胀，纳呆便溏。脾主四肢肌肉，脾虚水湿内溃，则面色㿠白，神疲肢困。阴水正气虚衰，气血不能上荣舌体则舌淡，水湿内盛则苔白滑，病本在里，故见沉脉。

四、三焦辨证

三焦辨证，是清代吴鞠通在其《温病条辨》中所创立的一种温热病辨证方法，它是根据《内经》三焦部位划分的概念，并在《伤寒论》六经辨证和叶天士卫气营血辨证的基础上，结合温热病的传变规律，将外感温热病的证候分别归纳为上焦病证、中焦病证、下焦病证。三焦辨证用以阐明三焦所属脏腑在温热病发展过程中不同阶段的病理变化、证候表现和传变规律，区分病位的深浅、病程的阶段，并说明证候之间的传变规律。

（一）三焦病证的分类

三焦所属脏腑的病理变化和临床表现，标志着温热病发展过程中的不同阶段。在三焦病证中，上焦病证主要包括手太阴肺经和手厥阴心包经的病变，其中手太阴肺经的证候多见于温热病的初起阶段，病情较浅。中焦病证主要包括手阳明大肠经、足阳明胃经和足太阴脾经的病变。脾胃同属中焦，阳明主燥，太阴主湿，邪入阳明而从燥化，多为里热燥实证；邪入太阴从湿化，呈现为湿温病证，多见于温热病的中期或极期阶段，病情较重。下焦病证主要包括足少阴肾经和足厥阴肝经的病变，多为肝肾阴虚之候，多见于温病的末期阶段，病情重笃。

1. 上焦病证

上焦病证，是指温热之邪侵袭肺卫及陷入心包所表现的证候。

【临床表现】发热，午后尤甚，微恶风寒，汗出，口干，头痛，鼻塞流涕，咳嗽，舌边尖红，脉浮数或两寸独大。或见但热不寒，咳嗽气喘，汗出烦渴，苔黄，脉数；甚则高热，大汗，神昏谵语或昏愦不语，舌謇肢厥，舌质红绛。

【证候分析】温热之邪自口鼻、皮毛而入，肺外合皮毛而主表，开窍于鼻，故肺常先受邪。温热之邪犯表，卫气被郁，肺气失宣，故发热，微恶风寒，鼻塞流涕，咳嗽，舌边尖红。午后属阴，浊阴旺于阴分，故午后身热。温邪迫津外泄则汗出，热邪上扰清窍则头痛，伤津则口干。温热之邪在表，故脉浮数；邪在上焦，故两寸独大。

若表邪入里，里热亢盛，充斥内外，则身热不恶寒、烦躁。邪热壅肺，肺失宣降，肺气上逆，故见咳嗽，气喘。迫津外泄则汗出，口渴。苔黄，脉数，均为肺热内盛之征。

若肺卫热邪不解，温热之邪可逆传心包。邪陷心包，神明内乱甚则热闭心神，故见神昏谵语，或昏愦不语，舌謇。里热炽盛，蒸腾于外，故见高热，大汗。阳热内郁，不达四肢，故四肢厥冷。舌质红绛，为营阴受损、里热炽盛之象。

2. 中焦病证

中焦病证，是指温热之邪侵袭中焦脾胃，邪从燥化或邪从湿化所表现的证候。

温邪自上焦顺传入中焦，脾、胃二经受病。胃喜润而恶燥，邪入阳明，热从燥化，阳明失润，阴伤燥热，则为胃燥伤阴证。脾喜燥而恶湿，邪入太阴，邪从湿化，郁阻脾胃，气机升降不利，太阴湿热，则为脾经湿热证。

（1）胃燥伤阴证 是指病入中焦，邪从燥化，阳明燥热所表现的证候。

【临床表现】身热恶热，面目俱赤，呼吸气粗，腹满便秘，渴欲冷饮，口干咽燥唇裂，小便短赤，或神昏谵语，苔黄燥或焦黑起刺，脉沉实有力。

【证候分析】阳明主燥，温热之邪传至阳明，邪热炽盛蒸腾，则身热恶热；热性上炎，则面目俱赤；热邪壅盛，则呼吸气粗。邪入阳明，热炽津伤，胃肠失润，燥屎内结，腑气不通，则见腹满，便秘。邪热内炽，灼津耗液，故见渴欲冷饮，口干咽燥唇裂，小便短赤。热扰心神，则见神昏谵语。苔黄燥或焦黑起刺，脉沉实有力，为燥热内蕴、津液被劫之象。

本证病机与临床表现和六经辨证中的阳明病证基本相同。但本证为感受温邪，传变快，人体阴液消耗较多。

（2）脾经湿热证 是指湿温之邪，郁阻太阴脾经所表现的证候。

【临床表现】身热不扬，汗出热不解，头身困重，胸脘痞闷，泛恶欲呕，大便不爽或溏泄，小便短黄灼热，面色淡黄，舌苔黄腻，脉濡数。

【证候分析】湿性黏滞，湿遏热伏，郁蒸肌腠，故身热不扬。湿热缠绵，不易分解，故汗出热不解。湿性重着，湿热郁阻，热在湿中，郁蒸于上，故头身重痛，面色淡黄。太阴湿热，郁阻中焦，脾失健运，胃失和降，气失通畅，则见胸脘痞闷，泛恶欲呕，大便不爽或溏泄，小便短黄灼热。苔黄腻，脉濡数，为湿热郁蒸之象。

3. 下焦病证

下焦病证，是指温热之邪久留不退，犯及下焦，劫灼肝肾阴精所表现的证候。

【临床表现】身热面赤，两颧潮红，手足心热，口咽干燥，神倦，耳聋，舌绛少苔，脉细数或虚大。或见手足蠕动，瘛疭，心中憺憺大动，甚则时时欲脱。

【证候分析】湿热之邪，深入下焦，最易损及肝肾之阴。真阴耗损不能制阳，虚热内扰，则见身热面赤，两颧潮红，手足心热，口咽干燥。阴精既亏，神失所养，故神倦。肾阴亏耗，阴精不得上荣清窍，耳失所养，故耳聋。舌绛少苔，脉细数或虚大，皆为阴虚内热之象。

肝体阴而用阳，属风木而主筋，赖肾水以涵养。邪热久羁，真阴被灼，水亏木枯，筋失所养，虚风内动，故手足蠕动，甚或拘挛瘛疭，心中憺憺大动；严重时则阴不敛阳，阳气有时时欲脱之势。

（二）三焦病证的传变规律

三焦病证的传变，多由肺卫开始，分为"顺传"和"逆传"两种方式。由上焦手太阴肺经传入中焦，进而传入下焦，此为"顺传"，标志着温病病情由浅入深，由轻到重的病理进程。如病邪由肺卫直入手厥阴心包者，则为"逆传"，表明邪热炽盛，正气内虚，病情重笃。

在温病的发展过程中，三焦病的传变过程，由上而下是一般的规律。但由于病邪的性质不同，感邪轻重不一，患者体质各异、抵抗力强弱不一，其传变并不是固定不变的。临床有病邪犯上焦，经治而愈，并无传变者；亦有上焦病证未罢而又见中焦病证者，或自上焦而径传下焦者；亦有中焦病证未除而又出现下焦病证者，与六经病的循经传、越经传相似；或起病即见下焦病证者，这又与六经病证中的直中相类似；还有两焦病证错综互见和病邪弥漫三焦者，这与六经的合病、并病相似。因此，对三焦病势的判断，应根据临床资料全面综合分析，临证时要知常达变。

复习思考题

1. 试述八纲及八纲辨证的概念。

2. 表证和里证的鉴别要点是什么？

3. 心气虚证、心阳虚证、心阳暴脱证三者的鉴别要点有哪些？

4. 风寒犯肺证、风热犯肺证、燥邪犯肺证如何鉴别？

5. 脾气虚、脾阳虚、脾虚气陷、脾不统血四证有何异同？

6. 肝血虚与肝阴虚如何鉴别？

7. 试述肾精不足证的临床表现。

8. 与心相关的脏腑兼证类型有哪些？各有何辨证要点？

9. 试述卫分证、气分证、营分证、血分证的概念及临床表现。

10. 何谓中焦病证？简述中焦病证的分型。

（刘德山）

第八章 防治原则与治疗方法

【学习目标】

1. 熟悉中医预防的指导思想和基本措施。
2. 掌握中医治疗疾病的基本原则及应用规律。
3. 掌握八种治疗方法的含义与临床适应证。

【重点内容】

1. 治病求本、同病异治、异病同治的概念，调整阴阳的内容。
2. 扶正祛邪与正治、反治的临床应用。
3. 汗、吐、下、和、温、清、消、补八法的概念及适应证。

中医学认为，生命过程分为生、长、壮、老、已等不同阶段。在生命过程中，《黄帝内经》中有未病和已病之分，孙思邈在其基础上形成了"欲病"的中间过渡思想。中医学主张未病先防、既病防变。因此长期发展形成了关于预防疾病发生的养生保健和疾病形成后的治疗等丰富的理论体系。所以治未病和治已病是中医基本理论的重要内容，这就是中医学的预防和防治原则，简称防治原则。防治原则，是以中医学的三大特点为依据的，反映了中医学养生防病和治疗学的内核思想，是预防养生和治疗的理论知识汇集，在临证实践中具有重要的指导意义。本章分为预防、治则与治法三个不同的部分。

第一节 预 防

预防，是指采取积极的措施，预防疾病的发生，以及防止疾病的进展与传变。《黄帝内经》最早提出了"治未病"的思想，强调"预防为主""防重于治"等观点。《素问·四气调神大论》说："圣人不治已病治未病，不治已乱治未乱……夫病已成而后药之，乱已成而后治之，譬犹渴而穿井，斗而铸锥，不亦晚乎。"通过生动的比喻，阐述了"不治已病治未病"的意义。进入我国社会发展的新时期，国家更加重视治未病，将其纳入《"健康中国 2030"规划纲要》中。

预防包括未病先防与既病防变两方面内容。

一、未病先防

未病先防是指在未发生疾病之前做好预防工作，调养身心，增强正气，避免邪气侵害，防止疾病发生。疾病的发生离不开正邪相争的基本规律，正气不足是疾病发生的内在因素，邪气是疾病发生的重要条件，正能胜邪则不发病，正不胜邪则发病，故未病先防旨在内养正气与外防病邪。

（一）内养正气

中医学认为人体的生理活动与自然界的变化规律是相适应的，倡导人们顺应自然变化规律，以自然之道养自然之性，起居有常，饮食有节，劳逸适度，增进健康，远离病邪。正如《素问·四气调神大论》所说："春夏养阳，秋冬养阴，以从其根。"中医学重视人的情志活动对身体健康的影响，强调养性调神可以增强正气、预防疾病。正如《素问·上古天真论》说："恬淡虚无，真气从之，精神内守，病安从来。"名医华佗创造了"五禽戏"，后世演变出太极拳、八段锦、气功等多种健身方法，来增强体质、延年益寿，可见锻炼身体对提高机体抗邪能力具有重要作用。此外，人工免疫、药膳保健、内服扶正药物、针灸推拿特定穴位等措施，均可调整人体气血阴阳，从而健身防病。

（二）外防病邪

《素问·上古天真论》说："虚邪贼风，避之有时。"就是说要谨慎躲避六淫、疠气等外邪的侵袭。在日常生活中还要注意防范外伤、虫兽伤，防止环境、水源和食物的污染。近年来多运用中草药预防疠气的流行，如板蓝根、大青叶预防流感、腮腺炎等，都收到了良好的效果。

二、既病防变

既病防变是指疾病已经发生，要早期诊治，防止疾病进展和传变。

（一）早期诊治

在疾病的初期，邪气尚未深入，脏腑气血未伤，病位较浅，病情较轻，若能尽早做出正确的诊断，并掌握疾病的发展变化规律，把握好时机合理用药，常常可以及时、有效、彻底的治疗。否则，容易延误病情，甚至丧失治疗最佳时机。正如《医学心悟》所说"见微知著，弥患于未萌，是为上工"。

（二）防止传变

各种疾病具有不同的传变途径，比如外感疾病多以六经、卫气营血或三焦传变；内伤杂病多以五行生克乘侮或经络传变。根据疾病的传变规律，阻截病传途径，先安未受邪之脏腑，能有效阻止疾病的进展或恶化。《金匮要略》有"见肝之病，知肝传脾，当先实脾"之说，即治疗肝病宜先调理脾胃，使脾气旺盛，以防肝病传脾而控制肝病的传变。清代医家叶天士根据温热病伤及胃阴后会进一步发展耗及肾阴的传变规律，提出"务必先安未受邪之地"，主张在甘寒以养胃阴的方药中加入某些咸寒滋肾之品，从而防止肾阴耗伤。这些都是对既病防变思想的具体应用。

第二节 治 则

治疗疾病时所遵循的根本性原则就是治疗原则，简称治则。它是在中医整体观念、辨证论治理论指导下制定的治疗疾病的准绳，对临床治疗立法、遣方及用药具有普遍的指导意义。治则是对疾病治疗规律的概括，治则与治法在方法论意义上表现为方法论和方法的关系，在临床辨证论治中表现为战略和战术的关系。治则和治法是连接中医基础理论和临床各科的中心环节，掌握好治则治法对于学好中医临床具有重要意义。

疾病的发生，是机体阴阳失调、气血失和、正气虚弱、邪气亢盛的结果。治疗疾病则是辨明疾病的阴阳、表里、寒热、虚实，然后依据"治病求本""调整阴阳""扶正祛邪"等原则，针对病人的具体情况，因人、因时、因地制宜，以恢复机体阴阳平秘、气血调和的状态。

一、治病求本

治病求本，是指治疗疾病，必须寻找疾病的根本原因，抓住疾病的本质，针对其本质进行治疗。首见于《素问·阴阳应象大论》，篇中谓："治病必求于本。"它是中医治疗疾病的主导思想，是辨证论治的基本原则。

本，有本质、本原、根本之意。本与标是一个相对的概念，具有多重含义，常用来概括说明病变过程中矛盾的主次方面。就正气与邪气而论，正气为本，邪气为标；就病因和症状而论，病因为本，症状为标；就病位而论，体内为本，体表为标；就疾病的先后而论，先病、原发病为本，后病、继发病为标。任何疾病都有其"本"，有的显而易见，有的则幽而难明，必须仔细分析病因、病机，并进行辨证，才能准确地判断疾病的本质，从而针对求得的"本"采取相应的治法。例如，胸痹发病常与寒凝心脉、心血瘀阻、痰浊闭阻、心阳不振等多种因素有关，诊疗中需要分析胸痹的病因及本质，进而分别选用散寒宣痹、活血化瘀、豁痰泄浊、温通心阳等方法治疗。

临床运用"治病求本"治则时，必须掌握"正治反治""标本缓急"等情况。

（一）正治与反治

疾病的演变过程错综复杂，绝大多数情况下，疾病的本质与征象是一致的，比如热证可见热象、虚证可见虚象，但还有一些情况，疾病的本质与征象不一致，甚至相反，比如热证见寒象，虚证见闭塞之象，故治疗疾病时应辨别表象之真假，针对疾病本质，制定正治或反治的治疗原则。

1. 正治

正治，又称"逆治"，是逆其疾病证候性质及其临床表现征象而治的一种治疗法则，即采用与疾病证候性质相反的方药进行治疗。正治是临床最常用的一种治法。适用于疾病的本质（病机）和征象（症状、体征）相一致的病证。临床上常用的正治原则有"寒者热之""热者寒之""虚者补之""实者泻之"等。

（1）寒者热之　寒，指疾病证候的属性；热，指通过辨证选用的治法和方药的性质。"寒者热之"就是表现寒象的寒性病证，用温热性质的方药进行治疗。例如表寒证选用辛温解表的方药治疗，里寒证选用辛热温里的方药治疗。

（2）热者寒之　热，指疾病证候的属性；寒，指通过辨证选用的治法和方药的性质。"热者寒之"就是表现热象的热性病证，用寒凉性质的方药进行治疗。例如表热证选用辛凉解表的方药治疗，里热证选用苦寒清热的方药治疗。

（3）虚者补之　虚，指疾病证候的属性；补，指通过辨证选用的治法和方药的功效。"虚者补之"就是表现虚象的虚损病证，用补益功效的方药进行治疗。例如阳虚证选用温阳的方药治疗，阴虚证选用滋阴的方药治疗，气虚证选用益气的方药治疗，血虚证选用补血的方药治疗。

（4）实者泻之　实，指疾病证候的属性；泻，指通过辨证选用的治法和方药的功效。"实者泻之"就是表现实象的邪实病证，用攻邪泻实功效的方药进行治疗。例如阳明腑实证选用通腑泻热的方药治疗，水饮停聚证选用逐水的方药治疗，血瘀证选用活血化瘀的方药治疗。

2. 反治

反治，又称"从治"，是顺从疾病证候表现假象而治的一种法则，即采用与证候表现假象性质相同的方药进行治疗。究其实质，仍然是逆证候的性质而治疗，与正治法在本质上是一致的，都是治病求本内涵的体现。适用于疾病的本质（病机）和征象（症状、体征）不一致，甚至相反的病证。临床上常用的反治原则有"热因热用""寒因寒用""塞因塞用""通因通用"等。

（1）寒因寒用　用寒凉性质的方药治疗具有假寒征象的病证，又称之为"以寒治寒"。适用于里热炽盛，阳盛格阴，反见寒象的真热假寒证。寒凉药物顺从的是"假寒"征象，但本质是针对"真热"进行治疗。例如热厥证，阳气郁阻于内，不能外达温煦肢体，格阴于外，患者壮热、口渴喜冷饮、尿赤、四肢厥冷、脉沉，其中壮热、口渴、尿赤等为真热之征，四肢厥冷、脉沉为假寒之象；因其证候本质是真热，故须用寒凉药清其里热。

（2）热因热用　用温热性质的方药治疗具有假热征象的病证，又称之为"以热治热"。适用于阴寒内盛，格阳于外，反见热象的真寒假热证。温热药顺从的是"假热"征象，但本质是针对"真寒"进行治疗。例如戴阳证，阴寒充塞于内，阳气浮越于外，患者四肢逆冷、下利清谷、脉微欲绝、面赤、身热、烦躁、口渴不欲饮，其中四肢逆冷、下利清谷、脉微欲绝为真寒之征，面赤、身热、烦躁为假热之象；因其本质是真寒，故须用温热方药治疗。

（3）通因通用　用通利方药治疗具有通泄症状的病证，又称之为"以通治通"。适用于邪实内阻，传化失司，而出现通泄症状的真实假虚证。通利方药顺从的是通泄的"假虚"征象，其实是针对证候本质"真实"进行治疗。例如食积内停，脾胃失运，可出现便次增多、大便稀溏等泄泻症状，因其本质为实证，故须用消食导滞药物攻下，食积去则泄自止。再如瘀血内阻，血不循经所致的崩漏，治疗须活血化瘀，瘀血去则血必归经，出血自止。

（4）塞因塞用　用补益方药治疗具有闭塞不通症状的病证，又称之为"以补开塞"。适用于体质虚弱，脏腑功能减退，而出现闭塞不通症状的真虚假实证。补益方药顺从的是闭塞不通的"假实"征象，其实是针对证候本质"真虚"进行治疗。例如脾胃虚弱，气机升降失司，可出现纳呆、脘腹胀满、大便不畅等闭塞症状，因其本质是虚证，故须用补益脾胃药物治疗，脾升胃降之职恢复，则胀满自消。再如血虚而致闭经者，治疗须补益气血，气血充盈则月经自来。

正治法与反治法既有相同之点，又有不同之处。两者都是针对疾病的本质进行治疗，但是正治适用于病变本质与临床表现相符的病证，反治适用于病变本质与临床表现不完全一致的病证。

（二）标本缓急

疾病的发生、发展过程是极其复杂多变的，常有标本主次的不同，因而在治疗时应分清疾病的标本主次、轻重缓急。

1. 急则治其标

急则治其标，是指疾病发展过程中，标证的病势急骤、病情危急，影响到患者的安危，或影响到对"本"的治疗，所采取的一种暂时应急方法。这一原则主要用于急性病、危重病的治疗。如肺痨，因痨虫蚀肺而见咯血，痨虫是病因为本，咯血是见症为标，治病求本当抗痨，但当出现咯血危及生命时，应采取紧急止血措施以治其标，血止后病情缓和再治其本。再如新久同病时，久病为本，新病为标，但新病一般较急，故应先治其新病，待新病愈后，再治久病以治其本。

2. 缓则治其本

缓则治其本，是指病情变化比较平稳、病势趋于缓和的情况下，针对疾病的本质进行治疗的一种方法。这一原则主要用于慢性病或急性病恢复期的治疗。如脾虚所致的泄泻，脾虚是本，泄泻是标，当健脾益气以止泻，脾虚之本得治，则泄泻之标可逐渐痊愈。

3. 标本同治

标本同治，即标本兼治，凡病标本并重或标本俱急的情况下，不宜单独治标或治本，则应采用标本同治的治疗原则。如表里同病，纯用解表则里证不去，纯用治里则外邪不解，故需表里双解，标本同治。

标本缓急的治疗法则，既有原则性，又有灵活性。临床治疗疾病时，应随时捕捉病情的变化，把握病势的缓急，知常达变，灵活地运用标本缓急治疗原则。

二、调整阴阳

调整阴阳，是指针对机体阴阳偏盛偏衰的变化，损其有余、补其不足，恢复阴阳的相对平衡状态。疾病发生、发展、变化的根本原因是阴阳的偏盛偏衰，即"阴阳失调"，因此，调整阴阳盛衰，泻其有余，补其不足，以期达到"阴平阳秘"，便成为临床治疗的基本原则。正如《素问·至真要大论》所说："谨察阴阳所在而调之，以平为期。"

（一）损其有余

损其有余，又称损其偏盛，指病理状态下机体阴、阳中任何一方偏盛有余的实证，临床采用"实则泻之"的方法治疗，包括泻其阳盛及损其阴盛。对"阳盛则热"所致的实热证，宜采用寒凉药物以清泻阳热，即"热者寒之"。对"阴盛则寒"所致的实寒证，宜采用温热药物以温散阴寒，即"寒者热之"。由于阴阳互根，阳热偏盛易耗伤阴液，阴寒偏盛易损伤阳气，故在损其偏盛的同时，应兼顾另一方的不足，清泻阳热时配合养阴之法，温散阴寒时配合扶阳之法。

（二）补其不足

补其不足，又称补其偏衰，指病理状态下机体阴、阳任何一方或双方虚损不足的病证，临床采用"虚则补之"的方法治疗。病证的类型有阴虚、阳虚、阴阳两虚之分，故治法有滋阴、补阳、阴阳并补之别。

1. 壮水之主，以制阳光

壮水之主，以制阳光，又称滋阴制阳，即用滋阴之法制约阳亢火盛，适用于阴液不足、阳热相对偏亢的虚热证。比如肾阴不足，阴虚则虚火上炎，出现头晕耳鸣、腰膝酸软、烦热盗汗等阳热偏亢症状，需滋养肾水治疗以制约阳气亢盛的表现。

2. 益火之源，以消阴翳

益火之源，以消阴翳，又称扶阳制阴，即用扶阳益火之法消退阴翳，适用于阳气不足、阴寒相对内盛的虚寒证。比如肾阳虚，阳虚则阴寒内盛，出现腰膝冷痛、形寒肢冷、男子阳痿精冷、女子宫寒不孕等阴寒偏盛症状，当温补肾阳治疗以驱散寒水过剩的表现。

3. 阳中求阴，阴中求阳

基于阴阳互根、相互转化的原理，治疗阴虚证时，在滋阴剂中适当佐以补阳药，谓之阳中求阴；治疗阳虚证时，在助阳剂中适当佐以滋阴药，谓之阴中求阳。正如明代张介宾所说："善补阳者，必于阴中求阳，则阳得阴助而生化无穷；善补阴者，必于阳中求阴，则阴得阳升而泉源不竭。"

4. 阴阳并补

多数疾病的后期，常可阴损及阳、阳损及阴，从而出现阴阳两虚的证候，治疗时宜采用阴阳并补之法治疗。比如气阴两虚时，宜益气养阴；气血俱虚时，宜气血双补。

总之，调整阴阳，需要透过表象分析阴阳失衡的根本原因，灵活把握补虚泻实的主次、轻重，使阴阳失调的异常状况复归于协调平衡的健康状态。

三、扶正祛邪

正气是机体的功能活动及其产生的抗病、修复能力，简称为正。邪气是各种致病因素，简称为邪。正与邪是疾病过程中自始至终存在的一对基本矛盾，正邪斗争的消长盛衰决定着疾病的发生、发展及转归。因此，扶助正气、祛除邪气，改变正邪双方的力量对比，促使疾病向痊愈方向转化，是指导临床治疗的重要治则。

（一）扶正祛邪的概念

扶正，是通过药物或其他疗法扶持助长机体正气，以增强体质，提高机体抗邪及康复能力。祛邪，是通过药物或其他疗法祛除或削弱病邪，减少邪气侵袭或损害，使邪去正安。扶正多用补虚之法，具体治疗手段有内服汤药、针灸、推拿、气功、食疗、精神调摄、体育锻炼等。祛邪多用泻实之法，具体治疗措施同样多种多样。

扶正与祛邪虽为不同治则，但两者相互为用，相辅相成。扶正增强了正气，有助于机体抗御和祛除病邪；祛邪能消除病邪，有利于正气的保存和恢复。正所谓"正胜邪自去""邪去正自安"。

（二）扶正祛邪的运用

运用扶正祛邪治则时，必须认真分析正邪双方的消长及盛衰，根据正邪在疾病中的主次地位，决定扶正与祛邪的主次和先后，扶正不留邪，祛邪不伤正。

1. 扶正

扶正，即单纯扶正法，适用于正气虚为主，且邪气不盛的虚证。如气虚证采用补气法、血虚证采用养血法、阴虚证采用滋阴法、阳虚证采用补阳法等。

2. 祛邪

祛邪，即单纯祛邪法，适用于邪气实为主，且正气未衰的实证。临床上根据病邪的性质、强弱、部位，制定相应的治法。如热证采用清热泻火法、寒证采用温阳祛寒法、表证采用发汗解表法、食物中毒采用吐法、食积证采用消食导滞法、血瘀证采用活血化瘀法等。

3. 先扶正后祛邪

先扶正后祛邪，即先补后攻，适用于正虚邪实证，正气过于虚弱，机体不能耐受攻伐者。此时兼顾祛邪反而更伤正气，必须先用补法扶正，待正气能耐受攻伐时再祛邪。如部分虫积患儿，因正气虚而不宜驱虫，宜先健脾和胃以扶正，后驱虫消积治疗。

4. 先祛邪后扶正

先祛邪后扶正，即先攻后补，适用于邪盛正虚证，正气尚能耐受攻伐者。此时兼顾扶正反会助邪，必须先行祛邪，邪去则正气易复，再有补法扶正。如瘀血所致崩漏证，宜先活血祛瘀，后调养经血。

5. 扶正与祛邪并用

扶正与祛邪并用，即攻补兼施，适用于正虚邪实、虚实错杂的病证。由于正虚与邪实有主次之分，故扶正祛邪并用时亦有所偏重。邪气重而正气稍虚时，当以祛邪为主，佐以扶正；正虚较甚时，又当以扶正为主，兼顾祛邪。如气虚感冒，则应以补气为主兼以解表。如温病后期，由于前期邪热过盛而阴液被耗，则以清热为主兼以养阴。

四、同病异治与异病同治

证候是疾病发生和演变过程中某一阶段病理变化本质的反映，不同程度地揭示病因、病机、病位、病性、病势，一种病可以包括几种不同的证，一种证可以出现在多种不同的疾病中。因此，治疗疾病需要掌握同病异治与异病同治的治疗原则，证同治亦同，证异治亦异，充分体现中医辨证论治的核心思想。

（一）同病异治

同病异治，是指同一种疾病，由于患者体质、疾病发生时间、所处地理环境不同，或所处的疾病阶段不同，出现了不同的证，治疗时根据不同的证候采取不同的治法。比如感冒，因病因、病机及患者体质不同，出现了风寒、风热、暑湿、气虚、阴虚等不同的证候，故有辛温解表、辛凉解表、清暑化湿、益气解表、滋阴解表等相应的治法。再如麻疹，不同的疾病阶段有不同的证，故治疗有初期解表透疹、中期清肺热、后期滋阴清余热等不同的治法。

（二）异病同治

异病同治，是指不同的疾病，在病情发展过程中，出现了相同的病机和相同的证，可采用相同的治法治疗。比如痢疾和黄疸，是两种不同的病，如果辨证均为湿热证时，治疗皆可用清利湿热的方法。再如胃下垂、子宫脱垂、久泻脱肛等不同的疾病，如果辨证均为中气下陷证时，治疗皆可用升提中气的方法。

五、因时、因地、因人制宜

因时制宜、因地制宜和因人制宜，又称"三因制宜"。人是自然界的产物，以天地之气生，依四时之法成。人与自然界息息相关，人的生理活动、病理变化必然受到季节变化、地域环境等因素的影响。由此可知，疾病也是受时令气候、地域环境、个体禀赋等多方面因素制约和影响的复杂过程。因此，治疗疾病时不仅要做到治病求本，而且还需综合考虑这些因素的潜在影响，具体情况具体分析，制定适宜的治疗方法。

（一）因时制宜

根据不同季节的气候特点、时间变化规律，制定适宜的治法和方药，这种原则称为"因时制宜"。

自然界的季节变迁、昼夜更替、日月运行，对人体的生理活动及病理变化均产生影响，所以治疗疾病时，要考虑时令气候特点以及时间节律。春夏秋冬季节变迁，气候有寒热温凉的变化，春夏季节，气候温热，阳气升发，腠理疏松开泄，应慎用辛温发散药物，避免耗伤气阴；秋冬季节，气候寒凉，阳气敛藏，腠理致密，应慎用寒凉药物，避免苦寒伤阳；长夏季节，气候潮湿，病多夹湿，应注意清暑化湿。月圆、月缺周期变化，人体气血亦随之出现节律性变化，月圆时气血旺盛，月缺时气血衰少，在治疗妇科月经病时，多考虑月相的盈亏圆缺，月满时侧重于泻，月缺时侧重于补。此外，针灸学"子午流注针法"，强调不同时辰对应不同经脉，根据时辰、经络、脏腑的对应关系，择时治疗疾病。

（二）因地制宜

根据不同的地域环境特点，制定适宜的治法和方药，这种原则称为"因地制宜"。

地域不同，地势、气候、水土、环境、饮食生活习惯等各异，人的生理活动及病变特点也存在差异，所以治疗疾病时，要考虑地域因素。我国西北高原地区地势高峻，气候寒冷，其病多寒，治病多用辛温散寒之品；东南沿海地区地势低洼，气候温暖潮湿，其病多温热或湿热，治病多用清热化湿之品。即使相同的病证，治疗用药亦当考虑地域环境，例如风寒感冒，治疗应辛温发汗解表，西北严寒地区多用麻黄、桂枝，东南温热地区多用荆芥、防风。此外，某些地方病与地域的水土状况密切相关，如气瘿、历节等，治疗时应注意疾病发生的地域背景。

（三）因人制宜

根据患者的年龄、性别、体质、生活习惯以及精神状态等不同特点，制定适宜的治法和方药，这种原则称为"因人制宜"。人的禀赋有厚薄，体质有强弱，性情有刚柔，年龄有老少，性别有男女，感邪有轻重，这些因素决定了不同的机体状况患病有不同的个体特点，因此，治病必须因人制宜。

1. 年龄

人体的生理功能和气血盛衰，随着年龄的变化而有所不同，临床用药时需根据年龄适度调整。小儿生机蓬勃，但脏腑娇嫩，形气未充，患病易寒易热、易虚易实，病情变化迅速，故治疗小儿疾病，药量宜轻，疗程宜短，慎用峻剂及补剂。青壮年身体强健，气血旺盛，患病多为实证，故治疗侧重攻邪泻实，药量稍重。老年人脏腑功能衰减，气血亏虚，患病多为虚证或虚中夹实，故治疗侧重补虚，若病情需要攻邪，则攻补兼施，攻邪药物用量宜轻。

2. 性别

男女性别不同，其生理、病理特点各异，治疗用药应注意男女生理特点引起的差异，给予适宜方法治疗。女子以血为本，有经、带、胎、产诸疾及乳房、胞宫之病，月经病以调血为主，带下病以燥湿祛湿为主，妊娠期以保胎为主，且妊娠期禁用峻下、破血、滑利、走窜及毒性药物，产后则需根据恶露及气血亏虚情况采取适宜治法。男子以肾精为主，肾精亏虚则易患阳痿、早泄、遗精等精室及性功能障碍病证，治疗宜在滋补肾精基础上随证施治。

3. 体质

个人的先天禀赋和后天调养不同，身体素质有强弱与寒热之异，治疗用药亦当有所区别。体质强壮者，病多实证，治疗宜祛邪，用药宜重。体质瘦弱者，病多虚证或虚实夹杂证，治疗宜扶正或扶正祛邪并用，祛邪药量宜轻。阳热或阴虚体质者，对风、暑、热邪的易感性较强，即使感受寒湿，易化热化燥，病证多表现为热证，用药宜寒凉，慎用温热。阴盛或阳虚体质者，对寒、湿之邪的易感性较强，即使感受燥热，多兼夹寒湿或从寒化，病证多表现为寒证，用药宜温热，慎用寒凉。

此外，患者的职业、生活习惯、受教育程度、精神心理状态等因素，与某些疾病的发生、转归有关，在诊治时应加以考虑。

三因制宜的治疗法则，体现了中医学整体观念和辨证论治思想在应用时的原则性及灵活性。只有综合运用三因制宜，准确辨证，制定相应的治法方药，才能提高临床疗效。

第三节 治 法

治法是在治则指导下，根据疾病发生变化规律、针对当前病证的病因病机，确立的治疗疾病的具体方法。中医治法有两种含义，一是指治疗大法，它概括了多种具体治法中共性的东西。常用的治疗大法为清代医家程钟龄提出的汗、吐、下、和、温、清、消、补八法。二是指具体治疗方法，是针对具体病证而确定的相应治法，如清热解毒法、消食导滞法、滋补肝肾法等。具体治法又有内治法与外治法之区别，内治法即指内服药物疗法；外治法指针灸、按摩推拿、气功、手术及药物外敷等疗法。

一、汗法

汗法，又称解表法，是指运用发汗解表的方药，开泄体表腠理，调和营卫，发散外邪，使病邪从汗出而解的一种治疗大法。《素问·阴阳应象大论》有"其在皮者，汗而发之"，是其理论依据。历代医家素来重视汗法，有"善治者治皮毛"之说。汗法具有发汗、退热、透疹、消肿等作用。

汗法的临床应用极其广泛，适用于一切外感表证，及水肿腰以上肿甚、疮疡初起、麻疹透发不畅而兼表证者。多具有恶寒发热、脉浮等症状。临床上应根据外感表证的寒热性质以及患者气虚、血虚、阳虚、阴虚、痰饮等不同体质，灵活运用汗法。例如，外感风寒用辛温发汗法；外感风热用辛凉发汗法；偏于气虚者，发汗时配伍益气药物；偏于血虚者，发汗时配伍养血药物；偏于阴虚者，发汗时配伍滋阴药物；偏于阳虚者，发汗时配伍助阳药物；偏于痰饮者，发汗时配伍蠲饮化痰药物等。

应用汗法时须注意：

（1）应辨清病邪性质与邪正虚实，宜汗出邪去为度，不过汗，不误汗，避免伤津耗气。

（2）表邪已解、疮疡已溃、麻疹已透者，不宜用。

（3）出血、吐泻、津液亏损者，不宜用。

（4）经期、产后当慎用。

（5）服用发汗药物后宜避风寒，忌生冷辛辣。

二、吐法

吐法，又称催吐法，是指运用催吐的方药，引导病邪或毒物从口吐出的一种治疗大法。吐法渊源始于《内经》，《素问·阴阳应象大论》说"其高者，因而越之"，指出病邪在上，可用催吐法治之。吐法具有疏通气机、开上启下、解表和里、祛痰利咽、祛除积滞、排除毒物等作用。

吐法适用于有形实邪停宿于上、中二焦所引起的疾患，如宿食停留胃脘、痰涎壅盛阻塞气道、误食毒物或药物尚在胃中等。其病位在胸膈以上，攻之不散，达之不通，均可涌吐，驱除病邪。临床运用时应根据病证之轻重，把握药力之强弱，药性之寒热，药量之多寡等。邪实正气未伤时多用峻药催吐；邪实正气已伤时多用缓药催吐；热邪郁滞于上多用寒药催吐；寒邪郁滞于上多用热药催吐。

应用吐法时须注意：

（1）此法为急救措施，用之不当，易伤胃气。

（2）凡病势危笃、年老体衰或孕妇、产妇及出血患者，不宜用。

（3）中病即止，不必尽剂。

（4）涌吐后宜稀粥调养，不可过饱，禁食硬冷油腻之物，禁止情志刺激。

三、下法

下法，又称泻下法、攻下法、通下法，是指运用泻下、攻逐的方药，使停留于体内的宿食、燥屎、痰饮、瘀血、积滞等从下而出，以驱除病邪的一种治疗大法。理论源于《素问·阴阳应象大论》："其下者，引而竭之；中满者，泻之于内。其实者，散而泻之。"《素问·至真要大论》也说："盛者泻之""留者攻之"。下法具有通导大便、攻逐水饮、荡涤积滞、调畅气机、破瘀泻热等作用。

下法适用于实热、宿食、燥屎、痰结、水饮、冷积、瘀血、虫积等里实证。里实证致病因素不同，有寒结、热结、燥结、水结、血结之分，治法亦有寒下、温下、润下、逐水、攻瘀等不同的下法。寒下用于肠胃热结，阳明腑实；温下用于肠胃积冷，寒实结胸；润下用于血虚肠燥便秘；逐水用于阳水实证；攻瘀用于瘀血内结证。

应用下法时须注意：

（1）表证未解、邪在半表半里、里未成实者，不可下。

（2）正气虚弱、年迈体衰、新产血亏、病后气耗津伤以及孕妇等，应慎用或禁用。

（3）下法意在祛邪下出，因此得下即应停服，过用则伤正。

（4）服用苦寒攻下药物后，应及时调理脾胃。

四、和法

和法，又称和解法、调和法，是指运用和解疏泄的方药，和解少阳、扶正达邪、协调机体功能的一种治疗大法。《广瘟疫论》中提出："寒热并用之谓和，补泻合剂之谓和，表里双解之谓和，平其亢厉之谓和"。和法能健运枢机，并调和阴阳、表里、气血、脏腑之间的关系。

和法适用于邪在半表半里之少阳证、太阳病营卫不和、肝胆脾胃气机失调、心肾水火升降失常、气血失和、寒热互结于中焦等多种病证。和法包括和解法与调和法两个方面。和解法有和解少阳法、调和营卫法等。调和法可分为调和脏腑法、调和气血法、平调寒热法。其中调和脏腑法临床最为常用，有调和肝脾、调和肝胃、调和脾胃、交通心肾之不同，治疗肝脾失调、胃肠失调、肝气犯胃、心肾不交等证。《医学心悟》曰："有清而和者，有温而和者，有消而和者，有补而和者，有燥而和者，有润而和者，有兼表而和者，有兼攻而和者。和之义则一，而和之法变化无穷。"

应用和法时须注意：

（1）凡邪气在表（太阳），未入少阳，不宜用。

（2）邪已入里，出现阳明实证，不宜用。

（3）邪入三阴，出现虚寒证，不宜用。

五、温法

温法，又称祛寒法、温里法，是指使用温性或热性的方药，振奋阳气，祛除寒邪，从而消除里寒证的一种治疗大法。《素问·至真要大论》中"寒者热之""劳者温之""寒因热用"的论述奠定了温法的理论基础。温法具有温里、祛寒、回阳、通脉等作用。

温法适用于脾胃虚寒、阴盛阳衰、亡阳欲脱、寒凝经脉等里寒证。温法所治之病证多因寒邪侵及脏腑，致阴寒内盛，或素体阳虚、久病伤阳，寒从内生，其病性多属寒、属实，若损及阳气，则病性属本虚标实。临床根据病变部位的不同，以及人体阳气盛衰的差异，温法有温中散寒、温经散寒、回阳救逆、温化寒痰、温阳利水等不同。温中散寒法用于中焦寒证；温经散寒法用于寒凝经脉证；回阳救逆用于阳衰阴盛的危重症。

应用温法时须注意：

（1）温性或热性方药，易耗伤阴血，故阴虚、血虚、血热者，不宜用。

（2）孕妇当慎用。

（3）疮、痈、疖、斑、疹等疾病，应慎用。

六、清法

清法，又称清热法，是指使用寒凉的方药，以清除火热之邪的一种治疗大法。《素问·至真要大论》"热者寒之""温者清之"，是其理论依据。清法具有清热、泻火、解毒、凉血、除烦等作用。

清法适用于各种里热证。热证分为表热、里热、虚热、实热等多种类型。《内经》说："阳盛则外热……阴虚则内热。"由阳盛所致的热证，多表现为表热和实热，由阴虚所致的热证，多表现为里热和虚热。表热和实热又有热邪在卫分、在气分、在营分、在血分之不同；里热和虚热也有心热、肺热等脏腑热及阴虚发热之别。根据热证的类型，临床应用清法时分为清热泻火、清热解毒、清营凉血、清脏腑热、清虚热等不同治法。清热泻火法用于热盛气分证；清营凉血法用于热入营血证；清热解毒法用于热毒或时疫；清虚热法用于骨蒸劳热；清肝泻火法用于肝胆火旺证。

应用清法时须注意：

（1）清热药多寒凉，为避免损伤脾胃阳气，不宜久用。

（2）产后体虚、素体阳虚者及脾胃虚寒者，不宜用。

七、消法

消法，又称消散法、消导法，是指使用消散、导滞、软坚、破积的方药，消除体内积滞实邪的一种治疗大法。《素问·至真要大论》中"坚者消之""结者散之"，为消法的形成和发展奠定了基础。消法介于和法和下法两者之间，和法重在和解，下法重在攻下，而消法缓攻平治。

消法适用于气、血、痰、食、湿等所形成的饮食积滞内停、癥瘕、积聚、瘿瘤、瘰疬、痈肿等病证。临床运用时常包括消食导滞法、行气消瘀法、软坚散结法、消瘿散疬法、消痈散肿法等。消食导滞法用于宿食停滞、消化不良证；行气消瘀法用于气滞血瘀证；软坚散结法用于癥瘕、积聚；消瘿散疬法用于瘿瘤、瘰疬；消痈散肿法用于疮疡痈毒初起。

应用消法时须注意：

（1）脾虚不能化食，以致食积停滞，或脾虚不能运湿，以致痰饮内停，应健脾为主，佐以消导，避免耗伤脾胃。

（2）妇女血枯者，只宜养血通经，禁用消瘀法。

（3）气虚中满，胸痞腹胀者，乃真虚假实之证，禁用消法。

（4）应用消法祛邪时，应兼顾扶正。

八、补法

补法，又称补益法、补养法，是运用补益的方药，补养人体气血阴阳的不足，消除虚弱证候的一种治疗大法。《素问·至真要大论》曰："虚者补之""损者益之"，以及《素问·阴阳应象大论》曰："形不足者，温之以气；精不足者，补之以味"，都是补法最早的理论依据。补法具有益气强筋、补精益血、祛病延年等作用。

补法适用于气血阴阳不足所致的各种虚证。根据气虚、血虚、阳虚、阴虚的类型不同，补法分为补气法、补血法、补阳法、补阴法四大类。因为气血同源、阴阳互根，因此又有气血双补、阴阳双补的治法。根据脏腑虚证的类型不同，补法分为补肺法、补心法、补脾法、补肝法、补肾法等。当某几个脏腑俱虚时，应多法相兼治疗，如脾肾双补、肝肾双补、肺肾双补等。根据虚证的轻重缓急，补法分为平补法、峻补法、缓补法。历代医家多重视补法，主张以五脏为纲，气血阴阳为目，详细辨证，补益气血阴阳同时结合五脏之虚补益五脏。

应用补法时须注意：

（1）无虚不可补。

（2）邪盛正虚者应先祛邪而后补之，避免"闭门留寇"。

（3）补益方药多温燥、多滋腻，使用时应照顾脾胃，适当配合健脾利气的药物。

上述八法是前人在长期医疗实践中，通过八纲辨证，结合方药的作用，概括总结出的基本治疗大法。由于临床病症错综复杂，故应用八法时需融会贯通，必要时两法或多法配合使用。随着中医学的发展，在"八法"基础上演变出许多其他治法，如活血化瘀法、息风法、祛湿法、固涩法、开窍法、安神法等，可以更好地指导临床治疗。

复习思考题

1. 中医学"治未病"体现在哪两个方面？

2. 中医学治疗原则有哪些？

3. 什么是正治、反治？举例说明正治、反治的临床应用。

4. 何谓"治病求本"？扶正祛邪的临床运用有哪些方面？

5. 中医治疗疾病的八大治法是什么？"八法"的适应证有哪些？

（沈世林）

第九章 中　药

【学习目标】

1. 掌握中药的概念、药性理论和配伍内容。
2. 掌握常用中药的功效与应用。
3. 熟悉常用中药的使用剂量、方法和注意事项。
4. 了解常用中药的性味归经及药用部位。

【重点内容】

1. 中药的药性理论内涵。
2. 中药的配伍方法及使用禁忌。
3. 96 种常用中药的功效与应用范围。

第一节　中药学基本知识

一、概述

中药是我国劳动人民在长期与疾病抗争过程中逐渐发现，经古代医药学家反复临床实践加以验证，并在中医理论指导下，用以防病治病和养生保健的天然药物及其加工制品，主要包括植物药、动物药、矿物药及部分化学、生物制品类药物，因以植物类药占大多数，故古代称之为"本草"。

中药学就是指专门研究中药基本理论和中药来源、产地、采集、炮制、性能、功效及临床应用规律等知识的一门学科。

二、中药的采制

中药绝大部分都是来自天然的动植物、矿物，采收的时间和方法、炮制与贮藏都会直接影响到药物的质量和临床疗效，而且其产地也非常重要。同一药材，由于产地不同，质量会有较大差异，传统上把某个特定地域，经过特定条件生产出来，品质疗效最优的，负有盛名的某种药材称为"地道药材"或"道地药材"。

一般来讲，中药的采收时间，动植物药在有效成分含量最高的时节采收，矿物药没有时间限制。

采收的中药，在应用或制成各种剂型之前，根据临床用药目的，进行必要加工处理的过程称为"炮制"。"炮制"是我国一项特有的传统制药技术，炮制的目的主要是增效减毒、改变药物性能、方便贮存等。炮制的方法包括修制、水制、火制、水火共制和其他制法五大类。

三、药性理论

中医学认为，人体疾病的发生总归于阴阳失衡，药物治病的原理即是以药物的偏性，纠正人体阴阳气血偏盛偏衰（即以偏纠偏），重新恢复人体的阴阳平衡状态。把药物与临床疗效相关的性质和功能概括为药性。研究药性形成的机制及其运用规律的理论称为药性理论，包括四气、五味、升降浮沉、归经、毒性等。

（一）四气与五味

四气，即寒、热、温、凉四种不同的药性，又称四性，是古人通过药物作用于患者所发生的反应总结归纳出来的。能治疗热性病症的药物即具有"寒凉"特性，反之，就具有"温热"特性。因此，四气反映了药物对人体阴阳盛衰、寒热变化的作用倾向。

五味，原指药物的辛、甘、酸、苦、咸五种基本味道，后来被抽象化，用以反映药物作用的某些特点。如辛味具有发散解表、行气行血的作用；甘味具有补益和中、调和药性和缓急的作用；酸味具有收敛、固涩的作用；苦味具有清泄火热、降逆通便、燥湿坚阴、泻火存阴等作用；咸味具有泻下通便、软坚散结的作用。有些还有淡味或涩味，其中淡味具有渗湿利小便的作用；涩味与酸味的作用相似，具收敛之功。

（二）升降浮沉

人体气机的运行包括升、降、出、入四种形式。在正常情况下，这四种运动形式中升与降，出和入处于平衡有序的状态。在疾病状态下，气机的运行逆乱就会产生气陷、气逆、气闭及气脱等疾病趋势。药物的升降浮沉就是药物对机体产生的向上、向下、向外、向内四种不同的作用趋势，是与疾病的趋势相对而言的。

（三）归经

药物对于机体某些脏腑经络具有选择性作用，因而对该部位的病变起着主要或特殊的治疗作用，这种特性称为归经。它不仅指明了药物治病的适用范围，也反映了药物作用的定位概念。

（四）毒性

西汉以前常把毒药看作是一切药物的总称，毒性是指药物的偏性。目前认为毒性是药物对机体所产生的损害性，包括急毒、慢毒和特殊毒性如致癌、致突变、致畸、成瘾等。

中药的副作用有别于毒性作用，是指在常用剂量时出现与治疗需要无关的不适反应。

四、中药的配伍

根据病情需要和药性特点，有选择地将两种或两种以上的药物配合同用，称之配伍。中药的配伍发明可上溯至《神农本草经》，其中单行、相须、相使、相畏、相杀、相恶、相反的配伍内容，后世称为"七情配伍"。

（一）单行

单行，即应用单一药物来治疗某种病证。如独参汤，即单用一味人参，治疗元气虚脱的危重病证。

（二）相须

相须，即两种功效类似的药物配合应用，可以增强药物原有的功效。如麻黄配桂枝，能提高发汗解表，疏散风寒的作用。

（三）相使

相使，即两种在性能和功效上有某种相似的药物配伍，以一种药物为主，另一种药物为辅，辅药可以提高主药的功效。如枸杞子配菊花，枸杞子为补肾养肝明目的主药，菊花清肝明目，可以增强枸杞子的明目作用而为辅药。

（四）相畏与相杀

一种药物的毒副作用能被另一种药物所减轻或消除，称为相畏；一种药物能够减轻或消除另一种药物的毒副作用，称为相杀。相畏与相杀实际上是从同一个配伍中两种不同药物的角度，对同一种配伍关系的两种描述，如半夏配生姜，因为生姜能够减轻或消除半夏的毒副作用，所以说半夏畏生姜，而生姜杀半夏。

（五）相恶

相恶，即当某种药物与另一种药物同用时，出现了该药物的功效降低或丧失的现象。如人参与莱菔子（或萝卜）同用时，人参的补气作用被削弱了，因此称人参恶莱菔子（或萝卜）。

（六）相反

相反，即两种药物同用能产生或增强毒副作用。如甘草反甘遂，藜芦反细辛。

总之，上述七情配伍除单行外，相须、相使可以提高药物疗效，是临床常用的配伍方法；相畏、相杀可以减轻或消除毒副作用；相恶、相反则是药物配伍禁忌。

五、中药的使用禁忌

（一）配伍禁忌

临床上某些药物联用时会产生剧烈的毒副作用或降低药效，因而应避免配合应用，称为配伍禁忌。古人将之总结为"十八反"和"十九畏"。

十八反即乌头反贝母、瓜蒌、半夏、白及、白蔹，甘草反甘遂、大戟、海藻、芫花，藜芦反人参、丹参、玄参、沙参、细辛、芍药。

十九畏是硫黄畏朴硝，狼毒畏密陀僧，巴豆畏牵牛，丁香畏郁金，川乌、草乌畏犀角，牙硝畏三棱，官桂畏赤石脂，人参畏五灵脂。

（二）妊娠用药禁忌

妇女妊娠期间慎用或禁用某些具有堕胎、损害胎元作用的药物。慎用药包括破血破气、辛热通利之品，如枳实、红花、附子、大黄等；禁用药包括毒副作用峻猛的药物，如大戟、麝香等。

（三）中西药联用禁忌

原则上副作用相似的中西药应避免联合使用，也应避免可产生相互克制或增强毒副作用的中西药联合应用。

六、中药的用法

中药常规煎煮法及服药方法详见上篇第十章方剂学。某些药物因质地不同，或因药物名贵，或根据临床需要，煎法比较特殊，归纳起来有先煎、后下、包煎、另煎、烊化、泡服、冲服、煎汤代水等。

第二节 常用中药

一、解表药

凡以发散表邪为主要作用的药物，称解表药。味辛，入肺、膀胱经。主治恶寒发热、头身疼痛、无汗或汗出不畅、脉浮之外感表证。可分为发散风寒药及发散风热药两类。

（一）发散风寒药

性温味辛，主治风寒表证，症见恶寒发热头痛身痛、无汗或有汗、舌苔薄白、脉浮紧。

◆ 麻黄 ◆
《神农本草经》

麻黄为麻黄科植物草麻黄 *Ephedra sinica* Stapf、中麻黄 *Ephedra intermedia* Schrenk et C.A.Mey. 或木贼麻黄 *Ephedra equisetina* Bge. 的干燥草质茎。生用、蜜炙或捣绒用。

【性味归经】辛、微苦，温。归肺、膀胱经。

【功效与应用】

1. 发汗解表 用于外感风寒表实证，症见恶寒发热、头痛鼻塞、无汗、脉浮紧等。本品发汗力强，为发汗解表之要药，常与桂枝相须为用，如麻黄汤。

2. 宣肺平喘 用于风寒外束，肺气不宣的实喘证，常与杏仁配伍，增强平喘作用；寒喘配生姜、细辛，如小青龙汤；热喘配石膏，如麻杏石甘汤。

3. 利水消肿 用于风水水肿，症见恶风、一身悉肿，常与生姜、生石膏、白术配伍，如越婢加术汤。

【用法用量】2~9 g，水煎服，生用发汗力强，炙用平喘力优，小儿、老人及体虚者宜用麻黄绒。

【使用注意】本品发汗力强，凡表虚自汗、阴虚盗汗及肺肾虚喘均当慎用。

◆ 桂枝 ◆
《名医别录》

桂枝为樟科植物肉桂 *Cinnamomum cassia* Presl 的干燥嫩枝，生用。

【性味归经】辛、甘，温。归心、肺、膀胱经。

【功效与应用】

1. 发汗解肌 用于外感风寒表实证和表虚证，本品发汗之力较麻黄温和，表虚有汗者，与白芍同用，如桂枝汤。

2. 温通经脉 用于寒凝血滞证，如胸痹心痛、心悸、脉结代、脘腹冷痛、经闭腹痛、风寒湿痹等。

3. 助阳化气 用于脾阳虚衰，水湿内停之痰饮证，常与茯苓、白术同用以助脾阳化水湿，如苓桂术甘汤；与茯苓、猪苓、泽泻等同用通阳以助膀胱气化，如五苓散，治蓄水证。

【用法用量】3~9 g，水煎服。

【使用注意】外感热病、阴虚火旺、血热妄行等证均当忌用，孕妇慎用。

其他发散风寒药见表9-2-1。

表 9-2-1 其他发散风寒药简表

药名	性味归经	功效	应用	用量
荆芥	辛，微温 归肺、肝经	祛风解表 透疹止痒 止血	外感风寒，风热表证 麻疹不透，风疹瘙痒 衄血，便血，崩漏	3~9 g 水煎服
防风	辛、甘，微温 归膀胱、肝、 脾经	祛风解表 胜湿止痛 止痉	外感风寒表证，风疹瘙痒 风湿痹痛 破伤风	3~9 g 水煎服
羌活	辛、苦，温 归膀胱、肾经	解表散寒 祛风胜湿，止痛	外感风寒夹湿证 风寒湿痹（上半身）	3~9 g 水煎服
白芷	辛，温 归肺、胃经	解表疏风 消肿排脓，止痛	外感风寒头痛、鼻塞 疮痈肿毒，阳明头痛	3~9 g 水煎服
细辛	辛，温，小毒 归肺、肾、 心经 反黎芦	解表散寒 祛风止痛 通窍 温肺化饮	外感风寒 头痛，牙痛，风湿痹痛 鼻渊 肺寒咳喘	1~3 g 水煎服 0.5~1 g 入丸散

（二）发散风热药

性凉味辛，主治风热感冒以及温病初起邪在卫分证，症见发热、微恶风寒、头痛目赤、咽干口渴、舌苔薄黄、脉浮数。

◆ 薄 荷 ◆

《新修本草》

薄荷为唇形科植物薄荷 *Mentha canadensis* L. 的干燥地上部分，生用。

【性味归经】辛，凉。归肺、肝经。

【功效与应用】

1. 疏散风热 用于风热感冒或温病初起，邪在卫分证，症见发热头痛、微恶风寒，常与金银花、连翘配伍，如银翘散。

2. 清利头目，利咽 用于风热上攻之头痛目赤，多配菊花、蔓荆子；咽喉肿痛，常配桔梗、甘草。

3. 透疹 用于麻疹不透，风疹瘙痒，常配蝉蜕、荆芥、牛蒡子等药透泄疹毒，如透疹汤。

4. 疏肝行气 用于肝郁气滞证，症见胸闷胁痛、月经不调，常配伍柴胡、白芍、当归等，如逍遥散。

【用法用量】3~6 g，水煎服，宜后下。叶长于解表，梗偏于理气。

【使用注意】体虚多汗者不宜使用。

◆ 柴 胡 ◆

《神农本草经》

柴胡为伞形科植物北柴胡 *Bupleurum chinense* DC. 或红柴胡 *Bupleurum scorzonerifolium* Willd. 的干燥根，生用或醋炙用。

【性味归经】苦、辛，微寒。归肝、胆经。

【功效与应用】

1. 解表退热 用于外感发热和少阳证。本品有较好的退热作用，为治邪在半表半里，症见寒热往来、胸胁苦满、口苦咽干之少阳证要药，常配黄芩和解少阳，如小柴胡汤。

2. 疏肝解郁 用于肝郁气滞证，症见胸胁或少腹胀痛、情志抑郁、月经失调，常配香附、川芎、白芍同用，如柴胡疏肝散。

3. 升阳举陷 用于气虚下陷证，症见神倦发热，食少便溏，久泻脱肛，胃、子宫下垂，常配人参、黄芪、升麻升举阳气，如补中益气汤。

【用法用量】3~9g，水煎服。解表退热宜生用；疏肝解郁宜醋炙，升举阳气可酒炙。

【使用注意】阴虚阳亢，肝风内动，阴虚火旺及气机上逆者忌用或慎用。

其他发散风热药见表9-2-2。

表9-2-2　其他发散风热药简表

药名	性味归经	功效	应用	用量
牛蒡子	辛、苦，寒 归肺、胃经	疏散风热 利咽透疹 解毒消肿	风热感冒，温病初起 麻疹不透，风疹瘙痒 痈肿疮毒，痄腮喉痹	6~12g 水煎服
蝉蜕	甘，寒 归肺、肝经	疏散风热 利咽开音 透疹 明目退翳 息风止痉	风热感冒 咽痛音哑 麻疹不透，风疹瘙痒 目赤翳障 急慢惊风，破伤风	3~10g 水煎服
桑叶	甘、苦，寒 归肺、肝经	疏散风热 清肺润燥 清肝明目	风热感冒，温病初起 肺热燥咳 目赤，视物昏花	5~10g 水煎服
菊花	辛、甘、苦，微寒 归肺、肝经	疏散风热 平肝明目 清热解毒	风热感冒，温病初起 肝阳上亢，目赤昏花 疮痈肿毒	10~15g 水煎服
升麻	辛、微甘，微寒 归肺、脾、胃、大肠经	解表透疹 清热解毒 升举阳气	外感表证，麻疹不透 阳明热毒，温毒发斑 中气下陷证	3~10g 水煎服
葛根	甘、辛，凉 归脾、胃经	解肌退热 透疹 生津止渴 升阳止泻	表证发热 麻疹不透 热病口渴，消渴证 热性泻痢，脾虚泄泻	10~15g 水煎服

二、清热药

凡以清解里热为主要作用的药物，称为清热药。性寒凉，主治温热病高热烦渴、湿热泻痢、温毒发斑、痈肿疮毒及阴虚发热等证。分为五类：清热泻火药、清热燥湿药、清热解毒药、清热凉血药、清虚热药。

（一）清热泻火药

性寒味苦或甘，主治气分邪热证，症见高热、口渴、汗出、烦躁甚或神昏谵语，舌红苔黄、脉洪数；亦可用于肺热、胃热、心火、肝火等脏腑火热证。

◆ 石膏 ◆
《神农本草经》

石膏为含水硫酸钙（$CaSO_4 \cdot 2H_2O$）矿石，生用或煅用。

【性味归经】 辛、甘，大寒。归肺、胃经。

【功效与应用】

1. 清热泻火，除烦止渴　用于温热病气分实热证，症见壮热、烦渴、汗出、脉洪大，常与知母相须为用，如白虎汤；另可用于肺热喘咳证，配麻黄、杏仁、甘草，如麻杏石甘汤；用于胃火牙痛、头痛、消渴证，配黄连、升麻以散胃火，如清胃散。

2. 敛疮生肌　用于溃疡不敛、湿疹瘙痒、水火烫伤、外伤出血，宜火煅外用。

【用法用量】 生石膏，15～60 g，水煎服，宜先煎。清热泻火宜生用，滋阴降火宜盐水炙用。

【使用注意】 脾胃虚寒及阴虚内热者忌用。

◆ 知母 ◆
《神农本草经》

知母为百合科植物知母 *Anemarrhena asphodeloides* Bunge 的干燥根茎，生用或盐水炙用。

【性味归经】 苦、甘，寒。归肺、胃、肾经。

【功效与应用】

1. 清热泻火　用于温热病气分实热证，常配伍石膏，如白虎汤。

2. 滋阴润燥　用于肺热燥咳，症见干咳少痰，常配贝母以清肺燥，如二母散；用于阴虚火旺证，症见骨蒸潮热、盗汗、心烦者，常配黄柏清降虚火，如知柏地黄丸；用于阴虚消渴证，症见口渴多饮、多食易饥，常配天花粉、葛根生津止渴，如玉液汤；用于阴虚肠燥便秘证，常配生地黄、玄参以润肠燥。

【用法用量】 6～12 g，水煎服。

【使用注意】 脾虚便溏者不宜用。

其他清热泻火药见表 9-2-3。

表 9-2-3　其他清热泻火药简表

药名	性味归经	功效	应用	用量
芦根	甘，寒 归肺、胃经	清热 生津除烦 止呕 利尿	肺热咳嗽，肺痈 热病烦渴 胃热呕哕 热淋	15～30 g 水煎服
天花粉	甘、微苦，微寒 归肺、胃经	清热生津 清肺润燥 消肿排脓	热病烦渴，消渴证 肺热燥咳 疮疡肿毒	10～15 g 水煎服 反乌头
竹叶	甘、辛、淡，寒 归心、胃、小肠经	清热除烦 生津利尿	热病烦渴 心火亢盛之口疮尿赤	6～15 g 水煎服
栀子	苦，寒 归心、肺、三焦经	泻火除烦 清热利湿 凉血解毒 消肿止痛	热病心烦 湿热黄疸 血淋，吐衄 目赤肿痛，火毒疮疡	3～10 g 水煎服
夏枯草	辛、苦，寒 归肝、胆经	清肝火 散郁结	肝火上炎致目赤肿痛、头痛眩晕 痰火郁结之瘰疬、瘿瘤	9～15 g 水煎服

（二）清热燥湿药

性寒味苦，治湿温或暑温夹湿证，症见身热不扬、胸脘痞闷、小便短赤、舌苔黄腻；治脾胃湿热证，症见脘腹胀满、呕吐、泻痢；治肝胆湿热证，症见黄疸口苦、胁肋胀痛、耳肿流脓；治湿热下注证，症见带下色黄或热淋涩痛；治湿热浸淫肌肤所致湿疹、湿疮等。

◆ 黄芩 ◆
《神农本草经》

黄芩为唇形科植物黄芩 *Scutellaria baicalensis* Georgi 的干燥根，生用、酒炙或炒炭用。

【性味归经】苦，寒。归肺、胆、脾、胃、大肠、小肠经。

【功效与应用】

1. 清热燥湿　用于湿温、暑湿证，症见胸闷呕吐、身热不扬、舌苔黄腻，常配滑石、白豆蔻以利湿浊，如黄芩滑石汤；用于湿热中阻证，症见痞满呕恶，配伍黄连、半夏泄热除痞，如半夏泻心汤；用于大肠湿热证，症见腹痛泻痢，配以葛根、黄连升清阳、止泻痢，如葛根芩连汤；用于肝胆湿热的黄疸，常配茵陈蒿、栀子利胆退黄。

2. 泻火解毒　用于肺热咳嗽证，症见咳嗽，痰黄黏稠，因主入肺经，可单用，如清金丸，亦可配伍桑白皮、知母，如清肺汤；用于中上二焦火热证，症见高热烦渴、面红唇燥、尿赤便秘、苔黄脉数，配伍薄荷、栀子、大黄以清上泻下，如凉膈散；用于火毒炽盛之痈肿疮毒，常配黄连、黄柏、栀子清解热毒，如黄连解毒汤。

3. 凉血止血　用于火毒炽盛迫血妄行之吐血、衄血等证，常配大黄以泻火止血，如大黄汤。

4. 除热安胎　用于胎热不安，配白术用，如芩术汤。

【用法用量】3~10 g，水煎服。清上焦热酒炙用，止血炒炭用，安胎多炒用。

【使用注意】脾胃虚寒者不宜使用。

◆ 黄连 ◆
《神农本草经》

黄连为毛茛科植物黄连 *Coptis chinensis* Franch.、三角叶黄连 *Coptis deltoidea* C. Y. Cheng et Hsiao 或云南黄连 *Coptis teeta* Wall. 的干燥根茎，生用或清炒、姜汁炙、酒炙用。

【性味归经】苦，寒。归心，脾、胃、胆、大肠经。

【功效与应用】

1. 清热燥湿　疗效优于黄芩，用于湿热泻痢，善去脾胃大肠湿热，为治泻痢要药，单用有效；亦用于湿热中阻之呕吐，配苏叶以止呕，如苏叶黄连汤；外用可治湿疹、湿疮、耳道流脓。

2. 泻火解毒　用于热扰心营证，症见高热神昏、心烦不寐、斑疹隐隐，本品善清心经实火，配竹叶、丹参清心凉血，如清营汤；用于痈肿疔疮，目赤牙痛，尤善疗疔毒，配黄芩、黄柏、栀子共泻三焦火毒，如黄连解毒汤；用于胃火炽盛的消渴证，症见消谷善饥、口干渴，配麦冬以达泻热生津之效，如消渴丸。

【用法用量】2~5 g，水煎服。外用适量。

【使用注意】脾胃虚寒者忌用；阴虚津伤者慎用。

◆ 黄柏 ◆

《神农本草经》

黄柏为芸香科植物川黄檗 *Phellodendron chinense* Schneid. 或黄檗 *Phellodendron amurense* Rupr. 的干燥树皮。生用或盐水炙、炒炭用。

【性味归经】苦，寒。归肾、膀胱、大肠经。

【功效与应用】

1. 清热燥湿　用于湿热所致带下、热淋、泻痢、黄疸、脚气、痿证，本品长于清泻下焦湿热，如湿热带下，配山药、车前子以利湿浊，如易黄汤；淋证常配萆薢、茯苓利水通淋，如萆薢分清饮；泻痢配白头翁、黄连燥湿止痢，如白头翁汤；黄疸配栀子，清利肝胆湿热，如栀子柏皮汤；脚气、痿证，配苍术、牛膝清下焦湿热，如三妙丸。

2. 泻火除蒸　用于肾阴虚火旺证，症见骨蒸劳热、盗汗、遗精，本品入肾经而善泻相火，配熟地黄、龟甲滋补肾阴，如大补阴丸。

3. 解毒疗疮　用于疮疡肿毒、湿疹瘙痒，配大黄共研末，醋调外搽，如二黄散。

【用法用量】3~12g，水煎服。

【使用注意】脾胃虚寒者忌用。

其他清热燥湿药见表 9-2-4。

表 9-2-4　其他清热燥湿药简表

药名	性味归经	功效	应用	用量
龙胆	苦，寒 归肝、胆经	清热燥湿 泻肝胆火	湿热黄疸，阴痒，带下，湿疹 肝经热盛，惊厥抽搐	3~6g 水煎服
苦参	苦，寒 归心、肝、胃、大肠、膀胱经	清热燥湿 杀虫 利尿	湿热泻痢，黄疸，湿热便血 带下阴痒，湿疹疥癣 湿热小便不利	3~10g 水煎服

（三）清热解毒药

性寒长于解毒，主治痈肿疮毒、丹毒、瘟毒发斑、痄腮、咽喉肿痛、热毒下痢、虫蛇咬伤、癌肿、水火烫伤以及其他急性热病等。

◆ 金银花 ◆

《新修本草》

金银花为忍冬科植物忍冬 *Lonicera japonica* Thunb. 的干燥花蕾，生用或制成露剂用。

【性味归经】甘，寒。归肺、心、胃经。

【功效与应用】

1. 清热解毒　用于痈肿疔疮，为治一切内痈外痈之要药。配伍皂角刺、穿山甲溃坚决痈，如仙方活命饮。

2. 疏散风热　用于外感风热，温病初起，症见身热头痛、咽痛、口渴，常与连翘、薄荷同用，如银翘散。

3. 清热解毒，凉血止痢　用于热毒血痢，单用浓煎口服即可奏效。

【用法用量】6~15 g，水煎服。

【使用注意】脾胃虚寒及气虚疮疡脓清者忌用。

◆ 连翘 ◆

《神农本草经》

连翘为木犀科植物连翘 *Forsythia suspensa*（Thunb.）Vahl 的干燥果实，生用。

【性味归经】苦，微寒，归肺、心、小肠经。

【功效与应用】

1. 清热解毒，消肿散结　用于痈肿疮毒，瘰疬痰核，有"疮家圣药"之称。常与金银花、蒲公英、野菊花等解毒消肿之品同用。

2. 疏散风热　用于风热外感、温病初起，常与金银花、薄荷、牛蒡子等同用，如银翘散。

【用法用量】6~15 g，水煎服。

【使用注意】脾胃虚寒及气虚脓清者不宜用。

其他清热解毒药见表9-2-5。

表 9-2-5　其他清热解毒药简表

药名	性味归经	功效	应用	用量
板蓝根	苦，寒 归心、胃经	清热解毒，凉血利咽	外感发热，温病初起，咽喉肿痛	9~15 g 水煎服
蒲公英	苦、甘，寒 归肝、胃经	清热解毒，消肿散结 利湿通淋	痈肿疔毒，乳痈内痈 热淋，湿热黄疸	9~15 g 水煎服
鱼腥草	辛，微寒 归肺经	清热解毒，消痈排脓 利尿通淋	肺痈吐脓，热毒疮疡 湿热淋证	15~30 g 水煎服
射干	苦，寒 归肺经	清热解毒，祛痰利咽	咽喉肿痛，痰盛咳喘	6~10 g 水煎服
白头翁	苦，寒 归胃、大肠经	清热解毒，凉血止痢	热毒血痢，疮痈肿毒	9~15 g 水煎服

（四）清热凉血药

性寒味苦或咸，入心、肝经，主治营分、血分等实热证，症见身热、心烦不寐甚则神昏谵语、斑疹隐隐或吐血、衄血、尿血、便血、斑疹紫暗、躁扰不宁甚或昏狂，舌红绛、脉细数。

◆ 生地黄 ◆

《神农本草经》

生地黄为玄参科植物地黄 *Rehmannia glutinosa* Libosch. 的新鲜或干燥块根，生用。

【性味归经】甘、苦，寒。归心、肝、肾经。

【功效与应用】

1. 清热凉血　用于热入营血证，症见壮热烦渴、神昏、斑疹吐衄，舌绛脉数，常配玄参、连翘以滋阴解毒，透热转气，如清营汤。

2. 养阴生津　用于阴虚内热，骨蒸劳热，本品入肾经而滋阴降火，可配知母、地骨皮滋阴退蒸，如地黄膏；用于津伤口渴，内热消渴，配麦冬、沙参、玉竹生津止渴，如益胃汤；用于肠燥便秘，配玄参、麦冬以养阴增液，如增液汤。

【用法用量】10~15 g，水煎服。

【使用注意】脾虚湿滞，便溏者不宜使用。

◆ 赤芍 ◆

《开宝本草》

赤芍为毛茛科植物芍药 *Paeonia lactiflora* Pall. 或川赤芍 *Paeonia veitchii* Lynch 的干燥根。生用，或炒用。

【性味归经】苦、微寒。归肝经。

【功效与应用】

1. 清热凉血　用于温毒发斑，血热吐衄，常配水牛角、牡丹皮、生地黄凉血解毒；用于目赤翳障，常配菊花、夏枯草共清肝火。

2. 散瘀止痛　用于经闭癥瘕，可配桂枝、丹皮，如桂枝茯苓丸；跌打损伤，配乳香、血竭；热毒痈肿疮疡，配连翘、栀子。

【用法用量】6~12 g，水煎服。

【使用注意】血寒经闭不宜用。孕妇慎用。反藜芦。

其他清热凉血药见表 9-2-6。

表 9-2-6　其他清热凉血药简表

药名	性味归经	功效	应用	用量
玄参	甘、苦、咸，微寒 归肺、胃、肾经	清热凉血 泻火解毒 滋阴	热入营血，温毒发斑 目赤咽痛，瘰疬，痈肿疮毒 热病伤阴，津伤便秘	10~15 g 水煎服
牡丹皮	苦、甘，微寒 归心、肝、肾经	清热凉血 活血祛瘀	热入营血，温邪伤阴， 热退无汗骨蒸 血滞经闭、痛经、肠痈	6~12 g 水煎服
水牛角	苦，寒 归心、肝经	清热凉血，解毒	温毒内陷心包	15~30 g 先煎

（五）清虚热药

性寒凉，入阴分，主治肝肾阴虚火旺证，症见骨蒸潮热、手足心热、虚烦不寐、盗汗遗精，舌红少苔、脉细数；或温热病后期，邪热未尽，伤阴劫液证，症见夜热早凉、热退无汗，舌质红绛、脉象细数。

◆ 青蒿 ◆

《神农本草经》

青蒿为菊科植物黄花蒿 *Artemisia annua* L. 的干燥地上部分，生用或鲜品用。

【性味归经】苦、辛，寒。归肝、胆经。

【功效与应用】

1. 清虚热，退骨蒸　用于温邪伤阴，夜热早凉以及阴虚发热、劳热骨蒸，常配鳖甲、知母以滋阴除蒸，如青蒿鳖甲汤。

2. 解暑 用于暑热外感，发热口渴，常配连翘、滑石同用。

3. 截疟 为治疗疟疾的良药。晋代《肘后方》单用鲜品绞汁服。中国中医科学院屠呦呦研究员因在 1972 年从该药中成功分离出抗疟成分青蒿素，荣获 2015 年度诺贝尔生理学或医学奖。

【用法用量】6 ~ 12 g，水煎服，后下，不宜久煎；或鲜用绞汁服。

【使用注意】脾胃虚弱泄泻者忌服。

◆ 地骨皮 ◆
《神农本草经》

地骨皮为茄科植物枸杞 *Lycium chinense* Miller 或宁夏枸杞 *Lycium barbarum* L. 的干燥根皮，生用。

【性味归经】甘，寒。归肺、肝、肾经。

【功效与应用】

1. 除蒸 用于阴虚发热，盗汗骨蒸，本品为退虚热、疗骨蒸之佳品，常与知母、银柴胡等配伍，如地骨皮汤。

2. 清肺降火 用于肺热咳嗽，配伍桑白皮清泻肺热，如泻白散。

3. 凉血 用于血热出血证，配白茅根、侧柏叶凉血以止血。

【用法用量】9 ~ 15 g，水煎服。

三、温里药

凡以温里祛寒，治疗里寒证为主要作用的药物，称温里药。味辛而性温热，主治寒客脾胃或脾胃虚寒证，症见脘腹冷痛、呕吐泄泻、舌淡苔白；主治寒饮伏肺证，症见痰鸣咳喘、痰白清稀、舌淡苔白滑；主治寒客厥阴证，症见寒疝腹痛或厥阴头痛；主治肾阳不足证，症见阳痿宫冷、腰膝冷痛、夜尿频多、滑精遗尿；主治心肾阳虚证，症见心悸怔忡、畏寒肢冷、小便不利、肢体浮肿；主治亡阳厥逆证，症见畏寒倦卧、冷汗淋漓、四肢厥逆，脉微欲绝。

◆ 附子 ◆
《神农本草经》

附子为毛茛科植物乌头 *Aconitum carmichaelii* Debx. 的子根。加工炮制为盐附子、黑附片（黑顺片）、白附片、淡附片、炮附片。

【性味归经】辛、甘，大热。有毒。归心、肾、脾经。

【功效与应用】

1. 回阳救逆 本品能上助心阳、中温脾阳、下补肾阳，用于亡阳证，与干姜配伍助阳散寒，如四逆汤。

2. 补火助阳 用于肾、脾、心诸脏阳虚证，配肉桂、熟地等，如右归丸温肾阳；配党参、白术等，如附子理中汤温脾阳；与人参、桂枝等同用温心阳。

3. 散寒止痛 用于风寒湿痹周身骨节疼痛，尤善治寒痹，常与桂枝、甘草同用，如甘草附子汤。

【用法用量】3 ~ 15 g；本品有毒，水煎服须炮制，宜先煎 0.5 ~ 1 h，至口尝无麻辣感为度。

【使用注意】孕妇及阴虚阳亢者忌用。反半夏、瓜蒌、贝母、白蔹、白及。

◆ 干姜 ◆
《神农本草经》

干姜为姜科植物姜 *Zingiber officinale* Rosc. 的干燥根茎，生用。

【性味归经】辛，热。归脾、胃、肾、心、肺经。

【功效与应用】

1. 温中散寒　用于脾胃虚寒证，症见脘腹冷痛、呕吐、泄泻，与人参、白术补气健脾药同用，如理中丸。

2. 回阳通脉　用于亡阳证，每与附子相须为用，如四逆汤。

3. 温肺化饮　用于寒饮喘咳，配细辛、半夏增强温化痰饮之力，如小青龙汤。

【用法用量】3～10 g，水煎服。

【使用注意】本品辛热燥烈，阴虚内热、血热妄行者忌用。

◆ 肉桂 ◆

《神农本草经》

肉桂为樟科植物肉桂 Cinnamomum cassia Presl 的干燥树皮，生用。

【性味归经】辛、甘，大热。归肾、脾、心、肝经。

【功效与应用】

1. 补火助阳　用于阳痿宫冷，本品为治命门火衰之要药。常配附子、熟地，如肾气丸。

2. 散寒止痛　用于寒邪内侵或脾胃虚寒的脘腹冷痛，以及寒疝腹痛，与干姜、吴茱萸等同用。

3. 温经通脉　用于寒痹腰痛，配独活、桑寄生，如独活寄生汤；用于胸痹心痛，与附子、干姜同用，如桂附丸；用于阴疽、流注，与炮姜、麻黄等同用，如阳和汤；用于闭经、痛经证，与当归、小茴香等同用，如少腹逐瘀汤。

4. 引火归元　用于虚阳上浮证，本品可使下元虚衰所致上浮之虚阳回归故里，常配山茱萸、五味子、人参、牡蛎等同用。

此外，治久病体虚气血不足者，加少量肉桂，有鼓舞气血生长之效。

【用法用量】1～4.5 g，水煎服，宜后下或焗服；研末冲服，每次1～2 g。

【使用注意】阴虚火旺，里有实热，血热妄行出血及孕妇忌用。畏赤石脂。

其他温里药见表9-2-7。

表9-2-7　其他温里药简表

药名	性味归经	功效	应用	用量
吴茱萸	辛、苦，热 有小毒 归肝、脾、胃、肾经	散寒止痛 降逆止呕 助阳止泻	寒凝厥阴头痛、腹痛 胃寒呕吐 脾肾虚寒泄泻	1.5～6 g 水煎服
小茴香	辛，温 归肝、肾、脾、胃经	散寒止痛 理气和胃	寒滞肝脉疼痛， 冲任虚寒之痛经 胃寒气滞证	3～6 g 水煎服
丁香	辛，温 归脾、胃、肺、肾经	温中降逆 散寒止痛 温肾助阳	胃寒呕吐、呃逆 脘腹冷痛 肾虚阳痿、宫冷	1.5～6 g 水煎服

四、泻下药

凡以引起腹泻，或润滑大肠，促进排便为主要作用的药物，称为泻下药。多沉降下行，归大肠经。主治大便秘结、胃肠积滞、实热内结及水肿停饮等里实证。

◆ 大 黄 ◆
《神农本草经》

大黄为蓼科植物掌叶大黄 *Rheum palmatum* L.、鸡爪大黄 *Rheum tanguticum* Maxim. ex Regal 或药用大黄 *Rheum officinale* Baill. 的干燥根及根茎。生用，或酒制，炒炭用。

【性味归经】苦，寒。归脾、胃、大肠、肝、心包经。

【功效与应用】

1. 泻下攻积　用于胃肠积滞，大便秘结，本品有较强的泻下作用，能荡涤肠胃，常配芒硝泻下软坚，如大承气汤。

2. 清热泻火，凉血解毒　用于血热吐衄、目赤咽肿、热毒疮疡、烧烫伤，常与黄连、黄芩同用，如大黄黄连泻心汤。

3. 活血祛瘀　用于瘀血证，如瘀血经闭，配当归、红花；跌打损伤，胁下留瘀，配穿山甲、桃仁。宜酒制。

4. 清热燥湿　用于湿热痢疾，配芍药、黄连，如芍药汤；黄疸，配茵陈蒿、栀子，如茵陈蒿汤；淋证，配木通、车前子，如八正散。

【用法用量】5～15 g，水煎服；泻下宜生用，入汤剂应后下。

【使用注意】脾胃虚弱者慎用；孕妇、月经期、哺乳期应忌用。

◆ 芒 硝 ◆
《名医别录》

芒硝为含水硫酸钠（$Na_2SO_4 \cdot 10H_2O$）结晶体。

【性味归经】咸、苦，寒。归胃、大肠经。

【功效与应用】

1. 泻下攻积，润燥软坚　用于实热积滞、大便燥结，常与大黄相须为用，如大承气汤、调胃承气汤。

2. 清热消肿　用于咽痛目赤、口疮及痈疮肿痛，可与硼砂、冰片同用，如冰硼散。

【用法用量】6～12 g，一般不入煎剂，兑入药汁或开水溶化后服。外用适量。

【使用注意】孕妇及哺乳期妇女忌用或慎用。

其他泻下药见表9-2-8。

表 9-2-8　其他泻下药简表

药名	性味归经	功效	应用	用量
火麻仁	甘，平 归脾、胃、大肠经	润肠通便	肠燥便秘	10～15 g 水煎服
甘遂	苦，寒，有毒 归肺、肾、大肠经	泻水逐饮 消肿散结	水肿，鼓胀，悬饮 风痰癫痫，疮痈肿毒	0.5～1 g 入丸散
巴豆	辛，热，有大毒 归胃、大肠经	峻下冷积 逐水退肿 祛痰利咽 外用蚀疮	寒积便秘 鼓胀水肿 寒实结胸，喉痹 痈肿未溃，疥癣恶疮	0.1～0.3 g 入丸散 多制霜用

五、祛风湿药

凡以祛除风寒湿邪，治疗风湿痹证为主要作用的药物，称为祛风湿药。味多辛、苦，主治风湿痹证，症见关节疼痛、肿大，筋脉拘挛，分为祛风寒湿药、祛风湿热药、祛风湿强筋骨药三类。

（一）祛风寒湿药

性温，多辛、苦，入肝、脾、肾经。主治风寒湿痹证，症见肢体关节疼痛、筋脉拘挛、痛有定处，遇寒加重。

◆ 独活 ◆
《神农本草经》

独活为伞形科植物重齿当归 *Angelica biserrata*（Shan et Yuan）Yuan et Shan 的干燥根，生用。

【性味归经】辛、苦，微温。归肾、膀胱经。

【功效与应用】

1. 祛风湿，止痹痛　用于风寒湿痹，本品性善下行，尤以腰膝、腿足关节疼痛为宜，常与附子、防风等散寒止痛药同用，如独活酒。

2. 解表　用于风寒挟湿表证，常配羌活、藁本以助疏散风寒湿邪，如羌活胜湿汤。

【用法用量】3~9g，水煎服。外用适量。

◆ 川乌 ◆
《神农本草经》

川乌为毛茛科植物乌头 *Aconitum carmichaelii* Debx. 的干燥母根。生用或制用。

【性味归经】辛、苦，热。有大毒。归心、肝、肾、脾经。

【功效与应用】

1. 祛风湿，散寒止痛　用于风寒湿痹中寒邪偏盛的痛痹，有明显的止痛作用，常配温通经络的麻黄，缓急止痛的芍药、甘草，如乌头汤。

2. 温经止痛　用于阴寒内盛之心腹冷痛，常配赤石脂、干姜，如乌头赤石脂丸；以及跌打损伤，麻醉止痛，多与自然铜、地龙等同用，如回生续命丹。

【用法用量】1.5~3g，水煎服，宜先煎半小时以上。

【使用注意】孕妇忌用；不宜与贝母、半夏、白及、白蔹、天花粉、瓜蒌同用；内服一般应炮制用，酒浸、酒煎服易致中毒。生品宜外用，适量。

其他祛风寒湿药见表9-2-9。

表9-2-9　其他祛风寒湿药简表

药名	性味归经	功效	应用	用量
威灵仙	辛、咸，温 归膀胱经	祛风湿，通络止痛 消骨鲠	风寒湿痹证 骨鲠咽喉	6~9g 水煎服
蕲蛇	甘、咸，温 有毒 归肝经	祛风通络 止痉	风湿顽痹， 中风半身不遂 小儿惊风，破伤风	3~9g 水煎服 1~1.5g 研末服
木瓜	酸，温 归肝、脾经	舒筋活络 和胃化湿	风湿痹证之筋脉拘挛 脚气肿痛，吐泻转筋	6~9g 水煎服

（二）祛风湿热药

性寒，味辛、苦，入肝、脾、肾经。主治风湿热痹、关节红肿热痛等症。

◆ 秦艽 ◆
《神农本草经》

秦艽为龙胆科植物秦艽 *Gentiana macrophylla* Pall.、麻花艽 *Gentiana straminea* Maxim.、粗茎秦艽 *Gentiana crassicaulis* Duthie ex Burk. 或达乌里秦艽 *Gentiana dahurica* Fisch. 的干燥根，生用。

【性味归经】辛、苦，微寒。归胃、肝、胆经。

【功效与应用】

1. 祛风湿，止痹痛　用于风湿热痹，为风药中之润剂，配防己、忍冬藤增加利湿通络之功。

2. 祛风通络　用于中风半身不遂、口眼㖞斜、四肢拘急、舌强不语等，配升麻、葛根散经络之风邪，如秦艽升麻汤。

3. 退虚热　用于骨蒸潮热、疳积发热，配青蒿、地骨皮以退热除蒸，如秦艽鳖甲散。

4. 清湿热　用于湿热黄疸，配茵陈蒿、栀子利湿退黄。

【用法用量】3~9g，水煎服。

◆ 防己 ◆
《神农本草经》

防己为防己科植物粉防己 *Stephania tetrandra* S. Moore 干燥根。习称"汉防己"，生用。

【性味归经】苦、辛，寒。归膀胱、肾、脾经。

【功效与应用】

1. 祛风湿，止痛　用于风湿热痹，症见肢体酸重、关节红肿疼痛，配滑石、薏苡仁利湿除痹，如宣痹汤。

2. 利水消肿　用于水肿、痰饮证，治风水，症见身重汗出恶风、脉浮，配黄芪、白术益气固表，利水消肿，如防己黄芪汤；治皮水，症见一身悉肿、小便短少者，配茯苓、桂枝通阳利水渗湿，如防己茯苓汤；治水走肠间、饮郁化热，与椒目、葶苈子、大黄合用，泻热逐饮，即己椒苈黄丸。

【用法用量】4.5~9g，水煎服。

【使用注意】脾胃虚弱和阴虚者慎用。

◆ 雷公藤 ◆
《本草纲目拾遗》

雷公藤为卫矛科植物雷公藤 *Tripterygium wilfordii* Hook. f. 的根或根的木质部，生用。

【性味归经】苦、辛，寒。有大毒。归肝、肾经。

【功效与应用】

1. 祛风湿，活血通络　为治风湿顽痹要药，尤宜于风湿热痹，症见关节红肿热痛、晨僵明显、甚至关节变形者，可单用内服或外敷，或配威灵仙、独活、防风等同用。

2. 杀虫解毒　用于麻风、顽癣、湿疹、疥疮、皮炎、皮疹等多种皮肤病，常捣烂本品外敷。

3. 消肿止痛　用于热毒痈肿疔疮，常配伍蟾酥。

【用法用量】10~25g（带根皮者减量），文火水煎1~2h；研粉，每日1.5~4.5g。

【使用注意】有器质性病变及白细胞减少者慎服；外敷不可超过半小时；孕妇忌用。

其他祛风湿热药见表9-2-10。

表9-2-10 其他祛风湿热药简表

药名	性味归经	功效	应用	用量
桑枝	微苦，平 归肝经	祛风湿 利关节 利水	风湿热痹 上肢关节酸痛麻木 水肿	9～15 g 水煎服
豨莶草	辛、苦，寒 归肝、肾经	祛风湿 通经活络 清热解毒	风湿热痹 中风半身不遂 湿疹，疮痈	9～12 g 水煎服

（三）祛风湿强筋骨药

入肝、肾经，主治风湿痹证日久，肝肾虚损证，症见关节变形、筋脉拘挛、腰膝酸软、脚弱无力等。

❖ 五加皮 ❖
《神农本草经》

五加皮为五加科植物细柱五加 *Eleutherococcus nodiflorus*（Dunn）S. Y. Hu 的干燥根皮，生用。

【性味归经】辛、苦，温。归肝、肾经。

【功效与应用】

1. 祛风湿，补肝肾，强筋骨　为强壮滋补性祛风湿药，用于风湿痹证日久、关节变形、筋脉拘挛，可单用或配当归、牛膝等，如五加皮酒。

2. 补肝肾，强筋骨　用于筋骨痿软、小儿行迟、体虚乏力，常配杜仲、牛膝，补筋骨、壮腰膝。

3. 利水　用于水肿，脚气。每与茯苓皮、大腹皮、生姜皮等配伍以利水湿，如五皮饮。

【用法用量】4.5～9 g，水煎服。或酒浸、入丸散服。

❖ 桑寄生 ❖
《神农本草经》

桑寄生为桑寄生科植物广寄生 *Taxillus chinensis*（DC.）Danser 的干燥带叶茎枝，生用。

【性味归经】苦、甘，平。归肝、肾经。

【功效与应用】

1. 祛风湿，补肝肾，强筋骨　用于痹证日久，损及肝肾，腰膝酸软、筋骨无力者尤宜，常与独活、杜仲、牛膝等同用，如独活寄生汤。

2. 安胎　用于肝肾亏虚，胎漏下血，胎动不安，配伍阿胶、续断止血安胎，如寿胎丸。

此外，本品能降血压，可用于高血压病。

【用法用量】9～15 g，水煎服。

六、化湿药

凡气味芳香，以化湿运脾为主要作用的药物，称为化湿药。性偏温燥，主入脾、胃经，主治湿邪困脾证，症见脘腹痞满、呕吐泛酸、大便溏薄、食少体倦、口甘多涎、舌苔白腻。

◆ 藿香 ◆
《名医别录》

藿香为唇形科植物广藿香 *Pogostemon cablin*（Blanco）Benth. 的地上部分，生用。

【性味归经】辛，微温。归脾、胃、肺经。

【功效与应用】

1. 化湿　为芳香化湿浊要药，用于湿阻中焦证，症见脘腹痞闷、少食作呕、神疲体倦，常配苍术、厚朴等燥湿行气之品，如不换金正气散。

2. 止呕　用于湿浊中阻所致之呕吐，配半夏、丁香降逆止呕，如藿香半夏汤。

3. 解暑　用于暑湿证，因暑月外感风寒、内伤生冷，症见恶寒发热、头痛脘闷、呕恶吐泻，配紫苏、厚朴外散表邪，内除湿浊，如藿香正气散；用于湿温证初起、湿热并重者，配黄芩、滑石清热燥湿，利水泄浊，如甘露消毒丹。

【用法用量】5～10 g，水煎服。

【使用注意】阴虚血燥者不宜用。

◆ 苍术 ◆
《神农本草经》

苍术为菊科植物苍术 *Atractylodes lancea*（Thunb.）DC. 或北苍术 *Atractylodes chinensis*（DC.）Koidz. 的干燥根茎，生用或炒用。

【性味归经】辛，苦，温。归脾、胃、肺、肝经。

【功效与应用】

1. 燥湿健脾　用于湿阻中焦证，症见脘腹胀闷、呕恶食少、吐泻乏力、舌苔白腻，配伍厚朴、陈皮，如平胃散。

2. 祛风湿　用于风湿痹证之湿胜者尤宜，配薏苡仁、独活祛湿通络，如薏苡仁汤。

3. 发汗解表胜湿　用于外感风寒挟湿表证，配羌活、白芷发表散寒除湿，如神术散。

4. 明目　用于夜盲症及眼目昏涩，可同羊肝煮食。

【用法用量】5～10 g，煎服。

【使用注意】阴虚内热，气虚多汗者忌用。

◆ 厚朴 ◆
《神农本草经》

厚朴为木兰科植物厚朴 *Magnolia officinalis* Rehd. et Wils. 或凹叶厚朴 *Magnolia officinalis* Rehd. et Wils. var. *biloba* Rehd. et Wils. 的干燥干皮、根皮及枝皮。生用或姜汁制用。

【性味归经】苦、辛，温。归脾、胃、肺、大肠经。

【功效与应用】

1. 燥湿行气　主治湿阻中焦证，症见脘腹胀满、或腹痛、呕逆等，本品为消除胀满的要药，常配伍苍术、陈皮，如平胃散。

2. 行气消积　用于食积气滞、腹胀、便秘，配大黄、枳实泻下导滞，如厚朴三物汤。

3. 燥湿消痰，下气平喘　用于痰饮喘咳，与苏子、半夏等同用，如苏子降气汤。

【用法用量】3～10 g，水煎服。

【使用注意】气虚津亏及孕妇当慎用。

其他化湿药见表9-2-11。

表9-2-11　其他化湿药简表

药名	性味归经	功效	应用	用量
白豆蔻	辛，温 归肺、脾、胃经	化湿行气 温中止呕	湿阻中焦证 寒阻气滞之呕吐	3~6g 水煎服
砂仁	辛，温 归脾、胃、肾经	化湿行气 温中止泻，止呕 安胎	湿阻中焦证 脾胃虚寒吐泻，妊娠恶阻 胎动不安	3~6g 水煎服 宜后下

七、利水渗湿药

凡以通利水道，渗泄水湿为主要作用的药物，称利水渗湿药。味多甘淡，归膀胱、小肠经，主治小便不利、水肿、泄泻、痰饮、淋证、黄疸、湿疮、带下、湿温等病证，可分为利水消肿药、利尿通淋药和利湿退黄药三类。

（一）利水消肿药

性平或微寒，味甘、淡，主治水肿、小便不利，以及泄泻、痰饮等证。

◆ 茯苓 ◆
《神农本草经》

茯苓为多孔菌科真菌茯苓 *Poria cocos*（Schw.）Wolf 的干燥菌核，生用。

【性味归经】甘、淡，平。归心、脾、肾经。

【功效与应用】

1. 利水消肿　用于寒热虚实各种水肿，常配泽泻、猪苓、白术、桂枝通阳利水，如五苓散。

2. 利水渗湿　用于痰饮证，症见心下坚满、目眩心悸、呕吐清水痰涎，配以桂枝、白术温阳化饮，如苓桂术甘汤。

3. 健脾渗湿　用于脾虚湿盛泄泻，常配山药、白术、薏苡仁，如参苓白术散。

4. 宁心安神　用于心脾两虚、气血不足之心悸、失眠，配黄芪、当归、远志益气养血安神，如归脾汤。

【用法用量】9~15g，水煎服。

【使用注意】虚寒精滑者忌服。

◆ 薏苡仁 ◆
《神农本草经》

薏苡仁为禾本科植物薏苡 *Coix lacryma-jobi* L. var. *ma-yuen*（Roman.）Stapf 的干燥成熟种仁。生用或炒用。

【性味归经】甘、淡，凉。归脾、胃、肺经。

【功效与应用】

1. 利水消肿　用于脾虚湿盛之水肿腹胀、小便不利、脚气浮肿，多与茯苓、白术、黄芪等药同用。

2. 利水渗湿，健脾止泻 本品炒用尤宜治脾虚湿盛之泄泻，常配人参、茯苓、白术，如参苓白术散。

3. 渗湿除痹 用于湿痹证，症见筋脉挛急疼痛者，配独活、防风祛风除湿，如薏苡仁汤。

4. 清热排脓 用于肺痈，配苇茎、冬瓜仁清肺消痈，如苇茎汤；用于肠痈，配附子、败酱草通经散结，利湿化瘀，如薏苡附子败酱散。

【用法用量】9～30 g，水煎服。清利湿热宜生用，健脾止泻宜炒用。

【使用注意】本品滑利，孕妇慎用。

其他利水消肿药见表9-2-12。

表 9-2-12 其他利水消肿药简表

药名	性味归经	功效	应用	用量
猪苓	甘、淡，平 归肾、膀胱经	利水消肿 渗湿	水肿 泄泻	6～12 g 水煎服
泽泻	甘、淡，寒 归肾、膀胱经	利水消肿，渗湿 泄热	水肿，湿热淋证 相火偏亢之遗精	6～12 g 水煎服

（二）利尿通淋药

性寒，味苦或甘、淡。主治小便短赤，各种淋证，症见小便频急、淋漓不尽、尿道涩痛、小腹拘急甚至痛引腰腹。

◆ 车前子 ◆
《神农本草经》

车前子为车前科植物车前 *Plantago asiatica* L. 或平车前 *Plantago depressa* Willd. 的干燥成熟种子。生用或盐水炙用。

【性味归经】甘，微寒。归肝、肾、肺、小肠经。

【功效与应用】

1. 利尿通淋 用于湿热下注膀胱而致淋证，配木通、滑石清湿热，利小便，如八正散；用于水湿停滞水肿，配猪苓、茯苓利水渗湿消肿。

2. 渗湿止泻 本品通过利小便以实大便，用治泄泻，可单用或配白术、薏苡仁同用。

3. 明目 用于肝热所致目赤肿痛、目暗昏花、翳障，配菊花、决明子以增清肝明目之效。

4. 祛痰 用于痰热咳嗽，配瓜蒌、浙贝母清肺化痰。

【用法用量】9～15 g，水煎服，宜包煎。

【使用注意】孕妇、肾虚精滑者慎用。

◆ 滑石 ◆
《神农本草经》

滑石为含水硅酸镁 [$Mg_3 \cdot (Si_4O_{10}) \cdot (OH)_2$]，研粉用，或水飞晾干用。

【性味归经】甘、淡，寒。归膀胱、肺、胃经。

【功效与应用】

1. 利尿通淋 本品性滑利窍，善治热淋、石淋，常配车前子、瞿麦，如八正散。

2. 清热解暑　用于暑热烦渴、小便短赤，可与甘草同用，即六一散；用于湿温初起及暑温夹湿，症见头痛恶寒、身重胸闷、脉弦细而濡，配薏苡仁、白蔻仁、杏仁宣畅三焦，分消湿热，如三仁汤。

3. 收湿敛疮　用于湿疮、湿疹，可单用或与枯矾、黄柏等为末，撒于患处。

【用法用量】10~20 g，水煎服，宜包煎。外用适量。

【使用注意】脾虚、热病伤津及孕妇忌用。

其他利尿通淋药见表9-2-13。

表9-2-13　其他利尿通淋药简表

药名	性味归经	功效	应用	用量
通草	甘、淡，微寒 归肺、胃经	利尿通淋 通气下乳	热淋，水肿 产后乳汁不下	5~10 g 水煎服
海金沙	甘、咸，寒 归膀胱、小肠经	利尿通淋，止痛	治诸淋尿道涩痛	6~15 g 包煎
萆薢	苦，平 归肾、胃经	利湿去浊 祛风除痹	膏淋，白浊 风湿痹痛	9~15 g 水煎服

（三）利湿退黄药

性寒，味苦，入脾、胃、肝经。主治湿热黄疸，症见目黄、身黄、小便黄。

◆ 茵陈蒿 ◆
《神农本草经》

茵陈蒿为菊科植物猪毛蒿 *Artemisia scoparia* Waldst. et Kit. 或茵陈蒿 *Artemisia capillaris* Thunb. 的干燥地上部分。生用。

【性味归经】苦、辛，微寒。归脾、胃、肝、胆经。

【功效与应用】

1. 利湿退黄　本品为治黄疸之要药。湿热所致阳黄证，症见黄色鲜明如橘，常与栀子、大黄同用，如茵陈蒿汤；寒湿所致阴黄证，症见黄色晦暗如烟熏，多配伍附子、干姜，如茵陈四逆汤。

2. 解毒疗疮　用于湿疮瘙痒，单味煎汤外洗，也可与黄柏、苦参、地肤子等同用。

【用法用量】6~15 g，水煎服。外用煎汤熏洗，适量。

【使用注意】蓄血发黄者及血虚萎黄者慎用。

◆ 金钱草 ◆
《本草纲目拾遗》

金钱草为报春花科植物过路黄 *Lysimachia christinae* Hance 的干燥全草。生用。

【性味归经】甘、咸，微寒。归肝、胆、肾、膀胱经。

【功效与应用】

1. 利湿退黄　用于湿热黄疸，配茵陈蒿、栀子清热利胆以退黄。

2. 利尿通淋　本品善消结石，用于石淋，单用大剂量煎汤，或与海金沙、鸡内金同用；用于热淋，常配伍车前子、萹蓄。

3. 解毒消肿　用于痈肿疔疮、毒蛇咬伤，可用鲜品捣汁内服或捣烂外敷，或配蒲公英、野菊花等同用。

【用法用量】15～60 g，水煎服。

◆ 虎杖 ◆

《名医别录》

虎杖为蓼科植物虎杖 *Reynoutria japonica* Houtt. 的干燥根茎和根。生用。

【性味归经】苦，寒。归肝、胆、肺经。

【功效与应用】

1. 利湿退黄　用于湿热所致黄疸，淋浊，带下，可单用本品煎服，亦可与黄柏、栀子配伍。

2. 清热解毒　用于水火烫伤、痈肿疮毒、毒蛇咬伤，单用研末，香油调敷，亦可与地榆、冰片共研末敷患处。

3. 活血散瘀止痛　用于经闭、癥瘕、跌打损伤，常与桃仁、红花等配用。

4. 化痰止咳　用于肺热咳嗽，配伍贝母、杏仁同用。

此外本品还有泻热通便作用，用于热结便秘。

【用法用量】9～15 g，水煎服。外用适量，制成煎液或油膏涂敷。

【使用注意】孕妇忌服。

八、理气药

凡以疏理气机为主要作用的药物，称为理气药。性温而芳香，味多辛、苦，主治脾胃气滞证，症见脘腹胀痛、嗳气吞酸、恶心呕吐、腹泻或便秘等；肝气郁滞证，症见胁肋胀痛、情绪抑郁、乳房胀痛、月经不调、疝气疼痛；肺气壅滞证，症见胸闷胸痛、咳嗽气喘。

◆ 陈皮 ◆

《神农本草经》

陈皮为芸香科植物柑橘 *Citrus reticulata* Blanco 及其栽培变种的成熟干燥果皮，生用。

【性味归经】辛、苦，温。归脾、肺经。

【功效与应用】

1. 理气健脾　用于脾胃气滞证，症见脘腹胀痛、恶心呕吐、泄泻等，配苍术、厚朴行气燥湿，如平胃散；用于胸痹证，本品入肺走胸，行气通痹，可配伍枳实、生姜，如橘皮枳实生姜汤。

2. 燥湿化痰　用于湿痰、寒痰咳嗽，为治痰之要药，与半夏、茯苓、甘草同用，如二陈汤。

【用法用量】3～9 g，水煎服。

◆ 枳实 ◆

《神农本草经》

枳实为芸香科植物酸橙 *Citrus aurantium* L. 及其栽培变种或甜橙 *Citrus sinensis*（L.）Osbeck 的干燥幼果，生用或麸炒用。

【性味归经】苦、辛、微寒。归脾、胃、大肠经。

【功效与应用】

1. 破气消积　用于胃肠积滞，热结便秘，常配伍大黄、芒硝，如大承气汤；用于湿热泻痢，配黄芩、黄连，如枳实导滞丸。

2. 化痰除痞　用于痰滞胸脘痞满，可与半夏曲、厚朴化痰散结，破气除痞，如枳实消痞丸；用于痰阻胸痹证，配薤白、瓜蒌化痰宣痹通阳，如枳实薤白桂枝汤；用于痰热结胸证，配黄连、瓜蒌、半夏清热化痰，宽胸散结，如小陷胸加枳实汤。

此外，本品尚可用治脏器下垂。

【用法用量】3~9g，水煎服。

【使用注意】孕妇慎用。

◆ 香附 ◆
《名医别录》

香附为莎草科植物香附子 *Cyperus rotundus* L. 的干燥根茎。生用，或醋炙用。

【性味归经】辛、微苦、微甘、平。归肝、脾、三焦经。

【功效与应用】

1. 疏肝解郁　本品为行气止痛之要药。用于肝郁气滞之胁痛，配以柴胡、川芎，如柴胡疏肝散；用于寒疝腹痛，多与小茴香、乌药、吴茱萸等同用。

2. 调经止痛　用于月经不调、痛经、乳房胀痛，为妇科调经之要药，可单用，或配伍柴胡、当归。

3. 理气调中　用于脾胃气滞证，症见脘腹胀痛、嗳气吞酸、纳呆，可配砂仁、甘草同用。

【用法用量】6~9g，水煎服，醋炙疏肝止痛作用增强。

其他理气药见表9-2-14。

表 9-2-14　其他理气药简表

药名	性味归经	功效	应用	用量
青皮	苦、辛，温 归肝、胆、胃经	疏肝破气 消积化滞	肝郁气滞证 食积腹痛，癥瘕积聚，久疟痞块	3~9g 水煎服
木香	辛、苦，温 归脾、胃、大肠、胆、三焦经	行气止痛	脾胃气滞证 泻痢里急后重 胁痛，黄疸	3~9g 水煎服
沉香	辛、苦，微温 归脾、胃、肾经	行气止痛 温中止呕 纳气平喘	寒凝之胸腹胀痛 胃寒呕吐 虚喘证	1~3g 后下
川楝子	苦，寒，有小毒 归肝、胃、小肠、膀胱经	行气止痛 杀虫	肝郁化火所致诸痛证 虫积腹痛	3~9g 水煎服
薤白	辛、苦，温 归肺、胃、大肠经	通阳散结 行气导滞	胸痹证 脘腹痞满，泻痢里急后重	5~9g 水煎服

九、活血化瘀药

凡以通利血脉，促进血行，消散瘀血为主要作用的药物，称活血化瘀药。主治瘀血阻滞证，分为活血止痛药、活血调经药、活血疗伤药、破血消癥药四类。

（一）活血止痛药

味辛，主治气血瘀滞所致的各种疼痛。

◆ 川芎 ◆

《神农本草经》

川芎为伞形科植物川芎 *Ligusticum sinense* 'Chuanxiong' 的根茎，生用或酒炙。

【性味归经】辛，温。归肝、胆、心包经。

【功效与应用】

1. 活血行气　本品既能活血化瘀，又能行气止痛，为"血中之气药"，用于血瘀气滞之胸胁、腹部诸痛证；又能活血调经，用于血瘀经闭，痛经，常配赤芍、桃仁，如血府逐瘀汤。

2. 祛风止痛　为治头痛要药。外感风寒头痛多配细辛、白芷；风热头痛多配菊花、石膏；风湿头痛多配羌活、防风；内伤血瘀头痛，配赤芍、麝香，如通窍活血汤；血虚头痛，配黄芩、蔓荆子，如加味四物汤；用于风湿痹痛，常配独活、桂枝等，如独活寄生汤。

【用法用量】3～9 g，煎服。

【使用注意】热盛及孕妇慎用。

◆ 郁金 ◆

《药性论》

郁金为姜科植物温郁金 *Curcuma wenyujin* Y. H. Chen et C. Ling、姜黄 *Curcuma longa* L.、广西莪术 *Curcuma kwangsiensis* S. G. Lee et C. F. Liang 或莪术 *Curcuma phaeocaulis* Val. 的块根。生用，或矾水炙用。

【性味归经】辛、苦，寒。归肝、胆、心经。

【功效与应用】

1. 活血止痛，行气解郁　用于气血瘀滞之胸、胁、腹痛，常与木香配伍，如颠倒木金散。

2. 清心凉血　用于热病神昏、癫痫痰闭，配伍石菖蒲、栀子清热开窍，如菖蒲郁金汤；用于吐血、衄血、倒经、尿血、血淋等血证，常配生地、丹皮凉血止血。

3. 利胆退黄　用于肝胆湿热黄疸、胆石症，常配茵陈蒿、金钱草。

【用法用量】5～12 g，水煎服。

【使用注意】畏丁香。

其他活血止痛药见表 9-2-15。

表 9-2-15　其他活血止痛药简表

药名	性味归经	功效	应用	用量
延胡索	辛、苦，温 归心、肝、脾经	活血，行气，止痛	气血瘀滞之痛证	3～10 g 水煎服
姜黄	辛、苦，温 归肝、脾经	活血行气 通经止痛	气滞血瘀所致的胸胁 及腹部疼痛，风湿痹痛	3～10 g 水煎服
乳香	辛、苦，温 归心、肝、脾经	活血行气止痛 消肿生肌	跌打损伤 疮疡痈肿	3～10 g 水煎服
五灵脂	苦、咸、甘，温 归肝经	活血止痛 化瘀止血	瘀血阻滞之痛证 瘀滞出血证	3～10 g 包煎

（二）活血调经药

味辛、苦，主治血行不畅所致的月经不调、痛经、经闭及产后瘀滞腹痛。

◆ 丹参 ◆

《神农本草经》

丹参为唇形科植物丹参 *Salvia miltiorrhiza* Bge. 的根。生用或酒炙用。

【性味归经】苦，微寒。归心、心包、肝经。

【功效与应用】

1. 活血调经，祛瘀止痛　用于月经不调、闭经、痛经、产后瘀滞腹痛，为妇科调经常用药，可单用研末，酒调服，亦常配川芎、益母草；用于血瘀心痛、脘腹疼痛，配伍砂仁、檀香，如丹参饮；用于癥瘕积聚，配伍三棱、莪术；用于跌打损伤，配伍乳香、没药；用于风湿痹证，配伍防风、秦艽。

2. 凉血消痈　用于疮痈肿毒，常配金银花、连翘解毒散肿。

3. 除烦安神　用于热病烦躁神昏及心悸失眠，可配伍生地、玄参清心润燥。

【用法用量】5～15 g，水煎服。活血化瘀宜酒炙用。

【使用注意】反藜芦。孕妇慎用。

◆ 红花 ◆

《新修本草》

红花为菊科植物红花 *Carthamus tinctorius* L. 的筒状花冠，阴干生用。

【性味归经】辛，温。归心、肝经。

【功效与应用】

1. 活血通经　用于血滞经闭、痛经、产后瘀滞腹痛，与桃仁相须为用，如桃红四物汤。

2. 祛瘀止痛　用于癥瘕积聚，配伍三棱、莪术；用于胸痹心痛，配伍桂枝、丹参；用于血瘀腹痛，常与延胡索、乌药同用，如膈下逐瘀汤；用于瘀血所致胁痛，可与柴胡、大黄同用，如复元活血汤；用于跌打损伤，常配乳香、没药。

【用法用量】3～10 g，水煎服。

【使用注意】孕妇忌用。有出血倾向者慎用。

其他活血调经药见表9-2-16。

表9-2-16　其他活血调经药简表

药名	性味归经	功效	应用	用量
桃仁	苦、甘，平	活血祛瘀	瘀血阻滞病证	5～10 g
	有小毒	泄瘀消痈	肺痈，肠痈	水煎服
	归心、肝、大肠经	润肠通便	肠燥便秘	
		止咳平喘	咳嗽气喘	
益母草	辛、苦，微寒	活血调经	血滞之月经病，	10～30 g
	归心、肝、膀胱经	祛瘀通经	产后恶露不尽	水煎服
		利水消肿	水瘀互结之水肿	
		清热解毒	跌打损伤，疮痈肿毒	
牛膝	苦、甘、酸，平	活血祛瘀	瘀血阻滞之妇科疾患	6～15 g
	归肝、肾经	通经止痛	跌扑伤痛	水煎服
		补肝肾，强筋骨	腰膝酸痛，下肢痿软	
		利水通淋	淋证，水肿	
		引火（血）下行	火热上炎，阴虚火旺证	

（三）活血疗伤药

味辛、苦、咸，主治跌打损伤、骨折筋损等伤科疾患。

◆ 土鳖虫 ◆
《神农本草经》

土鳖虫为鳖蠊科昆虫地鳖 *Eupolypha gasinensis* Walker 或冀地鳖 *Steleophaga plancyi*（Boleny）雌虫的全体。晒干用。

【性味归经】咸，寒。有小毒。归肝经。

【功效与应用】

破血逐瘀，续筋接骨：用于跌打损伤、筋伤骨折、瘀肿疼痛，为伤科常用药，可单用研末调敷或黄酒冲服，常与自然铜、骨碎补等同用；此外，亦用于血瘀经闭、产后瘀滞腹痛、积聚痞块，常配伍大黄、桃仁，如下瘀血汤。

【用法用量】3 ~ 10 g，水煎服；1 ~ 1.5 g，研末服，黄酒送服。

【使用注意】孕妇忌服。

◆ 马钱子 ◆
《本草纲目》

马钱子为马钱子 *Strychnos nux-vomica* L. 的成熟种子，炮制后入药。

【性味归经】苦，寒。有大毒。归肝、脾经。

【功效与应用】

1. 散结消肿止痛　用于治跌打损伤、骨折肿痛，为伤科疗伤止痛之佳品，可配乳香、没药；用于痈疽疮毒，单用即效；用于咽喉肿痛，配青木香、山豆根研末吹喉。

2. 通络止痛　用于风湿顽痹，麻木瘫痪，单用有效，亦可配麻黄、乳香、全蝎等。

【用法用量】每日 0.3 ~ 0.6 g，炮制后入丸、散用。

【使用注意】内服不宜久服。孕妇禁用。

其他活血疗伤药见表 9-2-17。

表 9-2-17　其他活血疗伤药简表

药名	性味归经	功效	应用	用量
骨碎补	苦，温 归肝、肾经	活血续伤 补肾强骨	跌打损伤 肾虚腰痛脚弱	10 ~ 15 g 水煎服
苏木	甘、咸、辛，平 归心、肝经	活血疗伤 祛瘀通经	跌打损伤 血滞妇科疾患，心腹疼痛	3 ~ 10 g 水煎服

（四）破血消癥药

味辛、苦、咸，虫类药居多，主治瘀血程度重的癥瘕积聚。

◆ 莪术 ◆
《药性论》

莪术为姜科植物莪术 *Curcuma phaeocaulis* Val. 或温郁金 *Curcuma wenyujin* Y. H. Chen et C. Ling、广西莪术 *Curcuma kwangsiensis* S. G. lee et C. F. Liang 的根茎。生用或醋制用。

【性味归经】辛、苦，温。归肝、脾经。

【功效与应用】

破血行气，消积止痛：用于癥瘕积聚、经闭及心腹瘀痛，常与三棱相须为用；亦用于食积脘腹胀痛，跌打损伤，可配伍青皮、槟榔，如莪术丸。

【用法用量】3～15 g，水煎服。醋制加强祛瘀止痛作用。

【使用注意】孕妇及月经过多者忌用。

◆ 水蛭 ◆
《神农本草经》

水蛭为水蛭科动物蚂蟥 *Whitmania pigra* Whitman、水蛭 *Hirudo nipponica* Whitman 及柳叶蚂蟥 *Whitmania acranulata* Whitman 的干燥体，生用。

【性味归经】咸、苦，平。有小毒。归肝经。

【功效与应用】

破血通经，逐瘀消癥：用于血瘀经闭、癥瘕积聚，常与虻虫相须为用；亦用于跌打损伤，可配苏木、自然铜等药。

【用法用量】1.5～3 g，水煎服；0.3～0.5 g，研末服。

【使用注意】孕妇及月经过多者忌用。

其他破血消癥药见表9-2-18。

表9-2-18　其他破血消癥药简表

药名	性味归经	功效	应用	用量
穿山甲	咸，微寒	活血消癥	癥瘕	3～10 g
	归肝、胃经	通经	闭经，风湿痹痛，中风瘫痪	水煎服
		下乳	产后乳汁不下	1～1.5 g
		消肿排脓	痈肿疮毒，瘰疬	研末服
虻虫	苦，微寒	破血逐瘀	血瘀经闭	1～1.5 g
	有小毒	散积消癥	癥瘕	水煎服
	归肝经		跌打损伤	0.3 g 研末

十、止血药

凡以制止体内外出血为主要作用的药物，称止血药。多归心、肝、脾经，主治咳血、衄血、吐血、便血、尿血、崩漏、紫癜以及外伤出血等各种出血病证，分为凉血止血药、化瘀止血药、收敛止血药和温经止血药。

（一）凉血止血药

性寒凉，味甘、苦，主治血热妄行所致的各种出血病证。

◆ 小 蓟 ◆

《名医别录》

小蓟为菊科植物刺儿菜 *Cirsium arvense* var. *integrifolium* Wimm. et Grabowski 的地上部分。生用或炒炭用。

【性味归经】甘、苦，凉。归心、肝经。

【功效与应用】

1. 凉血止血　用于各类血热出血证，单用本品捣汁服或捣烂外敷，常与侧柏叶、白茅根等同用，如十灰散，善治尿血、血淋，可配伍滑石、生地等，如小蓟饮子。

2. 散瘀解毒消痈　用于热毒痈肿，配乳香、没药活血消肿生肌。

【用法用量】10～15 g，水煎服。鲜品加倍。外用适量，捣敷患处。

◆ 侧 柏 叶 ◆

《名医别录》

侧柏叶为柏科植物侧柏 *Platycladus orientalis*（L.）Franco 的嫩枝叶。生用或炒炭用。

【性味归经】苦、涩，寒。归肺、肝、脾经。

【功效与应用】

1. 凉血止血　善清血热，兼能收敛止血，为治各种出血病证之要药。血热出血，常配生地黄、白茅根；虚寒性出血，常配干姜、艾叶，如柏叶汤。

2. 化痰止咳　用于肺热咳嗽，痰稠难咯，配伍贝母、制半夏。

3. 生发乌发　用于脱发、须发早白，以本品为末，和麻油外涂。

【用法用量】10～15 g，水煎服。止血多炒炭用，化痰止咳宜生用。

其他凉血止血药见表9-2-19。

表 9-2-19　其他凉血止血药简表

药名	性味归经	功效	应用	用量
地榆	苦、酸、微寒 归肝、大肠经	凉血止血 解毒敛疮	下焦血证 烫伤，湿疹，疮疡痈肿	10～15 g 水煎服
槐花	苦，微寒 归肝、大肠经	凉血止血 清肝泻火	痔血，便血 肝火上炎之目赤、头痛	10～15 g 水煎服
白茅根	甘，寒 归肺、胃、膀胱经	凉血止血 清热利尿 清肺胃热	血热出血证 热淋，尿血 胃热呕吐，肺热咳喘	15～30 g 水煎服

（二）化瘀止血药

主治瘀血内阻，血不循经之出血病证。

◆ 三 七 ◆

《本草纲目》

三七为五加科植物三七 *Panax notoginseng*（Burk.）F. H. Chen ex C. H. Chow 的干燥根，生用。

【性味归经】甘、微苦，温。归肝、胃经。

【功效与应用】

1. 化瘀止血　本品有止血不留瘀，化瘀不伤正的特点，对人体内外各种出血，均可应用，尤以有瘀滞者为宜，单味内服外用均有良效。

2. 活血定痛　用于跌打损伤，瘀血肿痛，为伤科之要药，可单味为末，黄酒或白开水送服；亦可研粉外敷。

【用法用量】3 ~ 10 g，水煎服；1 ~ 1.5 g，研末吞服。外用适量。

【使用注意】孕妇慎用。

◆ 茜草 ◆

《神农本草经》

茜草为茜草科植物茜草 *Rubia cordifolia* L. 的干燥根及根茎。生用或炒用。

【性味归经】苦，寒。归肝经。

【功效与应用】

1. 凉血化瘀止血　用于血热夹瘀之出血证，吐血、衄血配大蓟、侧柏叶，如十灰散；冲任不固的崩漏下血，配黄芪、白术益气摄血，如安冲汤。

2. 通经　用于血瘀经闭、跌打损伤、风湿痹痛，常配桃仁、红花、当归等同用。

【用法用量】10 ~ 15 g，水煎服。止血炒炭用，活血通经生用或酒炒用。

【使用注意】孕妇慎用。

（三）收敛止血药

味涩，主治各种出血证。

◆ 白及 ◆

《神农本草经》

白及为兰科植物白及 *Bletilla striata*（Thunb. ex Murray）Reib. f. 的块茎，生用。

【性味归经】苦、甘、涩，寒。归肺、胃、肝经。

【功效与应用】

1. 收敛止血　本品质黏味涩，用于体内外诸出血证，尤宜肺胃出血证，可单味研末，糯米汤调服；用于外伤或金创伤出血，可单味研末或水调外敷。

2. 消肿生肌　用于痈肿疮疡、手足皲裂、水火烫伤，为外疡消肿生肌的常用药，单用本品研末外敷，或与银花、皂角刺等同用，如内消散。

【用法用量】3 ~ 10 g，水煎服；每次 1.5 ~ 3 g，研末吞服。外用适量。

【使用注意】反乌头。

◆ 仙鹤草 ◆

《本草图经》

仙鹤草为蔷薇科植物龙牙草 *Agrimonia pilosa* Ledeb. 的全草。生用或炒炭用。

【性味归经】苦、涩，平。归心、肝、脾经。

【功效与应用】

1. 收敛止血 用于全身各部的出血证。血热妄行之出血证，可配生地、侧柏叶等凉血止血药；虚寒性出血证，可配炮姜、艾叶等温经止血药。

2. 止痢 用于腹泻、痢疾，可单用本品水煎服。

3. 截疟 用于疟疾寒热。

4. 补虚 用于劳力过度所致的脱力劳伤，配党参、熟地、龙眼肉同用。

【用法用量】3～10 g，水煎服。外用适量。

其他收敛止血药见表9-2-20。

表9-2-20 其他收敛止血药简表

药名	性味归经	功效	应用	用量
紫珠	苦、涩，凉 归肝、肺、胃经	凉血收敛止血 清热解毒	内外伤出血，尤宜肺胃出血 烧烫伤，热毒疮疡	10～15 g 水煎服
血余炭	苦，平 归肝、胃经	收敛止血 化瘀利尿	各种出血 小便不利	6～10 g 水煎服

（四）温经止血药

性温热，主治脾不统血，冲脉失固之虚寒性出血证。

◆ 艾叶 ◆

《名医别录》

艾叶为菊科植物艾 *Artemisia argyi* Lévl. et Van. 的叶。生用、捣绒或制炭用。

【性味归经】辛、苦，温。有小毒。归肝、脾、肾经。

【功效与应用】

1. 温经止血 用于虚寒性出血证，尤宜于崩漏，常配阿胶、芍药、干地黄养血止血，如胶艾汤。

2. 散寒调经 用于下焦虚寒、月经不调、经行腹痛、宫寒不孕及带下清稀等证，配吴茱萸、肉桂温经暖宫，如艾附暖宫丸。

3. 安胎 用于胎动不安，配阿胶、桑寄生补肝肾、固冲任，止血安胎。

【用法用量】3～10 g，煎服。温经止血宜炒炭用。

◆ 炮姜 ◆

《珍珠囊》

炮姜为姜科植物姜 *Zingiber officinale* Rosc. 干燥根茎的炮制品，又名黑姜。

【性味归经】苦、涩，温。归脾、肝经。

【功效与应用】

1. 温经止血 用于脾胃虚寒、脾不统血之出血证，常配人参、黄芪、附子温补脾阳，益气摄血。

2. 温中止痛 用于虚寒性腹痛、腹泻，配高良姜，如二姜丸。

【用法用量】3～6 g，水煎服。

十一、化痰止咳药

凡以祛痰或消痰为主要作用的药物，称化痰药；以制止或减轻咳嗽和喘息为主要作用的药物，称止咳平喘药。化痰药主治痰证，如痰浊阻肺之咳喘痰多，痰蒙心窍证之昏厥、癫痫，痰遏清阳之眩晕，痰热扰心之夜寐不安，肝风夹痰之中风、惊厥，痰阻经络之肢体麻木、半身不遂、口眼㖞斜，痰火互结之瘰疬、瘿瘤，痰凝肌肉、流注骨节之阴疽流注等；止咳平喘药用于外感、内伤所致的各种咳喘，分为温化寒痰药、清化热痰药及止咳平喘药三类。

（一）温化寒痰药

性温，味辛、苦，归肺、脾、肝经，主治寒痰、湿痰证，症见咳嗽气喘、痰多色白、苔白或厚腻，以及由痰邪所致眩晕、肢体麻木、阴疽流注、疮痈肿毒。

◆ 半夏 ◆
《神农本草经》

半夏为天南星科植物半夏 *Pinellia ternate*（Thunb）Breit. 的块茎。一般用姜汁、明矾制过入药。

【性味归经】辛，温。有毒。归脾、胃、肺经。

【功效与应用】

1. 燥湿化痰　本品为治湿痰，寒痰证之要药。用于痰湿壅肺证，症见咳嗽声重、痰白质黏，常配陈皮、茯苓同用，如二陈汤；用于湿痰中阻、清阳被遏，症见头痛、眩晕、呕吐痰涎，配天麻、白术，如半夏白术天麻汤。

2. 降逆止呕　本品为止呕要药。用于痰饮或胃寒呕吐，配生姜，如小半夏汤；用于胃热呕吐，配黄连；用于胃气虚呕吐，配人参、白蜜，如大半夏汤。

3. 消痞散结　用于心下痞，常配干姜、黄连，如半夏泻心汤；用于结胸，配瓜蒌、黄连，如小陷胸汤；用于梅核气，配紫苏、厚朴，如半夏厚朴汤。

4. 消肿止痛　用于瘿瘤，痰核，常配昆布、海藻、贝母化痰软坚散结；亦用于痈疽肿毒及毒蛇咬伤，研末调敷。

【用法用量】3～10 g，水煎服。外用适量，磨汁涂或研末以酒调敷患处。

【使用注意】反乌头。热性病证应慎用。

◆ 旋覆花 ◆
《神农本草经》

旋覆花为菊科植物旋覆花 *Inula japonica* Thunb. 或欧亚旋覆花 *Inula britannica* L. 的头状花序。生用或蜜炙用。

【性味归经】苦、辛、咸，微温。归肺、脾、胃、大肠经。

【功效与应用】

1. 降气行水化痰　用于咳喘痰多、痰饮蓄结、胸膈痞满、寒痰咳喘，常配苏子、半夏燥湿化痰止咳；痰热者，配桑白皮、瓜蒌皮清肺化痰。

2. 降逆止呕　用于胃气上逆之噫气、呕吐，配代赭石、半夏，如旋覆代赭汤。

【用法用量】3～10 g，水煎服，布包。

【使用注意】阴虚劳嗽，津伤燥咳者忌用。

其他温化寒痰药见表9-2-21。

表 9-2-21　其他温化寒痰药简表

药名	性味归经	功效	应用	用量
天南星	苦、辛，温 有毒 归肺、肝、脾经	燥湿化痰，祛风解痉 外用散结消肿	湿痰、寒痰证，风痰证 痈疽肿痛，蛇虫咬伤	3～10 g 水煎服
白芥子	辛，温 归肺、胃经	温肺化痰，利气 散结消肿	寒痰喘咳，悬饮 阴疽流注，肢麻肿痛	3～6 g 水煎服
皂荚	辛、咸，温 有小毒 归肺、大肠经	祛顽痰 通窍开闭 祛风杀虫	顽痰阻肺 中风，痰厥，癫痫，喉痹 皮癣	1～1.5 g 研末服

（二）清化热痰药

性寒凉，主治热痰证，症见咳嗽气喘、痰黄质稠或痰黏难咯、唇舌干燥、舌苔黄腻以及痰热引起的癫痫、中风惊厥、瘿瘤、瘰疬等病证。

◆ 川贝母 ◆
《神农本草经》

川贝母为百合科植物川贝母 *Fritillaria cirrhosa* D. Don，暗紫贝母 *Fritillaria unibracteata* Hsiao et K. C. Hsia，甘肃贝母 *Fritillaria przewalskii* Maxim.，梭砂贝母 *Fritillaria delavayi* Franch. 或太白贝母 *Fritillaria taipaiensis* P. Y. Li 的鳞茎。生用。

【性味归经】苦、甘，微寒。归肺、心经。

【功效与应用】

1. 清热化痰，润肺止咳　用于虚劳咳嗽，常配沙参、麦冬滋阴润肺；用于肺热燥咳，配知母，如二母散。

2. 散结消肿　用于痰火郁结之瘰疬，配玄参、牡蛎软坚散结，如消瘰丸；用于乳痈、肺痈，常配蒲公英、鱼腥草清热解毒消痈。

【用法用量】3～10 g，水煎服；1～2 g，研末服。

【使用注意】反乌头。

◆ 桔梗 ◆
《神农本草经》

桔梗为桔梗科植物桔梗 *Platycodon grandiflorum*（Jacq.）A. DC. 的根，生用。

【性味归经】苦、辛，平。归肺经。

【功效与应用】

1. 宣肺，祛痰　用于风寒咳痰，配紫苏、杏仁疏散风寒，止咳化痰，如杏苏散；风热咳痰，配桑叶、菊花疏散风热，清肺止咳，如桑菊饮；用于痰滞胸痞，常配枳壳理气宽胸。

2. 利咽开音　用于咽喉肿痛，喑哑失音，配射干、板蓝根。

3. 排脓　用于肺痈吐脓，配鱼腥草、冬瓜仁。

此外，可开宣肺气而通二便，治癃闭、便秘。

【用法用量】3～10 g，水煎服。

【使用注意】量大易致恶心呕吐。

其他清化热痰药见表 9-2-22。

表 9-2-22　其他清化热痰药简表

药名	性味归经	功效	应用	用量
浙贝母	苦，寒 归肺、心经	清热化痰 散结消痈	痰热咳嗽 瘰疬，瘿瘤，乳痈，肺痈	3~10 g 水煎服
瓜蒌	甘，微苦，寒 归肺、胃、大肠经 反乌头	清热化痰 宽胸散结 润肠通便	痰热咳喘，肺、肠痈，乳痈 胸痹，结胸 肠燥便秘	6~12 g 水煎服
竹茹	甘，微寒 归肺、胃经	清热化痰 除烦止呕	痰热咳嗽 心烦不寐，胃热呕吐	6~10 g 水煎服
海藻	咸，寒 归肝、肾经	消痰软坚 利水消肿	瘿瘤，瘰疬，睾丸肿痛 水肿	10~15 g 水煎服

（三）止咳平喘药

性有寒、温，味辛、苦、甘，归肺经，主治咳嗽喘息。

◆ 苦杏仁 ◆

《神农本草经》

苦杏仁为蔷薇科植物山杏 Prunus sibirica L.，东北杏 Prunus mandshurica（Maxim.）Koehne 或杏 Prunus armeniaca L. 的成熟种子。生用。

【性味归经】苦，微温。有小毒。归肺、大肠经。

【功效与应用】

1. 止咳平喘　于肃降肺气之中兼宣发之功，为治咳喘之要药。用于风寒咳喘，配麻黄、甘草，如三拗汤；用于风热咳嗽，配桑叶、菊花，如桑菊饮；用于燥热咳嗽，配贝母、沙参，如桑杏汤；用于肺热咳喘，配石膏，如麻杏石甘汤。

2. 润肠通便　用于肠燥便秘，常配柏子仁、郁李仁，如五仁丸。

【用法用量】3~10 g，水煎服。生品入煎剂宜后下。

【使用注意】有小毒，用量不宜过大。大便溏泻者慎用。婴儿慎用。

◆ 枇杷叶 ◆

《名医别录》

枇杷叶为蔷薇科植物枇杷 Eriobotrya japonica（Thunb.）Lindl. 的叶，生用或蜜炙用。

【性味归经】苦，微寒。归肺、胃经。

【功效与应用】

1. 清肺止咳　用于肺热咳嗽，配黄芩、桑白皮等清泻肺热，如枇杷清肺饮；用于肺燥咳喘，症见干咳少痰，气逆而喘，口鼻干燥，舌干红，配石膏、麦冬、阿胶清热润燥，如清燥救肺汤。

2. 降逆止呕　用于胃热呕吐、哕逆，常配橘皮、竹茹。

【用法用量】5~10 g，水煎服，止咳宜炙用。

◆ 桑白皮 ◆
《神农本草经》

桑白皮为桑科植物桑 *Morus alba* L. 的根皮。生用或蜜炙用。

【性味归经】甘，寒。归肺经。

【功效与应用】

1. 泻肺平喘　本品可泻肺火兼泻肺中水气而平喘，用于肺热咳喘，配地骨皮，如泻白散；用于水饮停肺、胀满喘急，可配麻黄、葶苈子等宣肺逐饮之药同用。

2. 利水消肿　用于水肿，症见面目肌肤浮肿、胀满喘急、小便不利，常配茯苓皮、大腹皮以行气利水，如五皮饮。

【用法用量】5~15 g，水煎服。泻肺利水宜生用，肺虚咳喘宜蜜炙用。

其他止咳平喘药见表9-2-23。

表 9-2-23　其他止咳平喘药简表

药名	性味归经	功效	应用	用量
紫苏子	辛，温 归肺，大肠经	降气化痰，止咳平喘 润肠通便	咳喘痰多 肠燥便秘	5~10 g 水煎服
百部	甘、苦，微温 归肺经	润肺止咳 杀虫灭虱	新久咳嗽 蛲虫、阴道滴虫 头虱及疥癣	5~15 g 水煎服
紫菀	苦、辛、甘，微温 归肺经	润肺化痰止咳	各类咳嗽有痰	5~10 g 水煎服
葶苈子	苦、辛，大寒 归肺、膀胱经	泻肺平喘 利水消肿	痰盛喘息不得平卧 水肿，悬饮，腹水	5~10 g 水煎服
白果	甘、苦、涩，平，有毒 归肺经	敛肺化痰定喘 止带缩尿	哮喘，痰嗽 带下，尿频，遗尿	5~10 g 水煎服

十二、消食药

凡以消化食积为主要作用的药物，称为消食药。主治宿食停留，饮食不消之证，症见脘腹胀满、嗳气吞酸、恶心呕吐、不思饮食、大便失常以及脾胃虚弱、消化不良。

◆ 山楂 ◆
《神农本草经集注》

山楂为蔷薇科植物山里红 *Crataegus pinnatifida* Bge. var. *major* N. E. Br. 或山楂 *Crataegus pinnatifida* Bge. 的成熟果实。生用或炒用。

【性味归经】酸、甘，微温。归脾、胃、肝经。

【功效与应用】

1. 消食化积　用于各种饮食积滞，尤善消化油腻肉食积滞，配莱菔子、神曲，枳实等同用。

2. 行气止泻痢，止痛　用于泻痢腹痛，单用焦山楂水煎服，或配木香、槟榔等同用；用于疝气痛，常配橘核、荔枝核。

3. 活血祛瘀止痛　用于瘀阻胸腹痛、痛经，可配川芎、桃仁、红花等同用。

【用法用量】10~15g，水煎服，生山楂用于消食散瘀，焦山楂用于止泻痢。

❖ 莱菔子 ❖

《日华子本草》

莱菔子为十字花科植物萝卜 *Raphanus sativus* L. 的成熟种子。生用或炒用。

【性味归经】辛、甘，平。归肺、脾、胃经。

【功效与应用】

1. 消食除胀　用于食积气滞证，症见脘腹胀满或疼痛、嗳气、吞酸，配以山楂、神曲，如保和丸。

2. 降气化痰　用于痰壅气滞证，症见咳喘痰多、胸闷食少、舌苔白腻、脉滑，配伍白芥子、紫苏子，如三子养亲汤。

【用法用量】6~10g，水煎服。

【使用注意】不宜与人参同用。生用吐风痰，炒用消食降气。

其他消食药见表9-2-24。

表 9-2-24　其他消食药简表

药名	性味归经	功效	应用	用量
神曲	甘、辛，温 归脾、胃经	消食和胃	饮食积滞证 尤宜外感表证兼食滞	6~15g 水煎服
麦芽	甘，平 归脾、胃、肝经	消食健胃 回乳消胀	米面薯芋食滞证 断乳，乳房胀痛	10~15g 水煎服
鸡内金	甘，平 归脾、胃、小肠、膀胱经	消食健胃 涩精止遗 通淋化石	饮食积滞，小儿疳积 肾虚遗精、遗尿 石淋，胆结石	1.5~3g 研末服

十三、驱虫药

凡以驱除或杀灭人体内寄生虫为主要作用的药物，称为驱虫药。主治蛔虫病、蛲虫病、绦虫病、钩虫病、姜片虫病等多种肠道寄生虫病。

❖ 使君子 ❖

《开宝本草》

使君子为使君子科植物使君子 *Combretum indicum* (L.) Jongkind 的干燥成熟果实。生用或炒香用。

【性味归经】甘，温。归脾、胃经。

【功效与应用】

1. 杀虫　用于蛔虫病，蛲虫病，轻证单用本品炒香嚼服；重证可与苦楝皮、槟榔等同用，如使君子散。

2. 消积　用于小儿疳积，症见面色萎黄、毛发干枯、形瘦腹大、腹痛有虫，常配槟榔、神曲等，如肥儿丸。

【用法用量】使君子9~12g，捣碎水煎服；使君子仁6~9g，多入丸散或单用；小儿每岁1~1.5粒，取仁炒香嚼服，一日总量不超过20粒。

【使用注意】服用时忌饮茶。

◆ 槟　榔 ◆

《名医别录》

槟榔为棕榈科植物槟榔 *Areca catechu* L. 的干燥成熟种子。切片用。

【性味归经】苦，辛，温。归胃、大肠经。

【功效与应用】

1. 杀虫消积　用于多种肠道寄生虫病，尤以绦虫证疗效最佳，可单用或与木香同用，如圣功散。

2. 行气　用于食积气滞，腹胀便秘，常与木香、青皮等同用，如木香槟榔丸；用于泻痢后重，配以黄连、芍药，如芍药汤。

3. 利水　用于水肿实证，配商陆、泽泻通利水道，如疏凿饮子；用于寒湿脚气肿痛，配木瓜、吴茱萸散寒除湿，如鸡鸣散。

4. 截疟　用于疟疾，配伍常山、草果，如截疟七宝饮。

【用法用量】3～10 g，水煎服。生用力佳，炒用力缓；焦槟榔消食导滞。

【使用注意】脾虚便溏、气虚下陷者忌用；孕妇慎用。

十四、安神药

凡以安定神志，治疗心神不宁病证为主要作用的药物，称安神药。入心、肝经，主治心神不宁的心悸怔忡、失眠多梦，分为重镇安神药及养心安神药两类。

（一）重镇安神药

重镇安神药多为矿石、化石、介类药物，主治心火炽盛、痰火扰心、肝郁化火及惊吓等引起的心神不宁、心悸失眠及惊痫、眩晕等症。

◆ 朱　砂 ◆

《神农本草经》

朱砂为含硫化汞（HgS）的矿石。研细粉末用。

【性味归经】甘，寒。有毒。归心经。

【功效与应用】

1. 镇心安神　用于心火亢盛证，症见心神不宁、心悸、烦躁失眠，配伍黄连、生地滋阴清热，如朱砂安神丸；用于热入心包或痰热内闭证，症见高热烦躁，神昏谵语，惊厥抽搐，常配牛黄、麝香清热解毒，化痰开窍，如安宫牛黄丸；用于癫痫抽搐，配伍磁石，如磁朱丸。

2. 清热解毒　用于疮疡肿毒，常配雄黄、山慈菇，如太乙紫金锭；用于咽喉肿痛，口舌生疮，可配冰片、硼砂外用，如冰硼散。

【用法用量】每次 0.1～0.5 g，内服宜入丸、散，不宜入煎剂。外用适量。

【使用注意】孕妇及肝功能不全者禁服。忌火煅，可析出水银，宜水飞入药。

◆ 磁　石 ◆

《神农本草经》

磁石为含四氧化三铁（Fe_3O_4）的矿石。生用或醋淬用。

【性味归经】咸，寒。归心、肝、肾经。

【功效与应用】

1. 镇惊安神　用于肾虚肝旺、肝火扰心或惊恐气乱、神不守舍所致的心神不宁、惊悸、失眠及癫痫，常与朱砂、神曲同用，如磁朱丸。

2. 平肝潜阳　用于肝阳上亢证，症见头晕目眩、急躁易怒、面红目赤，常配石决明、牡蛎。

3. 聪耳明目　用于肝肾不足之耳鸣耳聋，视物昏花，多与熟地黄、山茱萸、枸杞子等滋补肝肾药同用。

4. 纳气平喘　用于肾虚气喘，配伍五味子、蛤蚧。

【用法用量】 15～30 g，水煎服，宜先煎。镇惊安神、平肝潜阳宜生用，聪耳明目，纳气平喘宜醋淬后用。

【使用注意】 脾胃虚弱者慎用。

◆ 龙骨 ◆

《神农本草经》

龙骨为古代大型哺乳类动物骨骼的化石。生用或煅用。

【性味归经】 甘、涩，平。归心、肝、肾经。

【功效与应用】

1. 镇惊安神　用于心神不宁，心悸失眠，配伍石菖蒲、远志，如孔圣枕中丹；用于痰热内盛所致惊痫、癫狂，配以牛黄、胆南星。

2. 平肝潜阳　用于肝阳上亢证，症见头晕目眩、烦躁易怒，配伍代赭石、生牡蛎，如镇肝息风汤。

3. 收敛固涩　用于滑脱诸证，肾虚遗精、滑精，配伍芡实、沙苑子，如金锁固精丸；心肾两虚、小便频数、遗尿，配伍桑螵蛸、茯神，如桑螵蛸散；表虚自汗、阴虚盗汗，配伍牡蛎、浮小麦、黄芪、生地黄；亡阳证，配伍牡蛎、人参、附子；用于湿疮痒疹，常配牡蛎研粉外敷；用于疮疡久溃不敛，常配枯矾共研粉敷患处。

【用法用量】 15～30 g，水煎服，宜先煎。外用适量。收敛固涩宜煅用。

【使用注意】 湿热积滞者不宜使用。

（二）养心安神药

养心安神药多为植物类种子、种仁，主治阴血不足、心脾两虚、心肾不交所致心悸怔忡、虚烦不眠、健忘多梦、遗精、盗汗等症。

◆ 酸枣仁 ◆

《神农本草经》

酸枣仁为鼠李科植物酸枣 *Ziziphus jujuba* Mill. var. *spinosa*（Bunge）Hu ex H. F. Chow 的干燥成熟种子。生用或炒用，用时捣碎。

【性味归经】 甘、酸，平。归心、肝、胆经。

【功效与应用】

1. 养心益肝，安神　用于心肝阴血亏虚证，症见心悸、怔忡、健忘、失眠、多梦、眩晕，常配当归、白芍、龙眼肉；肝虚有热，症见虚烦不眠、头目眩晕、咽干口燥，配伍知母、川芎，如酸枣仁汤；心脾气血亏虚证，症见惊悸不安、体倦乏力、失眠健忘，配伍黄芪、当归，如归脾汤；心肾亏虚、阴亏血少，症见心悸失眠、健忘梦遗、口舌生疮，配伍麦冬、生地，如天王补心丹。

2. 敛汗　用于自汗，盗汗，每与五味子、山茱萸、黄芪同用。

【用法用量】9～15 g，水煎服。

【使用注意】孕妇慎用。

◆ 远志 ◆

《神农本草经》

远志为远志科植物远志 *Polygala tenuifolia* Willd. 或西伯利亚远志 *Polygala sibirica* L. 的干燥根。生用或炙用。

【性味归经】苦、辛，温。归心、肾、肺经。

【功效与应用】

1. 安神益智　用于心肾不交证，症见心神不宁、失眠、惊悸，常配茯神、龙齿，如远志丸；治健忘，常与人参、茯苓、石菖蒲同用，如开心散。

2. 祛痰开窍　用于痰阻心窍所致之癫痫抽搐，配天麻、全蝎息风止痉；惊风发狂，配郁金、白矾清化痰涎；用于咳嗽痰多，常配杏仁、桔梗止咳化痰。

3. 消散痈肿　用于痈疽疮毒，乳房肿痛，内服研末，黄酒送服，或外用黄酒调敷患处。

【用法用量】3～9 g，水煎服。

【使用注意】有胃溃疡或胃炎者慎用。

其他养心安神药见表9-2-25。

表9-2-25　其他养心安神药简表

药名	性味归经	功效	应用	用量
柏子仁	甘、平	养心安神	心悸失眠	10～15 g
	归心、肾、大肠经	润肠通便	肠燥便秘	水煎服
夜交藤	甘、平	养血安神	心神不宁，失眠多梦	10～15 g
	归心、肝经	祛风通络	风湿痹痛，皮肤瘙疹	水煎服
合欢皮	甘、平	解郁安神	忿怒忧郁，烦躁失眠	6～12 g
	归心、肝、肺经	活血消肿	跌打骨折，疮痈肿毒	水煎服

十五、开窍药

凡具辛香走窜之性，以开窍醒神为主要作用的药物，称为开窍药。味辛，皆入心经，主治温病热陷心包、痰浊蒙蔽清窍之神昏谵语，以及惊风、癫痫、中风等卒然昏厥、痉挛抽搐等症。

◆ 麝香 ◆

《神农本草经》

麝香为鹿科动物林麝 *Moschus berezovskii* Flerov、马麝 *Moschus sifanicus* Przewalski 或原麝 *Moschus moschiferus* Linnaeus 成熟雄性香囊中的干燥分泌物，阴干。

【性味归经】辛，温。归心、脾经。

【功效与应用】

1. 开窍醒神　用于闭证神昏。热闭神昏，常配伍牛黄、冰片，如安宫牛黄丸；寒闭神昏，常配伍苏合香、安息香，如苏合香丸。

2. 活血通经，消肿止痛　用于疮疡肿毒，瘰疬痰核，常配雄黄、乳香、没药，如醒消丸；用于咽喉肿痛，常配牛黄、蟾酥，如六神丸；用于血瘀经闭，常配桃仁、红花；用于癥瘕，常配水蛭、三棱；用于心腹暴痛，头痛，常配赤芍、川芎；用于跌打损伤，常配乳香、没药，如七厘散；用于风寒湿痹，可配独活、威灵仙。

3. 催产　用于难产，死胎，胞衣不下，与肉桂配伍，如香桂散。

【用法用量】每次 0.03 ~ 0.1 g，入丸散，不宜入煎剂。

【使用注意】孕妇禁用。

◆ 冰 片 ◆
《新修本草》

冰片为龙脑香科植物龙脑香 *Dryobalanops aromatica* Gaertn. f. 树脂加工品，或龙脑香树的树干、树枝切碎，经蒸馏冷却而得的结晶。研粉用。

【性味归经】辛、苦，微寒。归心、脾、肺经。

【功效与应用】

1. 开窍醒神　用于热病神昏，功似麝香但力较弱，两者常相须为用。

2. 清热止痛　用于目赤肿痛，可与炉甘石、熊胆等制成点眼药水；用于喉痹口疮，配硼砂、朱砂，如冰硼散；用于疮疡肿痛，疮溃不敛，配血竭、乳香，如生肌散；用于水火烫伤，与银朱、香油制成药膏外用。

【用法用量】每次 0.15 ~ 0.3 g，入丸散，不宜入煎剂。外用研粉点敷患处。

【使用注意】孕妇慎用。

其他开窍药见表 9-2-26。

表 9-2-26　其他开窍药简表

药名	性味归经	功效	应用	用量
苏合香	辛，温 归心、脾经	开窍醒神，辟秽 止痛	寒闭神昏，中风痰厥 胸腹冷痛	0.3 ~ 1 g 入丸散
石菖蒲	辛、苦，温 归心、胃经	开窍醒神 化湿和胃 宁神益志	痰蒙清窍之神志昏迷 湿阻中焦证 失眠，健忘	3 ~ 9 g 水煎服

十六、平肝息风药

凡以平肝潜阳或息风止痉为主要作用的药物，称平肝息风药。入肝经，主治肝阳上亢和肝风内动证，分为平抑肝阳药和息风止痉药。

（一）平抑肝阳药

平抑肝阳药多为介类或矿石类药物，主治肝阳上亢和肝火上炎证，症见头痛或眩晕、面红目赤、口苦、耳鸣、烦躁易怒。

◆ 石 决 明 ◆
《名医别录》

石决明为鲍科动物杂色鲍（光底石决明）*Haliotis diversicolor* Reeve、皱纹盘鲍（毛底石决明）

Haliotis discus hannai Ino、羊鲍 *Haliotis ovina* Gmelin、澳洲鲍 *Haliotis ruber*（Leach）、耳鲍 *Haliotis asinina* Linnaeus 或白鲍 *Haliotis laevigata*（Donovan）的贝壳。生用或煅用。

【性味归经】咸，寒。归肝经。

【功效与应用】

1. 平肝潜阳 用于肝阳上亢证，水不涵木，头晕目眩，配白芍、生地黄滋阴液；阳亢火盛，眩晕、头痛、烦躁易怒，配夏枯草、菊花清肝火。

2. 清肝明目 用于肝火上炎的目赤翳障，配黄连、龙胆草；用于风热目赤，翳膜遮睛，配蝉蜕、木贼；用于肝虚血少之视物昏花，配熟地黄、枸杞子。

【用法用量】6～20 g，水煎服，宜先煎。平肝清肝宜生用，外用点眼宜煅用、水飞。

◆ 牡蛎 ◆
《神农本草经》

牡蛎为牡蛎科动物长牡蛎 *Ostrea gigas* Thunberg、大连湾牡蛎 *Ostrea talienwhanensis* Crosse 或近江牡蛎 *Ostrea rivularis* Gould 的贝壳。生用或煅用，用时打碎。

【性味归经】咸，涩，微寒。归肝、胆、肾经。

【功效与应用】

1. 潜阳益阴 用于肝肾阴虚，肝阳上亢证，症见眩晕、耳鸣、烦躁不安、腰膝酸软，常配龙骨、白芍，如镇肝息风汤；用于阴虚风动证，症见手足瘈疭、舌绛苔少，常配生地黄、龟甲，如大定风珠。

2. 软坚散结 用于痰核、瘰疬、瘿瘤，配浙贝母、玄参，如消瘰丸；用于癥瘕积聚，配鳖甲、莪术。

3. 收敛固涩 本品煅后用于滑脱诸证，自汗、盗汗，配麻黄根、浮小麦，如牡蛎散；遗精、滑精，配沙苑子、芡实，如金锁固精丸；尿频、遗尿，配桑螵蛸、益智仁；崩漏，带下，配海螵蛸、山药。

此外，煅牡蛎有制酸止痛作用，可治胃痛泛酸。

【用法用量】9～30 g，水煎服，宜先煎。潜阳补阴、软坚散结生用，收敛固涩煅用。

◆ 代赭石 ◆
《神农本草经》

代赭石为主要含三氧化二铁（Fe_2O_3）的矿石。生用或醋淬用。

【性味归经】苦，寒。归肝、心经。

【功效与应用】

1. 平肝潜阳 用于肝阳上亢证，症见头痛眩晕、面红目赤、烦躁易怒，配石决明、夏枯草，如代赭石汤。

2. 重镇降逆 用于胃气上逆之呕吐、呃逆、噫气，常配旋覆花、半夏，如旋覆代赭汤；用于肺气上逆之喘咳，单用本品研末，米醋调服。

3. 凉血止血 用于血热吐衄，崩漏，煅烧醋淬后研细调服。

【用法用量】10～30 g，水煎服，宜先煎。平肝潜阳、重镇降逆宜生用，止血宜煅用。

【使用注意】因含微量砷，不宜长期服用。脾胃虚寒，食少便溏者慎用。孕妇慎用。

（二）息风止痉药

息风止痉药入肝经，主治温热病热极动风、肝阳化风、血虚生风等证，症见眩晕欲仆、项强肢颤、痉挛抽搐以及风阳夹痰、痰热上扰之癫痫、惊风抽搐或风毒侵袭所致破伤风。

◆ 羚羊角 ◆
《神农本草经》

羚羊角为牛科动物赛加羚羊 Saiga tatarica Linnaeus 的角。镑片或研粉。

【性味归经】咸，寒。归肝、心经。

【功效与应用】

1. 清肝息风　用于热极生风证，症见高热神昏、惊厥抽搐，常配钩藤、白芍，如羚角钩藤汤。
2. 平肝潜阳　用于肝阳上亢证，症见头晕目眩、烦躁失眠、头痛欲裂，常配石决明、天麻。
3. 清肝明目　用于肝火上炎证，症见目赤头痛、羞明流泪，常配黄芩、龙胆草。
4. 清热解毒　用于热毒内陷心包，热盛动风证，症见高热烦躁、神昏谵语、痉厥抽搐、斑疹吐衄，常配石膏、麝香，如紫雪丹。

【用法用量】1~3 g，水煎服，宜单煎 2 h 以上；研粉服，每次 0.3~0.6 g。

◆ 牛黄 ◆
《神农本草经》

牛黄为牛科动物牛 Bos taurus domesticus Gmelin 干燥的胆结石。研粉用。

【性味归经】苦，凉。归心、肝经。

【功效与应用】

1. 化痰开窍　用于温热之邪内陷心包及中风、惊风、癫痫等痰热闭窍证，症见神昏谵语、高热烦躁、痰涎壅塞，常配麝香、冰片，如安宫牛黄丸。
2. 凉肝息风　用于小儿惊风、癫痫，常配朱砂、全蝎，如牛黄散。
3. 清热解毒　用于口舌生疮、咽喉肿痛、牙痛、痈疽疔毒，常与雄黄、大黄等同用，如牛黄解毒丸。

【用法用量】每次 0.2~0.5 g，入丸散剂。

【使用注意】非实热证不宜使用。孕妇慎用。

◆ 天麻 ◆
《神农本草经》

天麻为兰科植物天麻 Gastrodia elata Bl. 的干燥块茎。润透或蒸软，切片用。

【性味归经】甘，平。归肝经。

【功效与应用】

1. 息风止痉　用于各种病因之肝风内动、惊痫抽搐、小儿急惊风，常配羚羊角、钩藤，如钩藤饮；小儿脾虚慢惊，配人参、白术，如醒脾丸；破伤风，配天南星、白附子，如玉真散。
2. 平抑肝阳　用于肝阳上亢之眩晕、头痛，常配钩藤、石决明，如天麻钩藤饮；用于风痰上扰证之眩晕、头痛，常配半夏、白术，如半夏白术天麻汤。
3. 祛风通络　用于中风肢体麻木、手足不遂，配川芎，如天麻丸；风湿痹痛，配秦艽、桑枝，如秦艽天麻汤。

【用法用量】3~9 g，水煎服。

其他息风止痉药见表 9-2-27。

表 9-2-27　其他息风止痉药简表

药名	性味归经	功效	应用	用量
钩藤	甘，凉 归肝、心包经	息风定惊 清热平肝	肝风内动，惊痫抽搐 肝火上炎或肝阳上亢证	3~12 g 后下
地龙	咸，寒 归肝、脾、膀胱经	清热息风 通络 平喘 利尿	热极生风所致惊痫、癫狂 半身不遂，痹证 肺热哮喘 小便不利	5~15 g 水煎服 1~2 g 研末服
全蝎	辛，平，有毒 归肝经	息风镇痉 攻毒散结 通络止痛	各类痉挛抽搐 疮疡肿毒，瘰疬结核 风湿顽痹，顽固性偏正头痛	3~6 g 水煎服

十七、补虚药

凡以补益人体气血阴阳虚衰为主要作用的药物，称为补虚药。多甘味，主治气虚证、阳虚证、血虚证和阴虚证，分为补气药、补阳药、补血药、补阴药。

（一）补气药

性温或平，味甘，归脾、肺经，主治肺气虚证，症见短气不足以息、动则益甚，自汗、声音低怯、咳嗽无力甚或喘促、体倦神疲；脾气虚证，症见脘腹胀满、食少纳呆、大便溏薄、面色萎黄、乏力或水肿、甚或脏器下垂、吐衄下血；心气虚证，症见心悸怔忡、胸闷气短、劳则加重；元气欲脱证，症见精神萎靡、面色苍白、气息短促、大汗淋漓、脉微欲绝。

◆ 人参 ◆
《神农本草经》

人参为五加科植物人参 *Panax ginseng* C. A. Mey. 的根，野生者名"山参"，栽培者名"园参"；干燥后称"生晒参"；蒸制后干燥者称"红参"，切片用。

【性味归经】甘、微苦，微温。归肺、脾、心、肾经。

【功效与应用】

1. 大补元气　用于元气虚脱证，单用即独参汤；若汗出肢冷，配附子温阳固脱，如参附汤；若汗出身暖，舌红干燥，配麦冬、五味子敛阴生津，如生脉散。

2. 补脾肺，益心肾　用于肺脾心肾气虚证，肺虚喘咳、痰多，配紫苏子、杏仁，如补肺汤；脾虚便溏，倦怠乏力，配白术、茯苓，如四君子汤；心气不足，心悸怔忡、脉结代，配炙甘草、桂枝，如炙甘草汤；肾虚喘咳，配蛤蚧、贝母，如人参蛤蚧散。

3. 生津　用于热病气虚津伤口渴，配知母、石膏泻火生津除烦，如白虎加人参汤；用于消渴证，配天花粉、生地黄滋阴清热止渴。

4. 安神益智　用于气血亏虚所致心悸、失眠、健忘，配酸枣仁、柏子仁，如天王补心丹。

【用法用量】5~10 g，水煎服，固脱可用 15~30 g；研末服，每次 2 g。

【使用注意】反藜芦，不宜与五灵脂同用。

◆ 黄芪 ◆

《神农本草经》

黄芪为豆科植物蒙古黄芪 *Astragalus memeranaceus*（Fisch.）Bge. var. *mongholicus*（Bge.）Hsiao 或膜荚黄芪 *Astragalus membranaceus*（Fisch.）Bge. 的根。生用或蜜炙用。

【性味归经】甘，微温。归脾、肺经。

【功效与应用】

1. 补气升阳　用于脾气虚证，症见食少便溏、神疲体倦，常配党参、白术以益气健脾；用于中气下陷证，症见久泻脱肛、内脏下垂，配人参、升麻以培中举陷，如补中益气汤；用于脾不统血证，配人参、白术补气以摄血，如归脾汤；用于脾不布津之消渴证，配天花粉、葛根生津止渴，如玉液汤；用于脾不生血证，配当归，以补气生血，如当归补血汤；用于肺气虚证，症见喘咳气短，配紫菀、五味子敛肺止咳。

2. 益卫固表　用于表虚自汗，配白术、防风，如玉屏风散。

3. 利水消肿　用于气虚水湿不运之浮肿，小便不利，配防己、白术，如防己黄芪汤。

4. 托毒生肌　用于因气血亏虚、疮疡内陷的脓成不溃，或溃久难敛，常与人参、当归等同用。

【用法用量】9～30 g，水煎服。补中益气宜蜜炙。

【使用注意】表实及阳亢，内有积滞，疮疡实证均不宜使用。

◆ 白术 ◆

《神农本草经》

白术为菊科植物白术 *Atractylodes macrocephala* Koidz. 的根茎。生用或炒用。

【性味归经】甘、苦，温。归脾、胃经。

【功效与应用】

1. 健脾益气，燥湿利水　用于脾虚生湿所致泄泻、痰饮、水肿、带下诸证，治泄泻，配人参、茯苓健脾渗湿止泻，如参苓白术散；治痰饮，配茯苓、桂枝温阳化饮，如苓桂术甘汤；治水肿，配茯苓、泽泻利水消肿，如四苓散；治带下，配山药、苍术燥湿止带，如完带汤。

2. 止汗　用于脾气虚弱，卫气不固，表虚自汗，配黄芪、浮小麦固表敛汗。

3. 安胎　用于脾虚胎动不安，常配砂仁。

【用法用量】10～15 g，水煎服。燥湿利水宜生用，补气健脾宜炒用，健脾止泻宜炒焦用。

其他补气药见表9-2-28。

表9-2-28　其他补气药简表

药名	性味归经	功效	应用	用量
西洋参	甘、微苦，凉 归肺、心、肾经 反藜芦	补气养阴 清热生津	气阴两伤证、肺阴虚喘咳 气虚津伤口渴及消渴	3～6 g 另煎兑服
党参	甘，平 归脾、肺经 反藜芦	补脾肺气 补血 生津	脾肺气虚证 气血两虚证 气津两伤证	9～30 g 水煎服
山药	甘，平 归脾、肺、肾经	补脾 益气养阴 补益肺肾 固精止带	脾胃虚弱证 气阴两虚消渴证 肺肾两虚喘咳 遗精、带下	15～30 g 水煎服

续表

药名	性味归经	功效	应用	用量
甘草	甘，平 归心、肺、脾、胃经 （不宜与大戟、芫花、 甘遂、海藻同用）	补益心气 补脾益气 祛痰止咳 缓急止痛 清热解毒 调和诸药 解毒	心气不足之心悸 脾气虚证 咳嗽痰多 脘腹、四肢挛急疼痛 热毒疮疡，咽喉肿痛 调和药性 药物、食物中毒	3~9 g 水煎服

（二）补阳药

性温，味甘、辛、咸，入肾经。主治肾阳不足证，症见畏寒肢冷、腰膝酸软、性欲淡漠、阳痿早泄、宫冷不孕、崩漏带下、尿频遗尿或一身悉肿；脾肾阳虚证，症见脘腹冷痛、五更泄泻；肾精亏虚证，症见眩晕耳鸣、须发早白、筋骨痿软或小儿发育迟缓；肺肾两虚，肾不纳气证，症见呼多吸少、喘促难卧。

◆ 鹿茸 ◆
《神农本草经》

鹿茸为脊椎动物鹿科梅花鹿 *Cervus nippon* Temminck 或马鹿 *Cervus elaphus* Linnaeus 的雄鹿头上尚未骨化而带茸毛的幼角。切片入药。

【性味归经】甘、咸，温。归肾、肝经。

【功效与应用】

1. 补肾阳，益精血　用于肾阳虚衰，精血不足证，症见怯寒肢冷、精神不振、头晕耳鸣、腰膝酸痛、小便频数、阳痿早泄、宫冷不孕，可单用本品或配人参、黄芪固本培元，如参茸固本丸。

2. 补肾阳，强筋骨　用于肾虚骨弱，腰膝无力或小儿发育迟缓，常配熟地、山萸肉滋补肝肾，荣筋壮骨，如加味地黄丸。

3. 补肾阳，调冲任　用于妇女冲任虚寒之崩漏，配当归、阿胶养血止血，如鹿茸散；带下过多配狗脊、白蔹固肾止带。

4. 托疮毒　用于疮疡久溃不敛、阴疽疮肿内陷不起，配熟地、肉桂养血助阳，如阳和汤。

【用法用量】1~3 g，研末吞服，或入丸散。

【使用注意】量大可致头晕目赤或出血。热证、阴虚阳亢发热者忌服。

◆ 杜仲 ◆
《神农本草经》

杜仲为杜仲科植物杜仲 *Eucommia ulmoides* Oliv. 的树皮。生用或盐水炒用。

【性味归经】甘，温。归肝、肾经。

【功效与应用】

1. 补肝肾，强筋骨　用于肾虚腰痛，常与胡桃肉、补骨脂同用，如青娥丸；用于痹证腰膝疼痛，配独活、桑寄生，如独活寄生汤；外伤腰痛，配川芎、桂心，如杜仲散；用于肾虚阳痿，精冷不固，小便频数，配山萸肉、菟丝子。

2. 安胎　用于肝肾不足，冲任失固之胎动不安或习惯性流产，单用有效，或配续断、阿胶等同用。

【用法用量】10~15 g，水煎服。

【使用注意】阴虚火旺者慎用。

其他补阳药见表9-2-29。

表9-2-29　其他补阳药简表

药名	性味归经	功效	应用	用量
肉苁蓉	甘、咸，温 归肾、大肠经	补肾助阳 润肠通便	肾阳亏虚，精血不足证 肠燥津枯便秘	10~15 g 水煎服
补骨脂	苦、辛，温 归肾、脾经	补肾壮阳 固精缩尿 温脾止泻 纳气平喘	肾虚阳痿 遗精、遗尿、尿频 脾肾阳虚五更泄泻 肾不纳气喘咳	5~15 g 水煎服
菟丝子	辛、甘，平 归肾、肝、脾经	补肾益精 养肝明目 止泻 安胎	肾虚阳痿、遗精，不孕 肝肾不足之目暗不明 脾肾阳虚泄泻 胎动不安	10~20 g 水煎服
蛤蚧	咸，平 归肺、肾经	补肺肾，平喘 助阳益精	肺肾两虚之喘咳 肾虚阳痿	1~2 g 研末服
冬虫夏草	甘，温 归肾、肺经	补肾益肺 止血化痰	阳痿，遗精，虚喘 劳嗽痰血	5~10 g 水煎服

（三）补血药

性温味甘，入心、肝经，主治血虚证，症见面色苍白或萎黄、口唇爪甲淡白、头晕耳鸣、心悸怔忡、失眠健忘或月经愆期、量少色淡甚则闭经，舌淡、脉细弱。

◆ 当归 ◆

《神农本草经》

当归为伞形科植物当归 *Angellica sinensis* (Oliv.) Diels. 的根。生用或酒炒用。

【性味归经】甘、辛，温。归肝、心、脾经。

【功效与应用】

1. 补血　用于血虚证，症见面色萎黄、头晕、心悸，配伍熟地黄、白芍、川芎养血和血，如四物汤。

2. 活血调经　用于血虚或夹瘀之月经不调、经闭、痛经等，兼夹瘀配桃仁、红花；气滞配香附、川芎；寒凝配阿胶、艾叶；血热配丹皮、赤芍。

3. 止痛　用于虚寒性腹痛，配芍药、桂枝；胸胁瘀阻疼痛，配郁金、香附；癥瘕积聚，配三棱、莪术；跌打损伤，配乳香、没药；痈疽疮疡，配连翘、天花粉；风寒痹痛，配羌活、防风。

4. 润肠通便　用于血虚肠燥便秘，与肉苁蓉、牛膝配伍，如济川煎。

【用法用量】5~15 g，水煎服。补血用当归身，活血用当归尾，止血用当归头。

【使用注意】湿盛中满、大便溏泻者忌服。

◆ 熟地黄 ◆

《本草拾遗》

熟地黄为玄参科植物地黄 Rehmannia glutinosa (Gaetn.) Libosch. ex Fisch. et Mey. 的块根，以黄酒为辅料蒸晒，切片或炒炭用。

【性味归经】甘，微温。归肝、肾经。

【功效与应用】

1. 补血　用于血虚证，为养血补虚之要药，常配当归、白芍，如四物汤。

2. 养阴　用于肝肾阴虚证，症见两颧发红、潮热盗汗、头晕耳鸣、腰膝酸软、遗精；或阴精亏损之消渴证，症见口渴引饮、尿量频多，配山药、山茱萸滋阴补肾，如六味地黄丸。

3. 填精益髓　用于精血亏虚证，症见须发早白、筋骨痿软或小儿发育迟缓，配龟甲、锁阳健骨养筋，如虎潜丸。

此外，炒炭止血，用于崩漏等血虚出血证。

【用法用量】10 ~ 30 g，水煎服。

【使用注意】性质黏腻，湿滞痰多者忌服。

其他补血药见表9-2-30。

表9-2-30　其他补血药简表

药名	性味归经	功效	应用	用量
白芍	苦、酸、甘，微寒	养血敛阴	肝血亏虚证	6 ~ 15 g
	归肝、脾经	柔肝	肝脾不和之胸胁脘腹疼痛	水煎服
	反藜芦	止痛	或四肢挛急疼痛	
		平抑肝阳	肝阳上亢证	
阿胶	甘，平	补血，滋阴	血虚证，阴虚证	5 ~ 15 g
	归肺、肝、肾经	润肺，止血	燥咳，出血证	烊化
何首乌（制）	甘、涩，微温	补益精血	精血亏虚	10 ~ 30 g
	归肝、肾经	固肾乌须	须发早白	水煎服

（四）补阴药

性寒味甘，主治肺阴虚证，症见干咳少痰、咯血或声音嘶哑；胃（脾）阴虚证，症见胃脘隐痛、饥不欲食、口干咽燥、干呕、便秘；肝阴虚证，症见头晕耳鸣、两目干涩或筋脉挛急、爪甲不荣；肾阴虚证，症见头晕目眩、耳鸣齿摇、腰膝酸痛、遗精；心阴虚证，症见心悸怔忡、失眠多梦。

◆ 北沙参 ◆

《本草汇言》

北沙参为伞形科植物珊瑚菜 Glehnia littoralis Fr. Schmidt ex Miq. 的根，生用。

【性味归经】甘、微苦，微寒。归肺、胃经。

【功效与应用】

1. 养阴清肺　用于肺阴虚证，症见干咳少痰、咳血或咽干音哑，常配麦冬、桑叶。

2. 益胃生津　用于胃阴虚证，症见口干多饮、饥不欲食、大便干结、舌苔光剥，胃胀痛、干呕，常配石斛、玉竹。

【用法用量】10～15 g，水煎服。

【使用注意】反藜芦。

◆ 龟甲 ◆

《神农本草经》

龟甲为龟科动物乌龟 *Chinemys reevesii*（Gray）的腹甲及背甲。砂炒后醋淬用。

【性味归经】甘，咸，寒。归肾、肝、心经。

【功效与应用】

1. 滋阴潜阳　用于阴虚阳亢之头目眩晕，配白芍、牡蛎，如镇肝息风汤；用于阴虚内热之骨蒸潮热、盗汗、遗精，常配熟地、知母，如大补阴丸；用于阴虚风动之神倦瘛疭，宜配阿胶、鳖甲，如大定风珠。

2. 益肾健骨　用于肾虚之筋骨不健、腰膝酸软、步履乏力及小儿鸡胸、龟背、囟门不合诸症，常配熟地、锁阳。

3. 养血补心　用于阴血亏虚之惊悸、失眠、健忘，常配石菖蒲、远志，如孔圣枕中丹。

4. 固经止血　用于阴虚血热，冲任被扰之崩漏、月经过多，配黄柏、椿根皮泻火坚阴，凉血止血，如固经丸。

【用法用量】9～24 g，水煎服，宜先煎。

【使用注意】脾胃虚寒者忌服，孕妇慎用。

其他补阴药见表9-2-31。

表9-2-31　其他补阴药简表

药名	性味归经	功效	应用	用量
百合	甘，微寒 归肺、心、胃经	养阴润肺 清心安神	肺阴虚燥咳 失眠心悸，百合病	6～12 g 水煎服
麦冬	甘、微苦，微寒 归胃、肺、心经	养阴益胃生津 润肺 清心除烦	胃阴虚口渴 肺阴虚燥咳 心阴虚心烦不眠	6～12 g 水煎服
石斛	甘，微寒 归胃、肾经	益胃生津 滋阴清热	胃阴虚伤津证 肝肾阴虚证	6～12 g 水煎服
枸杞子	甘，平 归肝、肾经	滋补肝肾 益精明目	肝肾阴虚证 目昏不明，早衰证	6～12 g 水煎服
鳖甲	甘、咸，寒 归肝、肾经	滋阴潜阳 退热除蒸 软坚散结	阴虚风动，阴虚阳亢证 阴虚发热 癥瘕积聚	9～24 g 先煎

十八、收涩药

凡以收敛固涩为主要作用的药物，称为收涩药。味多酸涩，性温或平，主入肺、脾、肾、大肠经。主治久病体虚、正气不固、脏腑功能衰退所致的滑脱不禁的病证。

◆ 五味子 ◆

《神农本草经》

五味子为木兰科植物五味子 *Schisandra chinesis*（Turcz.）Baill 或华中五味子 *Schisandra sphenanthera*

Rehd. et Wils. 的成熟果实。生用或经醋、蜜拌蒸晒干用。

【性味归经】酸、甘，温。归肺、心、肾经。

【功效与应用】

1. 收敛固涩 用于久咳虚喘，配山茱萸、熟地黄；自汗、盗汗，配麻黄根、牡蛎；遗精、滑精，配桑螵蛸、龙骨；久泻不止，配补骨脂、肉豆蔻。

2. 益气生津 用于津伤口渴、消渴证，多配山药、黄芪，如玉液汤。

3. 补肾宁心 用于心悸、失眠、多梦，配酸枣仁、柏子仁，如天王补心丹。

【用法用量】3~6 g，水煎服。

【使用注意】表邪未解，咳嗽初起，麻疹初期，均不宜用。

◆ 山茱萸 ◆

《神农本草经》

山茱萸为山茱萸科植物山茱萸 *Cornus officinalis* Sieb. et Zucc. 的成熟果肉。晒干或烘干用。

【性味归经】酸、涩，微温。归肝、肾经。

【功效与应用】

1. 补益肝肾 为平补阴阳之要药，用于肝肾亏虚之腰膝酸软、头晕耳鸣、阳痿，常与熟地、山药配伍，如六味地黄丸。

2. 收敛固涩 用于遗精、滑精，配芡实、山药；遗尿、尿频，配沙苑子、桑螵蛸；崩漏、月经过多，配熟地黄、白芍；大汗不止，元气虚脱证，配人参、附子、龙骨，如来复汤。

此外，本品亦治消渴证，多配生地黄、天花粉。

【用法用量】5~10 g，水煎服，急救固脱 20~30 g。

【使用注意】湿热小便淋涩者不宜服用。

其他收敛药见表 9-2-32。

表 9-2-32 其他收涩药简表

药名	性味归经	功效	应用	用量
乌梅	酸、涩，平 归肝、脾、肺、大肠经	敛肺止咳 涩肠止泻 安蛔止痛 生津止渴	肺虚久咳 久泻，久痢 蛔厥 消渴证	3~10 g 水煎服
肉豆蔻	辛，温 归脾、胃、大肠经	涩肠止泻 温中行气	脾肾虚寒之久泻 胃寒胀痛	3~9 g 水煎服
桑螵蛸	甘、咸，平 归肝、肾经	固精缩尿 补肾助阳	遗精滑精，遗尿尿频 肾虚阳痿	6~10 g 水煎服
芡实	甘、涩，平 归脾、肾经	益肾固精 健脾止泻 除湿止带	肾虚遗精，滑精 脾虚久泻 带下病	10~15 g 水煎服

十九、涌吐药

凡以促使呕吐为主要作用的药物，称为涌吐药。多酸、苦、辛，归胃经，用于误食毒物、宿食不化停留胃中、痰涎阻于胸膈、咽喉所致呼吸困难或痰浊蒙蔽清窍引发癫痫发狂。

◆ 瓜蒂 ◆

《神农本草经》

瓜蒂为葫芦科植物甜瓜 *Cucumis melo* L. 的果蒂。生用或炒黄用。

【性味归经】苦，寒。有毒。归胃经。

【功效与应用】

1. 涌吐痰食　用于风痰癫痫、宿食停滞及食物中毒诸证，可单用本品研末取吐。

2. 祛湿退黄　用于湿热黄疸，可单用研末吹鼻，令鼻中黄水出而达退黄之效。

【用法用量】2.5 ~ 5 g，水煎服。入丸散服，每次 0.3 ~ 1 g。外用适量。

【使用注意】体虚和孕妇忌用。

二十、其他药

本节主要介绍一些以攻毒疗疮、杀虫止痒、拔毒化腐、生肌敛疮为主要作用的药物。

◆ 雄黄 ◆

《神农本草经》

雄黄为含二硫化二砷（As_2S_2）的矿石。生用。

【性味归经】辛，温。有毒。归肝、胃、大肠经。

【功效与应用】

解毒，杀虫：用于痈肿疔疮、湿疹疥癣、蛇虫咬伤，可单用外敷，或配乳香、没药、麝香为丸，名醒消丸。

【用法用量】内服 0.05 ~ 0.1 g，入丸、散；外用适量。

【使用注意】孕妇禁用。切忌火煅，可生成三氧化二砷（As_2O_3）。

◆ 硫黄 ◆

《神农本草经》

硫黄为天然硫黄矿的提炼加工品。

【性味归经】酸，温。有毒。归肾、大肠经。

【功效与应用】

1. 解毒杀虫疗疮　外用治疥癣、湿疹、阴疽疮疡，单取为末，麻油调敷；或配伍铅丹、石灰，如硫黄散。

2. 补火助阳通便　内服治阳痿，配鹿茸、补骨脂；虚喘冷哮，配肉桂、沉香；虚寒便秘，配半夏，即半硫丸。

【用法用量】内服 1 ~ 3 g，炮制后入丸、散。外用适量，研末油调涂敷患处。

【使用注意】阴虚火旺及孕妇忌服。不宜与芒硝、玄明粉同用。

◆ 升药 ◆

《外科大成》

升药由水银、火硝、白矾各等份混合升华制成。研细末入药。

【性味归经】辛，热。有大毒。归肺、脾经。

【功效与应用】

拔毒，去腐：用于痈疽溃后，脓出不畅，或腐肉不去，新肉难生，常与煅石膏同用。

【用法用量】外用适量，研细粉单用或与其他药物配制成散剂或制成药捻。只供外用，不能内服。

【使用注意】有大毒，不可过量或持续使用。孕妇禁用。

复习思考题

1. 中药的概念是什么？简述中药的药性理论内容。

2. 中药的配伍有哪几个方面内容？何谓"十八反"？

3. 从每类中药中试举一味代表药，说明其功效与应用。

4. 如何正确使用有毒性的中药？

（赵永华）

第十章 方　剂

［地瓜相关］〔……〕［……〕

［功效与应用］

为……用于下焦湿热，黄疸水肿，湿热下注，热淋尿赤

［用法用量〕……

［使用注意］本品……

【学习目标】

1. 掌握方剂君、臣、佐、使的组方基本结构。
2. 熟悉主要方的方名及方剂的组成、主治证。
3. 了解各类基本方的功用。

【重点内容】

1. 方剂组成的基本结构，君、臣、佐、使的基本含义。
2. 常用的剂型、煎药方法及服药方法。
3. 主要方剂的方名、方剂的组成、主治证。

第一节　方剂学基本知识

一、概念

方剂，是在中医理论的指导下，在辨证审因决定治法之后，选择合适的药物，按照组方原则，酌定用量、用法，恰当配伍而成。方剂中的"方"即医方、药方、处方，又有规矩之意；"剂"，古与"齐"通，即整齐之意，又作"调和"解。简而言之，方剂即药物按照组方原则（规矩）配伍而成。

方剂是中医理、法、方、药的重要组成部分，中医治病时首先是辨证，在辨证基础上确立治法，然后在治法的指导下选用相应的药物，按照组方原则组成方剂。因此，方与法之间的关系是相互为用、密不可分的。治法是指导遣药组方的原则，方剂是体现和完成治法的主要手段，即"方从法出""法随证立"。

二、方剂的组成与变化

药物的功用各有所长，药性也各有所偏，只有通过合理的配伍，调其偏性，制其毒性，增强或改变原来的功用，消除和缓解对人体的不利因素，发挥其相辅相成或相反相成的综合作用，使各具特性的若干药物组合成一个新的有机整体，才能更充分地发挥药物的作用，符合辨证论治的要求。

（一）方剂组成的基本结构

组成方剂时，必须根据病情，在辨证基础上确立治法，选择合适的药物，同时按照严密的组方基本结构（即按方剂"君、臣、佐、使"）的要求妥善配伍而成。作为君、臣、佐、使的组方基本结构原则，最早可追溯至《黄帝内经》。《素问·至真要大论》曰："主病之谓君，佐君之谓臣，应臣之谓使。"现将其归纳如下：

1. 君药

君药，即针对主病或主证起主要治疗作用的药物。其药力居方中之首。

2. 臣药

臣药，有两种含义，一是辅助君药加强治疗主病或主证的药物；二是针对重要的兼病或兼证起主要治疗作用的药物。其药力小于君药。

3. 佐药

佐药，有三种含义，一是佐助药，即配合君、臣药以加强治疗作用，或直接治疗次要兼证的药物；二是佐制药，即用以消除或减缓君、臣药的毒性，或能制约君、臣药峻烈之性的药物；三是反佐药，即根据某些病证之需，当病重邪甚，可能拒药时，用与君药性味相反而又能在治疗中起相成作用的药物，以防止药病格拒。其药力小于臣药，一般用量较轻。

4. 使药

使药，有两种含义，一是引经药，即能引方中诸药至特定病所的药物；二是调和药，即具有调和诸药作用的药物。其药力较小，用量亦轻。

在遣药组方时君药是方剂中必须具有的药物，但在方剂中并不是每一种意义的臣、佐、使药都必须具备，也不是每味药只任一职。每一方剂的具体药味多少，以及君、臣、佐、使的结构是否齐备，应视病情与治法的需要及所选药物的功能所决定。每一方剂组成中一般君药宜少，臣药可多于君药，佐药可多于臣药，而使药用一二味即可。

（二）方剂的变化

临证运用成方或遣药组方时，应根据病情需要，结合患者体质、性别、年龄不同，并参照季节气候、地域差异等灵活加减变化。做到"师其法而不泥其方，师其方而不泥其药"。

1. 药味增减

方剂是由药物组成的，当方剂中药物增加或减少时，必然引起方剂配伍关系的变化，从而使方剂的功效发生变化。药味增减的变化，即临床常用的成方"随症加减"，是指在主病、主症、基本病机及君药不变的前提下，改变方中的次要药物，以适应变化了的病情需要。如四君子汤（人参，茯苓，白术，炙甘草）是治疗脾胃气虚证的常用方剂，若兼见脘腹痞闷不舒，为脾胃气虚兼气滞证，可加陈皮（即异功散）行气化滞；若兼见胸脘痞闷、呕逆等，为脾胃气虚兼痰湿证，可在异功散基础上加半夏（即六君子汤）燥湿化痰，降逆止呕。再如麻黄汤（麻黄、桂枝、杏仁、炙甘草）是治疗外感风寒表实证的代表方，若减去桂枝则为治疗外感风寒、肺气不宣的基础方（即三拗汤），主治风寒袭肺的咳喘轻证。

2. 药量增减

在方剂中药物的剂量直接决定药效和药力，即使方剂的药物组成相同，但因其药物剂量不同，可使方剂的配伍关系及君、臣、佐、使、功用、主治各有所异。如小承气汤与厚朴三物汤，两方均由大黄、厚朴、枳实三药组成，但小承气汤主治阳明腑实轻证，故重用大黄四两为君，枳实三枚为臣，厚朴二两为佐，为轻下热结之剂；厚朴三物汤主治气滞大便不通之证，故重用厚朴八两为君，枳实五枚为臣，大黄四两为佐，为行气消满之方。

3. 剂型变化

方剂的剂型各有特点，通过方剂剂型的变化可以改变方剂的作用。如《伤寒论》中理中丸与人参汤，两方组成及用量（人参、干姜、白术、炙甘草各三两）完全相同，前者为细末，炼蜜为丸，治中焦虚寒之脘腹疼痛、自利不渴或病后喜唾，作用较缓和；后者为汤剂内服，主治中、上二焦虚寒之胸痹，症见心胸痞闷、气从胁下上逆抢心，作用快而力峻。通过剂型的变化可改变药力峻缓，从而在主治病情上有轻重缓急之分。

三、方剂的用法

（一）剂型

方剂组成后，根据病情的需要和药物的特点，加工制成一定形态的制剂形式，称为剂型。早在《黄帝内经》中就有汤、丸、散、膏、酒、丹等剂型，历代医家多有发展，如露、锭、条、线、搽等剂型，随着制药工业的发展，现在又研制出片剂、冲剂、注射剂、气雾剂等剂型。

1. 液体剂型

（1）汤剂　古称汤液，又称煎剂，是将药物饮片用水或酒，或水、酒各半浸泡后，再煎煮一定时间，去渣取汁而制成的剂型。主要供内服用，如桂枝汤、小青龙汤等。外用多作含漱、熏蒸及洗浴等。汤剂的优点是吸收快，能迅速发挥药效，可以根据病情变化随证加减，体现中医治疗"个性化"优势，适用于病情复杂或不稳定的患者。所以汤剂也是临床最能体现中医药独特优势并广泛使用的剂型。汤剂的不足之处是制备相对不便，服用量大，煎煮时某些药的有效成分不易煎出或易挥发散失，携带不便。

（2）酒剂　又称药酒，古称"酒醴"。是将药物置于白酒或黄酒中浸泡，或加温隔水炖煮，去渣取液后供内服或外用。酒有易于发散、活血通络和助长药效的特性，常于祛风通络或补益剂中使用，如风湿药酒；外用酒剂有祛风消肿、活血止痛作用，常用于跌打损伤等。但酒剂使用时存在个体局限性。

（3）糖浆剂　是将药物煎煮、去渣取汁、浓缩后，加入适量蔗糖溶解，制成浓蔗糖水溶液。糖浆剂具有味甜、量小、吸收较快、服用方便的特点，尤其适用于儿童服用，如止咳糖浆。

（4）露剂　又称药露，多选新鲜并含有挥发性成分的药物，用蒸馏法制成气味芳香的澄明水液。一般作为饮料或清凉解暑剂，如金银花露等。

（5）口服液　是将药物用水或其他溶剂提取，经精制而成的内服液体制剂。该制剂具有剂量较小，吸收较快，服用方便，口感适宜等特点，如杞菊地黄口服液等。

（6）注射剂　又称针剂，是将药物经过提取、精制、配制等步骤而制成的灭菌溶液、无菌混悬液，或配制成液体的无菌粉末，供皮下、肌内、静脉注射的一种制剂。具有剂量准确，药效迅速，适于急救的特点。对于昏迷及不能口服用药的患者尤为适宜，如清开灵注射液等。

2. 固体剂型

（1）丸剂　是将药物研成细粉或药材提取物后，加适宜的黏合剂，制成球形的固定剂型。丸剂与汤剂相比具有吸收较慢，但药效持久，便于服用与携带，节省药材的优点。适用于慢性、虚弱性疾病，如肾气丸等。也有些丸剂的药性比较峻猛，组成多为芳香类或毒性较大的药物，因不宜作汤剂煎服，故改为丸剂，如安宫牛黄丸、舟车丸等。常用的丸剂根据黏合剂不同有蜜丸、水丸、糊丸、浓缩丸等。

（2）散剂　是将药物粉碎，混合均匀，制成粉末状制剂，分为内服和外用两种。内服散剂一般是研成细末，以温开水或黄酒等冲服，量小者可直接吞服，如参苓白术散、七厘散；也可制成粗末，以水煎汁服用，称为煮散，如银翘散。散剂的特点是制作简便，节省药材，吸收较快，便于服用与携带。外用散剂多掺撒疮面或患病部位，如金黄散。亦有作点眼、吹喉等，如冰硼散等。

（3）丹剂　有内服与外用两种，内服丹剂没有固定剂型，有丸剂，也有散剂，以药品贵重或药效显著而名之曰丹，如至宝丹。外用丹剂，又称丹药，是以某些矿物类药经高温烧炼制成的药品，常研粉涂撒创面，治疗疮疡痈疽，亦可制成药条、药线和外用膏剂应用。

（4）栓剂　古称坐药或塞药，是将药物细粉与基质混合制成的一定形状的固体制剂，用于腔道并在其间融化或溶解而释放药物。有杀虫止痒、清热解毒、润滑、收敛等作用，外用栓剂可减少药物对肝脏的毒副作用及对胃黏膜的刺激作用。婴幼儿直肠给药较方便，如小儿解热栓等。

（5）冲剂　是将药材提取物加适量赋形剂或部分药物细粉制成的干燥颗粒状或块状制剂，用时以开水冲服。冲剂具有作用迅速、体积较小、服用方便等特点，如感冒退热冲剂等。

（6）片剂 是将药物细粉或药材提取物与辅料混合压制而成的片状制剂。片剂用量准确，体积小，服用和储存方便，应用广泛。

（7）茶剂 是将药物经粉碎加工而制成的粗末状制品，或加入适宜黏合剂制成的固体制剂。用时以沸水泡汁或煎汁，代茶饮用。

（8）胶囊剂 分为硬胶囊剂和软胶囊剂两种，大多供口服。硬胶囊剂是将一定量的药材提取物与药粉或辅料制成均匀的颗粒或粉末，填充到空心胶囊中而成；或将药材粉末直接分装到空心胶囊中服用。软胶囊剂是将一定量的药材提取物密封于球形或椭圆形的软质囊材中而成。胶囊剂易于服用，可掩盖药物的不良气味。

3. 半固体剂型

膏剂是将药物用水或植物油煎熬去渣而制成的剂型，分为内服和外用两种。内服膏剂有流浸膏、浸膏、煎膏三种。其中流浸膏、浸膏多用于调配其他制剂使用，如冲剂、片剂等；煎膏，又称膏滋，是将药物加水反复煎煮，去渣浓缩后，加炼蜜或炼糖制成的半液体剂型，具有体积小，含量高，便于服用、携带的特点，因其口味甜美，具有滋润补益作用，适用于慢性虚弱患者，并适合较长时间服药，如鹿胎膏等。外用膏剂分软膏和硬膏两种。软膏，又称药膏，是将药物细粉与适宜的基质制成具有适当稠度的半固体外用制剂。软膏具有一定的黏稠性，外涂后逐渐软化或溶化，其药物吸收较慢，疗效发挥持久，适用于外科疮疡疖肿、烧烫伤等。硬膏，又称膏药，是以植物油将药物煎至一定程度后去渣，再煎至滴水成珠，加入黄丹等搅匀、冷却制成的硬膏。硬膏使用时应将其加温软化摊涂在纸或布上，贴于患处或穴位上，可用于疮疡肿毒、风湿痹痛、腰痛及跌打损伤等，如狗皮膏、麝香壮骨膏等。

（二）煎药方法

汤剂是临床最常用的剂型之一，根据病情不同及药物的特性差异，应采取不同的煎药方法。

1. 煎药用具

煎药用具以砂锅、瓦罐为好，也可用搪瓷器皿、不锈钢锅。有些药物与铜或铁共同加热后会发生化学变化，因此忌用铁锅、铜锅。煎药用具的容量应大些，可防止药液外溢并利于搅动药物。同时应加盖，防止水分蒸发过快或药物的有效成分挥发散失。

2. 煎药用水

煎药用水以洁净为原则，如自来水、井水、纯净水、蒸馏水均可。根据疾病的性质和药物的特点，也可选用酒或水酒合煎，用水量以超过药面 3～5 cm 即可。目前每剂药多煎煮 2 次，也可煎煮 3 次。第一煎用水量可多些，第二、三煎用水量可适当减少。

3. 煎药火候

煎药火候分"武火""文火"。急火煎，谓"武火"；慢火煎，谓"文火"。一般煎药先用武火煎沸，后改用文火再煎。同时根据药物性味及所需时间要求酌定火候。有些方剂如解表剂、清热剂等，以芳香药为主的方剂煎煮时间宜短，其火宜急，水量宜少；补益剂宜文火久煎，水量宜多，使药味尽出。

4. 煎药方法

煎药前先将药物置于容器中，加冷水浸泡 20～30 min 后再煎煮。先用武火煎沸，再用文火煎煮。在煎煮过程中，应注意适度搅拌，以免糊锅，同时有利于药物有效成分的煎出。文火煎煮一定时间后，滤取第一次药液；然后第二次加水，依上法煎煮，取第二次药液。可以第三次加水，再依上法煎煮，取第三次药液。每次煎煮所得药量在 150 mL 左右即可。将两次或三次药液混匀，再平均分成 2～3 份，每次服用 1 份。另外，还有一些药物需用特殊方法来煎煮，如先煎、后下、冲服、包煎、单煎、烊化等。煎煮药物时需根据具体药物不同来决定煎药方法。

（三）服药方法

方剂的服法包括服药时间和服药方法。服药方法恰当与否，对方剂疗效有一定的影响。

1. 服药时间

一般来说，宜在饭前约 1 h 服药，以利于药物尽快吸收。但对胃肠有刺激的方药，宜饭后服用；滋补方药，宜空腹服用；安神方药，宜在睡前服用；治疟方药，宜在发作前 2 h 服用；慢性病应定时服用，使之能持续发挥药效；急证重病可不拘时间服用。

2. 服药方法

汤剂通常是每日 1 剂，分 2~3 次温服。根据病情的需要，亦可 1 日连服 2 剂，或 1 日只服 1 次，或煎泡代茶饮用。散剂和丸剂是根据病情和具体药物定量，日服 2 次或 3 次。各种丸剂都可以直接用水送服，至于其他不同剂型，可参考制剂情况及方药功用酌情而定。此外，前人还总结出一些汤剂的经验服法。一般治疗热证多寒药凉服，治疗寒证多热药温服。若服用药物后出现恶心，呕吐等"拒药"的反应，可服少量姜汁，或用鲜生姜擦舌，或嚼少许陈皮，然后再服汤药；也可采取寒药热服，或热药冷服，小量频服等方法，以防止"拒药"。对于昏迷患者及吞咽困难者，现多用鼻饲法给药。使用峻烈药或毒性药时，宜先从小量开始，逐渐加量，取效即止，不可过量，以免发生中毒或损伤正气。

（四）药后调护

服药后的调养和护理同样重要，它不仅直接影响着药效，而且关系到患者身体的康复。如服发汗解表剂时应取微汗，不可大汗，又不可汗出不彻。服泻下剂时，不宜食生冷油腻食物，以免损伤脾胃。服药后的饮食宜忌，包括疾病对饮食的宜忌和药物对饮食的宜忌两个方面。前者如水肿病宜少食盐，消渴病宜忌糖，寒证禁生冷等；后者如含地黄的方药忌食萝卜，有土茯苓的方药忌茶叶，服荆芥时忌河豚、无鳞鱼等。其他的宜忌还有汗后避风，以及戒房事、节恚怒、慎劳役等，以防影响治疗效果。

第二节 常用方剂

一、解表剂

具有发汗解肌、疏达腠理、透邪外出等作用，治疗表证的方剂，统称为解表剂。属"八法"中的"汗"法。解表剂常分为三类：辛温解表剂，适用于外感风寒表证，以麻黄汤为代表方；辛凉解表剂，适用于外感风热或温病初起之表证，以银翘散为代表方；扶正解表剂，适用于体质素虚又感外邪的表证，以败毒散为代表方。

解表剂多为辛散清扬之品，其药性易耗散，故煎煮时间不宜太久，以免影响疗效。药宜温服，服后要注意保暖以取微汗，但不可发汗太过，以防耗气伤阴。服解表剂期间，应注意禁生冷、油腻之品，以免影响药物的吸收及药效的发挥。

◆ 麻 黄 汤 ◆

《伤寒论》

【组成】麻黄去节，三两（9g） 桂枝去皮，二两（6g） 杏仁去皮尖，七十个（6g） 甘草炙，一两（3g）

【用法】上四味，以水九升，先煮麻黄，减二升，去上沫，内诸药，煮取二升半，去滓，温服八合。覆取微似汗，不须啜粥，余如桂枝法将息（现代用法：水煎服，服后取微汗）。

【功效】发汗解表，宣肺平喘。

【主治】外感风寒表实证。恶寒发热，头身疼痛，无汗而喘，舌苔薄白，脉浮紧。

【证机概要】本方为治外感风寒表实证的基础方，又为辛温发汗法之代表方。证由风寒袭表，毛窍闭塞，肺气失宣所致。

【方解】方中麻黄辛温，既可发汗解表，又可宣肺平喘，为君药。桂枝解肌发汗，透达营卫，助麻黄发汗散风寒之力，又能温通经脉，解肢体疼痛，为臣药。杏仁肃肺平喘，与麻黄相伍，一宣一降，增强宣肺平喘之功，为佐药。炙甘草既调和麻、杏之宣降，又缓和麻、桂相合之峻烈，为佐使药。

【使用注意】麻黄汤药味虽少，但发汗力强，不可过服，体虚者不宜使用。

【现代运用】常用于感冒、流行性感冒、急性支气管炎、支气管哮喘等证属风寒表实者。

【方歌】麻黄汤中用桂枝，杏仁甘草四般施，发汗解表平喘咳，表实无汗此为功。

◆ 桂 枝 汤 ◆
《伤寒论》

【组成】桂枝去皮，三两（9 g）　芍药三两（9 g）　甘草炙，二两（6 g）　生姜切，三两（9 g）　大枣擘，十二枚（4枚）

【用法】上五味，㕮咀，以水七升，微火煮取三升，适寒温，服一升。服已须臾，啜热稀粥一升余，以助药力。温覆令一时许，遍身漐漐，微似有汗者益佳，不可令如水流漓，病必不除。若一服汗出病瘥，停后服，不必尽剂。若不汗，更服，如前法。又不汗，后服小促其间，半日许，令三服尽。若病重者，一日一夜服，周时观之。服一剂尽，病症犹在者，更作服。若汗不出，乃服至二三剂。禁生冷、黏滑、肉、面、五辛、酒酪、臭恶等物（现代用法：水煎服，温覆，取微汗）。

【功效】解肌发表，调和营卫。

【主治】外感风寒表虚证。头痛发热，汗出恶风，鼻鸣干呕，苔白不渴，脉浮缓或浮弱者。

【证机概要】本方为治外感风寒表虚证的基础方，又是调和营卫、阴阳、气血的代表方。证多由外感风寒，卫强营弱，营卫不调，肺胃失和所致。

【方解】方中桂枝味辛甘性温，助卫阳，通经络，解肌发表，外散风寒，为君药。白芍益阴敛营，为臣药。生姜辛温，既助桂枝发汗解表，又能温胃止呕；大枣健脾益气，助芍药和营生津，俱为佐药。炙甘草益气和中，调和药性，合桂枝辛甘化阳以实卫气，合芍药酸甘化阴以和营气，为佐使药。

【使用注意】凡外感风寒表实无汗者禁用。服药期间禁食生冷、黏腻、酒肉、臭恶等物。

【现代运用】常用于感冒、流行性感冒、上呼吸道感染、风湿性关节炎、原因不明的低热、产后及病后的低热、妊娠呕吐、多形红斑、冻疮、荨麻疹等证属营卫不和者。

【方歌】桂枝汤治太阳风，芍药甘草姜枣同，解肌发表调营卫，表虚自汗此为功。

◆ 银 翘 散 ◆
《温病条辨》

【组成】金银花一两（30 g）　连翘一两（30 g）　苦桔梗六钱（18 g）　薄荷六钱（18 g）　竹叶四钱（12 g）　生甘草五钱（15 g）　荆芥穗四钱（12 g）　牛蒡子六钱（18 g）　淡豆豉五钱（15 g）

【用法】上杵为散，每服六钱（18 g），鲜苇根汤煎，香气大出，即取服，勿煮过。肺药取轻清，过煮则味厚而入中焦矣。病重者，约二时一服，日三服，夜一服；轻者，三时一服，日二服，夜一服；病不解者，作再服（现代用法：作汤剂，加芦根18 g，水煎服）。

【功效】辛凉透表，清热解毒。

【主治】温病初起，卫分证及风热表证。发热，微恶风寒，无汗或有汗不多，头痛口渴，咳嗽咽痛，舌尖红，苔薄白或薄黄，脉浮数。

【证机概要】本方为治温病初起的代表方。证由风热邪气或温热病的疫疠毒气，从口鼻或皮毛而入，首先犯肺，使卫表失和，肺失肃降而致。

【方解】方中重用金银花、连翘疏散风热，清热解毒，芳香辟秽，为君药。薄荷、牛蒡子辛凉，疏散风热，清利头目，解毒利咽；荆芥穗、淡豆豉辛而微温，助君药宣散在表之邪，均为臣药。芦根、竹叶清热生津；桔梗开宣肺气，止咳利咽，同为佐药。生甘草合桔梗清利咽喉，兼调和诸药，护胃安中，为佐使药。

【使用注意】凡外感风寒及湿热病初起者禁用。注意煎煮时间，不宜久煎。

【现代运用】常用于感冒、流行性感冒、上呼吸道感染、麻疹初起、肺炎、流行性脑膜炎、乙型脑炎、腮腺炎、扁桃体炎、咽炎等证属温病初起者。

【方歌】银翘散主上焦疴，竹叶荆牛豉薄荷，甘桔芦根凉解法，清热解毒煮勿过。

其他解表剂见表 10-2-1。

表 10-2-1 其他解表剂简表

方剂名称	功效	主治	证治要点
九味羌活汤《此事难知》	发汗祛湿兼清里热	外感风寒湿邪，内有蕴热证	恶寒发热，无汗，头痛项强，肢体酸楚疼痛，口苦微渴，苔白或微黄，脉浮
香苏散《太平惠民和剂局方》	疏风散寒理气和中	外感风寒，气郁不舒证	恶寒发热，头痛无汗，胸脘痞闷，不思饮食，舌苔薄白，脉浮
小青龙汤《伤寒论》	解表散寒温肺化饮	外寒内饮证	头身疼痛，无汗，喘咳，痰涎清稀而量多，胸痞，或干呕，或痰饮咳喘，不得平卧，或身体疼重，头面四肢浮肿，舌苔白滑，脉浮
桑菊饮《温病条辨》	疏风清热宣肺止咳	风温初起，邪客肺络证	但咳，身热不甚，口微渴，脉浮数
麻黄杏仁甘草石膏汤《伤寒论》	辛凉疏表清肺平喘	外感风邪，邪热壅肺证	身热不解，咳逆气急，甚则鼻煽，口渴，有汗或无汗，舌苔薄白或黄，脉浮而数
败毒散《太平惠民和剂局方》	散寒祛湿益气解表	气虚外感风寒湿表证	憎寒壮热，头项强痛，肢体酸痛，无汗，鼻塞声重，咳嗽有痰，胸膈痞满，舌淡苔白，脉浮按之无力
再造散《伤寒六书》	助阳益气解表散寒	阳气虚弱外感风寒证	恶寒，发热，热轻寒重，无汗肢冷，倦怠嗜卧，面色苍白，语声低微，舌淡苔白，脉沉无力或浮大无力

二、清热剂

具有清热、泻火、凉血、解毒或清透虚热等作用，治疗里热证的方剂，统称清热剂。属"八法"中的"清"法。清热剂分为七类：清气分热剂，适用于热在气分证，以白虎汤为代表方；清营凉血剂，适用于邪热传营，或热入血分证，以清营汤、犀角地黄汤为代表方；气血两清剂，适用于疫毒或热毒充斥内外，气血两燔之证，以清瘟败毒饮为代表方；清热解毒剂，适用于温疫、温毒、火毒及疮疡疔毒等证，以黄连解毒汤为代表方；清脏腑热剂，适用于热邪偏盛于某一脏腑或某些脏腑的火热证，以龙胆泻肝汤为代表方；清虚热剂，适用于热病后期，阴伤邪伏证；或肝肾阴虚，虚火内扰证，以青蒿鳖甲汤为代表方。也有把清热解暑剂归入到清热剂范畴，清热解暑剂，适用于暑热证，以清暑益气汤为代表方。

清热剂应用的一般原则是表证已解，热已入里，或里热已盛但尚未结实；若邪热在表，治当解表；里热已成腑实，则宜攻下。表邪未解，热已入里，宜表里双解。本类药物多为寒凉之品，容易伤胃阳，对于脾胃素虚者，宜慎用，或酌加健脾和胃之品。

◆ 白虎汤 ◆

《伤寒论》

【组成】石膏碎，一斤（50 g）　知母六两（18 g）　甘草炙，二两（6 g）　粳米六合（9 g）

【用法】上四味，以水一斗，煮米熟汤成，去滓，温服一升，日三服（现代用法：水煎，米熟汤成，温服）。

【功效】清热生津。

【主治】气分热盛证。壮热面赤，烦渴引饮，汗出恶热，脉洪大有力。

【证机概要】本方原为治阳明经证的常用方，后世温病学家又以此为清气分热盛法的代表方。证由里热炽盛，充斥内外所致。临床常以"四大"，即"身大热、口大渴、汗大出、脉洪大"为临床特点。

【方解】方中生石膏辛甘大寒，清热泻火，生津止渴，透热除烦，为君药。知母苦寒质润，清热生津，既助石膏清泄肺胃之热，又滋阴润燥生津，为臣药。炙甘草、粳米益胃生津，并防大寒之剂伤中，为佐药。炙甘草兼调和诸药，为使药之用。

【使用注意】表证未解的无汗发热，口不渴；血虚发热；真寒假热的阴盛格阳证等均不可误用。

【现代运用】常用于感冒、流行性感冒、大叶性肺炎、流行性乙型脑炎、流行性出血热、牙龈炎、糖尿病等证属气分热盛者。

【方歌】白虎膏知甘草粳，气分大热此方清，热渴汗出脉洪大，加入人参气津生。

◆ 黄连解毒汤 ◆

《外台秘要》

【组成】黄连三两（9 g）　黄芩　黄柏各二两（各6 g）　栀子擘，十四枚（9 g）

【用法】上四味切，以水六升，煮取二升，分二服（现代用法：水煎服）。

【功效】泻火解毒。

【主治】三焦火毒热盛证。大热烦躁，口燥咽干，错语不眠；或热病吐血、衄血；或热甚发斑，或身热下利，或湿热黄疸；或外科痈疡疔毒，小便黄赤，舌红苔黄，脉数有力。

【证机概要】本方为治三焦实热火毒证的基础方，又是体现苦寒直折法的代表方。证由实热火毒，充斥三焦所致。

【方解】方中黄连大苦大寒，清泻心火，兼泻中焦之火，为君药。黄芩清上焦之火；黄柏泻下焦之火，为臣药。栀子清泻三焦之火，导热下行，引邪热从小便而出，为佐使药。

【使用注意】本方久服或过量易伤脾胃，非火盛者不宜使用。

【现代运用】常用于败血症、脓毒血症、痢疾、肺炎、泌尿系感染、流行性脑脊髓膜炎、乙型脑炎等证属三焦火毒热盛者。

【方歌】黄连解毒栀柏芩，三焦火盛是主因，躁狂大热呕不眠，吐衄斑黄皆可为。

其他清热剂见表10-2-2。

表10-2-2　其他清热剂简表

方剂名称	功效	主治	证治要点
竹叶石膏汤 《伤寒论》	清热生津 益气和胃	伤寒、温病、暑病余热 未清，气津两伤证	身热多汗，心胸烦闷，气逆欲呕，口干喜饮，虚羸 少气或虚烦不寐，舌红苔少，脉虚数
清营汤 《温病条辨》	清营解毒 透热养阴	热入营分证	身热夜甚，神烦少寐，时有谵语，目常喜开或喜 闭，口渴或不渴，斑疹隐隐，舌绛而干，脉细数

方剂名称	功效	主治	证治要点
犀角地黄汤 《外台秘要》 （水牛角代犀角）	清热解毒 凉血散瘀	热入血分证	身热谵语，斑色紫黑，或吐血，便血，衄血，尿血，舌深绛起刺，脉数；或喜忘如狂，或漱水不欲咽，或大便色黑易解
凉膈散 《太平惠民和剂局方》	泻火通便 清上泄下	上中二焦邪郁生热证	烦躁口渴，面赤唇焦，胸膈烦热，口舌生疮，睡卧不宁，谵语狂妄；或咽痛吐衄，便秘溲赤；或大便不畅，舌红苔黄，脉滑数
五味消毒饮 《医宗金鉴》	清热解毒 消散疔疮	火热结聚之疔疮	疔疮初起，发热恶寒，疮形如粟，坚硬根深，状如铁钉，以及痈疮疖肿，局部红肿热痛，舌红苔黄，脉数
普济消毒饮 《东垣试效方》	清热解毒 疏风散邪	大头瘟	恶寒发热，头面红肿焮痛，目不能开，咽喉不利，舌燥口渴，舌红苔白兼黄，脉浮数有力
仙方活命饮 《校注妇人良方》	清热解毒 消肿溃坚 活血止痛	阳证痈疡肿毒初起	红肿焮痛，或身热凛寒，苔薄白或黄，脉数有力
导赤散 《小儿药证直诀》	清心利水养阴	心经火热证	心胸烦热，面赤口渴，意欲饮冷，口舌生疮；或心火下移小肠，小便赤涩刺痛，舌红，脉数
龙胆泻肝汤 《医方集解》	清肝胆实火 泻下焦湿热	肝胆实火上炎证； 肝经湿热下注证	头痛目赤，胁痛，口苦，耳聋，耳肿，阴部肿痒，筋痿，阴汗，小便淋浊，或妇女带下黄臭，舌红苔黄腻，脉弦数有力
左金丸 《丹溪心法》	清泻肝火 降逆止呕	肝火犯胃证	胁肋疼痛，呕吐口苦，嘈杂吞酸，舌红苔黄，脉弦数
苇茎汤 《外台秘要》引《古今录验方》	清肺化痰 逐瘀排脓	肺痈属热毒壅滞，痰瘀互结证	身有微热，咳嗽痰多，甚或咳吐腥臭脓血，胸中隐隐作痛，舌红苔黄腻，脉滑数
泻白散 《小儿药证直诀》	清泻肺热 止咳平喘	肺热喘咳证	气喘咳嗽，皮肤蒸热，日晡尤甚，舌红苔黄，脉细数
清胃散 《脾胃论》	清胃凉血	胃火牙痛	牙痛牵引头疼，面颊发热，其齿喜冷恶热，口气热臭；或牙宣出血；或牙龈红肿溃烂；或唇舌腮颊肿痛，口干舌燥，舌红苔黄，脉滑数
玉女煎 《景岳全书》	清胃热 滋肾阴	胃热阴虚证	头痛，牙痛，牙齿松动，牙衄，烦热干渴，舌红苔黄而干，脉细数
芍药汤 《素问病机气宜保命集》	清热燥湿 调气和血	湿热痢疾	腹痛，便脓血，赤白相兼，里急后重，肛门灼热，小便短赤，舌苔黄腻，脉弦数
白头翁汤 《伤寒论》	清热解毒 凉血止痢	热毒痢疾	下痢脓血，赤多白少，腹痛，里急后重，肛门灼热，渴欲饮水，舌红苔黄，脉弦数
青蒿鳖甲汤 《温病条辨》	养阴透热	温病后期，邪伏阴分证	夜热早凉，热退无汗，舌红少苔，脉细数
清骨散 《证治准绳》	清虚热 退骨蒸	肝肾阴虚，虚火内扰证	骨蒸潮热，或低热日久不退，形体消瘦，唇红颧赤，困倦盗汗，或口渴心烦，舌红少苔，脉细数
当归六黄汤 《兰室秘藏》	滋阴泻火 固表止汗	阴虚火旺之盗汗	发热盗汗，面赤心烦，口干唇燥，大便干结，小便黄赤，舌红苔黄，脉数

方剂名称	功效	主治	证治要点
清瘟败毒饮 《疫疹一得》	清热解毒 凉血泻火	温疫热毒，气血两燔证	大热渴饮，头痛如劈，干呕狂躁，谵语神昏；或发斑疹，或吐血、衄血；四肢或抽搐或厥逆；舌绛唇焦，脉沉细数，或沉数，或浮大而数
清暑益气汤 《温热经纬》	清暑益气 养阴生津	暑热气津两伤证	身热汗多，口渴心烦，小便短赤，体倦少气，精神不振，脉虚数

三、温里剂

具有温里助阳、散寒通脉作用，治疗里寒证的方剂，统称温里剂。属"八法"中的"温"法。里寒证在病位上有脏腑经络的不同，在病情上有轻重缓急之分，故温里剂分为三类：温中祛寒剂，适用于中焦虚寒证，以理中丸为代表方；回阳救逆剂，适用于阳气衰微，阴寒内盛，亡阳欲脱之危重证，以四逆汤为代表方；温经散寒剂，适用于寒凝经脉证，以当归四逆汤为代表方。

温里剂多由辛温燥热之品组成，使用时必须辨清寒热证候之真假，真热假寒证禁用。素体阴虚或失血之人也应慎用。若阴寒太盛或真寒假热，服药入口即吐者，可热药凉服，或反佐少量寒性药物，避免格拒。

◆ 理中丸 ◆
《伤寒论》

【组成】人参 干姜 白术 甘草炙 各三两（各9g）

【用法】上四味，捣筛，蜜和为丸，如鸡子黄许大（9g）。以沸汤数合，和一丸，研碎，温服之，日三四服，夜二服。腹中未热，益至三四丸，然不及汤。汤法：以四物依两数切，用水八升，煮取三升，去滓，温服一升，日三服。服汤后，如食顷，饮热粥一升许，微自温，勿发揭衣被（现代用法：上药共研细末，炼蜜为丸，重9g，每次1丸，温开水送服，每日2~3次，亦可作汤剂，水煎服，药后饮热粥适量）。

【功效】温中祛寒，补气健脾。

【主治】

1. 脾胃虚寒证脘腹疼痛，喜温喜按，呕吐便溏，脘痞食少，畏寒肢冷，口淡不渴，舌质淡，苔白润，脉沉细或沉迟无力。

2. 阳虚失血证便血，吐血，衄血或崩漏等血色暗淡，质清稀，面色㿠白，气短神疲，脉沉细或虚大无力。

3. 小儿脾虚慢惊病后喜唾涎沫；中阳不足，阴寒上乘之胸痹；饮食不节，损伤脾胃阳气，清浊相干，升降失常之霍乱。

【证机概要】本方为治脾胃虚寒证的基础方。证由脾胃虚寒，升降失常所致。

【方解】方中干姜辛热，温脾暖胃，助阳祛寒，为君药。人参甘温，益气健脾，补虚助阳，为臣药。白术健脾燥湿，为佐药。炙甘草益气和中，缓急止痛，调和诸药，为佐使药。

【使用注意】本方服用时，当以"饮热粥"，以助行药力，服后当自觉腹中似有热感，若无，可适当加量，或更为汤剂。

【现代运用】常用于慢性胃炎、胃及十二指肠溃疡、胃下垂、胃扩张、慢性结肠炎、肠痉挛、慢性泄泻、肠易激综合征等证属脾胃虚寒者。

【方歌】理中丸主温中阳，甘草人参术干姜，呕利腹痛阴寒盛，或加附子总扶阳。

◆ 四逆汤 ◆

《伤寒论》

【组成】附子生用，去皮，破八片，一枚（15 g）（先煎） 干姜一两半（6 g） 甘草炙，二两（6 g）

【用法】上三味，以水三升，煮取一升二合，去滓，分温再服。强人可大附子一枚，干姜三两（现代用法：水煎服）。

【功效】回阳救逆。

【主治】少阴病，心肾阳衰寒厥证。四肢厥逆，畏寒踡卧，神衰欲寐，面色苍白，腹痛下利，呕吐不渴，舌苔白滑，脉微细。以及太阳病误汗亡阳者。

【证机概要】本方既是治心肾阳衰寒厥证的代表方，又是体现回阳救逆法的代表方。证由寒邪深入少阴，心肾阳气虚衰，阴寒内盛所致。亦可因太阳病误汗亡阳所为。

【方解】方中生附子大辛大热，温壮心肾之阳，破散阴寒，回阳救逆，为君药。干姜辛热，既与附子相须为用，增温里回阳之力，又助阳通脉，为臣药。炙甘草益气补中，与姜、附温补结合，治虚寒之本；甘可缓姜、附峻烈之性；又具调和药性之功，为佐使药。

【使用注意】方中生附子有毒，需长时间煎煮（1~2 h），且中病手足温和即止，不可久服。

【现代运用】常用于心肌梗死、心力衰竭、急性胃肠炎吐泻过多，或某些急证大汗而见休克等证属阳衰阴盛者。

【方歌】四逆汤中附草姜，阳虚寒厥急煎尝，腹痛吐泻脉微细，急投此方可回阳。

其他温里剂见表10-2-3。

表10-2-3 其他温里剂简表

方剂名称	功效	主治	证治要点
小建中汤《伤寒论》	温中补虚和里缓急	中焦虚寒，肝脾失调，阴阳不和证	脘腹拘急疼痛，时发时止，喜温喜按，神疲乏力，虚怯少气；或心中悸动，虚烦不宁，面色无华；或见手足烦热，咽干口燥，舌淡苔白，脉细弦
吴茱萸汤《伤寒论》	温中补虚降逆止呕	胃寒呕吐证；肝寒上逆证；肾寒上逆证	食谷欲呕，或兼胃脘疼痛，吞酸嘈杂，舌淡，脉沉弦而迟；或干呕吐涎沫，头痛，巅顶痛甚，舌淡，脉沉弦；或呕吐下利，手足厥冷，烦躁欲死，舌淡，脉沉细
当归四逆汤《伤寒论》	温经散寒养血通脉	血虚寒厥证	手足厥寒，或腰、股、腿、足、肩臂疼痛，口不渴，舌淡苔白，脉沉细或细而欲绝
阳和汤《外科证治全生集》	温阳补血散寒通滞	阴疽血虚寒凝证	患处漫肿无头，皮色不变，酸痛无热，口中不渴，舌淡苔白，脉沉细或迟细；或贴骨疽、脱疽、流注、痰核、鹤膝风

四、泻下剂

具有泻下、通便、攻积、逐水等作用，治疗里实证的方剂，统称泻下剂。属"八法"中的"下"法。泻下剂主要分为五类：寒下剂，适用于里实热结证，以大承气汤为代表方；温下剂，适用于里寒积滞实证，以温脾汤为代表方；润下剂，适用于肠燥津亏，大便秘结证，以麻子仁丸为代表方；逐水剂，适用于水饮壅盛于里的实证，以十枣汤为代表方；攻补兼施剂，适用于里实而兼正气不足者，以黄龙汤为代表方。

泻下剂大多药力峻猛，易伤胃气，应中病即止。对年老体弱、孕妇、产妇及病后体虚者，均应慎用或禁用。应用泻下剂，必待表邪已解，里实已成。若表邪未解，而里实已成，宜表里双解。

◆ 大承气汤 ◆
《伤寒论》

【组成】大黄酒洗，四两（12g） 厚朴去皮，炙，半斤（24g） 枳实炙，五枚（12g） 芒硝三合（9g）

【用法】上四味，以水一斗，先煮二物，取五升，去滓，内大黄，更煮取二升，去滓，内芒硝，更上微火一二沸，分温再服。得下，余勿服（现代用法：水煎，先煮枳实、厚朴，后下大黄，芒硝溶服）。

【功效】峻下热结。

【主治】

1. 阳明腑实证大便不通，频转矢气，脘腹痞满，腹痛拒按，按之则硬，甚或潮热谵语，手足濈然汗出，舌苔黄燥起刺，或焦黑燥裂，脉沉实。

2. 热结旁流证下利清水，色纯青，其气臭秽，脐腹疼痛，按之坚硬有块，口干舌燥，脉滑实。

3. 里实热证之热厥、痉病或发狂等。

【证机概要】本方为阳明腑实证的基础方，又是寒下法的代表方。证由伤寒之邪内传阳明之府，入里化热，或温病邪入胃肠，热盛灼津，燥屎乃成，邪热与肠中燥屎相结所致。前人用"痞、满、燥、实"四字来概括本方的证候特点，痞、满是无形的气滞，燥、实是有形的热结，两者相互影响，互为因果。其他表现如热厥、痉病、发狂、热结旁流等，皆因里热结滞、腑气不通所致。

【方解】方中大黄苦寒泻热，攻积通便，荡涤肠胃邪热积滞，为君药。芒硝咸寒泻热，软坚润燥，助大黄泻热通便，为臣药。厚朴苦温下气除满；枳实行气消痞，为佐使药。

【使用注意】凡气虚阴亏、燥结不甚，以及年老、体弱等均慎用；孕妇禁用。

【现代运用】常用于急性单纯性肠梗阻、急性胆囊炎、急性阑尾炎、急性胰腺炎，以及某些热性病过程中出现高热、神昏谵语、发狂而见大便不通，苔黄脉实，证属里热积滞者。

【方歌】大承气汤用硝黄，配伍枳朴泻力强，痞满燥实四症见，峻下热结宜此方。

◆ 麻子仁丸（脾约丸）◆
《伤寒论》

【组成】麻子仁二升（20g） 白芍半斤（9g） 枳实炙，半斤（9g） 大黄去皮，一斤（12g） 厚朴炙，去皮，一尺（9g） 杏仁去皮尖，熬，别作脂，一升（10g）

【用法】上六味，蜜和丸，如梧桐子大，饮服十丸，日三服，渐加，以知为度（现代用法：上药为末，炼蜜为丸，每次9g，每日1~2次，温开水送服；亦可作汤剂，水煎服）。

【功效】润肠泄热，行气通便。

【主治】脾约证。大便干结，小便频数，脘腹胀满，舌红苔黄，脉数。

【证机概要】本方为治疗肠胃燥热之便秘证的代表方。证多由肠胃燥热内结，脾津不足，肠道失于濡润所致。《伤寒论》称之为"脾约证"。

【方解】方中麻子仁性味甘平，质润多脂，润肠通便，为君药。大黄泻热通便；杏仁质润多脂，下润大肠，上肃肺气；白芍养血敛阴，缓急止痛，为臣药。枳实下气破结；厚朴行气除满，加强降泄通便之力，为佐药。蜂蜜润肠通便，调和诸药，为佐使药。本方具有泻下不伤正、润而不腻、攻润结合的特点，使燥热去，阴液复，而大便自调。

【使用注意】方中含有攻下破滞之品，因此，津亏血少者不宜久服。孕妇慎用。

【现代运用】常用于习惯性便秘、痔疮便秘、老人及产后便秘等证属肠胃燥热者。

【方歌】麻子仁丸治便难，大黄枳朴杏芍参，胃热津枯脾约证，润肠通便自能安。

其他泻下剂见表10-2-4。

表 10-2-4 其他泻下剂简表

方剂名称	功效	主治	证治要点
大黄牡丹汤《金匮要略》	泻热破瘀散结消肿	湿热瘀滞之肠痈初起	右少腹疼痛拒按，按之其痛如淋，甚则局部肿痞，或右足屈而不伸，伸则剧痛，小便自调，或时时发热，自汗恶寒，舌苔薄腻而黄，脉滑数
大黄附子汤《金匮要略》	温里散寒通便止痛	寒积里实证	腹痛便秘，胁下偏痛，发热，畏寒肢冷，舌苔白腻，脉弦紧
济川煎《景岳全书》	温肾益精润肠通便	肾虚便秘证	大便秘结，小便清长，腰膝酸软，舌淡苔白，脉沉迟
增液承气汤《温病条辨》	滋阴增液泄热通便	阳明温病，热结阴亏证	燥屎不行，或下之不通，脘腹胀满，口干唇燥，舌红苔黄，脉细数
十枣汤《伤寒论》	攻逐水饮	悬饮；水肿	咳唾胸胁引痛，心下痞硬，干呕短气，头痛目眩，或胸背掣痛不得息，舌苔白滑，脉沉弦；或水肿，一身悉肿，尤以半身以下为重，腹胀喘满，二便不利，脉沉实
黄龙汤《伤寒六书》	攻下热结益气养血	阳明腑实，气血不足证	自利清水，色纯青，或大便秘结，脘腹胀痛，腹痛拒按，身热口渴，神倦少气，谵语甚或循衣撮空，神昏肢厥，舌苔焦黄或焦黑，脉虚
温脾汤《备急千金要方·卷十三》	攻下寒积温补脾阳	阳虚寒积腹痛症	腹痛便秘，脐下绞结，绕脐不止，手足不温，苔白不渴，脉沉弦而迟

五、和解剂

凡具有和解少阳、调和肝脾、调和寒热等作用，治疗邪在少阳、肝脾不和、寒热错杂以及表里同病等证的方剂，统称和解剂。属于"八法"中"和"法的范畴。和解剂分为四类：和解少阳剂，适用于邪在少阳的病证及疟疾，以小柴胡汤为代表方；调和肝脾剂，适用于肝脾不和的病证，以逍遥散为代表方；调和寒热剂，适用于寒热互结于中焦，升降失常而致心下痞满、恶心呕吐、肠鸣下利等证，以半夏泻心汤为代表方；表里双解剂，适用于表里同病，以大柴胡汤为代表方。

凡邪在肌表，未入少阳，或邪已入里，阳明热盛或热结者，皆不宜使用和解剂。

◆ 小 柴 胡 汤 ◆

《伤寒论》

【组成】柴胡半斤（24 g） 黄芩三两（9 g） 半夏洗，半升（9 g） 人参三两（9 g） 甘草炙，三两（9 g） 生姜切，三两（9 g） 大枣擘，十二枚（4 枚）

【用法】上七味，以水一斗二升，煮取六升，去滓，再煎，取三升，温服一升，日三服（现代用法：水煎服）。

【功效】和解少阳。

【主治】

1. 伤寒少阳证。寒热往来，胸胁苦满，默默不欲饮食，心烦喜呕，口苦，咽干，目眩，舌苔薄白，脉弦。

2. 热入血室证。妇人伤寒，经水适断，寒热发作有时。

3. 疟疾、黄疸等病而见少阳证者。

【证机概要】本方为治疗少阳病证之代表方，又是和解少阳之法的基础方。证由伤寒邪传少阳，邪正相争于半表半里所致。

【方解】方中柴胡轻清升散，透散少阳半表之邪，并能疏泄气机之郁滞，为君药。黄芩苦寒，清泄少阳半里之热，并能清胆热，为臣药。柴胡与黄芩相配，外透内清，为和解少阳之关键配伍。半夏、生姜和胃降逆止呕；人参、大枣益气健脾，扶正以祛邪，益气以御邪内传，均为佐药。炙甘草助参、枣扶正，调和诸药，为佐使药。

【使用注意】本方阴虚血少者禁用。

【现代运用】常用于感冒、流行性感冒、疟疾、慢性肝炎、慢性胆囊炎、慢性胃炎、胆汁反流性胃炎、乳腺炎、乳腺增生、睾丸炎等证属邪踞少阳者。

【方歌】小柴胡汤和解功，半夏人参甘草从，更用黄芩加姜枣，少阳百病此为宗。

◆ 逍遥散 ◆
《太平惠民和剂局方》

【组成】当归去苗，锉，微炒　芍药白者　白术　茯苓去皮，白者　柴胡去苗，各一两（各9g）　甘草微炙赤，半两（4.5g）

【用法】上为粗末，每服二钱（6g），水一大盏，烧生姜一块切破，薄荷少许，同煎至七分，去渣热服，不拘时候（现代用法：加生姜3片，薄荷3g，水煎服；或用丸剂，每服6~9g，日2次）。

【功效】疏肝解郁，养血健脾。

【主治】肝郁血虚脾弱证。两胁作痛，头痛目眩，口燥咽干，神疲食少，或往来寒热，或月经不调、乳房胀痛，舌苔薄白，脉弦而虚。

【证机概要】本方为治肝郁血虚脾弱证之代表方，又是妇科调经之常用方。证由肝气郁结、脾虚血弱、脾失健运所致。

【方解】方中柴胡疏肝解郁，畅达肝气，为君药。白芍养血敛阴，柔肝缓急；当归养血和血，共为臣药。白术、茯苓健脾祛湿，使运化有权，气血有源；薄荷疏散郁遏之气，透达肝经郁热；烧生姜温运和中，俱为佐药。炙甘草益气补中，缓肝之急，调和诸药，为佐使药。

【现代运用】常用于乙型肝炎、肝硬化、脂肪肝、胆囊炎、胆石症、胃及十二指肠溃疡、胃肠神经症、经前期紧张综合征、痛经、乳腺增生、更年期综合征、盆腔炎、子宫肌瘤等证属肝郁血虚脾弱者。

【方歌】逍遥散用当归芍，柴苓术草加姜薄，疏肝养血兼理脾，肝郁血虚脾弱宜。

◆ 半夏泻心汤 ◆
《伤寒论》

【组成】半夏洗，半升（12g）　黄芩　干姜　人参各三两（各9g）　黄连一两（3g）　大枣擘，十二枚（4枚）　甘草炙，三两（9g）

【用法】上七味，以水一斗，煮取六升，去滓，再煎，取三升，温服一升，日三服（现代用法：水煎服）。

【功效】寒热平调，散结除痞。

【主治】寒热错杂之痞证。心下痞，但满不痛，干呕或呕吐，肠鸣下利，舌苔腻而微黄，脉弦细。

【证机概要】本方为治中气虚弱、寒热互结痞证的常用方，又是体现寒热平调、辛开苦降法之代表方。原治小柴胡汤证误用下法，损伤中阳，少阳邪热乘虚内陷，以致寒热互结而成心下痞。

【方解】方中半夏散结除痞，和胃降逆止呕，为君药。干姜辛热，温中散寒；黄连、黄芩苦寒，泻热开痞，为臣药。人参、大枣健脾益气，补虚和中，为佐药；甘草补脾和中，调和诸药，为佐使药。

【使用注意】因气滞或食积所致的心下痞满，不宜使用本方。

【现代运用】常用于功能性消化不良、急慢性胃炎、胃及十二指肠溃疡、慢性结肠炎、肠易激综合征、慢性肝炎、慢性胆囊炎等证属中气虚弱，寒热互结者。

【方歌】半夏泻心黄连芩，干姜甘草枣人参，辛开苦降消虚痞，法在调阳与和阴。

其他和解剂见表10-2-5。

表10-2-5　其他和解剂简表

方剂名称	功效	主治	证治要点
大柴胡汤《金匮要略》	和解少阳 内泻热结	少阳阳明合病	往来寒热，胸胁苦满，呕不止，郁郁微烦，心下痞硬，或心下急痛，大便不解或协热下利，舌苔黄，脉弦数有力
蒿芩清胆汤《重订通俗伤寒论》	清胆利湿 和胃化痰	少阳湿热痰浊证	寒热如疟，寒轻热重，口苦膈闷，吐酸苦水，或呕黄涎而黏，甚则干呕呃逆，胸胁胀痛，小便黄少，舌红苔白腻，间现杂色，脉数而右滑左弦
四逆散《伤寒论》	透邪解郁 疏肝理脾	阳郁厥逆证；肝脾不和证	手足不温，或腹痛，或泻利下重，脉弦；或胁肋胀闷，脘腹疼痛，脉弦
痛泻要方《丹溪心法》	补脾柔肝 祛湿止泻	脾虚肝旺之痛泻	肠鸣腹痛，大便泄泻，泻必腹痛，泻后痛缓，舌苔薄白，脉两关不调，左弦而右缓者
防风通圣散《黄帝素问宣明论方》	疏风解表 泻热通便	风热壅盛，表里俱实证	憎寒壮热，头目昏眩，目赤睛痛，口苦而干，咽喉不利，胸膈痞闷，咳呕喘满，涕唾稠黏，便秘，小便赤涩，舌苔黄腻，脉数有力；并治疮疡肿毒，肠风痔漏，鼻赤，瘾疹等
葛根黄芩黄连汤《伤寒论》	解表清里	表证未解 热邪入里证	身热，下利臭秽，胸脘烦热，口干而渴，或喘而汗出，舌红苔黄，脉数或促

六、补益剂

具有补养人体气、血、阴、阳等作用，治疗各种虚证的方剂，统称补益剂。属"八法"中的"补"法。虚证可归纳为气虚，血虚，阴虚，阳虚四种基本类型，相应的补益剂可分为六类：用于气虚证，以四君子汤为代表方；用于血虚证，以四物汤为代表方；用于气血两虚证，以八珍汤为代表方；用于阴虚证，以六味地黄丸为代表方；用于阳虚证，以肾气丸为代表方；用于阴阳两虚证，以地黄饮子为代表方。

补益气、血、阴、阳虽各有重点，但气血相依，"气为血之帅，血为气之母"，补气补血常配合使用；阴阳互根互用，"善补阳者，必于阴中求阳，则阳得阴助而生化无穷；善补阴者，必于阳中求阴，则阴得阳升而泉源不竭"，所以补阴方中常配伍补阳药，补阳方中常配补阴药。对于真实假虚证及正气未虚而邪气亢盛者，均不能使用补益剂。同时应注意患者的脾胃功能，补益剂甘壅易阻滞气机，应配伍理气健脾之品。

◆ 四君子汤 ◆

《太平惠民和剂局方》

【组成】人参去芦（9g）　白术（9g）　茯苓去皮（9g）　甘草炙（6g）

【用法】上为细末，每服二钱（6g），水一盏，煎至七分，通口服，不拘时候；入盐少许，白汤点亦得（现代用法：水煎服）。

【功效】益气健脾。

【主治】脾胃气虚证。面色萎黄，语声低微，气短乏力，食少便溏，舌淡苔白，脉虚无力。

【证机概要】本方为治脾胃气虚证的代表方，亦为补气的基础方。证由饮食劳倦损伤脾胃，脾胃气虚，导致气血生化不足，运化不健所致。

【方解】方中人参甘温，大补脾胃之气，为君药。白术健脾燥湿，助人参补脾益气之力，为臣药。茯苓健脾渗湿，合白术增健脾祛湿之力，为佐药。炙甘草益气和中，调和诸药，为佐使药。

【现代运用】常用于慢性胃炎、胃及十二指肠溃疡等证属脾胃气虚者。

【方歌】四君子汤中和义，参术茯苓甘草比，食少便溏体羸瘦，功专益气与健脾。

◆ 四物汤 ◆
《仙授理伤断续秘方》

【组成】熟地黄（12 g） 川当归（9 g） 白芍（9 g） 川芎（6 g）

【用法】每服三钱，水一盏半，煎至七分，空心热服（现代用法：水煎服）。

【功效】补血和血。

【主治】营血虚滞证。头晕目眩，心悸失眠，面色无华，或月经不调，量少或经闭不行，脐腹作痛，舌淡，口唇、爪甲色淡，脉细弦或细涩。

【证机概要】本方为治营血虚滞证的代表方，也是补血调经的基础方。证由营血亏虚，血行不畅，冲任虚损所致。

【方解】方中熟地黄，甘温质润，善滋补阴血，补肾填精，为君药。当归甘辛性温，补血行血，为臣药。白芍养血敛阴，缓急止痛；川芎善活血行气，祛瘀止痛，可使补而不滞，均为佐药。

【使用注意】本方不适宜用于阴虚发热，以及血崩气脱之证。

【现代运用】常用于贫血、妇女月经不调、胎产疾病、荨麻疹以及过敏性紫癜等证属营血虚滞者。

【方歌】四物地芍与归芎，营血虚滞此方宗，经带胎产俱可治，临证之时可变通。

◆ 六味地黄丸 ◆
《小儿药证直诀》

【组成】熟地黄炒，八钱（24 g） 山萸肉 干山药各四钱（各12 g） 泽泻 丹皮 茯苓去皮，各三钱（各9 g）

【用法】上为末，炼蜜为丸，如梧桐子大，空心温水化下三丸（现代用法：蜜丸，每服9 g，日2～3次，亦可作汤剂，水煎服）。

【功效】补肾滋阴益精。

【主治】肾之阴精不足证。腰膝酸软，头晕目眩，视物昏花，耳聋耳鸣，牙齿动摇，足跟作痛，盗汗，遗精，消渴，骨蒸潮热，手足心热，舌燥咽痛，以及小儿囟门不合，舌红少苔，脉沉细数。

【证机概要】本方为补肾填精之代表方。证由肝肾阴虚，精血不足所致。

【方解】方中熟地大补肾脏之精血为君药。山萸肉补肝固精；山药滋肾补脾，为臣药。泽泻利湿泄浊，防熟地黄之滋腻；丹皮清泄厥阴、少阳血分相火；茯苓健脾渗湿，俱为佐药。六味合用，三补三泻，以补为主；肝、脾、肾三阴同补，以滋补肾阴为主。

【使用注意】脾虚泄泻者慎用。

【现代运用】常用于慢性肾炎、高血压病、糖尿病、甲状腺功能亢进症、神经衰弱、更年期综合征等证属肾阴虚弱者。

【方歌】六味地黄益肾肝，山药萸丹苓泽添，肾阴不足虚火炎，滋阴补肾自可痊。

其他补益剂见表 10-2-6。

表 10-2-6 其他补益剂简表

方剂名称	功效	主治	证治要点
参苓白术散《太平惠民和剂局方》	益气健脾渗湿止泻	脾胃气虚挟湿证	食少便溏，胸脘痞闷，肠鸣泄泻，四肢乏力，形体消瘦，面色萎黄，舌淡苔白腻，脉虚缓。亦可治肺脾气虚，痰湿咳嗽
补中益气汤《内外伤辨惑论》	补中益气升阳举陷	脾胃气虚证；气虚下陷证；气虚发热证	少气懒言，体倦肢软，饮食减少，面色㿠白，大便稀薄；脱肛，子宫脱垂，久泻，久痢，崩漏等；身热自汗，渴喜热饮，气短乏力，舌淡，脉虚大无力
玉屏风散《究原方》，录自《医方类聚》	益气固表止汗	表虚自汗	汗出恶风，面色㿠白，舌淡苔薄白，脉浮虚。亦治虚人腠理不固，易感风邪
生脉散《医学启源》	益气生津敛阴止汗	温热，暑热耗气伤阴证；久咳伤肺，气阴两虚证	汗多神疲，体倦乏力，气短懒言，咽干口渴，舌干红少苔，脉虚数；干咳少痰，短气自汗，口干舌燥，脉虚细
当归补血汤《内外伤辨惑论》	补气生血	血虚发热证	肌热面赤，烦渴欲饮，脉洪大而虚，重按无力；亦治妇人经期、产后血虚发热头痛；或疮疡溃后，久不愈合者
归脾汤《严氏济生方》	益气补血健脾养心	心脾气血两虚证；脾不统血证	心悸怔忡，健忘失眠，盗汗虚热，食少体倦，面色萎黄；便血，皮下紫癜，以及妇女崩漏，月经超前，量多色淡，或淋漓不止，舌淡，脉细弱
八珍汤（八珍散）《瑞竹堂经验方》	益气补血	气血两虚证	面色苍白或萎黄，头晕目眩，四肢倦怠，气短懒言，不思饮食，心悸怔忡，妇人月经不调，脐腹绞痛，时作寒热，舌淡苔薄白，脉细弱或虚大无力
炙甘草汤（复脉汤）《伤寒论》	滋阴养血益气温阳复脉定悸	阴血不足，阳气虚弱证；虚劳肺痿	心动悸，脉结代，虚羸少气，舌光少苔，或舌质干而瘦小者；咳嗽，涎唾多，形瘦短气，虚烦不眠，自汗盗汗，咽干舌燥，大便干结，脉虚数
左归丸《景岳全书》	滋阴补肾填精益髓	真阴不足证	头晕目眩，腰酸腿软，遗精滑泄，自汗盗汗，口燥舌干，舌红少苔，脉细
大补阴丸（大补丸）《丹溪心法》	滋阴降火	阴虚火旺证	骨蒸潮热，盗汗遗精，咳嗽咯血，心烦易怒，足膝疼热或痿软，或烦热易饥，舌红少苔，尺脉数而有力
一贯煎《续名医类案》	滋阴疏肝	肝肾阴虚，肝气不舒证	胸脘胁痛，吞酸吐苦，咽干口燥，舌红少津，脉细弱或虚弦；亦治疝气瘕聚
肾气丸（《金匮》肾气丸，崔氏八味丸）《金匮要略》	补肾助阳	肾阳不足证	腰痛脚软，身半以下常有冷感，少腹拘急，小便不利，或小便反多，入夜尤甚，阳痿早泄，舌淡而胖，脉虚弱，尺部沉细，以及痰饮，水肿，脚气，转胞，消渴等
右归丸《景岳全书》	温补肾阳填精益髓	肾阳不足，命门火衰证	年老或久病气衰神疲，畏寒肢冷，腰膝软弱，阳痿遗精，或阳衰无子，或饮食减少，大便不实，或小便自遗，舌淡苔白，脉沉而迟
地黄饮子《黄帝素问宣明论方》	滋肾阴，补肾阳，开窍化痰	下元虚衰，痰浊上泛之喑痱证	舌强不能言，足废不能用，口干不欲饮，足冷面赤，脉沉细弱
龟鹿二仙胶《医便》	滋阴填精益气壮阳	真元虚损，精血不足证	全身瘦削，阳痿遗精，两目昏花，腰膝酸软，久不孕育

七、固涩剂

具有收敛固涩作用，治疗气、血、津、精耗散滑脱病证的方剂，统称为固涩剂。固涩剂分为五类：固表止汗剂，适用于表虚卫外不固，或阴液不能内守的自汗、盗汗证，以牡蛎散为代表方；敛肺止咳剂，适用于久咳肺虚，气阴耗伤证，以九仙散为代表方；涩精止遗剂，适用于肾虚失藏，精关不固，或肾虚不摄，膀胱失约之证，以金锁固精丸为代表方；涩肠固脱剂，适用于泻痢日久不止，脾肾虚寒，以致大便滑脱不禁的病证，以真人养脏汤、四神丸为代表方；固崩止带剂，适用于妇女崩漏，或带下日久不止等证，以固冲汤为代表方。

固涩剂是为正虚无邪者而设，凡外邪未去者，如热病汗出、火扰精室、湿热痢疾、食滞泄泻、实热血崩等，均不能使用固涩剂。

◆ 牡 蛎 散 ◆
《太平惠民和剂局方》

【组成】黄芪去苗土　麻黄根洗　牡蛎米泔浸，刷去土，火烧通赤，各一两（各15 g）

【用法】上三味为粗散，每服三钱（9 g），水一盏半，小麦百余粒，同煎至八分，去渣，热服，日二服，不拘时候（现代用法：加小麦或浮小麦15 g，水煎服）。

【功效】止汗，益气固表。

【主治】自汗、盗汗证。自汗，盗汗，夜卧尤甚，久而不止，心悸惊惕，短气烦倦，舌淡红，脉细弱。

【证机概要】本方证多由气虚卫外不固，阴液损伤，心阳不潜，日久心气亦耗所致。

【方解】方中煅牡蛎敛阴潜阳，固涩止汗，为君药。生黄芪益气实卫，固表止汗，为臣药。麻黄根功专收敛止汗，为佐药。小麦甘凉，养心阴，益心气，并清心除烦，为佐使药。

【现代运用】常用于术后、病后及产后自汗、盗汗等证属卫外不固，阴液外泄者。

【方歌】牡蛎散内用黄芪，小麦麻黄根合宜，表虚自汗或盗汗，固表敛阴汗自已。

◆ 四 神 丸 ◆
《证治准绳》

【组成】补骨脂四两（12 g）　肉豆蔻二两（6 g）　五味子二两（6 g）　吴茱萸浸，炒，一两（3 g）

【用法】上为末，生姜八两，红枣一百枚，煮熟，取枣肉和末为丸，如梧桐子大，每服五七十丸，空心或食前白汤送下（现代用法：丸剂，每次6～9 g，每日2次，用淡盐水或温水送服；亦作汤剂，加生姜6 g，大枣10枚，水煎服）。

【功效】温肾暖脾，固肠止泻。

【主治】脾肾阳虚之五更泄。五更泄泻，不思饮食，食不消化，或久泻不愈，腹痛喜温，腰酸肢冷，神疲乏力，舌淡，苔薄白，脉沉迟无力。

【证机概要】本方主治之肾泄为命门火衰，火不暖土，脾失健运，肠失固涩所致。肾泄，又称五更泄、鸡鸣泄。肾为阳气之根，能温煦脾土，而五更正是阴气盛极，阳气萌发之际，因命门火衰，阳气当至而不至，阴寒内盛，不能温暖脾土，脾阳不升而水谷下趋，故为泄泻。

【方解】方中重用补骨脂补命门之火以温养脾土，为君药。肉豆蔻温脾暖胃，涩肠止泻，与补骨脂相配，脾肾兼治，为臣药。吴茱萸温脾暖肾以散阴寒；五味子酸温，固肾益气，涩肠止泻，共为佐药。生姜暖胃散寒，大枣补脾养胃，共为佐使药。

【现代运用】常用于慢性结肠炎、肠易激综合征、肠结核等证属脾肾虚寒者。

【方歌】四神补骨吴茱萸，肉蔻五味四般须，大枣生姜为丸服，五更肾泄最相宜。

其他固涩剂见表 10-2-7。

表 10-2-7 其他固涩剂简表

方剂名称	功效	主治	证治要点
九仙散《卫生宝鉴》	敛肺止咳益气养阴	久咳伤肺，气阴两虚证	咳嗽日久不已，咳甚则气喘自汗，痰少而黏，脉虚数
真人养脏汤（纯阳真人养脏汤）《太平惠民和剂局方》	涩肠固脱温补脾肾	久泻久痢，脾肾虚寒证	大便滑脱不禁，甚则脱肛坠下，腹痛喜温喜按，或下痢赤白，或便脓血，不思饮食，里急后重，日夜无度，舌淡苔白，脉沉迟细
金锁固精丸《医方集解》	补肾涩精	肾虚不固之遗精滑泄	遗精，甚则滑泄，腰膝酸软，神疲乏力，舌淡苔白，脉细弱
桑螵蛸散《本草衍义》	调补心肾固精止遗	心肾两虚之尿频，遗精证	小便频数，或尿如米泔色，或遗尿，遗精，心神恍惚，健忘，舌淡苔白，脉细弱
固冲汤《医学衷中参西录》	益气健脾固冲摄血	脾肾亏虚，冲脉不固证	血崩或月经过多，或漏下不止，色淡质稀，心悸气短，神疲乏力，头晕肢冷，腰膝酸软，舌淡，脉微弱
固经丸《丹溪心法》	滋阴清热固经止血	阴虚血热之崩漏证	月经过多，或崩中漏下，血色深红或紫黑稠黏，手足心热，腰膝酸软，舌红，脉弦数
清带汤《医学衷中参西录》	收敛止带	脾肾不足带下证	赤白带下，清稀量多，绵绵不绝，腰酸，舌淡苔白，脉沉细

八、安神剂

具有安神定志作用，治疗神志不安证的方剂，统称安神剂。安神剂分为三类：补养安神剂，适用于阴血不足，虚热内扰，心神失养之神志不安证，以酸枣仁汤为代表方；重镇安神剂，适用于心肝阳亢，火热扰心之神志不安证，以朱砂安神丸为代表方；交通心肾剂，适用于心肾不交、水火不济之神志不安证，以交泰丸为代表方。

重镇安神剂多由金石、贝壳类药物组成，此类药物易伤胃气，宜打碎先煎，中病即止，不宜久服。某些安神药如朱砂具有一定毒性，久服能引起慢性中毒，亦应注意。

◆ **酸枣仁汤** ◆

《金匮要略》

【组成】酸枣仁炒，二升（15g） 茯苓二两（6g） 知母二两（6g） 川芎二两（6g） 甘草一两（3g）

【用法】上五味，以水八升，煮酸枣仁，得六升，内诸药，煮取三升，分温三服（现代用法：水煎服）。

【功效】养血安神，清热除烦。

【主治】肝血不足，虚热内扰之虚烦不眠证。虚烦失眠，心悸不安，头目眩晕，咽干口燥，舌红，脉弦细。

【证机概要】本方为养血调肝安神之常用方，证由肝血不足，虚热内扰，神魂失养而致。

【方解】方中酸枣仁养血补肝，宁心安神，为君药。茯苓宁心安神；知母滋阴润燥，清热除烦，为臣药。川芎调肝血而疏肝气，与大量酸枣仁相配，辛散与酸收并用，补血与行血结合，具有养血调肝之功，为佐药。甘草和中缓急，调和诸药，为佐使药。

【使用注意】方中重用酸枣仁，且需先煎。

【现代运用】常用于神经衰弱、更年期综合征、心脏神经症、抑郁症等证属肝血不足，虚热内扰者。

【方歌】酸枣仁汤治失眠，川芎知草茯苓煎，养血除烦清内热，安然入睡梦香甜。

◆ 朱砂安神丸 ◆
《内外伤辨惑论》

【组成】朱砂另研，水飞为衣，五钱（1g） 黄连去须净，酒洗，六钱（15g） 炙甘草五钱五分（15g） 生地黄一钱五分（6g） 当归去芦，二钱五分（8g）

【用法】上药除朱砂外，四味共为细末，汤浸蒸饼为丸，如黍米大，以朱砂为衣，每服十五或二十丸，津唾咽下，食后或温水，凉水少许送下（现代用法：上药研末，炼蜜为丸，每次6~9g，临睡前温开水送服；亦可作为汤剂，朱砂研细末冲服1g）。

【功效】镇心安神，泻火养阴。

【主治】心火亢盛，阴血不足证。失眠多梦，惊悸怔忡，心烦神乱，舌尖红，脉细数。

【证机概要】本方为治疗心火亢盛，阴血不足之心神烦乱的常用方。证因心火亢盛，灼伤阴血，心神失养所致。

【方解】方中朱砂重镇安神，清心泻火，为君药。黄连清心泻火，除烦泻热为臣药。生地黄滋阴清热；当归补血养心，合生地黄滋补阴血以养心，共为佐药。甘草和中调药，防朱砂质重碍胃，又制黄连苦寒伤胃，为佐使药。

【使用注意】方中朱砂含硫化汞，不宜久服、多服，以防汞中毒；素体脾胃虚弱者慎用。

【现代运用】常用于神经衰弱、心律失常、精神抑郁症、精神分裂症等证属心火亢盛，阴血不足者。

【方歌】朱砂安神镇心方，归连甘草合地黄，怔忡不寐心烦乱，泻火养阴可复康。

其他安神剂见表10-2-8。

表10-2-8 其他安神剂简表

方剂名称	功效	主治	证治要点
天王补心丹 《校注妇人良方》	滋阴养血 补心安神	阴虚血少，神志不安证	心悸怔忡，虚烦失眠，神疲健忘，或梦遗，手足心热，口舌生疮，大便干结，舌红少苔，脉细数
交泰丸 《韩氏医通》	交通心肾	心火偏亢，心肾不交证	怔忡不宁，或夜寐不安，口舌生疮
柏子养心丸 《体仁汇编》	养心安神 滋阴补肾	阴血亏虚，心肾失调，神志不安证	精神恍惚，惊悸怔忡，夜寐多梦，健忘盗汗，舌红少苔，脉细数
甘麦大枣汤 《金匮要略》	养心安神 和中缓急	脏躁	精神恍惚，常悲伤欲哭，不能自主，心中烦乱，睡眠不安，甚则言行失常，哈欠频作，舌淡红少苔，脉细略数

九、开窍剂

具有开窍醒神作用，治疗窍闭神昏证的方剂，统称开窍剂。开窍剂分为两类：凉开剂，适用于温邪热毒内陷心包的热闭证，以安宫牛黄丸为代表方；温开剂，适用于寒湿痰浊内闭心窍，或秽浊之邪闭阻气机之寒闭证，以苏合香丸为代表方。

开窍剂多辛散走窜，临床多用于急救，中病即止，不可久服。本类方剂多制成丸、散剂，不宜加热煎煮，以免影响疗效。麝香、冰片诸药，有碍胎元，孕妇慎用。

◆ 安宫牛黄丸 ◆

《温病条辨》

【组成】牛黄　郁金　黄连　犀角（水牛角代）　朱砂　山栀　雄黄　黄芩各一两（各30 g）　梅片　麝香各二钱五分（各7.5 g）　珍珠五钱（15 g）

【用法】上为极细末，炼老蜜为丸，每丸一钱（3 g），金箔为衣，蜡护。脉虚者人参汤下，脉实者银花、薄荷汤下，每服一丸。大人病重体实者，日再服，甚至日三服；小儿服半丸，不知，再服半丸（现代用法：口服，1 次 1 丸。小儿三岁以内，一次 1/4 丸；4～6 岁，一次 1/2 丸。一日 1～3 次。昏迷不能口服者，可鼻饲给药）。

【功效】清热解毒，豁痰开窍。

【主治】邪热内陷心包证。高热烦躁，神昏谵语，或舌謇肢厥，舌红或绛，脉数有力。亦治中风昏迷，小儿惊厥，属邪热内闭者。

【证机概要】本方为治热邪内陷心包证之常用方。证由温热邪毒内陷心包，痰热蒙蔽清窍所致。

【方解】方中牛黄苦凉，清心解毒，豁痰开窍；麝香芳香，通行十二经，开窍醒神；水牛角咸寒，清心凉血解毒，共为君药。黄连、黄芩、山栀苦寒清热，泻火解毒，增牛黄、水牛角清解心包热毒之力，为臣药。郁金、冰片芳香辟秽，化浊通窍，加强麝香开窍醒神之功；雄黄豁痰解毒；朱砂、珍珠、金箔镇心安神，均为佐药。蜂蜜，和胃调中，为使药。

【使用注意】本方辛散走窜，寒凉有毒，不易久服，应中病即止；孕妇慎用。

【现代运用】常用于乙型脑炎、病毒性脑炎、急性脑血管病、肝性脑病、肺性脑病、中毒性痢疾、尿毒症、颅脑外伤、感染或中毒引起的高热神昏等证属痰热内闭心包者。

【方歌】安宫牛黄开窍方，芩连栀郁朱雄黄，牛角珍珠冰麝箔，热闭心包功效良。

其他开窍剂见表 10-2-9。

表 10-2-9　其他开窍剂简表

方剂名称	功　效	主治	证治要点
紫雪丹《苏恭方》，录自《外台秘要》	清热开窍息风止痉	热盛动风证	高热烦躁，神昏谵语，痉厥，口渴引饮，唇焦齿燥，尿赤便秘，舌红绛苔燥黄，脉数有力或弦数；以及小儿热盛惊厥
至宝丹《灵苑方》引郑感方，录自《苏沈良方》	清热开窍化浊解毒	痰热内闭心包证	神昏谵语，身热烦躁，痰盛气粗，舌绛苔黄垢腻，脉滑数，及中风中暑、小儿惊厥属于痰热内闭者
苏合香丸（吃力伽丸）《广济方》，录自《外台秘要》	温通开窍行气止痛	寒闭证	突然昏倒，牙关紧闭，不省人事，苔白，脉迟。亦治心腹卒痛，甚则昏厥，中风、中气及感受时行瘴疠之气等属寒凝气滞之闭证

十、理气剂

具有行气或降气作用，治疗气滞或气逆证的方剂，统称为理气剂。属"八法"中"消法"范畴。理气剂可分为行气与降气两大类，行气剂，适用于气机郁滞之证，以越鞠丸为代表方；降气剂，适用于肺胃气机上逆之证，以旋覆代赭汤为代表方。

理气剂大多辛温香燥，易伤津耗气，助热生火，使用时应中病即止。对年老体弱、阴虚火旺、孕妇及妇女正值经期或有出血倾向者，均当慎用。

◆ 越鞠丸（芎术丸）◆
《丹溪心法》

【组成】香附　川芎　苍术　神曲　栀子各等分（各6～10g）

【用法】上为末，水泛为丸，如绿豆大（现代用法：水丸，每服6～9g，温开水送下；亦可作汤剂，水煎服）。

【功效】行气解郁。

【主治】六郁证。胸膈痞闷，脘腹胀痛，嗳腐吞酸，恶心呕吐，饮食不消。

【证机概要】本方为治气、血、痰、火、食、湿六郁证的代表方，六郁之中以气郁为主，因喜怒无常、忧思无度可引起气机升降失常而致气郁，进而导致血郁、火郁；饮食不节、寒温不适影响脾土，则脾失健运而致食郁，甚则形成湿郁、痰郁。

【方解】方中香附行气解郁以治气郁，为君药。川芎为血中之气药，活血行气，以治血郁；苍术燥湿运脾，以治湿郁；栀子清热泻火，以治火郁；神曲消食和胃，以治食郁，四药皆为臣佐药。方中不用化痰药，是因为痰由诸郁而生，或因气滞湿聚而生，或因火邪炼液为痰，诸郁得解，则痰郁随之而消。

【使用注意】本方临证组方当随诸郁之主次加减化裁，变更其君药。

【现代运用】常用于胃肠神经症、慢性胃炎、胃及十二指肠溃疡、反流性食管炎、胆囊炎、胆石症、肋间神经痛、神经衰弱、失眠、偏头痛、痛经、月经不调等证属郁证者。

【方歌】越鞠丸治六般郁，气血痰火食湿因，芎苍香附兼栀曲，气畅郁舒痛闷伸。

◆ 旋覆代赭汤 ◆
《伤寒论》

【组成】旋覆花三两（9g）　代赭石一两（3g）　人参二两（6g）　生姜五两（15g）　甘草炙，三两（9g）　半夏洗，半升（9g）　大枣擘，十二枚（4枚）

【用法】以水一斗，煮取六升，去滓再煎，取三升，温服一升，日三服（现代用法：水煎服）。

【功效】降逆化痰，益气和胃。

【主治】胃气虚弱，痰浊内阻证。心下痞硬，噫气不除，或反胃呕逆，吐涎沫，舌苔白腻，脉缓或滑。

【证机概要】本方为治胃虚痰阻气逆证之常用方。《伤寒论》原治伤寒经汗、吐、下后，邪虽去而胃气已伤，伏饮内动，胃失和降，气机不畅而心下痞硬。证因胃气虚弱、痰浊内阻所致。

【方解】方中旋覆花下气消痰，降逆止呃，为君药。代赭石降逆下气，长于降肺胃之逆气，但味苦气寒，故用量稍小为臣药。生姜用量独重，一为和胃降逆止呕，二为宣散水气以助祛痰，三可制约代赭石的寒凉之性；半夏燥湿化痰，降逆和胃，并为臣药。人参、炙甘草、大枣甘温益气，健脾养胃，补中以疗胃虚，并可防金石之品伤胃，俱为佐药。炙甘草调和诸药，兼为使药。

【使用注意】原方中代赭石用量较轻，防其苦寒质重伤胃；生姜用量宜重，取其和胃降逆、止呕止噫之功。

【现代运用】常用于胃肠神经症、慢性胃炎、胃及十二指肠溃疡、反流性食管炎、神经性呃逆、恶性肿瘤化疗所致呕吐等证属胃虚痰阻气逆者。

【方歌】旋覆代赭汤人参，半夏姜甘大枣临，降逆化痰和胃气，痞硬噫气力能禁。

其他理气剂见表10-2-10。

表 10-2-10 其他理气剂简表

方剂名称	功 效	主 治	证治要点
柴胡疏肝散《证治准绳》	肝气郁滞证	疏肝解郁行气止痛	胁肋疼痛，或兼脘腹胀痛，嗳气善太息，或往来寒热，或月经不调，苔薄，脉弦
枳实薤白桂枝汤《金匮要略》	行气通阳祛痰散结	胸阳不振、痰气互结之胸痹	胸满而痛，气从胁下上逆抢心，或胸痛彻背，舌苔白腻，脉沉弦或紧
半夏厚朴汤《金匮要略》	行气散结降逆化痰	梅核气	咽中如有物阻，咯吐不出，吞咽不下，胸膈满闷，或咳或呕，苔白润或滑腻，脉弦缓或弦滑
金铃子散《太平圣惠方》，录自《袖珍方》	疏肝泄热活血止痛	肝郁化火证	心胸胁肋诸痛，或痛经，或疝痛，时发时止，口苦，舌红苔黄，脉弦或数
厚朴温中汤《内外伤辨惑论》	行气除满温中燥湿	脾胃气滞，寒湿中阻证	脘腹胀满或疼痛，不思饮食，四肢倦怠，舌苔白或白腻，脉沉弦
天台乌药散（乌药散）《圣济总录》	行气疏肝散寒止痛	肝经寒凝气滞之小肠疝气	少腹痛引睾丸，偏坠肿胀，舌淡苔白，脉沉弦；亦治痛经，瘕聚
暖肝煎《景岳全书》	暖肝温肾行气止痛	肝肾不足，寒滞肝脉证	睾丸冷痛，小腹或少腹疼痛，或痛经，畏寒喜暖，舌淡苔白，脉沉迟
苏子降气汤《太平惠民和剂局方》	降气平喘祛痰止咳	上实下虚喘咳证	痰涎壅盛，胸膈满闷，喘咳短气，或腰疼脚软，或肢体浮肿，舌苔白滑或白腻，脉弦滑
定喘汤《摄生众妙方》	宣降肺气清热化痰	风寒外束，痰热内蕴之咳喘	咳喘痰多气急，痰稠色黄，或微恶风寒，舌苔黄腻，脉滑数
橘皮竹茹汤《金匮要略》	降逆止呃益气清热	胃虚有热之呃逆	呃逆或干呕，虚烦少气，口干，舌红嫩，脉虚数

十一、理血剂

具有活血化瘀或止血作用，治疗瘀血证或出血病证的方剂，统称理血剂。主要分为活血化瘀剂及止血剂二类。活血化瘀剂，适用于蓄血及各种瘀血阻滞病证，以血府逐瘀汤为代表方；止血剂，适用于各种出血证，以小蓟饮子为代表方。

活血祛瘀剂性多破泄，易于动血、伤胎，对于月经过多者及孕妇当慎用或禁用。止血剂属于治标，病情缓解后，宜审因论治。

◆ **血府逐瘀汤** ◆

《医林改错》

【组成】桃仁四钱（12 g） 红花三钱（9 g） 当归三钱（9 g） 生地黄三钱（9 g） 枳壳二钱（6 g） 赤芍二钱（6 g） 川芎一钱半（4.5 g） 牛膝三钱（9 g） 桔梗一钱半（4.5 g） 柴胡一钱（3 g） 甘草二钱（6 g）

【用法】水煎服。

【功效】活血化瘀，行气止痛。

【主治】胸中血瘀证。胸痛，头痛，痛如针刺而有定处；或呃逆日久不止，或饮水即呛，干呕；或内热瞀闷，或心悸怔忡，失眠多梦，急躁易怒，入暮潮热，唇暗或两目暗黑，舌质暗红，或舌有瘀斑、瘀点，脉涩或弦紧。

【证机概要】本方为治疗胸中血瘀证的常用方剂。证由瘀血内阻胸部、气机郁滞所致。

【方解】本方由桃红四物汤合四逆散，加桔梗、牛膝而成。方中桃仁破血行滞而润燥，红花活血化瘀以止痛，共为君药。赤芍、川芎助君药活血祛瘀；牛膝祛瘀血，通血脉，引瘀血下行，共为臣药。生地、当归养血活血，使祛瘀而不伤阴血，生地合赤芍清热凉血，以清瘀热；桔梗、枳壳，一升一降，宽胸行气，桔梗并能载药上行；柴胡疏肝解郁，升达清阳，与桔梗、枳壳同用，尤善理气行滞，使气行则血行，均为佐药。甘草调和诸药，为使药。

【现代运用】常用于冠心病心绞痛、风湿性心脏病、胸部挫伤及肋软骨炎之胸痛，高血压病、高脂血症、神经症以及脑震荡后遗症之头痛头晕等证属瘀阻气滞者。

【方歌】血府逐瘀归地桃，红花枳壳膝芎饶，柴胡赤芍甘桔梗，活血行气瘀痛消。

◆ 补阳还五汤 ◆

《医林改错》

【组成】黄芪生，四两（120 g）　当归尾二钱（6 g）　赤芍一钱半（4.5 g）　地龙去土，一钱（3 g）　川芎一钱（3 g）　桃仁一钱（3 g）　红花一钱（3 g）

【用法】水煎服。

【功效】补气活血通络。

【主治】气虚血瘀之中风。半身不遂，口眼㖞斜，语言謇涩，口角流涎，小便频数或遗尿失禁，苔白，脉缓无力。

【证机概要】本方既是益气活血法的代表方，又是治疗气虚血瘀中风后遗症的常用方。证由中风之后，正气亏虚，气虚血滞，脉络瘀阻所致。

【方解】方中重用生黄芪大补元气，使气旺血行，瘀去络通，为君药。当归尾活血通络而不伤血，为臣药。赤芍、川芎、桃仁、红花助当归尾活血祛瘀，为佐药。地龙通经活络，力专善走，周行全身，引诸药直达络中，为佐使药。

【使用注意】阴虚阳亢，痰阻血瘀，见舌红苔黄、脉洪大有力者，非本方所宜。

【现代运用】常用于脑血管意外后遗症，以及其他原因所引起的偏瘫、截瘫，或肢体痿软证属气虚血瘀者。

【方歌】补阳还五赤芍芎，归尾通经佐地龙，四两黄芪为主药，血中瘀滞用桃红。

其他理血剂见表 10-2-11。

表 10-2-11　其他理血剂简表

方剂名称	功效	主治	证治要点
生化汤《傅青主女科》	养血活血温经止痛	血虚寒凝，瘀血阻滞证	产后恶露不行，小腹冷痛，脉弦或迟细
小蓟饮子《济生方》，录自《玉机微义》	凉血止血利水通淋	热结下焦之血淋、尿血	尿中带血，小便频数，赤涩热痛，舌红苔黄，脉数
十灰散《十药神书》	凉血止血	血热妄行之上部出血证	呕血、吐血、咯血、嗽血、衄血等，血色鲜红，来势急暴，舌红，脉数
温经汤《金匮要略》	温经散寒养血祛瘀	冲任虚寒、瘀血阻滞证	漏下不止，血色暗而有块，淋漓不畅，或月经超前，或延后，或逾期不止，或一月再行，或经停不至；少腹里急，腹满，傍晚发热，手心烦热，唇口干燥，舌质暗红，脉细而涩。亦治妇人宫冷，久不受孕

续表

方剂名称	功效	主治	证治要点
失笑散 《太平惠民和剂局方》	活血祛瘀 散结止痛	瘀血疼痛证	心胸刺痛，脘腹疼痛，或产后恶露不行，或月经不调，少腹急痛等
桃核承气汤 《伤寒论》	逐瘀泻热	下焦蓄血证	少腹急结，小便自利，至夜发热，其人如狂，甚则谵语烦躁；以及血瘀经闭，痛经，脉沉实而涩者
复元活血汤 《医学发明》	活血祛瘀 疏肝通络	跌打损伤，瘀血阻滞证	瘀阻胁下，痛不可忍
抵当汤 《伤寒论》	攻逐蓄血	下焦蓄血证	少腹硬满，小便自利，喜忘，如狂或发狂，大便色黑易解，脉沉实，及妇女经闭，少腹硬满拒按者
槐花散 《普济本事方》	清肠止血 疏风行气	风热湿毒，壅遏肠道，损伤血络便血证	便前出血，或便后出血，或粪中带血，血色鲜红或晦暗，舌红苔黄，脉数
桂枝茯苓丸 《金匮要略》	活血化瘀 缓消癥块	瘀阻胞宫证	妇人素有癥块，妊娠漏下不止，或胎动不安，血色紫黑晦暗，腹痛拒按，或经闭，或产后恶露不尽而腹痛拒按者，舌质紫暗或有瘀点，脉沉涩
咳血方 《丹溪心法》	清肝宁肺 凉血止血	肝火犯肺之咳血证	咳嗽痰稠带血，咯吐不爽，心烦易怒，或胸胁作痛，咽干口苦，颊赤便秘，舌红苔黄，脉弦数
黄土汤 《金匮要略》	温阳健脾 养血止血	脾阳不足，脾不统血证	大便下血，先便后血，或吐血、衄血、及妇人崩漏，血色暗淡，四肢不温，面色萎黄，舌淡苔白，脉沉细无力

十二、治风剂

凡以辛散祛风或息风止痉药物为主组成，具有疏散外风或平息内风作用的方剂，统称治风剂。治风剂分为疏散外风及平息内风两大类。疏散外风剂适用于外风所致诸病，以川芎茶调散为代表方；平息内风剂适用于内风病证，以羚角钩藤汤、天麻钩藤饮为代表方。

治风剂药性多温燥，对于津液不足、阴虚有热者慎用。

◆ 川芎茶调散 ◆

《太平惠民和剂局方》

【组成】川芎　荆芥去梗，各四两（各12 g）　薄荷叶不见火，八两（12 g）　细辛去芦，一两（3 g）　防风去芦，一两半（4.5 g）　羌活　白芷　甘草炙，各二两（各6 g）

【用法】上为细末，每服二钱（6 g），食后，茶清调下（现代用法：共为细末，每服6 g，每日2次，清茶调下；亦可作汤剂，水煎服）。

【功效】疏风止痛。

【主治】外感风邪头痛。偏正头痛或巅顶疼痛，恶寒发热，目眩鼻塞，舌苔薄白，脉浮。

【证机概要】本方为治风邪外袭，循经上犯清窍所致头痛的代表方。为风邪外袭，循经上犯清窍，清阳受阻，清窍不利所致。

【方解】方中川芎祛风活血止痛，善治厥阴、少阳经头痛（头顶或两侧痛），为君药。荆芥、薄荷疏散风邪，清利头目，共为臣药。羌活、白芷疏风止痛，羌活善治太阳经头痛（后脑牵连项痛），白芷善治阳明经头痛（前额及眉心痛）；细辛散寒止痛，善治少阴经头痛；防风辛散上部风邪，共助君、臣药增强疏风止痛之效，为佐药。甘草益气和中，调和诸药，为佐使药。服用时以清茶调下，取茶之苦凉性味，既可上清头目，又能制约风药过于温燥与升散之弊。

【使用注意】对于气虚、血虚，或肝肾阴虚、肝阳上亢、肝风内动等引起的头痛，均不宜使用。

【现代运用】常用于治疗感冒头痛、偏头痛、血管神经性头痛、慢性鼻炎头痛等证属风邪所致者。

【方歌】川芎茶调散荆防，辛芷薄荷甘草羌，目眩鼻塞风攻上，偏正头痛悉能康。

◆ 天麻钩藤饮 ◆

《中医内科杂病证治新义》

【组成】天麻（9 g）　钩藤后下（12 g）　石决明先煎（18 g）　山栀　黄芩（各9 g）　川牛膝（12 g）　杜仲　益母草　桑寄生　夜交藤　朱茯神（各9 g）（原著本方无用量）

【用法】水煎服。

【功效】平肝息风，清热活血，补益肝肾。

【主治】肝阳偏亢，肝风上扰证。头痛，眩晕，失眠，舌红，苔黄，脉弦或数。

【证机概要】本方是治疗肝肾阴亏，肝阳偏亢，肝风上扰证的代表方。证由肝肾不足，肝阳偏亢，风阳上扰，生风化热所致。

【方解】方中天麻、钩藤平肝息风为君药。石决明平肝潜阳；川牛膝引血下行，以利肝阳的平降，共为臣药。杜仲、桑寄生补益肝肾以治本；黄芩、栀子清热泄火，使肝经之热不致上扰头目；益母草合川牛膝活血利水，有利于平降肝阳；夜交藤、朱茯神宁心安神，俱为佐药。

【现代运用】常用于治疗高血压病、神经血管性头痛、顽固性失眠、围绝经期综合征等证属肝阳偏亢，肝风上扰者。

【方歌】天麻钩藤石决明，杜仲牛膝桑寄生，栀子黄芩益母草，茯神夜交安神宁。

其他治风剂见表10-2-12。

表 10-2-12　其他治风剂简表

方剂名称	功效	主治	证治要点
大秦艽汤 《素问病机气宜保命集》	祛风清热 养血活血	风邪初中经络证	口眼㖞斜，舌强不能言语，手足不能运动，风邪散见，不拘一经者
牵正散 《杨氏家藏方》	祛风化痰 通络止痉	风痰阻于头面经络	口眼㖞斜，或面肌抽动，舌淡苔白
消风散 《外科正宗》	疏风养血 清热除湿	风疹、湿疹	皮肤瘙痒，疹出色红，或遍身云片斑点，抓破后渗出津水，苔白或黄，脉浮数
玉真散 《外科正宗》	祛风化痰 定搐止痉	破伤风	牙关紧急，口撮唇紧，身体强直，角弓反张，甚则咬牙缩舌，脉弦紧
小活络丹（活络丹） 《太平惠民和剂局方》	祛风除湿 化痰通络 活血止痛	风寒湿痹	肢体筋脉疼痛，麻木拘挛，关节屈伸不利，疼痛游走不定。亦治中风，手足不仁，日久不愈，经络中有湿痰瘀血而见腰腿沉重或腿臂间作痛
羚角钩藤汤 《通俗伤寒论》	凉肝息风 增液舒筋	肝热生风证	高热不退，烦闷躁扰，甚则神昏，手足抽搐，发为痉厥，舌绛而干，或舌焦起刺，脉弦数
大定风珠 《温病条辨》	滋阴息风	阴虚风动证	温病后期，神倦瘛疭，舌绛苔少，脉弱有时时欲脱之势
镇肝息风汤 《医学衷中参西录》	镇肝息风 滋阴潜阳	肝肾阴亏，肝阳上亢，气血逆乱	头痛眩晕，目胀耳鸣，心中烦热口眼渐形㖞斜，脉弦长有力

十三、治燥剂

具有轻宣外燥或滋阴润燥等作用，治疗燥证的方剂，统称治燥剂。可归属于"八法"中"汗法"或"补法"范畴。治燥剂分为轻宣外燥及滋润内燥两类。轻宣外燥剂适用于外感凉燥或温燥证，以杏苏散、桑杏汤为代表方；滋润内燥剂适用于脏腑津伤不足之内燥证，以增液汤、百合固金汤为代表方。

燥邪最易化热，伤津耗气，故运用治燥剂时须酌情配伍清热泻火或益气生津之品。此外，甘凉滋润药物易于助湿滞气而影响脾胃运化，故脾虚便溏或素体湿盛者忌用。

◆ 杏苏散 ◆
《温病条辨》

【组成】苏叶（9g） 半夏（9g） 茯苓（9g） 前胡（9g） 苦桔梗（6g） 枳壳（6g） 甘草（3g） 杏仁（9g） 橘皮（6g） 生姜（3片） 大枣去核（3枚）（原书未著用量）

【用法】水煎温服。

【功效】轻宣凉燥，理肺化痰。

【主治】外感凉燥证。恶寒无汗，头微痛，咳嗽痰稀，鼻塞咽干，苔白，脉弦。

【证机概要】本方所治之证，乃因外感凉燥之邪，肺失宣肃，痰湿内阻所致。

【方解】方中苏叶发表散邪，宣畅肺气，使凉燥之邪从表而解；杏仁肃降肺气，润燥止咳，共为君药。前胡疏风解表，降气化痰；桔梗、枳壳宣降肺气，理气宽胸，化痰止咳，共为臣药。半夏燥湿化痰；橘皮理气化痰；茯苓利湿健脾；生姜、大枣调和营卫，滋脾行津以助润燥，共为佐药。甘草调和诸药，合桔梗宣肺利咽，为佐使之用。

【现代运用】常用于上呼吸道感染、慢性支气管炎、肺气肿等证属外感凉燥，肺气不宣，痰湿内阻者。

【方歌】杏苏散内枳桔前，夏陈苓草姜枣研，轻宣温润治凉燥，理肺化痰病自痊。

◆ 百合固金汤 ◆
《慎斋遗书》

【组成】熟地 生地 归身各三钱（各9g） 白芍 甘草各一钱（各3g） 桔梗 玄参各八分（各2g） 贝母 麦冬 百合各一钱半（各5g）

【用法】水煎服。

【功效】滋润肺肾，化痰止咳。

【主治】肺肾阴虚，虚火上炎证。咳嗽气喘，痰中带血，咽喉燥痛，头晕目眩，午后潮热，舌红少苔，脉细数。

【证机概要】本方所治之证乃因肺肾阴虚，虚火上炎所致。

【方解】方中生地、熟地滋补肾阴亦养肺阴，熟地兼能补血，生地兼能凉血故为君药。百合养阴润肺止咳；麦冬滋阴清热；玄参助二地滋阴清虚火，兼利咽喉，共为臣药。当归、白芍养血益阴；贝母清热润肺止咳；桔梗宣肺利咽化痰，皆为佐药。甘草清热泻火，调和诸药，为佐使药。

【现代运用】常用于肺结核、慢性支气管炎、支气管扩张咯血、慢性咽喉炎、自发性气胸等证属肺肾阴虚，虚火上炎者。

【方歌】百合固金二地黄，玄参贝母桔甘藏，麦冬芍药当归配，喘咳痰血肺家伤。

其他治燥剂见表10-2-13。

表 10-2-13　其他治燥剂简表

方剂名称	功效	主治	证治要点
桑杏汤《温病条辨》	清宣温燥润肺止咳	外感温燥邪在肺卫	头痛，身热不甚，微恶风寒，口渴，咽干鼻燥，干咳无痰，或痰少而黏，舌红，苔薄白而干，脉浮数而右脉大
清燥救肺汤《医门法律》	清燥润肺养阴益气	温燥伤肺证	身热头痛，干咳无痰，气逆而喘，咽喉干燥，鼻燥，胸满胁痛，心烦口渴，舌干少苔，脉虚大而数
养阴清肺汤《重楼玉钥》	养阴清肺解毒利咽	阴虚肺燥之白喉	喉间起白如腐，不易拭去，咽喉肿痛，初起或发热或不发热，鼻干唇燥，或咳或不咳，呼吸有声，似喘非喘，脉数无力或细数
麦门冬汤《金匮要略》	滋养肺胃降逆下气	虚热肺痿；或胃阴不足证	咳唾涎沫，短气喘促，咽干口燥，舌红少苔，脉虚数；或见气逆呕吐，口渴咽干，舌红少苔，脉虚数
增液汤《温病条辨》	增液润燥	阳明温病，津亏肠燥便秘证	大便秘结，口渴，舌干红，脉细数或沉而无力

十四、祛湿剂

具有化湿利水、通淋泄浊作用，治疗水湿病证的方剂，统称祛湿剂。属"八法"中的"消"法。祛湿剂分为化湿和胃、清热祛湿、利水渗湿、温化寒湿、祛湿化浊以及祛风胜湿六类。化湿和胃剂适用于湿浊中阻、脾胃不和证，以藿香正气散为代表方；清热祛湿剂适用于湿热证，以茵陈蒿汤为代表方；利水渗湿剂适用于水湿内停所致的水肿、泄泻等证，以五苓散为代表方；温化寒湿剂适用于阳虚不能化水或湿从寒化所致的痰饮、水肿等，以苓桂术甘汤为代表方；祛湿化浊剂适用于湿浊下注所致的白浊、妇女带下等证，以萆薢分清饮为代表方；祛风胜湿剂适用于风湿之邪侵犯肌表、经络、关节之证，以羌活胜湿汤为代表方。

祛湿剂多由芳香温燥或甘淡渗利之药组成，易于耗伤阴津，故对素体阴虚津亏、病后体虚以及孕妇均慎用。

◆ 藿香正气散 ◆
《太平惠民和剂局方》

【组成】藿香去土，三两（9g）　白术　厚朴去粗皮，姜汁炙　半夏曲　陈皮去白　苦桔梗各二两（各6g）　白芷　大腹皮　紫苏　茯苓各一两（各3g）　甘草炙，二两半（7.5g）

【用法】上为细末，每服二钱（6g），水一盏，姜三片，枣一枚，同煎至七分，热服。如欲出汗，衣被盖，再煎并服（现代用法：散剂，每服6g，生姜3片，大枣1枚，煎汤送服；亦可作汤剂，水煎服）。

【功效】解表化湿，理气和中。

【主治】外感风寒，内伤湿滞证。霍乱吐泻，恶寒发热，头痛，胸膈满闷，脘腹疼痛，舌苔白腻，脉浮或濡缓，以及山岚瘴疟，水土不服等。

【证机概要】本方为治感寒伤湿，脾胃失和及霍乱吐泻证的常用方。由外感风寒，内伤湿滞所致。

【方解】方中藿香辛温解表散寒，芳香化湿，又辟秽和中止呕，为治霍乱吐泻之要药，为君药。白术、茯苓健脾祛湿；陈皮理气化湿；半夏曲燥湿化滞，和胃降逆止呕，俱为臣药。紫苏散寒解表，醒脾宽中兼止呕；白芷辛散风寒，燥湿化浊；大腹皮、厚朴行气化湿；桔梗宽胸利膈；生姜、大枣外和营卫，内调脾胃，生姜兼以和中止呕，均为佐药。炙甘草调和诸药，协姜、枣以和中，为佐使药。

【使用注意】本方不适宜用于湿热霍乱之吐泻。

【现代运用】常用于急性胃肠炎、胃肠型感冒、消化不良等证属外感风寒，内伤湿滞者。

【方歌】藿香正气大腹苏，甘桔陈苓术朴俱，夏曲白芷加姜枣，风寒湿浊一并驱。

◆ 五苓散 ◆

《伤寒论》

【组成】泽泻一两六铢（15 g）　茯苓　猪苓去皮　白术各十八铢（各9 g）　桂枝去皮，半两（6 g）

【用法】上五味，捣为散，以白饮和服方寸匕，日三服，多饮暖水，汗出愈，如法将息（现代用法：散剂，每服6～10 g，多饮热水取微汗；亦可作汤剂，温服取微汗）。

【功效】利水渗湿，温阳化气。

【主治】外有表邪，水湿内停证。小便不利，头痛微热，烦渴欲饮，甚则水入即吐；或脐下动悸，吐涎沫而头眩；或短气而咳；或水肿，泄泻。舌苔白，脉浮。

【证机概要】本方为治水湿内停证的基础方。在《伤寒论》中原治蓄水证，乃由太阳伤寒，表邪未解，邪传太阳之腑，致膀胱气化不利，水湿内停所致。

【方解】方中泽泻利水渗湿为君药。茯苓、猪苓淡渗利湿为臣药。白术补气健脾以运化水湿，合茯苓增强健脾制水之功；桂枝温阳化气以行水，外散风寒以解表，又平冲降逆，主痰饮上冲之短气、头眩，均为佐药。

【使用注意】本方作散剂服用，需多饮暖水；作汤剂不宜久煎，因本方渗利之力较强，不宜久服。

【现代运用】常用于急慢性肾炎水肿、肝硬化腹水、心源性水肿、急性肠炎、尿潴留、脑积水等证属水湿内停者。

【方歌】五苓散治太阳腑，白术泽泻猪茯苓，温阳化气添桂枝，利水渗湿治水停。

其他祛湿剂见表10-2-14。

表 10-2-14　其他祛湿剂简表

方剂名称	功效	主治	证治要点
平胃散《简要济众方》	燥湿运脾行气和胃	湿滞脾胃证	脘腹胀满，不思饮食，口淡无味，恶心呕吐，嗳气吞酸，肢体沉重，怠惰嗜卧，常多自利，舌苔白腻而厚，脉缓
茵陈蒿汤《伤寒论》	清热利湿退黄	湿热黄疸	一身面目俱黄，黄色鲜明，身热，无汗或但头汗出，口渴欲饮，腹微满，小便短赤，舌红苔黄腻，脉沉数或滑数有力
八正散《太平惠民和剂局方》	清热泻火利水通淋	湿热淋证	尿频尿急，溺时涩痛，淋漓不畅，尿色浑赤，甚则癃闭不通，小腹急满，口燥咽干，舌苔黄腻，脉滑数
三仁汤《温病条辨》	清利湿热宣畅气机	湿温初起或暑温夹湿之湿重于热证	头痛恶寒，身重疼痛，面色淡黄，胸闷不饥，午后身热，苔白不渴，脉弦细而濡
甘露消毒丹《医效秘传》	利湿化浊清热解毒	湿温时疫，邪在气分，湿热并重证	发热倦怠，胸闷腹胀，肢酸咽痛，身目发黄，颐肿口渴，小便短赤，泄泻淋浊，舌苔白腻或黄腻或干黄，脉濡数或滑数
二妙散《丹溪心法》	清热燥湿	湿热下注证	筋骨疼痛，或两足痿软，或足膝红肿热痛，或湿热带下，或下部湿疮，湿疹，小便短赤，舌苔黄腻
猪苓汤《伤寒论》	利水渗湿养阴清热	水热互结伤阴证	发热，口渴欲饮，小便不利或心烦不寐，或咳嗽，或呕恶，或下利，舌红苔白或微黄，脉细数。亦治热淋，血淋，小便涩痛，点滴难出者
防己黄芪汤《金匮要略》	益气祛风健脾利水	表虚之风水或风湿	汗出恶风，身重或肿，或肢节疼痛，小便不利，舌淡苔白，脉浮
苓桂术甘汤《金匮要略》	温阳化饮健脾利水	痰饮病中阳不足证	胸胁支满，目眩心悸，短气而咳，舌苔白滑，脉弦滑或沉紧

方剂名称	功效	主治	证治要点
真武汤《伤寒论》	温阳利水	阳虚水泛证	畏寒肢冷，小便不利，心下悸，头目眩晕，身体肌肉瞤动，站立不稳，四肢沉重疼痛，浮肿，腰以下尤甚，或腹痛，泄泻；或咳喘呕逆。舌淡胖，苔白滑，脉沉细
实脾散《严氏济生方》	温阳健脾行气利水	脾肾阳虚，水气内停之阴水	身半以下肿甚，手足不温，口中不渴，胸腹胀满，大便溏薄，舌苔白腻，脉沉弦而迟者
萆薢分清饮（萆薢分清散）《杨氏家藏方》	温肾利湿分清化浊	下焦虚寒之膏淋、白浊	小便频数，浑浊不清，白如米泔，凝如膏糊，舌淡苔白，脉沉
羌活胜湿汤《脾胃论》	祛风胜湿止痛	风湿在表之痹证	肩背痛不可回顾，头痛身重，或腰脊疼痛，难以转侧，苔白脉浮
独活寄生汤《备急千金要方》	祛风湿止痹痛益肝肾补气血	痹证日久，肝肾两虚，气血不足证	腰膝疼痛，肢节屈伸不利，或麻木不仁，畏寒喜暖，心悸气短，舌淡苔白，脉细弱

十五、祛痰剂

　　具有消除痰饮作用，治疗各种痰饮病证的方剂，统称祛痰剂。属"八法"中的"消"法。祛痰剂分以下五类：燥湿化痰剂，适用于湿痰证，以二陈汤为代表方；清化热痰剂，适用于热痰证，以清气化痰丸为代表方；润燥化痰剂，适用于燥痰证，以贝母瓜蒌散为代表方；温化寒痰剂，适用于寒痰证，以苓甘五味姜辛汤为代表方；化痰息风剂，适用于风痰证，以半夏白术天麻汤为代表方。

　　祛痰剂常配伍理气之品和健脾祛湿药，且用药多属行消之品，不宜久服，以免伤正。

◆ 二 陈 汤 ◆
《太平惠民和剂局方》

　　【组成】半夏汤洗七次，五两（15 g）　橘红五两（15 g）　白茯苓三两（9 g）　甘草炙，一两半（4.5 g）

　　【用法】上药咬咀，每服四钱（12 g），用水一盏，生姜七片，乌梅一个，同煎六分，去滓热服，不拘时候（现代用法：加生姜 7 片，乌梅 1 个，水煎服）。

　　【功效】燥湿化痰，理气和中。

　　【主治】湿痰证。咳嗽痰多，色白易咯，恶心呕吐，胸膈痞闷，肢体困重，或头眩心悸，舌苔白滑或腻，脉滑。

　　【证机概要】本方为治湿痰证之基础方。证由脾失健运，湿聚成痰所致。

　　【方解】方中半夏辛温性燥，善燥湿化痰，降逆和胃止呕，为君药。橘红理气行滞，燥湿化痰，为臣药。茯苓健脾渗湿，杜绝生痰之源；生姜既助半夏、橘红降逆化痰，又制半夏之毒；乌梅收敛肺气，与半夏相伍，散中有收，祛痰不伤正，俱为佐药，炙甘草调和诸药，健脾和中，为佐使药。

　　【使用注意】燥痰者慎用；吐血、消渴、阴虚、血虚者忌用本方。

　　【现代运用】常用于慢性支气管炎、肺气肿、慢性胃炎、梅尼埃病、妊娠呕吐、神经性呕吐等证属湿痰壅盛者。

　　【方歌】二陈汤用半夏陈，苓草梅姜一并存，理气和中燥湿痰，湿痰为病此方珍。

　　其他祛痰剂见表 10-2-15。

表 10-2-15 其他祛痰剂简表

方剂名称	功效	主治	证治要点
温胆汤《三因极一病证方论》	理气化痰 清胆和胃	胆胃不和，痰热内扰证	胆怯易惊，虚烦不宁，失眠多梦，或呕吐呃逆，或癫痫，苔腻微黄，脉弦滑
清气化痰丸《医方考》	清热化痰 理气止咳	痰热咳嗽	咳嗽，痰稠色黄，咯之不爽，胸膈痞闷，甚则气急呕恶，舌质红，苔黄腻，脉滑数
贝母瓜蒌散《医学心悟》	润肺清热 理气化痰	燥痰咳嗽	咳嗽呛急，咯痰不爽，涩而难出，咽喉干燥，苔白而干
苓甘五味姜辛汤《金匮要略》	温肺化饮	寒饮咳嗽证	咳痰量多，清稀色白，或喜唾涎沫，胸膈痞满，舌苔白滑，脉弦滑
三子养亲汤《韩氏医通》	温肺化痰 降气消食	寒痰喘咳兼食积证	咳嗽喘逆，痰多胸痞，食少难消，舌苔白腻，脉滑
半夏白术天麻汤《医学心悟》	化痰息风 健脾祛湿	风痰上扰证	眩晕，头痛，胸膈痞满，呕恶，舌苔白腻，脉弦滑

十六、消食剂

具有消食健脾、除痞化积等作用，治疗食积停滞的方剂，统称为消食剂。属"八法"中的"消"法。消食剂可分为消食化滞与健脾消食两类，消食化滞剂，适用于食积内停之证，以保和丸为代表方；健脾消食剂，适用于脾胃虚弱，食积内停之证，以健脾丸为代表方。

本类方剂功效较缓，但仍属于攻伐之剂，故不宜长期服用，对于纯虚无实者也应慎用。

◆ 保和丸 ◆
《丹溪心法》

【组成】山楂六两（18 g） 神曲二两（6 g） 半夏三两（9 g） 茯苓三两（9 g） 陈皮一两（3 g） 连翘一两（3 g） 莱菔子一两（3 g）

【用法】上为末，炊饼为丸，如梧桐子大，每服七八十丸，食远白汤送下（现代用法：共为末，水泛为丸，每服 6~9 g，食后温开水送下；日 2~3 次。抑或作汤剂，水煎服）。

【功效】消食化滞，理气和胃。

【主治】食积证。脘腹痞满，腹胀时痛，嗳腐吞酸，恶食呕逆，或大便泄泻，舌苔厚腻，脉滑。

【证机概要】本方所治之证因饮食过度，或暴饮暴食所致。

【方解】方中山楂消一切饮食积滞，尤善消肉食油腻之积，为君药。神曲消食健脾，善消酒食陈腐之积；莱菔子下气消食，善消谷面痰气之积，合为臣药。半夏和胃降逆止呕；陈皮理气消胀；茯苓健脾渗湿止泻；连翘清热散结；俱为佐药。

【现代运用】常用于急慢性胃肠炎、消化不良等证属食积内停者。

【方歌】保和神曲与山楂，苓夏陈翘莱菔加，炊饼为丸白汤下，消食和胃效堪夸。

◆ 枳实导滞丸 ◆
《内外伤辨感论》

【组成】大黄一两（30 g） 枳实麸炒，去瓤，五钱（15 g） 神曲炒，五钱（15 g） 茯苓去皮，三钱

（9g） 黄芩去腐，三钱（9g） 黄连拣净，三钱（9g） 白术三钱（9g） 泽泻二钱（6g）

【用法】上为细末，汤浸蒸饼为丸，如梧桐子大，每服五十九至七十丸，温水送下，食远，量虚实加减服之（现代用法：共为细末，水泛小丸，每服6~9g，温开水送下，每日2~3次；亦可作汤剂，水煎服）。

【功效】消食导滞，清热祛湿。

【主治】湿热食积证。脘腹胀痛，大便秘结，或下痢泄泻，小便短赤，舌苔黄腻脉沉有力。

【证机概要】本方所治之证由湿热食积，内阻肠胃所致。

【方解】方中大黄攻积泻热，使积滞从大便而下，为君药。枳实行气消痞除满，为臣药。黄芩、黄连清热燥湿止痢；茯苓、泽泻利水渗湿，使湿热从小便分消；白术健脾燥湿，使攻积而不伤正；神曲消食和中，均为佐药。此方用于湿热食滞之泄泻、下痢，属"通因通用"之法。

【使用注意】泄泻无积滞及孕妇均不宜使用。

【现代运用】常用于消化不良、胃肠功能紊乱、急性肠炎、细菌性痢疾等证属湿热食积者。

【方歌】枳实导滞首大黄，芩连曲术茯苓襄，泽泻蒸饼糊丸服，湿热食积力能攘。

其他消食剂见表10-2-16。

表 10-2-16　其他消食剂简表

方剂名称	功效	主治	证治要点
健脾丸《证治准绳》	健脾和胃 消食止泻	脾虚食积证	食少难消，脘腹痞闷，大便溏薄，倦怠乏力，苔腻微黄，脉虚弱
枳实消痞丸《兰室秘藏》	消痞除满，健脾和胃	脾虚气滞，寒热互结证	心下痞满，不欲饮食，倦怠乏力，大便失调，舌苔腻而微黄，脉弦

十七、驱虫剂

凡具有驱虫、杀虫或安蛔等作用，治疗人体寄生虫病的方剂，统称为驱虫剂。本类方剂主要用于蛔虫、蛲虫、钩虫等消化道寄生虫病，以乌梅丸为代表方。

驱虫剂宜空腹服用，服后忌食油腻食物。驱虫药具有攻伐之力，不宜久服，驱虫后要注意调理脾胃，对年老、体弱、孕妇等慎用。

◆ 乌梅丸 ◆
《伤寒论》

【组成】乌梅三百枚（30g） 细辛六两（3g） 干姜十两（9g） 当归四两（6g） 附子炮，去皮，六两（6g） 蜀椒炒香，四两（5g） 桂枝六两（6g） 黄柏六两（6g） 黄连十六两（9g） 人参六两（6g）

【用法】上为末，异捣筛，合治之。以苦酒渍乌梅一宿，去核，蒸之五斗米下，饭熟，捣成泥，和药令相得，内白中，与蜜杵两千下，丸如梧桐子大，每服十丸，食前以饮送下，日三服，稍加至二十丸。禁生冷，滑物，臭食等（现代用法：乌梅用醋浸一宿，去核打烂，和余药打匀，烘干或晒干，研成细末，加蜜为丸，每服9g，每日2~3次，空腹温开水送服。亦可作汤剂，水煎服）。

【功效】温脏安蛔。

【主治】蛔厥证。脘腹阵痛，手足厥冷，烦闷呕吐，时发时止，得食则呕，常自吐蛔。亦治久泻久痢。

【证机概要】本方所治之证因患者体内素有蛔虫，复由肠寒胃热，蛔虫上扰所致。或久泻久痢因胃热肠寒，正气虚弱所致。

【方解】柯琴言："蛔得酸则静，得辛则伏，得苦则下。"方中重用乌梅味酸安蛔，使蛔静而痛止，为君药。蜀椒、细辛辛温，辛可伏蛔，温能祛寒；黄连、黄柏苦寒，清热下蛔，俱为臣药。附子、桂枝、干姜辛热，温脏祛寒，辛可伏蛔；人参、当归益气补血，且合附、桂、姜以养血通脉，除四肢厥冷，共为佐药。蜜甘缓和中，为佐使药。

【现代运用】常用于胆道蛔虫症、慢性菌痢、慢性胃肠炎、慢性结肠炎等证属寒热错杂、气血虚弱者。

【方歌】乌梅丸用细辛桂，黄连黄柏及当归，人参椒姜加附子，清上温下又安蛔。

十八、涌吐剂

具有涌吐痰涎、宿食、毒物等作用，治疗痰厥、食积、误食毒物的方剂，统称涌吐剂。属"八法"中的"吐"法。涌吐剂以瓜蒂散为代表方。

涌吐剂作用峻猛，易伤胃气，应中病即止；凡年老体弱、孕妇、产后均非所宜。

◆ 瓜 蒂 散 ◆
《伤寒论》

【组成】瓜蒂熬黄，一分（3g） 赤小豆一分（3g）

【用法】上二味，各别捣筛，为散已，合治之，取一钱匕，以香豉一合（9g），用热汤七合，煮作稀糜，去滓，取汁合散，温顿服之。不吐者，少少加，得快吐乃止（现代用法：将上药研细末和匀，每服1~3g，用香豉9g，煎汤送服）。

【功效】涌吐痰涎宿食。

【主治】痰涎、宿食壅滞胸脘证。胸脘痞硬，烦懊不安，欲吐不出，气上冲咽喉不得息，寸脉微浮。

【证机概要】本方所治之证，由痰涎壅滞胸中，或宿食停积上脘所致。

【方解】方中瓜蒂味苦，善于涌吐痰涎宿食，为君药。赤小豆味酸平，能祛湿除烦满，为臣药。君臣二药相配，酸苦涌泄，增强催吐之力。以豆豉煎汤调服，既可安中护胃，又能宣解胸中邪气，为佐使药。

【使用注意】本方非形气俱实者慎用。

【现代运用】常用于暴饮暴食之胃扩张、误食毒物、精神分裂症、精神抑郁症等证属痰食壅滞胸脘者。

【方歌】瓜蒂散用赤豆研，散和豉汁不需煎，催吐逐邪疗效速，宿食痰涎一并蠲。

复习思考题

1. 银翘散原书用法中为什么要强调"香气大出，即取服，勿过煮"？
2. 结合大承气汤的主治证候，分析其药物配伍意义。
3. 为什么逍遥散是妇科调经的常用方？
4. 结合黄连解毒汤组方原理解析"苦寒直折法"。
5. 结合六味地黄丸"三补""三泻"之组方配伍原理，阐述其主治肾精不足证之机理。
6. 分析血府逐瘀汤主治病证机理，阐述本方的组方配伍原理。
7. 平胃散为什么是治疗湿滞脾胃证之基础方？

（姚 娓）

下篇 中医学临床

上篇　中国学术史

第十一章　内科常见病证

第一节　感　冒

感冒是感受触冒外邪，邪犯卫表而导致的一种外感疾病，常以恶寒、发热、鼻塞、流涕、喷嚏、咳嗽、周身不适、脉浮等为主要临床表现。感冒一年四季均可发病，但春季、冬季多发，具有一定传染性。病情轻者称"伤风"，病情较重且在一段时间内引起广泛流行、病情相似者称为"时行感冒"。

凡感冒及其他上呼吸道感染表现与感冒的临床特征相似时，可参考本节进行辨证论治。中医药对普通感冒和时行感冒均有良好疗效，对已有流行趋势或流行可能的地区，可应用相应的中药进行预防和治疗，可达到防治的效果。

一、病因病机

（一）病因

（1）六淫、时行病毒等侵袭人体均可导致感冒，但以风邪致病为主。

（2）风邪常与不同季节的当令之气相合伤人，如：冬季挟寒而形成风寒、春季挟热而形成风热、夏季多暑湿、秋季多燥邪等。

（3）时行感冒乃感受时邪疫毒，发病急，病情重，具有传染性和流行性。

（二）病机

六淫、时行病毒等侵袭人体后是否发病，关键在于正邪双方较量的结果，也就是与卫气的强弱及感受外邪的轻重有关。若卫外功能减弱，外邪乘虚侵袭卫表，即可致病。若气候突变，冷热失常，时行疫毒猖獗，卫外之气也难于调节应变，则易发病。或因生活起居失节，寒温失调以及过于疲劳，以致腠理不密，营卫失和，外邪侵袭而发病。感冒初起多以风寒或风热之邪为主，风热不解或寒邪郁而化热可成肺热证；病邪传里化热，表寒未解则可出现表寒里热证；反复感邪，正气耗散，或体虚感邪，正气愈亏，均可形成正虚标实之证。

二、诊断要点

（1）发于气候突然变化之时，有伤风受凉，淋雨冒风的经历，或时行感冒正流行之际。

（2）一年四季均可发病，尤以冬春季多见。起病较急，病程较短，一般病程3~7天。

（3）临床表现　初起鼻咽部痒而不适，鼻塞、流涕，喷嚏，语声重浊或声嘶，恶寒，无汗或少汗，头痛等。继而发热，咳嗽，咽痛，肢节酸楚不适等。部分患者影响及脾胃，而兼有胸闷，恶心，呕吐，食欲减退，大便稀溏等症。

（4）时行感冒呈流行性发病，多人同时发病，起病急，迅速蔓延，全身症状显著，如高热，头痛，周身酸楚，疲乏无力等，而肺系症状较轻。

三、辨证论治

感冒需辨风寒感冒与风热感冒，两者均有恶寒、发热、鼻塞、流涕、头身疼痛等症，但风寒证恶寒重发热轻，无汗，鼻流清涕，口不渴，舌苔薄白，脉浮或浮紧；风热证发热重恶寒轻，有汗，鼻流浊涕，口渴，舌苔薄黄，脉浮数。还需辨普通感冒与时行感冒，普通感冒呈散发性发病，肺系症状明显，但病情较轻，全身症状不重，少有传变；时行感冒呈流行性发病，传染性强，肺系症状较轻而全身症状显著，症状较重，且可以发生传变，入里化热，合并他病。还要辨常人感冒与虚人感冒，普通人感冒后，症状较明显，但易康复。平素体虚之人感冒之后，缠绵不已，经久不愈或反复感冒。在临床上还应区分是气虚还是阴虚。气虚感冒者，兼有倦怠乏力，气短懒言，身痛无汗，或恶寒甚，咳嗽无力，脉浮弱等症。阴虚感冒者，兼有身微热，手足心发热，心烦口干，少汗，干咳少痰，舌红，脉细数。

感冒由外邪客于肌表引起，应遵循《素问·阴阳应象大论》所言"其在皮者，汗而发之"之意，采用辛散解表的法则，祛除外邪，邪去则正安，感冒亦愈。同时，感冒的病机之一是肺失宣肃，因此宣通肺气有助于使肺的宣肃功能恢复正常，肺主皮毛，宣肺又能协助解表，宣肺与解表相互联系，又协同发挥作用。因此，感冒治疗的原则为解表达邪，宣通肺气。治疗同时要照顾兼证虚人感冒，对其应扶正祛邪，不可专事发散，以免过汗伤正。病邪累及胃肠者，又应辅以化湿、和胃、理气等法治疗，照顾其兼证。

1. 外感风寒

【证候】恶寒重，发热轻，无汗，头痛，肢节酸疼，鼻塞声重，时流清涕，喉痒，咳嗽，痰稀薄色白，舌苔薄白，脉浮或浮紧。

【治法】辛温解表，宣肺散寒。

【方药】荆防败毒散（《外科理例》）加减。

荆芥　防风　人参　柴胡　羌活　独活　川芎　枳壳　前胡　桔梗　茯苓　甘草

加减用药：感受风寒较重，见恶寒甚者，加麻黄、桂枝；头痛加白芷；项背强痛加葛根。

【中医特色治疗】

（1）针灸治疗　可选取手太阴、手阳明、督脉穴，予泻法。

（2）中成药　通宣理肺丸等，轻证亦可用生姜 10 g，红糖适量，煎水服用。

（3）拔罐治疗　选大椎、身柱、大杼、肺俞等穴，留罐 15 min。

2. 外感风热

【证候】发热，微恶风寒，或有汗，头痛，鼻塞喷嚏，流稠涕，咽喉疼痛，咳嗽痰黄稠或见口干，舌苔薄黄，脉浮数。

【治法】辛凉解表，宣肺清热。

【方药】银翘散（《温病条辨》）加减。

金银花　连翘　薄荷　荆芥穗　豆豉　桔梗　牛蒡子　甘草　竹叶　鲜芦根

药物加减：时行感冒，呈流行性发生，寒战高热，全身酸痛，酸软无力，或有化热传变之势，重在清热解毒，方中加大青叶、板蓝根、蚤休、贯众、石膏等。

【中医特色治疗】

（1）针灸治疗　可选取手太阴、手阳明、督脉穴为主，予泻法。

（2）中成药　银翘解毒片（丸）、羚翘解毒片、桑菊感冒冲剂等；时行感冒用板蓝根冲剂等。

3. 暑湿伤表

【证候】微恶风，但身热不扬，汗出不畅，身重倦怠，头昏重胀痛，或有鼻塞流涕，咳嗽痰黄黏，胸闷欲呕，小便短赤，舌苔黄腻，脉濡数。

【治法】清暑祛湿解表。

【方药】新加香薷饮（《温病条辨》）加减。

香薷 金银花 连翘 厚朴 鲜扁豆花

药物加减：湿困卫表偏重，见身重少汗恶风，加藿香、佩兰芳香化湿宣表。

【中医特色治疗】

中成药：藿香正气丸（或片、水、软胶囊）等。

4. 体虚感冒

年老或体质素虚，或病后，产后体弱，气虚阴亏，卫外不固，容易反复感冒，或感冒后缠绵不愈，临床表现肺卫不和与正虚症状并见。治疗不可过于辛散或单纯祛邪、强发其汗，否则重伤正气，应当扶正达邪，在疏散药中酌加补正之品为宜。

（1）气虚感冒

【证候】恶寒明显，发热，或热势不高，无汗，鼻塞流涕，头痛身楚，咳嗽痰白，咯痰无力，平素神疲体倦，乏力，气短懒言，舌质淡，苔薄白，脉浮无力。

【治法】益气解表。

【方药】参苏饮（《太平惠民和剂局方》）加减。

人参 茯苓 甘草 紫苏叶 葛根 前胡 法半夏 桔梗 橘红 枳壳 木香 生姜 大枣

药物加减：表虚自汗者，加黄芪、防风益气固表；表虚自汗，易感风邪者，玉屏风散加减。

【中医特色治疗】

中成药：玉屏风散等。

（2）阴虚感冒

【证候】微恶风寒，无汗或少汗，发热，手足心热，或盗汗，头昏心烦，口干，干咳少痰，鼻塞流涕，舌红少苔，脉细数。

【治法】滋阴解表。

【方药】葳蕤汤（《通俗伤寒论》）加减。

葳蕤 白薇 葱白 薄荷 豆豉 桔梗 炙甘草 大枣

药物加减：阴伤明显见口渴心烦者，加沙参、麦冬、天花粉等养阴生津除烦。

四、预防调护

（1）本病在春、冬两季易流行，应积极预防。

（2）生活上应慎起居，适寒温，在气候变化时适时增减衣服，注意防寒保暖，慎接触感冒患者以免时邪入侵等。

（3）加强体育锻炼，增强机体适应气候变化的调节能力，对感冒的预防有重要作用，尤其是经常感冒者。

（4）时行感冒的流行季节，可服用一些中药以预防感冒，主要药物有贯众、板蓝根、大青叶、藿香、佩兰、薄荷、荆芥等。

（5）感冒患者应适当休息，多饮水，饮食以素食流质为宜，慎食油腻难消化之物。卧室空气应流通，但不可直接吹风。

（6）药物煎煮时间宜短，武火快煎，取其气全以保留芳香挥发有效物质，无汗者宜服药后进热粥或覆被以促汗解表，汗后及时换干燥洁净衣服避免再次感受外邪。

复习思考题

1. 感冒的主要病机是什么？

2. 风寒感冒与风热感冒的辨证论治有何异同？

（吴 弢）

第二节 咳 嗽

咳嗽是指外感或内伤等因素，导致肺失宣肃，肺气上逆，以咳声或伴咯痰为主要临床特征的一种病证。有声无痰称为咳，有痰无声称为嗽，有痰有声谓之咳嗽。临床上多为痰声并见，很难截然分开，故以咳嗽并称。

西医学的上呼吸道感染、急（慢）性支气管炎、支气管扩张、肺炎等以咳嗽为主症者可参考本病证进行辨证论治，其他疾病兼见咳嗽者，可与本病证联系互参。

一、病因病机

（一）病因

咳嗽的病因分为外感与内伤两方面，其均可引起肺失宣肃，而致肺气上逆发为咳嗽。

（1）外感咳嗽 主要为外感六淫之邪，外感六淫从口鼻或皮毛侵入，使肺气被束，肺失肃降，《河间六书·咳嗽论》谓："寒、暑、湿、燥、风、火六气，皆令人咳嗽。"即是此意。亦有风为六淫之首，其他外邪多随风邪侵袭人体，所以外感咳嗽常以风为先导，或挟寒，或挟热，或挟燥，其中尤以风邪挟寒者居多。

（2）内伤咳嗽 可为饮食、情志等内伤因素致脏腑功能失调，如饮食不当，嗜烟好酒，内生火热，熏灼肺胃，灼津生痰；或生冷不节，肥甘厚味，损伤脾胃，致痰浊内生，上牵于肺，阻塞气道，致肺气上逆而作咳。而情志刺激，则会使肝失调达，气郁化火，从而气火循经上逆犯肺，致肺失肃降而作咳。

（二）病机

外感、内伤均可引起咳嗽，主要是累及肺脏，致肺失宣降而咳嗽。肺主气，司呼吸，为五脏之华盖，肺又开窍于鼻，外合皮毛，故肺最易受邪，邪侵则肺气不清，失于肃降，迫气上逆而致咳嗽。

《素问·咳论》曰："五脏六腑皆令人咳，非独肺也。"中医认为咳嗽的病变脏腑不仅限于肺，与肝、脾有关，久则及肾。如肝火犯肺，或脾失健运，痰湿蕴肺，皆可致咳嗽。其他脏腑所致咳嗽皆须通过肺脏，肺为咳嗽的主脏。基本病机是外邪和脏腑功能失调，引起肺失宣降，肺气上逆。外感咳嗽与内伤咳嗽可相互影响与转化。

二、诊断要点

（1）以咳嗽、咳吐痰液为主要临床表现。

（2）外感咳嗽起病急，可伴有寒热等表证，病程短；内伤咳嗽常因外感反复发作，病程较长。

（3）听诊可闻及两肺呼吸音增粗，或伴散在干湿性啰音。

（4）肺部 X 线检查可正常或见肺纹理增粗。

三、辨证论治

咳嗽需辨外感咳嗽和内伤咳嗽，外感咳嗽多为新病，起病急，病程短，同时伴有肺卫表证。内伤咳嗽，多为久病，常反复发作，病程长，同时可伴见他脏病证。还要辨证候虚实，外感咳嗽以风寒、风热、风燥为主，多属实；内伤咳嗽以痰湿、痰热、肝火为主，多属邪实正虚。而以阴津亏耗为主，则多属虚，或虚中夹实。另外，咳声响亮者多实，咳声低怯者多虚；脉有力者属实，脉无力者属虚。

咳嗽的治疗应分清邪正虚实。外感咳嗽，为邪气壅肺，多为实证，故以祛邪利肺为治疗原则，根据邪气风寒、风热、风燥的不同，应分别采用疏风、散寒、清热、润燥的治法。内伤咳嗽，多属邪实正虚，故以祛邪扶正，标本兼顾为治疗原则。咳嗽的治疗，除直接治肺外，还应从整体出发注意治脾、治肝、治肾等。

（一）外感咳嗽

1. 风寒袭肺

【证候】咳声重浊，气急，喉痒，咯痰稀薄色白，常伴鼻塞，流清涕，头痛，肢体酸楚，恶寒发热，无汗等表证，舌苔薄白，脉浮或浮紧。

【治法】疏风散寒，宣肺止咳。

【方药】三拗汤（《太平惠民和剂局方》）合止嗽散（《医学心悟》）加减。

三拗汤：麻黄　杏仁　甘草

止嗽散：荆芥　紫菀　白前　百部　陈皮　桔梗　甘草

药物加减：咽痒甚加牛蒡子；鼻塞声重加辛夷花、苍耳子；挟痰湿表现为痰黏、胸闷、苔腻等，加半夏、厚朴、茯苓。

【中医特色治疗】

针灸治疗：可选取手太阴、手阳明经穴为主，如列缺、合谷、肺俞、风门等穴，予泻法。

2. 风热犯肺

【证候】咳嗽较频，咳痰不爽，痰黄或稠黏，咽痛、声嘶，常伴身热恶风，头痛身楚，鼻流黄涕，口渴等表热证，舌苔薄黄，脉浮数。

【治法】疏风清热，宣肺止咳。

【方药】桑菊饮（《温病条辨》）加减。

桑叶　菊花　薄荷　桔梗　杏仁　甘草　连翘　芦根

药物加减：咳嗽明显者加浙贝母、前胡、枇杷叶；咽痛者加射干、山豆根。

【中医特色治疗】

（1）针灸治疗　可选取手太阴、手阳明经穴为主，如列缺、合谷、肺俞、大椎等穴，予泻法，也可针刺放血。

（2）中成药　蛇胆川贝液、蛇胆川贝枇杷膏等。

3. 风燥伤肺

【证候】干咳喉痒，无痰或痰少而黏、连成丝，不易咯出，或痰中带有血丝，咽喉干痛，唇鼻干燥，口干，常伴鼻塞，头痛，微寒，身热等表证，舌质红干而少津，苔薄白或薄黄，脉浮数。

【治法】疏风清肺，润燥止咳。

【方药】桑杏汤（《温病条辨》）加减。

桑叶　豆豉　杏仁　贝母　沙参　梨皮　山栀

药物加减：咽痛明显加玄参、马勃；津伤明显者加麦冬、玉竹。

（二）内伤咳嗽

1. 痰湿蕴肺

【证候】咳嗽反复发作，尤以晨起咳甚，咳声重浊，痰多，痰黏腻或稠厚成块，色白或带灰色，进食甜食及油腻食物时加重，胸脘作闷，常伴神疲，腹胀，大便时溏，舌苔白腻，脉象濡滑。

【治法】燥湿化痰，理气止咳。

【方药】二陈平胃散（《症因脉治》）合三子养亲汤（《韩氏医通》）加减。

二陈平胃散：半夏　茯苓　陈皮　甘草　苍术　川朴

三子养亲汤：白芥子　苏子　莱菔子

药物加减：痰黏白如泡沫，怯寒背冷等寒痰较重者加干姜、细辛；久病脾虚者加党参、白术。

【中医特色治疗】

针灸治疗：可选取手、足太阴经穴为主，如三阴交、肺俞、太渊、阴陵泉、丰隆等穴，予泻法。

2. 痰热郁肺

【证候】 咳嗽，气息急促，或喉中有痰声，痰多稠黏或为色黄，咳吐不爽，或痰有热腥味，或咯吐血痰，胸胁胀满，或咳引胸痛，面赤，或有身热，口干欲饮，舌苔薄而黄腻，舌质红，脉滑数。

【治法】 清热肃肺，化痰止咳。

【方药】 清金化痰汤（《统旨方》）加减。

黄芩　知母　山栀　桑白皮　茯苓　贝母　瓜蒌仁　桔梗　甘草　麦冬　橘红

药物加减：痰黄如脓，或腥臭者，加鱼腥草、薏苡仁；胸满、咳逆、痰壅、便秘，加葶苈子、大黄；痰热伤津症见口干、咽干、舌红少津者，加天冬、天花粉。

3. 肝火犯肺

【证候】 上气咳逆阵作，咳时面赤，常感痰滞咽喉，咯之难出，量少质黏，或痰如絮状，咳引胸胁胀痛，咽干口苦，症状可随情绪波动而增减，舌红或舌边尖红，舌苔薄黄少津，脉弦数。

【治法】 清肺泻肝，化痰止咳。

【方药】 黛蛤散（《医宗金鉴》）合泻白散（《医学发明》）加减。

黛蛤散：青黛　海蛤壳

加减泻白散：黄芩　桑白皮　地骨皮　粳米　甘草　知母　桔梗　青皮　陈皮

药物加减：胸闷、胁痛者，加枳壳、郁金、丝瓜络；津伤口渴者，加沙参、麦冬、天花粉、生地；咳嗽日久，反复发作者加百合、诃子、五味子。

4. 肺阴亏耗

【证候】 干咳，咳声短促，痰少黏白，或痰中带血丝，或声音逐渐嘶哑，口干咽燥，或午后潮热，颧红，手足心热，盗汗，消瘦，神疲，舌质红少苔，或舌上少津，脉细数。

【治法】 滋阴润肺，化痰止咳。

【方药】 沙参麦冬汤（《温病条辨》）加减。

沙参　麦冬　玉竹　天花粉　桑叶　甘草　生扁豆

药物加减：痰中带血者，加藕节、丹皮、山栀、白茅根；阴虚潮热骨蒸者，加银柴胡、青蒿、地骨皮。

【中医特色治疗】

穴位注射：慢性反复发作的咳嗽可选取定喘、风门、大杼、肺俞，用维生素 B_1 注射液 100 mg，或胎盘注射液，每次选 1~2 穴，每穴注入药液 1~2 mL，选穴由上而下依次轮换，隔日 1 次。

四、预防调护

（1）咳嗽的预防，重点在于提高机体卫外功能，增强皮毛腠理适应气候变化的能力，遇有感冒及时治疗。

（2）经常反复咳嗽，常自汗出者，平时可服玉屏风散以增强卫外能力。

（3）不宜过食辛辣、油腻等食物，戒烟、控酒。

（4）加强体育锻炼，以增强体质，提高抗病能力。

（5）避免接触烟尘、花粉等易发生过敏的物质。

复习思考题

1. 外感咳嗽与内伤咳嗽在病因病机上有何不同？

2. 外感咳嗽如何辨证论治？

3. 内伤咳嗽如何辨证论治？

（吴 彧）

第三节 喘 证

喘证是以呼吸困难，甚则张口抬肩，鼻翼煽动，不能平卧等为主要临床特征的一种病证。轻者仅表现为呼吸困难，不能平卧；重者稍动则喘息不已，甚则张口抬肩，鼻翼煽动；严重者，喘促持续不解，烦躁不安，面青唇紫，肢冷，汗出如珠，脉浮大无根，甚则发为喘脱。

喘证主要见于西医的喘息性支气管炎、肺气肿、肺部感染、肺炎、心源性哮喘、肺结核、矽肺以及癔症性喘息等疾病，当这些疾病出现喘证的临床表现时，可参照本节进行辨证论治。

一、病因病机

（一）病因

（1）外邪侵袭 常因外感风寒或风热之邪，阻遏肺气，肺气不得宣降，因而上逆作喘。

（2）饮食不当 恣食生冷、肥甘，或嗜酒伤中，脾失健运，痰湿内生致肺气受阻，升降不利，发为喘促。

（3）情志失调 情志不遂，忧思气结，肺气痹阻，气机不利，或郁怒伤肝，肝气上逆于肺，肺气不得肃降，升多降少，气逆而喘。

（4）劳欲久病 肺系久病，咳伤肺气，或久病脾气虚弱，肺失充养，气阴不足，以致气失所主而喘促。或久病迁延，由肺及肾，或劳欲伤肾，精气内夺，根本不固，则气失摄纳，上出于肺，出多入少，逆气上奔为喘；若肾阳衰弱，肾不主水，水邪上犯，凌心干肺，肺气上逆，心阳不振，亦可致喘，此属虚中夹实之候。

（二）病机

因肺为气之主，司呼吸，外合皮毛，内为五脏之华盖，为气机升降出入的重要脏器。若外邪袭肺，或其他脏病累及肺脏，皆可使气机升降出入失常，肺失宣降，呼吸不利而致喘促，或使肺气虚衰，气失所主而喘促。肾为气之根，与肺同司气之出纳，故肾元不固，摄纳失常则气不归原，阴阳不相接续，亦可气逆于肺而为喘。此外，脾虚痰浊饮邪上扰，或肝气上逆乘肺亦能致喘。喘证的病变性质有虚实两类。实喘在肺，为外邪、痰浊、肝郁气逆，致肺壅邪气而宣降不利；虚喘当责之肺、肾两脏，因精气不足，气阴亏耗而致肺不主气，肾不纳气。故喘证的基本病机是气机的升降出纳失常。

二、诊断要点

（1）以喘促气短，呼吸困难，甚至张口抬肩，鼻翼煽动，不能平卧，口唇发绀为临床特征。

（2）多有慢性咳嗽、哮病、肺痨、心悸等病史，常因外感或劳累而诱发。

（3）两肺可闻及干湿性啰音或哮鸣音。

（4）实验室及影像学检查可支持诊断，如肺部感染有血白细胞总数及中性粒细胞升高，或 X 线胸片有肺纹增多或有片状阴影等依据。

三、辨证论治

喘证的发病主脏在肺和肾，与肝、脾、心有关。因此辨清病位是关键，凡外邪、痰浊、肝郁气逆所致喘证，病位在肺，为邪壅肺气；久病劳欲所致喘证，病位在肺肾；若自汗畏风，易感冒则属肺虚；若伴腰膝酸软，夜尿多则病位在肾。同时需要辨虚实，可以从呼吸、声音、脉象、病势等辨虚实。呼吸深长有余，呼出为快，气粗声高，伴有痰鸣咳嗽，脉象有力者为实喘；呼吸短促难续，深吸为快，气怯声低，少有痰鸣咳嗽，脉象微弱者为虚喘。

喘证的治疗原则是按虚实论治。实喘治肺，治以祛邪利气。应区别寒、热、痰、气的不同，分别采用温宣、清肃、祛痰、降气等法。虚喘治在肺肾，以肾为主，治以培补摄纳。针对脏腑病机，采用补肺、纳肾、温阳、益气、养阴、固脱等法。虚实夹杂，下虚上实者，当分清主次，权衡标本，适当处理。喘证多由其他疾病发展而来，积极治疗原发病，是阻断病势发展，提高临床疗效的关键。

（一）实喘

1. 风寒束肺

【证候】喘息，呼吸气促，咳嗽，痰多稀薄色白质黏，胸部胀闷，兼有头痛，鼻塞，无汗，恶寒，或伴发热，口不渴，舌苔薄白而滑，脉浮紧。

【治法】祛风散寒，宣肺平喘。

【方药】麻黄汤（《伤寒论》）加减。

麻黄 桂枝 杏仁 甘草

药物加减：表证明显者加白芷、细辛；寒痰较重，痰白清稀量多有泡沫者加细辛、生姜、陈皮；咳喘重，胸满气逆者加射干、前胡、厚朴、紫菀。

【中医特色治疗】

针灸治疗：可选取手太阴经穴及背俞穴为主，如列缺、尺泽、肺俞、定喘、膻中，风寒者，可加风门等穴，予泻法。

2. 表寒肺热

【证候】喘逆上气，息粗、鼻煽、咳而不爽，吐痰稠黏、胸胀或痛、形寒，身热，口渴，汗出或无汗，烦闷，身痛，苔薄白或黄，脉浮数或浮滑。

【治法】解表清里，化痰平喘。

【方药】麻杏石甘汤（《伤寒论》）加减。

麻黄 杏仁 石膏 甘草

药物加减：表寒重者加桂枝；痰热重，痰黄黏稠量多者加瓜蒌、贝母；痰鸣息涌者加葶苈子、射干。

3. 痰热壅肺

【证候】喘咳气涌，胸部胀痛，痰多黏稠色黄，或夹有血丝，伴胸中烦热，身热，汗出，口渴喜冷饮，咽干，面赤，尿赤，或大便秘结，苔黄或腻，脉滑数。

【治法】清泄痰热，宣肺平喘。

【方药】桑白皮汤（《景岳全书》）加减。

桑白皮 黄芩 黄连 栀子 杏仁 贝母 半夏 苏子

药物加减：如身热重，加生石膏、知母、银花等；若喘不得卧，痰涌便秘，加葶苈子、大黄涤痰通腑；若痰多黏稠，加海蛤粉、瓜蒌；痰有腥味，配鱼腥草、蒲公英、金荞麦根、冬瓜子等。

【中医特色治疗】

针灸治疗：可选取手太阴经穴及背俞穴为主，如列缺、尺泽、肺俞、定喘、膻中、丰隆等穴，予泻法。

4. 痰浊阻肺

【证候】喘而胸满闷塞，甚则胸盈仰息，咳嗽痰多黏腻色白，咯吐不利，兼有呕恶纳呆，口黏不渴，苔厚腻色白，脉滑。

【治法】化痰降逆，宣肺平喘。

【方药】二陈汤（《太平惠民和剂局方》）合三子养亲汤（《韩氏医通》）加减。

二陈汤：半夏 陈皮 茯苓 甘草

三子养亲汤：苏子 白芥子 莱菔子

药物加减：痰湿较重者可加苍术、厚朴等。

5. 肝郁肺痹

【证候】每遇情志刺激而诱发，发病突然，呼吸短促，息粗气憋，胸闷胸痛，咽中如室，咳嗽痰鸣不著，喘后如常人，平素常多忧思抑郁，或失眠、心悸，苔薄，脉弦。

【治法】开郁降气平喘。

【方药】五磨饮子（《医方集解》）加减。

沉香　乌药　槟榔　木香　枳实

药物加减：肝郁明显者可加柴胡、郁金、青皮等；若气滞腹胀，大便秘者可加用大黄，即六磨汤。如伴有心悸、失眠者，加酸枣仁、百合、合欢花。

（二）虚喘

1. 肺气亏虚

【证候】喘促短气，气怯声低，喉有鼾声，咳声低弱，痰吐稀薄，自汗畏风，易感冒，咽喉不利，舌质淡红，脉软弱或细数。

【治法】补肺益气。

【方药】补肺汤（《永类钤方》）合玉屏风散（《世医得效方》）加减。

补肺汤：人参　黄芪　五味子　熟地黄　紫菀　桑白皮

玉屏风散：黄芪　白术　防风

药物加减：如腹中气坠，食少便溏，肺脾同病，可合补中益气汤治疗；若痰黏难出者加贝母、瓜蒌等。

【中医特色治疗】

针灸治疗：可选取手太阴、足少阴经穴及背俞穴为主，如定喘、太渊、太溪、足三里、肺俞、膏肓、肾俞等穴，予补法。如肺气虚者，加气海。

2. 肾虚不纳

【证候】喘促日久，气息短促，呼多吸少，动则喘甚，气不得续，小便常因咳甚而失禁，或尿后余沥，形瘦神疲，面青肢冷，或有跗肿，舌淡苔薄，脉微细或沉弱。

【治法】补肾纳气。

【方药】肾气丸（《金匮要略》）合参蛤散（《济生方》）加减。

肾气丸：桂枝　附子　熟地黄　山茱肉　山药　茯苓　牡丹皮　泽泻

参蛤散：人参　蛤蚧

药物加减：兼血瘀者可加川芎、桃仁、红花等。

【中医特色治疗】

针灸治疗：可选取相应手太阴、足少阴经穴及背俞穴为主，如定喘、太渊、太溪、足三里、肺俞、膏肓、肾俞等穴，予补法。

3. 正虚喘脱

【证候】喘逆甚剧，张口抬肩，鼻翼煽动，端坐不能平卧，稍动则喘剧欲绝，或有痰鸣，咳吐泡沫痰，心慌动悸，烦躁不安，面青唇紫，汗出如珠，肢冷，脉浮大无根，或见歇止，或模糊不清。

【治法】扶阳固脱，镇摄肾气。

【方药】参附汤（《妇人良方》）合黑锡丹（《和剂局方》）加减。

参附汤：人参　熟附子　生姜　大枣

黑锡丹：黑锡　生硫　黄川　楝子　胡芦巴　木香　制附子　肉豆蔻　补骨脂（盐水炒）阳起石　肉桂

药物加减：阳虚明显者，症见气息微弱，汗出肢冷，舌淡，脉沉细，可加附子、干姜；阴虚明显者，症见气息急促，心烦内热，汗出黏手，口干，舌红，脉沉细数者加沙参、玉竹等。

【中医特色治疗】

针灸治疗：可选取相应手太阴、足少阴经穴及背俞穴为主，如定喘、太渊、太溪、足三里、肺俞、膏肓、肾俞等穴，予补法。若肺气虚者，加气海；肾气虚者，加阴谷、关元；风热者，加大椎、曲池；痰热者，加丰隆。

四、预防调护

（1）慎防风寒等外邪，戒烟酒，饮食宜清淡，忌食辛辣刺激及甜黏肥腻之品。

（2）加强体育锻炼，提高机体的抗病能力等有助于预防喘证的发生。

（3）平素宜调畅情志，因情志致喘者，尤须怡情悦志，避免不良刺激。

（4）喘证发生时，应卧床休息，或取半卧位休息，必要时给予吸氧。

（5）密切观察病情的变化，保持室内空气新鲜。

复习思考题

1. 试述喘证的病机。

2. 实喘如何辨证治疗？

3. 虚喘如何辨证论治？

（吴 弨）

第四节 心 悸

心悸是指患者自觉心中悸动，惊惕不安，甚则不能自主的一种病证，临床一般多呈反复发作性，每因情志波动或劳累而发作，且常伴胸闷、气短、失眠、健忘、眩晕、耳鸣等症。

心悸因惊恐、劳累而发，时作时止，不发时如常人，病情较轻者为惊悸；若终日悸动，稍劳尤甚，全身情况差，病情较重者为怔忡。怔忡多伴惊悸，惊悸日久不愈者亦可转为怔忡。

根据本病的临床表现，西医学中各种原因引起的心律失常，如心动过速、心动过缓、过早搏动、心房颤动或扑动、房室传导阻滞、病态窦房结综合征、预激综合征及心功能不全、神经症等，凡以心悸为主要临床表现时，均可参考本节辨证论治，同时结合辨病处理。

一、病因病机

（一）病因

（1）体虚劳倦 先天禀赋不足，素体虚弱，或久病失养，劳欲过度，气血阴阳亏虚，以致心失所养，发为心悸。

（2）饮食不当 嗜食膏粱厚味，煎炸之物，易蕴热化火而生痰，或伤脾滋生痰浊，痰火扰心而致心悸；饮食不当伤脾，引起生化之源不足，而致心血虚少，心失所养，而发为心悸。

（3）情志所伤 平素心虚胆怯，突遇惊恐或情怀不适，悲哀过极，忧思不解等七情扰动，忤犯心神，心神动摇，不能自主而心悸。

（4）感受外邪 风寒湿三气杂至，合而为痹，痹证日久，复感外邪，内舍于心，痹阻心脉，心之气血运行受阻，发为心悸；或风寒湿热之邪，由血脉内侵于心，耗伤心之气血阴阳，亦可引起心悸。

（5）药物中毒 药物过量或毒性较剧，损害心气，甚则损伤心质，引起心悸，如附子、乌头、雄黄、麻黄，或西药锑剂、洋地黄、奎尼丁、肾上腺素、阿托品等，当用药过量或不当时，均能引发心动悸、脉结代一类证候。

（二）病机

心悸的病位主要在心，由于心神失养，心神动摇，悸动不安。但其发病与脾、肾、肺、肝四脏功能失调相关，如脾虚不能生血，心血不足，心神失养则心悸；脾失健运，痰湿内生，扰动心神，心神不安而心悸；肾阴不足，不能上制心火，或肾阳亏虚，心阳失于温煦，均可发为心悸；肺气亏虚，不能助心以治节，心脉运行不畅则心悸；肝气郁滞，气滞血瘀，或气郁化火，致使心脉不畅，心神受扰，而发心悸。心悸的病理性质有虚实两方面。虚者为气血阴阳亏损，心神失养而致。实者多由痰火扰心，水饮凌心及瘀血阻脉而引起。虚实之间可以相互夹杂或转化。

二、诊断要点

（1）自觉心中悸动不安，心跳异常，心搏加速，或心跳过重，或忽跳忽止，呈阵发性或持续不止，神情紧张，不能自主。

（2）伴有胸闷不适，易激动，心烦，睡眠欠佳，颤动，乏力，头晕等。中老年患者发作频繁者，可伴有心胸疼痛，甚至喘促，肢冷汗出，或见晕厥。

（3）脉象可有数、疾、促、结、代、沉、迟等变化。

（4）情志刺激（惊恐、紧张）、劳倦过度、寒冷刺激、饮酒、饱食等因素可诱发本病。

三、辨证论治

心悸当先辨清惊悸与怔忡，大凡惊悸发病，多与情绪有关，可由骤遇惊恐，忧思恼怒，悲哀过极或过度紧张而诱发，多为阵发性，病来虽速，病情较轻，实证居多，病势轻浅，可自行缓解，不发时如常人。怔忡多由久病体虚、心脏受损所致，无精神因素亦可发生，常持续心悸，心中惕惕，不能自控，活动后加重，病情较重，每属实证，或虚中夹实，病来虽渐，不发时亦可见脏腑虚损症状。惊悸日久不愈，亦可形成怔忡。再对疾病的虚实进行辨证，虚者指脏腑气血阴阳亏虚，实者多指痰饮、瘀血、火邪之类。此外，心悸的临床辨证应结合引起心悸原发疾病的诊断，以提高辨证准确性。

心悸虚证由脏腑气血阴阳亏虚、心神失养所致者，治当补益气血，调理阴阳，以求气血调畅，阴平阳秘，并配合应用养心安神之品，促进脏腑功能的恢复。心悸实证常由于痰饮、瘀血等所致，治当化痰涤饮、活血化瘀，并配合应用重镇安神之品，以求邪去正安，心神得宁。临床上心悸表现为虚实夹杂时，当根据虚实之多少，攻补兼施，或以攻邪为主，或以扶正为主。

1. 心虚胆怯

【证候】心悸不宁，善惊易恐，坐卧不安，少寐多梦而易惊醒，或不寐，食少纳呆，恶闻声响，苔薄白，脉细数或细弦。

【治法】镇惊定志，养心安神。

【方药】安神定志丸（《医学心悟》）加减。

龙齿　茯苓　茯神　石菖蒲　远志　人参

药物加减：兼心血不足者加首乌、阿胶、龙眼肉；如心气郁结，心悸烦闷，精神抑郁者加柴胡、郁金、合欢皮；如气虚夹瘀者加丹参、红花、桃仁、川芎。

2. 心血亏虚

【证候】心悸气短，头晕目眩，失眠多梦，健忘，面色无华，神疲乏力，纳呆食少，舌淡红，脉细弱。

【治法】补血养心，益气安神。

【方药】归脾汤（《济生方》）加减。

当归　龙眼肉　黄芪　人参　白术　甘草　茯神　远志　酸枣仁　木香　生姜　大枣

药物加减：气虚严重者增加黄芪、人参用量；血虚明显者加熟地黄、阿胶；自汗、盗汗者，加麻黄根、浮小麦。

3. 阴虚火旺

【证候】心悸易惊，心烦失眠，五心烦热，口干，盗汗，思虑劳心则症状加重，伴有腰酸，耳鸣，头晕目眩，急躁易怒，舌红少津，苔薄黄或少苔，脉细数。

【治法】滋阴清火，养心安神。

【方药】黄连阿胶汤（《伤寒论》）加减。

黄连　黄芩　阿胶　芍药　鸡子黄

药物加减：本方常加酸枣仁、珍珠母、生牡蛎等以加强安神定悸之功；肾阴亏虚、虚火妄动、遗精腰酸者，加熟地黄、龟板、知母、黄柏，或加服知柏地黄丸，以滋补肾阴，清泻虚火。

【中医特色治疗】

（1）针灸治疗　可选取手厥阴、手少阴经穴为主，如内关、神门、郄门、厥阴俞等穴，予补法，若阴虚火旺者，加肾俞、太溪。

（2）中成药　天王补心丹、参麦注射液等。

4. 心阳不振

【证候】心悸不安，胸闷气短，动则尤甚，形寒肢冷，面色苍白，舌淡苔白，脉虚弱，或沉细无力。

【治法】温补心阳，安神定悸。

【方药】桂枝甘草龙骨牡蛎汤（《伤寒论》）加减。

桂枝　炙甘草　煅龙骨　煅牡蛎

药物加减：形寒肢冷者可加用人参、黄芪、附子、肉桂；多汗可加黄芪、山萸肉、浮小麦，或用独参汤。

【中医特色治疗】

（1）针灸治疗　可选取手厥阴、手少阴经穴为主，如内关、神门、郄门、厥阴俞等穴，予补法。

（2）中成药　参附注射液等。

5. 水饮凌心

【证候】心悸，胸闷痞满，渴不欲饮，小便短少，下肢浮肿，形寒肢冷，伴有眩晕，恶心呕吐，流涎，舌淡苔白滑，沉细而滑。

【治法】振奋心阳，化气利水，宁心安神。

【方药】苓桂术甘汤（《金匮要略》）加减。

茯苓　桂枝　炙甘草　白术

药物加减：兼恶心呕吐者加半夏、生姜、陈皮；兼瘀血者加当归、川芎、刘寄奴、泽兰、益母草。若肾阳虚衰，不能制水，水气凌心者，症见心悸，咳喘，不能平卧，浮肿，小便不利，可用真武汤以温阳化气利水。

6. 心血瘀阻

【证候】心悸，胸闷不适，心痛时作，痛如针刺，唇甲青紫，舌质紫暗或有瘀斑，脉涩或结或代。

【治法】活血化瘀，理气通络。

【方药】桃仁红花煎（《素庵医案》）加减。

桃仁　红花　丹参　赤芍　川芎　延胡索　香附　青皮　生地黄　当归

药物加减：胸痛甚者，加乳香、没药、蒲黄、五灵脂、三七粉；兼气虚者，去理气之青皮，加黄芪、党参补中益气；兼血虚者，加何首乌、枸杞子、熟地黄滋养阴血。

7. 痰火扰心

【证候】心悸时发时止，受惊易作，胸闷烦躁，失眠多梦，口干苦，大便秘结，小便短赤，舌红，苔黄腻，脉弦滑。

【治法】清热化痰，宁心安神。

【方药】黄连温胆汤（《六因条辨》）加减。

黄连 半夏 陈皮 茯苓 大枣 竹茹 枳实 甘草

药物加减：如大便秘结者，加生大黄；火热伤阴者，加沙参、麦冬、天冬、生地黄、玉竹等。

四、预防调护

（1）调畅情志 情志是心悸发病及病情加重的重要因素，要经常保持心情愉快，精神乐观，情绪稳定，应避免惊恐刺激及忧思恼怒等。

（2）饮食调节 饮食宜营养丰富而易消化，低脂、低盐；饮食要有规律，忌过饥过饱、辛辣炙博、肥甘厚味之品；忌烟酒、浓茶。

（3）生活规律 注意寒温交错，避免外邪侵袭；注意劳逸结合，轻症可从事适当体力活动，以不觉劳累、不加重症状为度，避免剧烈活动。重症心悸应卧床休息。

（4）坚持治疗 本病病势缠绵，应坚持长期治疗；配合食补、药膳疗法等，可服用人参、黄芪等补气药，增强抗病力。

（5）积极治疗原发病，注意变证 胸痹、痰饮、肺胀、喘证、痹病等要积极治疗；及早发现变证、坏病的先兆症状，结合心电监护，做好急救治疗准备。

复习思考题

1. 心悸的诊断要点有哪些？

2. 心悸如何辨证治疗？

（吴 弢）

第五节 胸 痹

胸痹是指以胸部闷痛，甚则胸痛彻背，喘息不得卧为主症的一种疾病，轻者仅感胸闷如窒，呼吸欠畅，重者则有胸痛，严重者心痛彻背，背痛彻心。常伴有心悸，气短，呼吸不畅，甚至喘促，惊恐不安，面色苍白，冷汗自出等。多由劳累、饱餐、寒冷及情绪激动而诱发，亦可无明显诱因或安静时发病。

胸痹相当于西医学的冠状动脉粥样硬化性心脏病、心肌梗死等。西医学其他疾病如心包炎、二尖瓣脱垂综合征、病毒性心肌炎、心肌病、慢性阻塞性肺气肿、慢性胃炎等出现胸闷、心痛彻背、短气、喘不得卧等症状者，也可参照本节内容辨证论治。

一、病因病机

（一）病因

（1）情志失调 郁怒伤肝，肝郁气滞，甚则气郁化火，灼液成痰；忧思伤脾，脾失健运，可聚湿成痰；或久病入络，血流不畅；无论气滞、痰阻或血凝，均可使血流不畅，而致心脉痹阻，不通则痛，发为胸痹。

（2）饮食失调 恣食肥甘厚味、嗜好烟酒，或经常饱餐过度，损伤脾胃，运化失司，酿湿生痰，上犯心胸，气机不畅，心脉痹阻。

（3）寒邪内侵 素体阳虚，胸阳不振，阴寒内侵，寒凝气滞，胸阳不展，血行不畅，而发本病。故天气变化、骤遇寒凉常可诱发胸痹。

（4）劳倦内伤　劳倦、久病损伤脾胃，致气血亏虚，心脉失养，拘急而致胸痛；积劳伤阳，心肾阳虚，胸阳不展，阴寒内侵，致血脉不畅，发为胸痹。

（5）年老体虚　肾阳虚衰则不能鼓动五脏之阳，引起心气不足或心阳不振，血脉失于阳之温煦、气之鼓动，则气血运行滞涩不畅，发为胸痹；若肾阴亏虚，则不能滋养五脏之阴，阴亏则火旺，灼津为痰，痰热上犯于心，心脉痹阻，则为胸痹。

（二）病机

胸痹的病机主要在于外感或内伤引起心脉痹阻，其病位在心，与肝、脾、肾等脏功能失调有关。心主血脉的功能正常，有赖于肝主疏泄、脾主运化、肾藏精主水等功能正常。心主血脉，肺主治节，心肺相互协调，则气血运行通畅；肺气治节失司，则血行瘀滞。肝主疏泄，调畅全身气机，肝脏疏泄功能失常，则气滞血瘀。脾主运化，为气血生化之源，脾失健运，痰浊内生，则气血生化无源。肾之肾阴、肾阳为一身阴气、阳气之根本，肾阴亏损，则心血失养，肾阳不足，则心失温养，可致心脉痹阻、胸阳不展而成胸痹。

胸痹的病机有虚实两方面，常常为本虚标实，虚实夹杂。虚者多见气虚、血虚、阴虚、阳虚，尤以气虚、阳虚多见；实者多为气滞、寒凝、痰浊、血瘀，且可交互兼杂为患，其中又以血瘀、痰浊比较多见。而总的病机为心脉痹阻，不通则痛为其关键。

二、诊断要点

（1）左侧胸膺或膻中处突发憋闷疼痛，疼痛性质为绞痛、刺痛、灼痛或隐痛、含糊不清的不适感等，疼痛常可彻及肩背、前臂、咽喉、胃脘部等，常伴心悸、气短、自汗，甚至喘息不得卧。

（2）突然胸痛，时作时止，反复发作，持续时间短暂，一般几秒至数十分钟，经休息或服药后可迅速缓解。严重者可见疼痛剧烈，持续不解，汗出肢冷，面色苍白，唇甲青紫，心跳加快，或心律失常等危候，可发生猝死。

（3）多见于中年以上，常因情志波动，气候变化，多饮暴食，劳累过度等而诱发。亦有无明显诱因或安静时发病者。

三、辨证论治

胸痹首先辨疼痛部位，如疼痛部位局限于胸膺部位，多为气滞或血瘀；放射至肩背、咽喉、脘腹、甚至臂肘、手指者，为痹阻经脉；胸痛彻背、背痛彻心者，多为寒凝心脉或阳气暴脱。其次辨疼痛性质，并作为辨别胸痹心痛寒热虚实及在气在血的主要参考，临证时可再结合其他症状、脉象而做出准确判断。如属寒者，疼痛如绞，遇寒则发，或得冷加剧；属热者，胸闷、灼痛，得热痛甚；属虚者，痛势较缓，其痛绵绵或隐隐作痛，喜揉喜按；属实者，痛势较剧，其痛如刺、如绞；属气滞者，闷重而痛轻；属血瘀者，痛如针刺，痛有定处。还要辨疼痛持续时间，如疼痛持续时间短暂，瞬间即逝者多轻，持续不止者多重，若持续数小时甚至数日不休者常为重病或危候。一般疼痛发作次数与病情轻重程度呈正比，即偶发者轻，频发者重。但亦有发作次数不多而病情较重的情况，必须结合临床表现，具体分析判断。若疼痛遇劳发作，休息或服药后能缓解者为顺证，若服药后难以缓解者常为危候。

针对本病本虚标实，虚实夹杂，发作期以标实为主，缓解期以本虚为主的病机特点，其治疗应补其不足，泻其有余。本虚宜补，权衡心之气血阴阳之不足，兼见有无肝、脾、肾脏之亏虚，调阴阳补气血，调整脏腑之偏衰，尤应重视补心气、温心阳；标实当泻，针对气滞、血瘀、寒凝、痰浊而理气、活血、温通、化痰，尤重活血通络、理气化痰。补虚与祛邪的目的都在于使心脉气血流通，通则不痛，故活血通络法在不同的证型中可视病情随证配合。

1. 心血瘀阻

【证候】心胸疼痛剧烈，如刺如绞，痛有定处，甚则心痛彻背，背痛彻心，或痛引肩背，伴有胸闷，日久不愈，可因暴怒、劳累而加重，舌质暗红，或紫暗，有瘀斑，舌下瘀筋，苔薄，脉涩或结、代、促。

【治法】活血化瘀，通脉止痛。

【方药】血府逐瘀汤（《医林改错》）加减。

桃仁　红花　川芎　赤芍　牛膝　柴胡　桔梗　枳壳　甘草　当归　生地黄

药物加减：瘀血痹阻较重，胸痛剧烈者加乳香、没药、降香、丹参；若伴畏寒肢冷，脉沉细或沉迟，因寒凝或阳虚所致之血瘀，加桂枝或肉桂、细辛、高良姜、薤白等；若伴气短乏力，自汗，脉细弱或结代，因气虚而血瘀者，加人参、黄芪，用量宜大。

【中医特色治疗】

（1）针灸治疗　可选取内关、膻中、郄门、血海、膈腧等穴，予泻法。

（2）中成药　复方丹参滴丸、速效救心丸等。

2. 气滞心胸

【证候】心胸满闷不适，隐痛阵发，痛无定处，时欲太息，遇情志不遂时容易诱发或加重，或兼有脘腹胀闷，得嗳气或矢气则舒，苔薄或薄腻，脉细弦。

【治法】疏肝理气，活血通络。

【方药】柴胡疏肝散（《景岳全书》加减）。

柴胡　枳壳　白芍　甘草　香附　陈皮　川芎

药物加减：胸闷心痛明显者，多为气滞血瘀所致，可合用失笑散或丹参饮；气郁日久化热，症见心烦易怒，口干便秘，舌红苔黄，脉弦数，可用丹栀逍遥散加减。

3. 寒凝心脉

【证候】卒然心痛如绞，或心痛彻背，背痛彻心，或感寒痛甚，心悸气短，冷汗自出，形寒肢冷，苔薄白，脉沉紧或促。多因气候骤冷或感受风寒而发病或加重。

【治法】温经散寒，活血通痹。

【方药】当归四逆汤（《伤寒论》）加减。

桂枝　细辛　当归　芍药　炙甘草　大枣

药物加减：瘀血明显者加川芎、降香、乳香、元胡。

4. 痰浊闭阻

【证候】胸闷重而心痛轻，痰多气短，形体肥胖，遇阴雨天而易发作或加重，伴有倦怠乏力，纳呆便溏，口黏，恶心，咯吐痰涎，苔白腻或白滑，脉滑。

【治法】通阳泄浊，豁痰宣痹。

【方药】栝蒌薤白半夏汤（《金匮要略》）合涤痰汤（《济生方》）加减。

栝蒌薤白半夏汤：栝蒌　薤白　半夏　白酒

涤痰汤：制半夏　制南星　竹茹　人参　茯苓　甘草　石菖蒲　陈皮　枳实　生姜

药物加减：大便干者加桃仁、大黄。

5. 气阴两虚

【证候】心胸隐痛，时作时止，心悸气短，动则益甚，伴倦怠乏力，声低气微，面色㿠白，易于汗出，舌淡红，舌体胖且边有齿痕，脉细缓或结代。

【治法】益气养阴，活血通脉。

【方药】生脉散（《医学启源》）合人参养荣汤（《太平惠民和剂局方》）加减。

生脉散：人参　麦冬　五味子

人参养荣汤：人参　熟地　当归　白芍　白术　茯苓　炙甘草　黄芪　陈皮　五味子　桂心　炒远志

药物加减：兼纳呆、失眠之心脾两虚者，加茯苓、茯神、半夏曲、远志、柏子仁、炒枣仁。

6. 心肾阴虚

【证候】心痛憋闷时作，虚烦不眠，腰膝酸软，头晕耳鸣，口干便秘，舌红少津，苔薄或剥，脉细数或结代。

【治法】滋阴清火，养心和络。

【方药】天王补心丹（《校注妇人良方》）合炙甘草汤（《伤寒论》）加减。

天王补心丹：人参　玄参丹　参茯苓　五味子　远志　桔梗　当归　天冬　麦冬　柏子仁　酸枣仁　生地黄　朱砂

炙甘草汤：炙甘草　人参　桂枝　生姜　阿胶　生地黄　麦冬　火麻仁　大枣

药物加减：若阴虚阳亢，风阳上扰，加磁石、珍珠母、石决明等。

7. 心肾阳虚

【证候】胸痛心悸，胸闷气短，动则更甚，自汗，面色㿠白，神倦怯寒，四肢欠温，四肢肿胀，舌质淡胖，边有齿痕，苔白或腻，脉沉细而迟。

【治法】温补阳气，振奋心阳。

【方药】参附汤（《妇人良方》）合右归丸（《景岳全书》）加减。

参附汤：人参　熟附子　生姜　大枣

右归丸：肉桂　熟地黄　山药　山萸肉　枸杞子　杜仲　菟丝子　附子　当归　鹿角胶

药物加减：心痛较剧属阳虚寒凝心脉者，加鹿角片、川椒、吴茱萸、荜拨、高良姜、细辛、川乌、赤石脂；伴气滞血瘀者，加薤白、沉香、降香、檀香、砂仁、香附、鸡血藤、泽兰、红花、桃仁、延胡索、乳香、没药。

四、预防调护

（1）调节情志　情志异常可导致脏腑失调，气血紊乱，与心病关系较为密切，故防治本病必须高度重视情志调节，避免过于激动或喜怒忧思无度，保持心情平静愉快。

（2）避外邪　气候的寒暑晴雨变化对本病的发病有明显影响，尤其是注意寒邪突袭，居处必须保持安静、通风。

（3）饮食调理　不宜过食肥甘，宜低盐清淡饮食，多吃水果及富含纤维食物，保持大便通畅，食勿过饱，应戒烟，少饮酒。

（4）劳逸结合　发作期患者应立即卧床休息，缓解期要注意适当休息，坚持力所能及的活动，做到动中有静，保证充足的睡眠。

复习思考题

1. 胸痹的发病与哪些因素有关？
2. 胸痹如何辨证治疗？

（吴 弢）

第六节 胃 痛

胃痛，又称胃脘痛，是以上腹胃脘部近心窝处经常发生疼痛为主症的病证。多由脾胃受损、气血失调所致。胃痛往往兼见胃脘部痞闷、胀满、嗳气、反酸、纳呆、胁痛、腹胀等症状，甚至可见吐血、黑便、卒腹痛等症，与肝、脾两脏的关系最为密切。西医学中的急性胃炎、慢性胃炎、消化性溃疡、功能性消化不良、胃黏膜脱垂等疾病以上腹胃脘部疼痛为主症者，属于中医学胃痛范畴，可参考本节进行辨证论治，必要时结合辨病处理。

一、病因病机

（一）病因

（1）寒邪犯胃　外寒侵袭胃腑，寒性凝滞，导致气机郁滞，胃失通降，故疼痛暴作。若寒邪稽留不散，郁而化热，寒从热化而致胃热而痛。如《丹溪心法·心脾痛》说："若明知身受寒气……而得病者。于初得之时，当与温散或温利之药。若曰病得之稍久则郁，久郁则蒸热，热久必生火。"

（2）饮食伤胃　饮食不洁，或饮食过量，胃失和降，气机郁阻，不通则痛；或饥饱无常，损伤脾胃之气；或过食生冷，寒积胃脘，则成胃寒而痛；或嗜食肥甘厚味，过饮烈酒，以致湿热中阻，壅滞胃脘，而致胃脘作痛。

（3）肝气犯胃　郁怒伤肝，肝失疏泄，横逆犯胃，气机阻滞，故致胃痛。肝郁日久化火，郁火乘胃，肝胃郁热，可致胃脘灼热而痛。气滞日久，血行不畅，瘀血内结，则痛有定处，遂成胃脘刺痛，其病势缠绵难愈，甚者可见吐血、便血等症。或忧思伤脾，脾弱肝旺，胃腑受克，故脘痛而胀。

（4）脾胃虚弱　素体脾胃虚弱，或久病脾胃受损，或劳倦过度，均可致中焦虚寒，脉络失于温养，故胃脘隐隐作痛；或热病伤阴，脉络失其濡养，亦可致胃痛；或久病不愈，延及脾胃；或用药不当，皆可损伤脾胃。

（二）病机

本病病因，初则多由外邪犯胃、饮食伤胃、七情内伤所致，病因多单一，病机也单纯，常见寒邪客胃、饮食停滞、肝气犯胃、肝胃郁热、脾胃湿热等证候，表现为实证；久则常见由实转虚，如寒邪日久损伤脾阳，热邪日久耗伤胃阴，多见脾胃虚寒、胃阴不足等证候，则属虚证。因实致虚，或因虚致实，皆可形成虚实并见证。本病的病位在胃，与肝脾关系密切，也与胆肾有关。胃为阳土，喜润恶燥，为五脏六腑之大源，主受纳、腐熟水谷，其气以和降为顺，不宜郁滞。上述病因如寒邪、饮食伤胃等皆可引起胃气阻滞，胃失和降而发生胃痛，正所谓"不通则痛"。

本病病理性质以虚实为常，而演变多异。胃痛虽有寒热虚实及在气、在血之分，但六者皆可从虚实两个方面进行概括。其中寒积胃脘、肝郁气滞、饮食停滞、肝胃郁热、湿热中阻及瘀血内阻等属实证范畴。中焦虚寒，胃阴不足为虚证胃痛。胃痛初起多属实证，若久痛不愈，或反复发作，脾胃受损，可由实转虚，若因寒而痛者，寒邪伤阳，脾阳不足，可成脾胃虚寒证，如因热而痛，热邪伤阴，胃阴不足，则致阴虚胃病。虚证胃痛，又易受邪，如脾胃虚寒者，易受寒邪，或健运无权，又可致饮食停滞，故临床表现虚实兼挟之证。

二、诊断要点

（1）以上腹近心窝处胃脘部疼痛为特征，其疼痛有胀痛、刺痛、隐痛、剧痛等不同性质。

（2）常伴食欲不振，恶心呕吐，嘈杂泛酸，嗳气吞腐等症状。

（3）发病以中青年居多，多有反复发作病史。

（4）发病前多有明显诱因，如气候变化、恼怒、暴饮暴食、饥饿、劳累、进食生冷辛辣干硬食物，或服用有损脾胃的药物等。

（5）本病需与真心痛相鉴别，真心痛部分患者表现为突发性心下胃脘部疼痛，但疼痛部位很快由胃脘转向心前区，痛彻肩背，疼痛呈剧痛，或如绞、如割、如刺，胸闷气憋，冷汗不止，甚可出现面色苍白，四肢厥冷，唇甲发绀，舌质淡胖或紫暗有瘀点，脉不通或脉微欲绝。心电图检查可有 ST 段和 T 波等改变，心肌酶谱也有相应改变。病情危重者可见心律失常、心衰、休克等并发症，一般预后较差。胃脘痛疼痛程度相对较轻，且伴胃肠道症状，心电图检查正常，纤维胃镜和上消化道钡餐造影可见异常，一般预后较好。

（6）本病还需与腹痛相鉴别。腹痛是指胃脘部以下、耻骨毛际以上整个部位疼痛为主，疼痛部位与胃痛有区别。然而，胃处于腹中，与肠相连，在个别特殊病证中胃痛可以影响及腹，而腹痛亦可牵连于胃。

三、辨证论治

本病首辨寒热：寒证胃痛多见胃脘冷痛，因进食生冷受寒而发作或加重，得热痛减，遇寒痛增，伴有面色白，口淡不渴，舌淡，苔白等症；热证胃痛多见胃脘灼痛，进食辛辣燥热食物易于诱发或加重，喜冷恶热，胃脘得凉则舒，伴有口干口渴，大便干结，舌红，苔黄少津，脉数等症。再辨虚实：虚证胃痛多见于久病体虚者，其胃痛隐隐，痛势徐缓而无定处，时作时止，饥饿或过劳时易诱发疼痛或致疼痛加重，伴有食少乏力，脉虚等症；实证胃痛多见于新病体壮者，其胃痛兼胀，表现胀痛、刺痛，痛势急剧而拒按，痛有定处，食后痛甚，伴有大便秘结，脉实等症。

治疗以理气和胃止痛为主。邪盛以祛邪为急，正虚以扶正为先，虚实夹杂者，则祛邪扶正并重。"不通则痛"，故当以"通"为总原则。胃寒者，散寒以通；食滞者，消食以通；气滞者，理气以通；热结者，泄热以通；血瘀者，化瘀以通；阳虚者，温运脾阳为通；阴虚者，养阴益胃为通。根据不同病机而采取相应治法，才能善用"通"法。

1. 寒邪客胃

【证候】胃痛暴作，甚则拘急作痛，得热痛减，遇寒痛增，口淡不渴或喜热饮，苔薄白，脉弦紧。

【治法】温胃散寒，理气止痛。

【方药】良附丸（《良方集腋》）加减。

高良姜　香附

加减用药：若寒重，或胃脘突然拘急掣痛拒按，可加吴茱萸、干姜、丁香、桂枝；气滞重者，可加木香、陈皮、乌药等。

【中医特色治疗】

（1）针灸治疗　可选取中脘、内关、足三里、胃俞、神阙等穴，予毫针平补平泻法，可配合灸法。

（2）外敷治疗　可用连须葱头、生姜共捣烂炒热布包，热度以患者可以承受为宜，敷于胃脘部。

2. 饮食积滞

【证候】暴饮暴食后，胃脘疼痛，胀满不消，疼痛拒按，嗳腐吞酸，或呕吐不消化食物，其味腐臭，吐后痛减，不思饮食或厌食，大便不爽，得矢气或便后稍舒，舌苔厚腻，脉滑有力。

【治法】消食导滞，和胃止痛。

【方药】保和丸（《丹溪心法》）加减。

茯苓　半夏　陈皮　山楂　莱菔子　连翘　神曲

加减用药：胃脘胀痛甚者，可加香附、枳实、厚朴等；食滞化热者，可加大黄、芒硝等。

【中医特色治疗】

（1）针灸治疗　可选取腹部胃经腧穴、中脘、天枢、脾俞、胃俞、大肠俞等穴，予毫针泻法。

（2）中成药　枳实导滞丸等。

（3）可用鸡内金、香橼皮共研细末服用。

3. 肝气犯胃

【证候】胃脘胀痛连胁，胸闷，喜长叹息，嗳气频作，或有泛酸，大便不畅，得嗳气、矢气则舒，遇烦恼郁怒则痛作或痛甚，舌苔薄白，脉弦。

【治法】疏肝理气，和胃止痛。

【方药】柴胡疏肝散（《景岳全书》）加减。

陈皮　柴胡　香附　枳壳　川芎　芍药　甘草

加减用药：疼痛甚者，可加醋香附、川楝子、延胡索、佛手等；泛酸嗳气，可加瓦楞子、乌贼骨、旋覆花、沉香等；胀甚于痛者，可加木香、厚朴、枳实等。

【中医特色治疗】

（1）针灸治疗　可选取肝俞、期门、太冲、中脘、天枢、脾俞、胃俞、足三里等穴，予毫针泻法。

（2）中成药　逍遥散等。

4. 瘀血停胃

【证候】胃脘疼痛，痛如针刺刀割，痛有定处，按之痛甚，痛时持久，食后痛剧，或伴有呕血、黑便，舌质紫暗或有瘀斑，脉涩。

【治法】活血化瘀，理气止痛。

【方药】失笑散（《太平惠民和剂局方》）加减。

五灵脂　蒲黄

加减用药：疼痛甚者，可加丹参、延胡索、枳壳、青皮等；反复呕血、便血，可加三七粉、白及、大黄炭等；久病体虚，气虚血少者，可加党参、黄芪等。

【中医特色治疗】

（1）针灸治疗　可选取血海、梁丘、公孙、三阴交等穴，予毫针泻法。

（2）推拿治疗　令患者俯卧，术者用两拇指重叠压于至阳穴处，由轻而重，直至痛止后再持续5 min，有一定的止痛效果。

5. 湿热中阻

【证候】胃脘疼痛，痛势急迫，脘闷灼热，嘈杂泛酸，口干口苦，口渴而不欲饮，纳呆恶心，口甜黏浊，身重肢倦，小便色黄，大便不畅，舌红，苔黄腻，脉滑数。

【治法】清化湿热，理气和胃。

【方药】清中汤（《医学心悟》）加减。

黄连　山栀　陈皮　茯苓　半夏　草豆蔻　炙甘草

加减用药：湿偏重者，加苍术、藿香、佩兰等；热偏重者，加蒲公英、黄芩、牡丹皮；伴恶心呕吐者，加竹茹、橘皮、枳壳；纳呆食少者，加白术、神曲、麦芽等。

【中医特色治疗】

针灸治疗：可选取丰隆、上巨虚、下巨虚、胃俞、脾俞等穴，予毫针泻法。

6. 脾胃虚寒

【证候】胃脘隐痛，绵绵不休，喜温喜按，空腹痛甚，得食则缓，劳累或食冷后疼痛发作或加重，泛吐清水，神疲乏力，手足不温，大便稀溏，舌质淡白，脉虚或细弱。

【治法】温中健脾，和胃止痛。

【方药】黄芪建中汤（《金匮要略》）加减。

黄芪　白芍　桂枝　炙甘草　生姜　大枣　饴糖

加减用药：胃寒痛甚，可加高良姜、香附等；呕吐清水多者，可加陈皮、半夏、茯苓等。

【中医特色治疗】

（1）针灸治疗　可选取中脘、足三里、三阴交、内关、脾俞、胃俞、章门等穴，予毫针补法，可灸。

（2）烫熨治疗　可选用肉桂、干姜、桂枝、香附、川芎、木香等药物风干打碎，装入布袋内扎紧，药袋清水浸泡 10 min 后沥干，放入微波炉将药包加热后隔毛巾敷在胃脘部，烫熨治疗时间 30 min 左右。

7. 胃阴亏损

【证候】胃脘隐隐灼痛，饥而不欲食，烦渴思饮，消瘦乏力，大便干结，舌红，少苔，脉细数。

【治法】养阴益胃。

【方药】益胃汤（《温病条辨》）合芍药甘草汤（《伤寒论》）加减。

益胃汤：沙参　麦冬　冰糖　生地黄　玉竹

芍药甘草汤：芍药　甘草

加减用药：疼痛较甚，可加川楝子、延胡索，重用白芍等；兼有瘀滞者，可加丹参、川芎等。

【中医特色治疗】

针灸治疗：可选取足三里、三阴交、太溪、中脘等穴，予毫针泻法。

四、预防调护

（1）本病发病多与情志不遂、饮食不节有关，故在预防上要重视精神与饮食的调摄，适当休息，不可过劳，尤其进餐后应休息半小时以上，同时保持乐观情绪，避免过度劳累与紧张也是预防本病复发的关键。

（2）患者要养成有规律的生活与饮食习惯，注意起居，避免风、寒、暑、湿等外邪内客于胃。

（3）忌暴饮暴食，饥饱不均，宜进食易消化的食物，忌生冷、粗硬、辛辣刺激性食物，戒烟酒，进食宜细嚼慢咽。尽量避免进食浓茶、咖啡等。

（4）慎用水杨酸、肾上腺皮质激素等药物。

（5）在康复阶段可以改用丸药缓治，如人参健脾丸、香砂六君子丸、逍遥丸等。患者此时不宜做剧烈运动，但可以做体操、散步、慢跑、打太极拳等活动，促进血液循环，增强胃蠕动，调整脾胃功能，从而提高抵御疾病的能力，防止复发。

复习思考题

1. 胃痛的病因病机如何？
2. 胃痛的辨证分型有哪些？

（宋恩峰）

第七节 泄 泻

泄泻是以大便次数增多，粪便稀薄或完谷不化，甚至泻出如水样为主症的病证。古有将大便溏薄而势缓者称为泄，大便清稀如水而势急者称为泻，现临床统称泄泻。本证在《内经》也称"濡泄""洞泄""澹泄"等。本病主要由于湿盛等因素，致脾胃功能失调，清浊不分，水谷混杂，并走大肠而成。主要病变部位在脾胃与大小肠。现代医学中的急性肠炎、炎症性肠病、肠易激综合征、胃肠神经功能紊乱等病，或全身性疾病引起的泄泻等，均可参照本病辨证施治。

一、病因病机

（一）病因

（1）感受外邪 六淫外邪伤人，主要以湿为主，常夹杂寒、暑、热等病邪，导致肠胃功能失调，使人发生泄泻。脾脏喜燥而恶湿，外来之湿入侵则最容易困遏脾阳，脾失健运，清浊不分，水谷混杂而下，则成泄泻，故有"无湿不成泻"之说。寒邪或者暑邪也能直接影响脾胃，且往往与湿邪相兼而致病，故又有寒湿、湿热、暑湿之别。

（2）饮食所伤 饮食不当，如饮食过量导致宿食内停；或过食肥甘厚味，呆胃滞脾，湿热内蕴；或误食馊腐不洁之物，伤及肠胃；或过食生冷，导致寒湿交阻等，皆可影响脾胃的运化功能，致使脾胃的传导失司，水谷停滞而导致泄泻。

（3）情志失调 郁怒伤肝，肝失疏泄，肝气犯脾，脾胃受制，运化失常，或忧思气结，脾运失常，均致水谷不化，下趋肠道为泻。若素体脾虚湿盛，运化无力，复因情志刺激、精神紧张，均可致肝脾失调，易形成泄泻。

（4）脾胃虚弱 长期饮食失调，劳倦内伤，久病缠绵，均可导致脾胃虚弱，运化无权，不能受纳水谷和运化精微，清气下陷，水谷糟粕混杂而下，而成泄泻。

（5）肾阳虚衰 久病之后，肾阳受损，或年老体衰，肾阳不足，命门火衰，不能助脾腐熟水谷，运化失常，而致泄泻；泄泻日久，亦导致脾肾阳虚。

（6）中气下陷 久病失治误治，导致中气受损引起中气下陷，不能提升阳气，故而不能温煦腐熟水谷，水谷不化，成为泄泻。

（二）病机

泄泻病因包括感受外邪，饮食所伤，情志失调，脾胃虚弱，脾肾阳虚等。其病因虽然复杂，但其基本病机变化为脾虚与湿胜，致肠道功能失司而发生泄泻。病位在脾胃和肠，主病之脏属脾，同时与肝、肾密切相关。病理因素主要是湿，湿为阴邪，易困脾阳，故《医宗必读》有"无湿不成泻"之说，但亦可夹寒、夹热、夹滞。脾主运化，喜燥恶湿，大小肠司泌浊、传导。若脾运失职，小肠无以分清泌浊，则发生泄泻。

一般来说，引起泄泻的病因，主要是寒热虚实的不同。具体病因，则要看大便性状、病程长短等具体的症状。如大便黏滞不爽，一日数解，常为湿热积滞肠道。大便脓血，伴有里急后重，大便次数多而排便不畅，多为湿热下注大肠而造成的痢疾。如果腹痛即泻，泻下急迫，多为肝木克土，肝脾不和而致的痛泻证。如果大便呈水样，突然发病，一日数次，肛门灼热、尿黄短赤，或伴有恶心等证，多是由于邪热下迫大肠之热泻证。如果大便泄泻，夹有不消化食物，大便酸腐臭秽，或如败卵，或伴有呕吐、口臭、舌苔腐腻者，是由于食积不化，脾胃受损的伤食泻。如果泄泻病程较长，时间较久，大便稀软不成形，常伴有腹胀、纳少、疲倦无力、面色萎黄，多为脾虚而致的泄泻。

二、诊断要点

（1）临证上以大便粪质稀溏为诊断的主要依据，或完谷不化，或粪如水样，大便次数增多，每日超过 3~5 次，多者达 10 次以上，呈淡黄色，如蛋花汤样，或黄绿稀溏，或色褐而臭，可有少量黏液。

（2）常兼有恶心，呕吐，腹痛，发热，口渴，肠鸣等症。

（3）多有饮食不节，饮食不洁或感受时邪病史。

（4）本病一年四季均可发生，尤以夏秋两季为多见。

（5）起病或急或缓，暴泻者多有暴饮暴食或误食不洁之物；迁延日久，时发时止者，常由外邪、饮食、情志等因素诱发。

（6）重症腹泻及呕吐严重者，可见小便短少，体温升高，烦渴神疲，皮肤干瘪等脱水征，以及口唇樱红，呼吸深长，腹胀等酸碱平衡失调和电解质紊乱的表现。

三、辨证论治

本病首辨缓急：急性泄泻（暴泻）发病急骤，病程短，常以湿盛为主；慢性泄泻（久泻）发病缓慢，病程较长，迁延日久，每因饮食不当、劳倦过度而复发，常以脾虚为主，或病久及肾出现五更泄泻，腰酸怕冷，为命门火衰，脾肾同病。辨寒热虚实：凡大便清稀，完谷不化，腹痛喜温，手足欠温，多属寒证；凡大便黄褐，臭味较重，泻下急迫，肛门灼热，多为热证；病程较长，腹痛不甚，喜温喜按，神疲肢冷，多属虚证；泻下腹痛，痛势急迫拒按，泻后痛减，多属实证。

《医学入门·泄泻》云："凡泻皆兼湿，初宜分理中焦，渗利下焦，久则升提，必滑脱不禁，然后用药涩之。其间有风胜兼以解表，寒胜兼以温中，滑脱涩住，虚弱补益，食积消导，湿则淡渗，陷则升举，随证变用，又不拘于次序，与痢大同。且补虚不可纯用甘温，太甘则生湿，清热亦不可太苦，苦则伤脾。每兼淡剂利窍为妙。"泄泻的治疗大法为运脾化湿。急性泄泻多以湿盛为主，重在化湿，佐以分利，再根据寒热的不同，分别采用温化寒湿与清热化湿之法。夹表邪者兼以解表，夹食积者兼以消导。

久泻以脾虚为主，当以健脾。因肝气乘脾者宜抑肝扶脾，因肾阳虚者宜温肾健脾。若病情处于虚实寒热兼夹或互相转化时，当随证而施治。

（一）暴泻

1. 寒湿内盛

【证候】泻下清稀，严重时如水样，腹痛伴有肠鸣，来势较急，痞满，脘腹胀闷，食少，或兼寒热头痛，肢体酸楚，鼻塞头痛等症，舌苔薄白，脉浮或濡缓。

【治法】解表散寒，芳香化湿。

【方药】藿香正气散（《太平惠民和剂局方》）加减。

大腹皮　白芷　紫苏　茯苓　半夏曲　白术　陈皮　厚朴　苦桔梗　藿香　甘草

加减用药：若表邪偏重，寒热身痛，加荆芥、防风；若寒重于湿，腹胀冷痛者，可用干姜、吴茱萸、肉桂；湿困较重，可加薏苡仁、苍术、厚朴、陈皮等。

【中医特色治疗】

（1）针灸治疗　可选取天枢、上巨虚、阴陵泉、中脘、神阙等穴，予毫针泻法。

（2）拔罐治疗　取穴天枢、关元、大肠俞、小肠俞等。

2. 湿热伤中

【证候】泄泻腹痛，泻下急迫，势如水注，或泻而不爽，粪色黄褐而臭秽，肛门灼热，心烦口渴，小便短赤，肛门灼热，舌质红，舌苔黄腻，脉滑数或濡数。

【治法】清热燥湿。

【方药】葛根芩连汤（《伤寒论》）加减。

葛根　黄芩　黄连　甘草

加减用药：若湿偏重，胸脘满闷，苔微黄厚腻者，可加薏苡仁、厚朴、茯苓、泽泻、车前子、藿香、佩兰；夹食滞者，可加神曲、麦芽、山楂、鸡内金；夹暑者，加茯苓、香薷、荷叶、莲子、扁豆。

【中医特色治疗】

（1）针灸治疗　可选取天枢、上巨虚、中脘、内庭、曲池等穴，予毫针泻法。

（2）穴位注射治疗　选天枢、上巨虚，用黄连素注射液，或用维生素 B_1、B_{12} 注射液。

3. 食滞肠胃

【证候】腹痛肠鸣，泻后痛减，泻下粪便臭如败卵，夹有不消化之物，伴见脘腹痞满，嗳腐酸臭，不思饮食，舌苔垢浊或厚腻，脉滑。

【治法】消食导滞。

【方药】保和丸（《丹溪心法》）加减。

茯苓　半夏　陈皮　山楂　莱菔子　连翘　神曲

加减用药：食滞较重化热，脘腹胀满，泻而不爽者，可加用大黄、枳实、黄芩、黄连、槟榔、白术等。

【中医特色治疗】

（1）针灸治疗　可选用中脘、梁门、天枢等穴，予毫针泻法。

（2）中成药　可选用枳实导滞丸等。

（二）久泻

1. 脾胃虚弱

【证候】大便时溏时泄，反复发作，稍有饮食不慎，大便次数即多，夹有不消化食物，伴见腹胀或隐痛，食后脘闷不舒，神疲倦怠，面色少华，舌质淡，苔白，脉缓或弱。

【治法】健脾益气，化湿止泻。

【方药】参苓白术散（《太平惠民和剂局方》）加减。

人参　白术　茯苓　甘草　山药　桔梗　白扁豆　莲子肉　砂仁　薏苡仁　陈皮　大枣

加减用药：若腹中冷痛，喜温喜按，手足不温，大便腥秽者，可用附子、干姜，重用白术；脘腹不舒明显者，可加木香、厚朴、枳壳等；若久泻不愈，中气下陷，症见短气肛坠，时时欲便，解时快利，甚则脱肛者，可用黄芪、升麻、柴胡，重用白术。

【中医特色治疗】

（1）针灸治疗　可选用足三里、大肠俞、三阴交、脾俞、太白等穴，予毫针补法，可用灸法。

（2）穴位贴敷　可选用天枢、大肠俞、上巨虚、三阴交、关元、中脘、足三里等穴。

（3）中药膏治疗　取白芥子、肉桂、延胡索、炮附片各 1 份，甘遂、细辛各 0.5 份，共研细末，用鲜姜汁调成稠膏状，做成 1 cm×1 cm 的小丸，放在直径约 5 cm 的胶布上，固定于上述穴位。每隔 10 日贴敷 1 次，每次敷贴 4~6 h，连续贴敷 3 次。

2. 肾阳虚衰

【证候】黎明泄泻，肠鸣脐痛，泻后痛减，大便稀薄，混杂不消食物，形寒肢冷，四肢不温，腰膝酸冷，疲乏无力，小便清长，夜尿频多，舌质淡，舌体胖、多有齿痕，脉沉细无力。

【治法】温肾暖脾，固涩止泻。

【方药】四神丸（《证治准绳》）加减。

补骨脂　肉豆蔻　吴茱萸　五味子　生姜　大枣

加减用药：如年老体衰，气陷于下，可加肉桂、附子、诃子肉、黄芪、赤石脂。

【中医特色治疗】

（1）针灸治疗　可选取肾俞、命门、关元、足三里、大肠俞、三阴交等穴，予毫针补法，可用灸法。

（2）脐疗　是中医外治法的一种，是以脐（神阙穴）处为用药或刺激部位，将中药的不同剂型（如丸、散、膏等）通过贴脐、敷脐、涂脐、蒸脐等方法，激发元气，开通经络，促进气血流通，调节人体阴阳与脏腑功能。常用药物为丁香、艾叶、肉桂、麝香、大蒜、吴茱萸、胡椒、干姜等。

3. 肝气乘脾

【证候】肠鸣攻痛，腹痛即泻，泻后痛减，每因抑郁恼怒或情绪紧张而诱发，平素多有胸胁胀闷，嗳气食少，矢气频作，舌质淡红，少苔，脉弦。

【治法】抑肝扶脾。

【方药】痛泻要方（《丹溪心法》）加减。

白术　陈皮　白芍　防风

加减用药：脾虚明显者，可加山药、扁豆；腹胀者，加木香、柴胡、枳壳；腹痛甚者，可加川楝子、延胡索。

【中医特色治疗】

针灸治疗：可选取太冲、天枢、足三里、阴陵泉、行间、合谷等穴，予平补平泻法。

四、预防调护

（1）本病在夏秋季节应积极防护，平素注意天气变化而增减衣物以防外感引起泄泻。

（2）起居有常，注意调畅饮食，保持乐观心态，慎防风寒湿邪侵袭。

（3）饮食有节，清淡、富营养、易消化食物为主。注意饮食卫生，不暴饮暴食，不吃腐败变质食物，不喝生水、冷水等，不宜吃甜、冷、肥腻的食物；某些食物进食后会引起泄泻者，应忌食。

（4）慢性泄泻患者，应加强锻炼身体，以增强体质，如体操、太极拳、气功等。

复习思考题

1. 泄泻与痢疾有何区别？
2. 如何辨治外邪所致的泄泻？

（宋恩峰）

第八节 便 秘

便秘是指粪便在肠内滞留过久，秘结不通，或排便间隔时间延长，或粪质不硬，虽有便意，但排便困难的一类病证。本节所论是以便秘为主要症状的辨证论治，类似于西医学的功能性便秘，同时肠道易激综合征、胃肠神经症或各种疾病导致肠道功能紊乱引起的便秘，药物性便秘，以及肌力减退所致的排便困难等，可参考本节内容，并结合辨病处理。

一、病因病机

（一）病因

（1）肠胃积热　素体阳盛，或饮酒过多，或过食辛辣肥甘厚味，以致阳明胃热炽盛，耗伤津液，粪质干燥；或热病之后，津液耗伤，导致肠道失润，热灼津液，则肠道失于濡润而致"热秘"。如《景岳全书·秘结》曰："阳结证，必因邪火有余，以致津液干燥。"

（2）气机郁滞　忧愁思虑，情志不舒，肝郁气滞，津液输布失常；或久坐少动，导致脏腑气机郁滞，通降失常，糟粕内停，或欲便不出，或出而不畅，或大便干结而发为"气秘"。如《金匮翼·便秘》曰："气秘者，气内滞而物不行也。"

（3）阴寒积滞　进食生冷，或外感寒邪，或过服寒凉药物，损伤肠胃，致传导失常，糟粕不行，而成"冷秘"。如《金匮翼·便秘》曰："冷秘者，寒冷之气，横于肠胃，凝阴固结，阳气不行，津液不通。"

（4）血虚津亏　素体阴虚血少，或失血夺汗，或过食辛燥之品，及久服泻剂等，致大肠不荣，肠道失润；或病后、产后及年老体弱之人，气血亏虚。气虚则大肠传导无力，阴血亏虚则肠道干涩，血虚津枯，粪便失濡即为"血虚秘"。如《医宗必读·大便不通》说："更有老年津液干枯，妇人产后亡血，及发汗利小便，病后血气未复，皆能秘结。"

（5）阳虚寒凝　饮食劳倦，脾胃受损；或素体阳虚或年老体弱，命门火衰，不能蒸化津液，阴寒内生；或苦寒攻伐，伤阳耗气，均可导致气虚阳衰，大肠传导无力，阴寒内结，便下无力，糟粕不行，形成"阳虚秘"。如《景岳全书·秘结》曰："凡下焦阳虚，则阳气不行，阳气不行则不能传送，而阴凝于下，此阳虚而阴结也。"

（二）病机

便秘的基本病机主要是热结、气滞、寒凝、气血阴阳亏虚引起肠道传导失司所致。病位在肠，同时与肺、脾、胃、肝、肾等脏腑的功能失调有关。如脾虚传送无力，糟粕内停，致大肠传导功能失常，而成便秘；胃与肠相连，胃热炽盛，下传大肠，燔灼津液，大肠热盛，燥屎内结，可成便秘；肺与大肠相表里，肺之燥热下移大肠，则大肠传导功能失常，而成便秘；肝主疏泄气机，若肝气郁结，气机壅滞，或气郁化火伤津，则腑失通利；肾主五液而司二便，若肾阴不足，则肠道失润；若肾阳不足则大肠失于温煦而传送无力，阴寒凝滞，津液不通，故皆可影响大肠的传导，而发为本病。

上述各种病因病机之间常常相兼为病，或互相转化，如肠胃积热与气机郁滞可以并见，阴寒积滞与阳气虚衰可以相兼；气机郁滞日久化热，可导致热结；热结日久，耗伤阴津，又可转化成阴虚，等等。然而，便秘总以虚实为纲，冷秘、热秘、气秘属实，阴阳气血不足所致的虚秘则属虚。虚实之间可以转化，可由虚转实，可因虚致实，而虚实并见。归纳起来，形成便秘的基本病机是邪滞大肠，腑气闭塞不通或肠失温润，推动无力，导致大肠传导功能失常。

二、诊断要点

（1）起病缓慢，多属慢性病变过程，临证主要表现为排便次数减少，排便周期延长，或大便粪质干结、排出艰难，或欲大便而艰涩不畅。

（2）常伴有腹胀腹痛，头晕头胀，嗳气食少，心烦失眠，肛裂、出血、痔疮，以及汗出，气短乏力，心悸头晕等症状。

（3）本病常与外感寒热、饮食不节、情志内伤、劳倦过度、坐卧少动、年老体弱等因素有关。

（4）本病需与积聚相鉴别。积聚、便秘均可在腹部出现包块。但便秘者，常出现在左下腹，而积聚的包块在腹部各处均可出现；便秘多可扪及条索状物，积聚则形状不定；便秘之包块排便后消失，积聚之包块则与排便无关。

三、辨证论治

便秘的辨证当分清虚实，实者包括热秘、气秘和冷秘，虚者当辨气虚、血虚、阴虚、阳虚。

便秘的治疗应以通下为主，但决不可单纯用泻下药，应针对不同的病因采取相应的治法。实秘为邪滞肠胃，故以祛邪为主，分别予以泻热、温散、通导之法，使邪去便通；虚秘为肠失濡润、推动无力而致，故以扶正为先，给予益气温阳、滋阴养血之法，使正胜便通。

（一）实秘

1. 热结便秘

【证候】大便干结，腹胀腹痛，面红身热，口干口臭，心烦不安，小便短赤，舌红，苔黄燥，脉滑数。

【治法】泻热导滞，润肠通便。

【方药】麻子仁丸（《伤寒论》）加减。

麻子仁　枳实　厚朴　大黄　杏仁　芍药

加减用药：津伤明显，可加玉竹、生地黄、玄参、麦冬以养阴生津；若兼郁怒伤肝，症见易怒目赤等，可加服当归芦荟丸（芦荟、当归、木香、麝香、大黄、生栀子、黄芩、黄连、黄柏、龙胆草、青黛、神曲）；若兼痔疮、便血者，可加槐花、地榆、侧柏叶。

【中医特色治疗】

针灸治疗：可选取天枢、支沟、上巨虚、大肠俞、内庭、大横、曲池等穴，予毫针泻法。

2. 气滞便秘

【证候】大便秘结，或不甚干结，欲便不得，或便而不畅，肠鸣矢气，嗳气频作，胸胁痞满，甚则腹中胀痛，纳食减少，苔薄腻，脉弦。

【治法】顺气导滞。

【方药】六磨汤（《世医得效方》）加减。

沉香　木香　槟榔　乌药　枳实　大黄

加减用药：若气郁化火，症见口苦咽干、苔黄、脉弦数者，可加牡丹皮、黄芩、栀子。

【中医特色治疗】

针灸治疗：可选取太冲、阳陵泉、天枢、支沟、大肠俞等穴，予毫针泻法。

3. 寒凝便秘

【证候】大便艰涩，腹痛拘急，胀满拒按，胁下偏痛，手足不温，呃逆呕吐，舌苔白腻，脉弦紧。

【治法】温里散寒，通便止痛。

【方药】温脾汤（《千金备急方》）加减。

附子 大黄 芒硝 当归 干姜 人参 甘草

加减用药：若便秘腹痛，可加枳实、厚朴、木香；若腹部冷痛，手足不温，加高良姜、小茴香、当归、肉苁蓉。

【中医特色治疗】

针灸治疗：可选取天枢、支沟、上巨虚等穴，予毫针泻法。

（二）虚秘

1. 气虚便秘

【证候】大便或干结或不干结，虽有便意，但临厕排便困难，需努挣方出，挣得汗出短气，便后乏力，体质虚弱，面白神疲，肢倦懒言，舌淡，苔白，脉弱。

【治法】补气健脾。

【方药】黄芪汤（《金匮翼》）加减。

黄芪 陈皮 火麻仁 白蜜

加减用药：若气虚明显，加党参、白术；若气虚下陷、肛门坠胀，用补中益气汤（黄芪、人参、白术、炙甘草、当归、陈皮、升麻、柴胡）。

【中医特色治疗】

针灸治疗：可选取肺俞、脾俞、足三里、天枢、支沟等穴，予毫针补法。

2. 血虚便秘

【证候】大便秘结而干，面白无华，口唇苍白，头晕眼花，心悸健忘，舌质淡嫩，脉细涩或细弱。

【治法】养血润燥。

【方药】润肠丸（《奇效良方》）加减。

桃仁 羌活 大黄 当归 火麻仁

加减用药：若血虚有热，兼见口干心烦、苔剥、脉细数，加玄参、知母。若津液已复，仍大便干燥，可用五仁丸（《世医得效方》）（桃仁 杏仁 柏子仁 松子仁 郁李仁 陈皮）。

【中医特色治疗】

针灸治疗：可选取脾俞、足三里、膈俞、天枢、上巨虚等穴，予毫针补法。

3. 阴虚便秘

【证候】大便干结，解出困难，状如羊屎，形体消瘦，或见颧红，五心烦热，口干，眩晕耳鸣，腰膝酸软，舌红，少苔，脉细数。

【治法】滋阴润肠通便。

【方药】增液汤（《温病条辨》）加减。

玄参 麦冬 生地

加减用药：若口干面红，心烦盗汗者，可加芍药、玉竹；若胃阴不足，口干口渴者，可用北沙参、天花粉；若阴亏燥结，可用瓜蒌仁、柏子仁、郁李仁。

【中医特色治疗】

针灸治疗：可选取太溪、照海、支沟、上巨虚、三阴交等穴，予毫针补法。

4. 阳虚便秘

【证候】大便干涩，排出困难，小便清长，面色白，四肢不温，腹中冷痛，得热痛减，或腰背酸冷，舌淡苔白，脉沉迟。

【治法】温阳通便。

【方药】济川煎（《景岳全书》）加减。

当归　牛膝　肉苁蓉　泽泻　升麻　枳壳

加减用药：气虚甚，加黄芪；寒结甚，可加用半夏、硫黄；胃气不和，恶心呕吐，可加陈皮、半夏、砂仁；畏寒明显者，可加肉桂、锁阳、仙灵脾。

【中医特色治疗】

针灸治疗：可选取肾腧、关元、气海、三阴交、天枢、支沟、上巨虚等穴，予毫针补法。

四、预防调护

（1）本病需注意饮食的调理，合理膳食，以清淡为主。便干量少者，避免进食过少或食品过于精细、缺乏残渣，而对结肠运动的刺激减少，适当多食富含纤维素的粗粮、蔬菜、水果，如白菜、豆芽、苹果、山楂、香蕉、西瓜等。勿过食辛辣厚味或饮酒无度。

（2）养成良好的排便习惯，每日定时排便，形成条件反射，建立良好的排便规律。有便意时不要忽视，及时排便。排便的环境和姿势尽量方便，免得抑制便意、破坏排便习惯。

（3）保持心情舒畅，戒忧思恼怒。

（4）建议患者每天至少喝 6 杯 250 mL（每杯）的水，进行中等强度的锻炼，增加体力活动，加强腹肌锻炼，避免久坐少动，有利于胃肠功能的改善。

（5）可采用食疗法，如黑芝麻、胡桃仁、松子仁等份，研细，稍加白糖冲服，对阴血不足之便秘有一定的功效。

（6）可服用益生菌改善肠道菌群平衡，改善肠道健康，减少便秘的发生，维持肠道屏障功能，增强自身免疫功能。

复习思考题

1. 便秘的常见病因有哪些？
2. 便秘患者，平时应注意哪些问题？

（宋恩峰）

第九节　黄　疸

黄疸是以身黄、小便黄、目黄为特征的一种病证，其中目睛黄染尤为本病的标志性特征。古又有黄瘅、谷疸、酒疸、女劳疸、黑疸、阳黄、阴黄、急黄、瘟黄等多种名称。病机关键是湿邪，由于湿邪困脾胃，壅塞肝胆，疏泄失常，胆汁泛溢而发，主要分阴黄和阳黄。本节讨论以身目黄染为主要表现的病证。本病证与西医所述黄疸意义相同，可涉及西医中的肝细胞性黄疸、阻塞性黄疸和溶血性黄疸。临床常见急慢性肝炎、肝硬化、胆囊炎、钩端螺旋体病及肝癌、胆囊癌、胰腺癌等疾病，凡出现黄疸者，可参考本节辨证治疗。

一、病因病机

（一）病因

（1）外感湿热疫毒　外感湿浊、湿热、疫毒等时邪自口而入，蕴结于中焦，湿热熏蒸于脾胃，累及肝胆，以致肝失疏泄，胆液不循常道，外溢肌肤，上注眼目，下流膀胱，使身目小便俱黄，而成黄疸。若疫毒较重者，则可伤及营血，内陷心包，发为急黄。

（2）内伤饮食　饥饱失常或嗜酒过度，皆能损伤脾胃，或嗜食肥甘厚腻之品，以致运化功能失职，湿浊内生，随脾胃阴阳盛衰或从热化或从寒化，熏蒸或阻滞于脾胃肝胆，致肝失疏泄，胆液不循常道而发黄。

（3）脾胃虚弱 素体脾胃虚弱，或劳倦过度，脾伤失运，气血亏虚，久之肝失所养，疏泄失职，而致胆液不循常道，随血泛溢，浸淫肌肤，发为黄疸。若素体脾阳不足，湿由内生而从寒化，寒湿阻滞中焦，胆液受阻，致胆液不循常道，也可发为黄疸。

（4）病后续发，瘀毒内阻 癥积、胁痛或其他疾病日久，瘀血阻滞，湿热残留，损伤肝脾，湿阻瘀滞，胆汁外溢，也可发为黄疸。

（二）病机

黄疸的发生，内外互因有关联，相互影响。其中，湿是黄疸的病机关键，故《金匮要略·黄疸病脉证并治》有"黄家所得，从湿得之"的论断。从脏腑病位来看，不外脾胃肝胆，且多是由脾胃累及肝胆。病理表现有湿热和寒湿之分，由于湿热壅滞或过食肥甘厚腻，或素体胃热亢盛，湿从热化，湿热交蒸，发为阳黄。若寒湿中阻，或素体脾胃虚寒，湿从寒化，寒湿瘀滞，脾阳不振，胆液为湿邪所阻，表现为阴黄。

病理属性与脾胃阳气盛衰有关，中阳偏盛，湿从热化，则致湿热为患，发为阳黄；中阳不足，湿从寒化，则致寒湿为患，发为阴黄。至于急黄则为湿热夹时邪疫毒所致，也与脾胃阳气盛衰相关。不过，正如《丹溪心法·疸》所言："疸不用分其五，同是湿热。"临床以湿从热化的阳黄居多。阳黄和阴黄之间在一定条件下也可相互转化，阳黄日久，热泄湿留，或过用寒凉之剂，损伤脾阳，则湿从寒化而转为阴黄；阴黄重感湿热之邪，又可发为阳黄。

二、诊断要点

（1）临证上以目黄、肤黄、小便黄为主要特征，其中目睛黄染为本病的重要特征。

（2）常伴食欲减退，恶心呕吐，胁痛腹胀等症状。

（3）常有外感湿热疫毒，内伤酒食不节，或有胁痛、癥积等病史。

（4）黄疸分为阳黄和阴黄两大类。阳黄者，其临床表现特点为：黄色鲜明如橘子色；发病较急，病程短；常伴有身热，口渴引饮，大便秘结，小溲赤涩不利；舌苔黄腻，舌质红，脉见弦数、弦滑或濡缓。阴黄者，其临床特点为：黄色晦暗如烟熏；发病较慢、病程较长；无发热，口不渴，口淡无味；大便不实或溏，小便色黄不利；舌质淡、舌苔白腻或白滑；脉象见沉迟、弦细。

三、辨证论治

黄疸的辨证，应以阴阳为刚，主要分清阳黄和阴黄。阳黄以湿热疫毒为主，病程较短，黄色鲜明，属于热证，实证；阴黄以脾虚寒湿为主，病程较长，黄色晦暗，属于虚证，寒证。阳黄和阴黄在一定条件下可互相转化。阳黄失于治疗，迁延日久，脾阳不振，湿从寒化，可转为阴黄。阴黄由于重感外邪，湿热内蒸，胆汁外泄，熏于肌肤，可变为阳黄。而后者的阳黄与前者不同，是虚中挟实，病情比较复杂。

黄疸的治疗大法主要为化湿邪，利小便。《金匮要略》说："黄家所得，从湿得之。"又说："诸病黄家，但利其小便。"因此，治疗本证要从"湿"字着眼，而湿的去处，当从小便排出，故小便的通利与否，和本证有很大关系。

（一）阳黄

1. 热重于湿

【证候】病初起，身面目俱黄，黄色鲜明如橘皮，发热口渴，或见腹部胀满，心中懊恼，恶心呕吐，口干而苦，小便黄赤，大便秘结，舌苔黄腻，脉弦数。

【治法】清热利湿。

【方药】茵陈蒿汤（《伤寒论》）加减。

茵陈蒿　栀子　大黄

加减用药：胁肋胀痛较甚，可加延胡索、香附、柴胡、郁金、川楝子等疏肝理气；恶心欲呕，可加半夏、陈皮、竹茹；如热毒内盛，心烦懊恼，可加黄芩、黄连、龙胆草。

【中医特色治疗】

针灸治疗：可选取胆俞、阳陵泉、阴陵泉、内庭、太冲等穴，予毫针泻法。

2. 湿重于热

【证候】身目皆黄，遍及全身肌肤，但不如热重者鲜明，头身困重，身热不扬，口苦，口干不欲饮，口中黏腻，胸脘痞满，纳呆，恶心欲呕，腹胀，或大便稀溏，舌苔厚腻微黄，脉象弦滑或濡数。

【治法】利湿化浊，清热退黄。

【方药】茵陈五苓散（《金匮要略》）加减。

茵陈蒿　白术　肉桂　茯苓　猪苓　泽泻

加减用药：如湿阻气机，胸腹痞胀、纳呆者，可加白豆蔻、藿香、砂仁、苍术、厚朴等。

【中医特色治疗】

针灸治疗：可选取阴陵泉、肝俞、胆俞、至阳、足三里、中封等穴，予毫针泻法。阳黄加阳陵泉、太冲、建里；腹胀呕恶加内关、通谷；便溏加天枢。

3. 胆腑郁热

【证候】身目发黄，黄色鲜明，上腹、右胁胀闷疼痛，牵引肩背，身热不退，或寒热往来，口苦咽干，呕吐呃逆，尿黄赤，大便秘结，舌红，苔黄，脉弦滑数。

【治法】疏肝泄热，利胆退黄。

【方药】大柴胡汤（《金匮要略》）加减。

大黄　黄芩　柴胡　枳实　白芍　半夏　大枣　生姜

加减用药：若黄疸色深明显，可加郁金、佛手、茵陈、垂盆草等；若砂石阻滞，可加金钱草、海金沙、鸡内金利胆化石；恶心呕逆明显，加厚朴、竹茹、陈皮和胃降逆。

【中医特色治疗】

针灸治疗：可选取期门、公孙、足三里、胆俞、阴陵泉等穴，予毫针泻法。

4. 疫毒炽盛（急黄）

【证候】起病急骤，黄疸迅速加深，身面均黄，鲜明如橘子色，高热烦渴，胁痛腹满，恶心呕吐，神昏谵语，或有痉厥；邪入阴血，则见鼻衄、齿衄、呕血、便血，或身有瘀斑等；可有腹水，嗜睡昏迷，舌质红绛，苔黄而燥，脉弦滑数或洪大。

【治法】清热解毒，凉血开窍。

【方药】犀角散（《备急千金要方》）合黄连解毒汤（《外台秘要》）加减。

犀角散：犀角（水牛角代）　黄连　升麻　山栀　茵陈

黄连解毒汤：黄连　黄芩　黄柏　栀子

加减用药：若出血明显，可加紫草、生地黄、玄参、牡丹皮、赤芍等凉血止血之品；小便短少不利，可加白茅根、车前子、大腹皮、泽泻等；如神昏谵语，加服安宫牛黄丸；如风动抽搐者，加钩藤、石决明，另服紫雪丹；如衄血、便血、肌肤瘀斑者，可加地榆、侧柏叶、茜草、芦根等。

【中医特色治疗】

针灸治疗：可选取督脉、足厥阴肝经穴为主，如大椎、水沟、肝俞、胆俞、合谷、太冲、阳陵泉等穴，予毫针泻法。若神昏谵语者，加中冲、少冲点刺出血。

（二）阴黄

1. 寒湿郁阻

【证候】身黄，目黄，尿黄，黄色晦暗，或如烟熏，神疲乏力，畏寒肢冷，纳少，脘闷腹胀，大便溏薄，口淡不渴，舌质淡，苔腻，脉濡缓或沉迟。

【治法】健脾和胃，温化寒湿。

【方药】茵陈术附汤（《伤寒论》）加减。

茵陈蒿　附子　白术　干姜　炙甘草　肉桂

加减用药：脘腹作胀，胁肋隐痛，纳差，肢体困倦，可加柴胡、当归、枳实、芍药、甘草疏肝扶脾。如见胁下痞块，胸胁刺痛拒按，酌加桃仁、归尾、莪术、地鳖虫等活血化瘀。

【中医特色治疗】

针灸治疗：可选取脾俞、胆俞、足三里、三阴交、阴陵泉、天枢等穴，予毫针泻法。

2. 瘀血内阻

【证候】阴黄日久，身目发黄而晦暗，面色黧黑，胁下癥积胀痛，或疼痛如刺，或隐痛不休，按之硬，痛而拒按，皮肤可见红丝赤缕，或见手掌赤痕，形体日渐消瘦，体倦乏力，或纳呆便溏，舌质暗紫，或有瘀斑，脉涩或细弦。

【治法】活血化瘀，软坚通络。

【方药】膈下逐瘀汤（《医林改错》）加减。

五灵脂　当归　川芎　桃仁　牡丹皮　赤芍　乌药　延胡索　甘草　香附　红花　枳壳

加减用药：若纳呆，大便溏泄，宜加茯苓、党参、白术等健脾之品。

【中医特色治疗】

针灸治疗：可选取血海、膈俞、肝俞、太冲、阴陵泉等穴，予毫针泻法。

3. 脾虚湿滞

【证候】身目淡黄，甚则晦暗不泽，四肢乏力，神疲困重，胸脘痞满，恶心纳少，腹胀，心悸气短，大便溏薄，舌淡，苔薄，脉濡细。

【治法】健脾养血，利湿退黄。

【方药】黄芪建中汤（《金匮要略》）合香砂六君子汤（《古今名医方论》）加减。

黄芪建中汤：黄芪　桂枝　甘草　大枣　白芍　胶饴　生姜

香砂六君子汤：半夏　陈皮　茯苓　党参　甘草　白术　木香　砂仁

加减用药：如气虚湿盛，乏力明显者，应重用黄芪、党参，加厚朴；畏寒、肢冷者，宜加干姜温阳驱寒；心悸不宁，脉细而弱者，加熟地、酸枣仁等补血养心。

【中医特色治疗】

针灸治疗：可选取至阳、脾俞、胆俞、中脘、足三里、三阴交等穴，予毫针平补平泻法。

四、预防调护

（1）黄疸与多种疾病有关，本病要针对不同病因予以预防。

（2）在饮食方面，要讲究卫生，饮食有节，勿嗜酒，勿进食不洁之品及恣食辛热肥甘之物。

（3）注意起居有常，不妄作劳，顺应四时变化，以免正气损伤，体质虚弱，邪气乘袭。注意休息，保持心情舒畅。

（4）本病一旦发现，立即隔离治疗，并对其食具、用具加以清毒，将其排泄物深埋或用漂白粉消毒。经治疗黄疸消退后，不宜马上停药，应根据病情继续治疗，以免复发。

（5）关于本病的调护，在发病初期，应卧床休息，急黄患者须绝对卧床，恢复期和转为慢性久病患者，可适当参加体育活动，如散步、太极拳、静养功之类。保持心情愉快舒畅，肝气条达，有助于病情康复。进食富于营养而易消化的食物，以补脾益肝；禁食辛热、油腻，酒辣之品，防止助湿生热，碍脾运化。密切观察脉证变化，若出现黄疸加深，或出现斑疹吐衄，神昏痉厥，应考虑热毒耗阴动血，邪犯心肝，属病情恶化之兆；如出现脉象微弱欲绝，或散乱无根，神志恍惚，烦躁不安，为正气欲脱之征象，均须及时救治。

复习思考题

1. 黄疸的病机关键是什么？
2. 急黄的证候特征是什么？如何治疗？

（宋恩峰）

第十节　腰　痛

腰痛，又称"腰背痛"，是以腰脊一侧或两侧酸胀疼痛为主要症状的病症，常可放射至腿部。多缓慢发病，病程较久，或急性起病，病程较短。西医学中的腰椎间盘突出症、风湿性腰痛、腰肌劳损、强直性脊柱炎、骨质疏松导致的腰痛等，均可参考本节辨证论治。

一、病因病机

（一）病因

（1）外邪侵袭，或久居冷湿，或劳作汗出当风，衣裹冷湿，或冒雨着凉，或长夏之季，劳作于湿热交蒸之处，寒湿、湿热、暑热等六淫邪毒乘劳作之虚，侵袭腰府。

（2）腰部持续用力，劳作太过，或长期体位不正，或腰部用力不当，屏气闪挫，跌仆外伤而致腰痛。

（3）年老体虚，或先天禀赋不足，或久病体虚，或房室不节以致肾精亏虚而腰痛。

（二）病机

本病的基本病机为筋脉痹阻，腰府失养。病位在腰，涉及肾、肝两脏。外邪侵袭腰府，痹阻经脉，造成腰部经脉受阻，不通而痛。若寒邪为病，寒伤阳，主收引，腰府阳气既虚，络脉又壅遏拘急气机不畅；若湿邪为病，湿性重着、黏滞、下趋，滞碍气机，可使腰府经气郁而不行；劳损伤及腰府，血络瘀而不畅，以致血瘀壅滞经络，涩滞血脉；或久病入络，气血运行不畅，均可使腰部气机壅滞，血络瘀阻，不通而痛。年老久病体虚，肾精亏损，则腰府筋脉无以濡养。

二、诊断要点

（1）腰脊正中或一侧或两侧腰痛为主症，有时牵及臀部及下肢。

（2）疼痛性质　或痛势绵绵，时作时止，遇劳则剧，得逸则缓，按之则减；或痛处固定，胀痛不适；或如锥刺，按之痛甚；或冷痛，得热则解；或热痛，遇热更甚。

（3）常有久居冷湿，劳汗当风，冒受湿热，或跌扑闪挫、腰部过度劳累等外伤、劳损病史。

三、辨证论治

本病当辨外感内伤，有外受风寒湿热之邪及跌扑伤损病史，起病急骤者为外感腰痛；年老体虚，七情内伤，有气血亏虚病史，起病缓慢，表现为肾虚证候者为内伤腰痛。

治疗虚证者以补肾壮腰为主，兼调养气血；实证者以祛邪活络为要，针对病因，施之以活血化瘀、散寒除湿，清泻湿热等法；虚实兼夹者，分清主次，标本兼顾治疗。

1. 寒湿腰痛

【证候】腰部冷痛重着，转侧不利，逐渐加重，每遇阴雨天或腰部感寒后加剧，痛处喜温，得热则减，苔白腻而润，脉沉紧或沉迟。

【治法】散寒除湿，温经通络。

【方药】甘姜苓术汤（《金匮要略》）加减。

干姜　茯苓　白术　甘草

药物加减：若寒甚痛剧，拘急不适，加附子、肉桂、白芷以温阳散寒；若湿盛阳微，腰身重滞，加独活、五加皮除湿通络；若有风象，痛走不定者，加防风、羌活疏风散邪；若病久不愈，累伤正气者，改用独活寄生汤扶正祛邪；若年高体弱或久病不愈，伤及肾阳，兼见腰膝酸软，脉沉无力等症，酌加菟丝子、补骨脂、金毛狗脊，以助温阳散寒。

【中医特色治疗】

（1）针灸治疗　可选取命门、腰阳关、肾俞、膀胱俞、大肠俞、委中、昆仑等穴，予补法。

（2）温熨治疗　以食盐炒热，纱布包裹温熨痛处，冷则炒热再熨，根据病情可一日数次。

2. 湿热腰痛

【证候】腰髋痛，牵掣拘急，痛处伴有热感，每于夏季或腰部着热后痛剧，遇冷痛减，口渴不欲饮，尿色黄赤，或午后身热，微汗出，舌红苔黄腻，脉濡数或弦数。

【治法】清热利湿，舒筋活络。

【方药】四妙丸（《成方便读》）加减。

黄柏　苍术　牛膝　薏苡仁

药物加减：若热重烦痛，口渴尿赤者，加栀子、生石膏、滑石以清热除烦；若湿偏重，伴身重痛、纳呆者，加萆薢、蚕砂等除湿通络；兼有风象而见咽喉肿痛，脉浮数者，加黄芩、僵蚕发散风邪；若湿热日久兼有伤阴之象者，加二至丸以滋阴补肾。

【中医特色治疗】

刺络拔罐治疗：予以三棱针点刺肾俞、大椎、委中、阴陵泉穴放血，或者予以皮肤针沿膀胱经叩刺拔罐放血治疗。

3. 瘀血腰痛

【证候】痛处固定，或胀痛不适，或痛如锥刺，日轻夜重，或持续不解，活动不利，甚则不能转侧，痛处拒按，面晦唇暗，舌质紫暗或有瘀斑，脉多弦涩或细数。病程迁延，常有外伤、劳损史。

【治法】活血化瘀，理气止痛。

【方药】身痛逐瘀汤（《医林改错》）加减。

秦艽　桃仁　红花　川芎　甘草　羌活　没药　香附　五灵脂　牛膝　地龙　当归

药物加减：若兼风湿痹痛者，加入独活、威灵仙等以祛风除湿。若疼痛剧烈，日轻夜重，瘀血痼结者，可酌加蜈蚣、地鳖虫以协同方中地龙起虫类搜剔、通络祛瘀作用。由于闪挫扭伤，或体位不正而引起者，加乳香以活络止痛，加青皮配伍方中香附以增行气通络之力，若为新伤也可配服七厘散。有肾虚之象而出现腰膝酸软者，加杜仲、川续断、桑寄生以强壮腰肾。

【中医特色治疗】

（1）针灸治疗　可选取大肠俞、腰阳关、膈俞、肾俞、华佗夹脊穴、血海、三阴交、委中、阳陵泉等穴，予泻法。也可予以三棱针或者采血针或者皮肤针针刺腰部阿是穴及委中穴后配合拔罐。

（2）中成药　膏药敷贴患处如麝香追风膏，或红花油外涂患处。

4. 肾虚腰痛

【证候】腰痛以酸软为主，喜按喜揉，腿膝无力，遇劳则甚，卧则减轻，常反复发作。偏阳虚者，则少腹拘急，手足不温，少气乏力，舌淡脉沉细；偏阴虚者，则心烦失眠，口燥咽干，面色潮红，手足心热，舌红少苔，脉弦细数。

【治法】偏阳虚者，宜温补肾阳；偏阴虚者，宜滋补肾阴。

【方药】偏阳虚者以右归丸（《景岳全书》）加减，偏阴虚者以左归丸（《景岳全书》）加减。

右归丸：熟地黄　附子　肉桂　山药　山茱萸　菟丝子　鹿角胶　枸杞子　当归　杜仲

左归丸：熟地黄　山药　枸杞　山茱萸　川牛膝　鹿角胶　龟板胶　菟丝子

药物加减：若虚火甚者，可酌加大补阴丸送服；若腰痛日久不愈，无明显的阴阳偏虚者，可服用青娥丸补肾以治腰痛；若兼见气短乏力，语声低弱，食少便溏或肾脏下垂等症，治当补肾为主，佐以健脾益气，升举清阳，酌加党参、黄芪、升麻、柴胡、白术等药。

【中医特色治疗】

针灸治疗：可选取肾俞、志室、气海俞、关元俞、华佗夹脊穴、血海、足三里、三阴交、昆仑等穴，予补法。偏阳虚者，加命门、腰阳关、关元等，酌加灸法；偏阴虚者加复溜、秩边、太溪。

四、预防调护

（1）避免寒湿、湿热侵袭。改善阴冷潮湿的生活、工作环境，勿坐卧湿地，勿冒雨涉水，劳作汗出后及时擦拭身体，更换衣服，或饮姜汤水驱散风寒。

（2）注重劳动时腰部用力应适当，不可强力举重，不可负重久行，坐、卧、行走保持正确姿势，若需做腰部用力或弯曲的工作时，应定时做松弛腰部肌肉的体操。

（3）劳逸适度，节制房事，勿使肾精亏损，肾阳虚败。

（4）体虚者，可适当食用、服用具有益肾强筋的食品和药物。

已患腰痛的患者，除继续注意上述事项外，腰部用力更应小心，必要时休息或围戴腰托，以减轻腰部的受力负荷。根据腰痛的寒热情况，可局部进行热熨、冷敷等，慢性腰痛宜配合按摩、理疗促进其康复。湿热腰痛慎食辛辣醇酒，寒湿腰痛慎食生冷寒凉食品。

复习思考题

1. 试述腰痛的常见辨证分型。
2. 试述腰痛的诊断要点。
3. 应该如何预防腰痛的发生？

（万　茜）

第十一节　水　肿

水肿是指因感受外邪，饮食失调，或劳倦过度等，使肺失宣降通调，脾失健运，肾失开合，膀胱气化失常，导致体内水液潴留，泛滥肌肤，以头面、眼睑、四肢、腹背，甚至全身浮肿为临床特征的一类病证。

根据水肿的临床表现特征，西医学中的急慢性肾小球肾炎，肾病综合征，充血性心力衰竭，内分泌失调，以及营养障碍等疾病出现的水肿，均可参考本节进行辨证论治。

一、病因病机

（一）病因

（1）风邪外袭，内舍于肺，肺失宣降，水道不通，风水相搏，发为水肿。

（2）湿毒内侵，肌肤患痈疡疮毒，未能清解，火热湿毒内攻，损伤肺脾，肺失宣降，脾失运化，致津液代谢失常，发为水肿。

（3）脾喜燥而恶湿，久居湿地，或冒雨涉水，湿衣裹身过久，水湿内侵，困遏脾阳，脾失其升清降浊之能，致水湿停聚不行，发为水肿。

（4）饮食不节，过食肥甘厚腻，嗜食辛辣，久则湿热中阻，损伤脾胃，以致脾运不健，三焦壅滞，转输不利，水湿潴留体内，泛溢肌肤，发为水肿。

（5）先天禀赋薄弱，肾气亏虚，膀胱开合失司，气化失常，水泛肌肤，发为水肿；或因久病产后、房劳过度、生育过多，肾气虚衰，水液输布失常，溢于肌肤，发为水肿。

（二）病机

水肿是全身气化功能障碍的一种表现，基本病机为肺失通调，脾失转输，肾失开合，三焦气化不利。主要病位在肺、脾、肾，关键在肾。病理性质有阴水、阳水之分，阳水属实，阴水属虚或虚实夹杂。阳水失治、误治，损伤脾肾，可转化成阴水；阴水复感外邪或饮食不节，使肿势加剧，呈现阳水的证候，而成本虚标实之证。在发病机制上，肺、脾、肾三脏相互联系，相互影响，如肺脾之病水肿，久必及肾，导致肾虚而使水肿加重；肾阳虚衰，火不暖土，则脾阳也虚，土不制水，则使水肿更甚；肾虚水泛，上逆犯肺，则肺气不降，失其宣降通调之功能，而加重水肿。因外邪、疮毒、湿热所致的水肿，病位多在肺脾；因内伤所致的水肿，病位多在脾肾。因此，肺、脾、肾三脏与水肿的发病密切相关，是以肾为本，以肺为标，而以脾为制水之脏。此外，瘀血阻滞，三焦水道不利，往往使水肿顽固难愈。

二、诊断要点

（1）水肿初起多从眼睑开始，继则延及头面、四肢、腹背，甚者肿遍全身，也有先从下肢足胫开始，然后及至全身者。

（2）轻者仅眼睑或足胫浮肿；重者全身皆肿，肿处按之凹陷，其凹陷或快或慢皆可恢复。如肿势严重，可伴有胸腹水而见腹部膨胀，胸闷心悸，气喘不能平卧等症。

（3）可有乳蛾、心悸、疮毒、紫癜，感受外邪，以及久病体虚的病史。

三、辨证论治

水肿病首先须辨阳水或阴水。阳水发病较急，水肿多由面目开始，自上而下，继及全身，肿处皮肤绷紧光亮，按之凹陷即起，兼有寒热等表证，属表、属实，一般病程较短。阴水发病缓慢，水肿多由足踝开始，自下而上，继及全身，按之凹陷不易恢复，可伴有脾肾阳虚证候，属里、属虚或虚实夹杂，病程较长。同时辨证需注意阴阳转化。虽然辨证以阳水、阴水为纲，阳水和阴水有本质区别，但应注意，阳水和阴水之间在一定条件下可互相转化。如阳水失治误治，久延不退，正气日虚，水邪日盛，便可转为阴水；反之，若阴水复感外邪，肺失宣降，脾失健运，肿势短时间内剧增，又可呈现以实证、热证为主，则先按阳水论治。

水肿的治疗，发汗、利尿、泻下逐水为三条基本原则，《素问·汤液醪醴论》篇提出"开鬼门""洁净府""去宛陈莝"即为此意。阳水多以发汗、利水、攻逐为法，以驱邪为主，同时配合清热解毒、健脾理气等法；阴水当健脾温肾，以扶正为主，同时配以利水、养阴、活血、祛瘀等法。对于虚实夹杂者，或先攻后补，或攻补兼施。诸法或单用或合用，视具体病情而定。

（一）阳水

1. 风水相搏

【证候】眼睑浮肿，继则四肢及全身皆肿，来势迅速，多有恶寒发热，肢节酸楚，小便不利等症。偏于风热者，伴咽喉红肿疼痛，舌质红，脉浮滑数。偏于风寒者，兼恶寒、咳喘，舌苔薄白，脉浮滑或浮紧，如水肿较甚，亦可见沉脉。

【治法】疏风清热，宣肺行水。

【方药】越婢加术汤（《金匮要略》）加减。

麻黄　石膏　白术　大枣　生姜　甘草

药物加减：风水相搏证，若风寒偏盛，去石膏加苏叶、桂枝、防风散寒祛风；风热偏盛，加连翘、桔梗、板蓝根、鲜芦根清热利咽，解毒散结；咳喘较甚，加杏仁、前胡降气定喘；汗出恶风，卫阳已虚，用防己黄芪汤加减，以助卫行水；表证渐解，身重而水肿不退者，可按水湿浸渍论治。

【中医特色治疗】

（1）针灸治疗　可选取列缺、风门、肺俞、三阴交、曲池等穴，平补平泻手法。

（2）中药灌肠　选用荆芥、防风、丹皮、金银花、赤芍等。

2. 湿毒浸淫

【证候】眼睑浮肿，延及全身，皮肤光亮，尿少色赤，身发疮痍，甚则溃烂，恶风发热，舌质红，苔薄黄，脉浮数或滑数。

【治法】宣肺解毒，利湿消肿。

【方药】麻黄连翘赤小豆汤（《伤寒论》）合五味消毒饮（《医宗金鉴》）加减。

麻黄连翘赤小豆汤：麻黄　杏仁　桑白皮　连翘　赤小豆　甘草　生姜　大枣

五味消毒饮：金银花　野菊花　蒲公英　紫花地丁　紫背天葵

药物加减：湿毒浸淫证，若脓毒甚者，当重用蒲公英、紫花地丁；湿盛糜烂者，加苦参、土茯苓；风盛者，加白鲜皮、地肤子；血热而红肿，加丹皮、赤芍；若大便不通，加大黄、芒硝。

【中医特色治疗】

（1）针灸治疗　可选取曲池、外关、尺泽、丰隆、阴陵泉、公孙、大椎等穴，予泻法。

（2）中成药　湿毒浸淫证型患者出现神志变化的可酌情服用安宫牛黄丸、至宝丹、紫雪丹等中成药。

（3）中药灌肠　选用藿香、蒲公英、六月雪、生大黄等。

3. 水湿浸渍

【证候】全身水肿，下肢明显，按之没指，小便短少，身体困重，胸闷，纳呆，泛恶。苔白腻，脉沉缓，起病缓慢，病程较长。

【治法】健脾化湿，通阳利水。

【方药】五皮饮（《证治准绳》）合胃苓汤（《丹溪心法》）加减。

五皮饮：桑白皮　陈皮　大腹皮　茯苓皮　生姜皮

胃苓汤：苍术　厚朴　甘草　生姜　大枣　桂枝　白术　茯苓　猪苓　泽泻

药物加减：水湿浸渍证，若外感风邪，肿甚而喘者，加麻黄、杏仁、葶苈子宣肺泻水而平喘；面肿、胸满不得卧，加苏子、葶苈子降气行水；湿困中焦，脘腹胀满者，加川椒目、干姜温脾化湿。

【中医特色治疗】

（1）针灸治疗　可选取三焦俞、水分、天枢、内关等穴，予平补平泻手法，腹部腧穴加用灸法。

（2）中成药　水湿浸渍患者，可服用藿香正气软胶囊、藿香正气口服液等中成药。

（3）中药灌肠　选用苍术、藿香、煅牡蛎、土茯苓、生大黄等。

4. 湿热壅盛

【证候】遍体浮肿，皮肤绷紧光亮，胸脘痞闷，烦热口渴，小便短赤，或大便干结，舌红、苔黄腻，脉沉数或濡数。

【治法】分利湿热。

【方药】疏凿饮子（《世医得效方》）加减。

商陆　泽泻　赤小豆　椒目　木通　茯苓皮　大腹皮　槟榔　生姜　羌活　秦艽

药物加减：湿热壅盛证，若腹满不减，大便不通者，可合己椒苈黄丸以助攻泻之力，使水从大便而泄；肿势严重，兼见喘促不得平卧者，加葶苈子、桑白皮泻肺利水；湿热久羁，化燥伤阴，症见口燥咽干可加阿胶、芦根。

【中医特色治疗】

（1）针灸治疗　可选取曲池、外关、阴陵泉、阳陵泉、三阴交、太冲等穴，予泻法，且此证型可使用火针放血疗法。

（2）中成药 湿热壅盛证患者，有蛋白尿者可服用四妙丸等中成药。

（3）中药灌肠 选用大黄、黄连、黄芩、蒲公英、生牡蛎、土茯苓等。

（二）阴水

1. 脾阳虚衰

【证候】身肿日久，腰以下为甚，按之凹陷不易恢复，脘腹胀闷，纳减便溏，面色无华，神疲乏力，四肢倦怠，小便短少，舌质淡，苔白腻或白滑，脉沉缓或沉弱。

【治法】健脾温阳利水。

【方药】实脾饮（《济生方》）加减。

干姜 附子 白术 茯苓 厚朴 木香 草果 槟榔 木瓜 生姜 大枣 甘草

药物加减：脾阳虚衰证，若症见气短声弱，气虚甚者，加人参、黄芪健脾益气；小便短少，加桂枝、泽泻以助膀胱气化而行水。

【中医特色治疗】

（1）针灸治疗 可选取足三里、脾俞、肾俞、三阴交等穴，予补法，足三里可运用大剂量灸法。

（2）中成药 脾阳虚衰兼肾气不足患者，可服用冬虫夏草制剂、黄芪颗粒等。

（3）中药灌肠 选用党参、肉苁蓉、煅牡蛎、生大黄等。

2. 肾阳衰微

【证候】水肿反复消长不已，面浮身肿，腰以下甚，按之凹陷不起，尿量减少或反多，腰酸冷痛，四肢厥冷，怯寒神疲，面色苍白，甚者心悸胸闷，喘促难卧，腹大胀满，舌质淡胖苔白，脉沉细或沉迟无力。

【治法】温肾助阳，化气行水。

【方药】济生肾气丸（《济生方》）合真武汤（《伤寒论》）加减。

济生肾气丸：附子 牛膝 山茱萸 山药 牡丹皮 车前子 熟地黄 肉桂 茯苓 泽泻

真武汤：附子 白术 茯苓 芍药 生姜

药物加减：肾阳衰微证，若小便清长量多，去泽泻、车前子，加菟丝子、补骨脂以温固下元；面部浮肿为主，表情淡漠，动作迟缓，形寒肢冷，治以温补肾阳，用右归丸加减；病至后期，因肾阳久衰，阳损及阴，可致肾阴亏虚，出现肾阴虚为主的病证，如水肿反复发作，精神疲惫，腰酸遗精，口渴干燥，五心烦热，舌绛，脉细弱等。治当滋补肾阴为主，兼利水湿，但养阴不宜过于滋腻，以防匿助水邪，伤害阳气。方用左归丸加泽泻、茯苓、冬葵子等。

【中医特色治疗】

（1）针灸治疗 可选取肾俞、命门、气海、关元、足三里等，予补法。肾俞、命门可采用大剂量灸法。

（2）中成药 肾阳虚衰证者，可服用金匮肾气丸、右归丸等中成药。

（3）中药灌肠 选用附子、肉苁蓉、煅牡蛎、生大黄等。

3. 瘀水互结

【证候】水肿延久不退，肿势轻重不一，四肢或全身浮肿，以下肢为主，皮肤瘀斑，腰部刺痛，或伴血尿，舌紫暗，苔白，脉沉细涩。

【治法】活血祛瘀，化气行水。

【方药】桃红四物汤（《医宗金鉴》）合五苓散（《伤寒论》）加减。

桃红四物汤：熟地黄 当归 白芍 川芎 红花 桃仁

五苓散：桂枝 白术 茯苓 泽泻 猪苓

药物加减：瘀水互结证，若全身肿甚，气喘烦闷，小便不利，此为血瘀水盛，肺气上逆，可加葶苈子、川椒目、泽兰逐瘀泻肺；腰膝酸软，神疲乏力，乃为脾肾亏虚之象，可合用济生肾气丸以温补脾肾，利水消肿；对气虚、阳虚者，可配黄芪、附子益气温阳以助化瘀行水之功。

【中医特色治疗】

（1）针灸治疗　可选取内关、神门、膈俞、肝俞、肾俞、太溪、太冲、血海等穴，予泻法。

（2）中成药　血瘀兼肾虚患者，可服用冬虫夏草制剂、血府逐瘀丸中成药。

（3）中药灌肠　选用炒杜仲、肉苁蓉、煅牡蛎、生大黄、红花、丹参等。

四、预防调护

（1）注意调摄饮食　水肿患者应忌盐，肿势重者应予无盐饮食，轻者予低盐饮食（每日食盐量3~4 g），肿退之后，亦应注意饮食不可过咸。若因营养障碍而致水肿者，不必过于忌盐，饮食应富含蛋白质，清淡易消化，忌食辛辣肥甘之品。

（2）避免感染　患者应注意保暖，长期水肿患者表卫多虚，应常服玉屏风散等；生活环境潮湿者，宜迁居干燥处，平时应避免冒雨涉水，保持皮肤清洁，避免抓破皮肤；劳逸结合，调畅情志，节制房事。

复习思考题

1. 阴水与阳水的区别及转化是什么？
2. 简述水肿的病因病机要点。
3. 治疗水肿的三条基本原则是什么？

（万　茜）

第十二节　淋　证

淋证是指以小便频数短涩，淋沥刺痛，小腹拘急，或痛引腰腹为主症的病证。根据淋证的临床表现不同，可分为"热淋""石淋""气淋""血淋""膏淋""劳淋"六种。根据本病的临床表现，类似于西医学泌尿系统疾患，包括急、慢性尿路感染，泌尿道结核，尿路结石，急、慢性前列腺炎，化学性膀胱炎，乳糜尿以及尿道综合征等病，凡是具有淋证特征均可参照本节内容辨证论治。

一、病因病机

（一）病因

1. 外感湿热，下阴秽浊之邪，或他脏外感热邪下传膀胱而发为淋证。
2. 饮食不节，嗜食肥甘厚腻，或是嗜酒，影响脾胃运化，湿热内生，下注膀胱而发为淋证。
3. 情志失调，肝气郁结，进而气郁化火，气火郁结膀胱而发为淋证。
4. 禀赋不足或劳伤久病，耗伤正气，脾肾气虚，膀胱易受外邪侵袭，而发为淋证。

（二）病机

淋证的基本病机为湿热蕴结下焦，肾与膀胱气化不利。湿热久蕴，必然伤肾，肾虚之体，湿热秽浊之邪极易乘虚而入致使本病反复发作，两者互为因果。其基本病理变化为湿热蕴结下焦，肾与膀胱气化不利。其病位在膀胱与肾。肾者主水，维持机体水液代谢。膀胱者州都之官，有贮尿与排尿功能。两者脏腑表里相关，经脉相互络属，共主水道，司决渎；当湿热等病邪蕴结膀胱，或久病脏腑功能失调，均可引起肾与膀胱气化不利，而致淋证。由于湿热导致病理变化的不同，且累及脏腑器官之差异，临床上乃有六淋之分。淋证的病理性质多实，也常见虚实夹杂之证。淋久湿热伤正，由肾及脾，每致脾肾两虚，而由实转虚：如邪气未尽，正气渐伤，或虚体受邪，则成虚实夹杂之证。在虚证淋证的各种证型之间，则可表现为彼此参差互见，损及多脏的现象。

二、诊断要点

（1）小便次数增多，排尿时淋沥涩痛，小腹拘急引痛，为各种淋证的主症，是诊断淋证的主要依据。确定主症后，再根据不同的临床特征，确定不同的淋证类型。

（2）本病急性期主要表现为尿频、尿急、尿痛，腰痛或向阴部下传的腹痛，常伴有寒战、发热、头痛、乏力、食欲不振、恶心等全身症状。

（3）本病多见于已婚女性，每因疲劳、情志变化、不洁房事而诱发。

三、辨证论治

本病首先应根据六种淋证各自的特征而辨六淋之不同，其次当辨标本缓急，正虚为本，邪气为标；病因为本，证候为标；旧病为本，新病为标。另当辨虚实，证候初起或在急性发作阶段属实，以膀胱湿热、砂石结聚、气滞不利为主；久病多虚，病在脾肾，以气虚或气阴两虚为主。在淋证虚实转化中，纯虚纯实少见，虚实夹杂多见。

治疗上急则治其标，根据不同分型予清热利湿、凉血止血、理气疏导、排石通淋法；缓则治其本，治疗多兼顾补益脾肾。虚实夹杂者，治当清利与补虚并用。

1. 热淋

【证候】小便频数短涩，灼热刺痛，淋漓不爽，溺色黄赤，少腹拘急胀痛，或有寒热，口苦，呕恶，或有腰痛拒按，或有大便秘结，苔黄腻，脉滑数或濡数。

【治法】清热利湿通淋。

【方药】八正散（《太平惠民和剂局方》）加减。

瞿麦　萹蓄　车前子　滑石　栀子　大黄　木通　甘草梢　灯心草

药物加减：如见寒热往来、口苦呕恶之少阳症状明显时可加黄芩、柴胡；如湿热蕴结，气机不运，而见大便秘结、腹胀者，可重用生大黄、枳实；发热明显者可加用知母、生石膏、蒲公英、黄芩、金银花。

【中医特色治疗】

针灸治疗：可选取中极、曲骨、太冲、阳陵泉、曲池、上巨虚等穴，予泻法。

2. 石淋

【证候】尿中时可夹有砂石，排尿涩痛，或排尿时突然中断，尿道窘迫疼痛，少腹拘急，往往突发，腰腹绞痛难忍，甚则牵及外阴，尿中带血，舌红，苔薄黄，脉弦或带数。若病久砂石不去，可见小便不甚赤涩，但淋漓不已，时作时止，遇劳则发，可伴见面色少华，精神萎顿，少气乏力，舌淡，脉细而弱；或腰膝酸软，手足心热，舌红少苔，脉细带数。

【治法】清热利湿，排石通淋。久病则健脾补肾，补气消石。

【方药】石韦散（《证治汇补》）加减。

石韦　冬葵子　瞿麦　滑石　车前子

药物加减：排石消坚可加金钱草、海金沙、鸡内金；腰腹绞痛者，重用芍药，配甘草缓急止痛，延胡索行气活血止痛；若见尿中带血，可加小蓟、生地榆、三七粉凉血活血止血。石淋日久，证见虚实夹杂，当标本兼顾。脾虚者，合补中益气汤益气通淋；肾气虚者，加杜仲、续断、狗脊、菟丝子温肾益气；肾阴虚者，配生熟地黄、女贞子、鳖甲滋肾养阴。

【中医特色治疗】

针灸治疗：急性期疼痛不已，可选取膀胱俞、肾俞、三焦俞、次髎、中极、秩边透水道以缓急止痛。尿路上段结石，可选取肾俞、三焦俞、命门、天枢、气海等穴。尿路中、下段结石可选取肾俞、次髎、膀胱俞、中极、水道。予泻法。

3. 气淋

【证候】实证者见于郁怒之后，小便涩滞，淋沥不已，少腹胀满疼痛，苔薄白，脉沉弦。虚证者少腹坠胀明显，迫切作痛，尿频、尿有余沥，面色少华，舌淡苔白，脉虚无力。

【治法】实证宜理气疏导，虚证宜补中益气。

【方药】实证用沉香散（《金匮翼》）加减；虚证用补中益气汤（《脾胃论》）加减。

沉香散：沉香 石韦 滑石 当归 瞿麦 白术 甘草 冬葵子 白芍 王不留行

补中益气汤：党参 白术 炙甘草 黄芪 当归 陈皮 升麻 柴胡

药物加减：两胁胀满明显者可加青皮、乌药、小茴香；兼有瘀滞者，可加红花、赤芍、益母草。

【中医特色治疗】

（1）针灸治疗 可选取肝俞、胆俞、膀胱俞、中极、期门等穴，予平补平泻法，或实证可泻，虚证可补。

（2）中成药 可选用逍遥散（实证），补中益气丸（虚证）等。

4. 血淋

【证候】实证者小便热涩刺痛，尿色深红，或夹有血块，溲频短急，甚则尿道挛急疼痛，或见心烦，腰痛拒按，或伴高热恶寒，舌尖红，苔黄，脉滑数。虚证者尿色淡红，尿痛涩滞不显著，腰酸膝软，神疲乏力，舌红，少苔，脉细数。

【治法】实证清热通淋，凉血止血。虚证滋阴清热，凉血止血。

【方药】实证用小蓟饮子（《济生方》）加减；虚证用知柏地黄丸（《医宗金鉴》）加减。

小蓟饮子：生地黄 小蓟 滑石 淡竹叶 炒蒲黄 藕节 当归 栀子 甘草梢

知柏地黄丸：知母 黄柏 熟地黄 山茱萸 牡丹皮 茯苓 泽泻 山药

药物加减：有瘀血征象，可加三七、牛膝、桃仁以化瘀止血；若出血不止，可加仙鹤草、琥珀粉以收敛止血；热邪较重，发热恶寒，可加金银花、连翘清热解毒；肾阴亏耗严重者，加熟地黄、麦冬、鳖甲、旱莲草滋养肾阴；若久病脾虚气不摄血，症见神疲乏力，面色少华者，用归脾汤加仙鹤草、泽泻、滑石益气养血通淋。

【中医特色治疗】

针灸治疗：可选取膀胱俞、中极、三阴交、蠡沟等穴，予平补平泻手法。

5. 膏淋

【证候】小便浑浊，乳白或如米泔水，上有浮油，置之沉淀，或伴有絮状凝块物，或混有血液、血块。尿道热涩疼痛，排尿阻塞不畅，口干，舌质红，苔黄腻，脉濡数。

【治法】清热利湿，分清泄浊。

【方药】程氏萆薢分清饮（《医学心悟》）加减。

萆薢 车前子 茯苓 莲子心 石菖蒲 黄柏 丹参 白术

药物加减：症见小腹胀，尿涩不畅，加乌药、青皮疏利肝气；症见血尿，加小蓟、藕节炭、白茅根凉血止血；小便黄赤，热痛明显，口干心烦，加甘草梢、竹叶、通草清心导火；兼肝火者，症见口苦、胁痛者，配龙胆草、山栀泻肝清火，导热下行。膏淋病久不已，反复发作，由实转虚，淋出如脂，涩痛减轻，形体日见消瘦，头昏无力，腰膝酸软，舌淡，苔腻，脉细无力，此为脾肾两虚，气不固摄，用膏淋汤补脾益肾固涩。偏于肾阴虚者，配用七味都气丸。偏于肾阳虚者，用金匮肾气丸加减。伴有血尿者加仙鹤草、阿胶补气摄血。夹瘀者，加三七、当归活血通络。

【中医特色治疗】

针灸治疗：可选取膀胱俞、中极、三阴交、肾俞、命门、阴陵泉等穴，予平补平泻手法。

6. 劳淋

【证候】发病日久，缠绵难愈，症见小便不甚赤涩，溺痛不甚，但淋沥不已，时作时止病程缠绵，遇劳即发，腰膝酸软，神疲乏力，舌质淡，脉细弱。

【治法】补脾益肾。

【方药】无比山药丸（《太平惠民和剂局方》）加减。

山药　肉苁蓉　五味子　菟丝子　杜仲　牛膝　泽泻　地黄　山茱萸　茯神　巴戟天　赤石脂

药物加减：中气下陷，症见少腹坠胀，尿频涩滞，余沥难尽，不耐劳累，面色萎黄，少气懒言，舌淡，脉细无力，可用补中益气汤加减；若肾阴不足，湿邪留恋，头晕耳鸣，腰膝酸软，舌红苔少，加生熟地黄、龟板滋养肾阴；阴虚火旺，面红烦热，尿黄赤伴有灼热不适者，可用知柏地黄丸滋阴降火；低热者，加青蒿、鳖甲清虚热养肾阴；肾阳虚，加附子、肉桂、鹿角片、巴戟天等温补肾阳。

【中医特色治疗】

（1）针灸治疗　可选取脾俞、胃俞、肾俞、足三里、中极、关元、命门等穴，予补法。

（2）中成药　可选用补中益气丸（脾气虚）或知柏地黄丸（肾阴虚）。

四、预防调护

（1）注意外阴清洁，多饮水，勿憋尿，房事前注意清洗，房事后即行排尿，防止秽浊之邪从下阴上犯膀胱。

（2）养成良好的饮食起居习惯，注意休息，饮食清淡，忌膏粱辛辣酒醇之品。

（3）避免过劳，保持心情舒畅，以提高机体抗病能力。

（4）妇女在经孕胎产的特殊时期更应注意外阴卫生，以免虚体受邪。

（5）尽量避免非必要的侵入尿道的医疗操作，如导尿、膀胱镜、膀胱逆行造影。

（6）积极治疗消渴、肺痨等肾虚疾患，也可减少淋证发生。

（7）发病后注意休息，禁房事，调畅情志，及时就诊。

复习思考题

1. 试述淋证的发病因素和主要病机。

2. 怎样区分不同证型的淋证？

3. 试述淋证的预防调护。

（万　茜）

第十三节　眩　晕

眩是指眼花或眼前发黑，晕是指头晕甚或感觉自身或外界景物旋转。两者常同时并见，故统称为"眩晕"。轻者闭目即止；重者如坐车船，旋转不定，不能站立，或伴有恶心、呕吐、汗出，甚则昏倒等症状。

本节主要讨论由内伤引起的眩晕，外感眩晕不在本节讨论范围。西医学中的高血压、低血压、低血糖、贫血、梅尼埃综合征、脑动脉硬化、椎－基底动脉供血不足、神经衰弱等病，临床表现以眩晕为主要症状者，可参照本节辨证论治。

一、病因病机

（一）病因

（1）情志内伤　忧郁恼怒，气郁化火，使肝阴暗耗，肝阳上亢，阳升风动，上扰清空，发为眩晕；

或素体阳盛，加之恼怒过度，肝阳上亢，阳升风动，发为眩晕。

（2）年高肾亏　年高肾精亏虚，髓海不足，无以充盈于脑；或体虚多病，损伤肾精肾气；或房劳过度，阴精亏虚，均可导致髓海空虚，发为眩晕。如肾阴素亏，水不涵木，肝阳上亢，肝风内动，亦可发为眩晕。

（3）饮食不节　饮食不节，损伤脾胃，气血生化无源，清窍失养而作眩晕；或嗜酒肥甘，饥饱劳倦，伤于脾胃，健运失司，以致水谷不化精微，聚湿生痰，痰湿中阻，浊阴不降，引起眩晕。

（4）病后体虚　久病体虚，脾胃虚弱，或失血之后，耗伤气血，或饮食不节，忧思劳倦，均可导致气血两虚。气虚则清阳不升，血虚则清窍失养，故而发为眩晕。

（5）损伤瘀血　外伤、手术头部外伤或手术后，气滞血瘀，痹阻清窍，发为眩晕。

（二）病机

眩晕的病因多种多样，但其基本病理变化，有虚实之异。虚者为髓海不足，或气血亏虚，清窍失养；实者为风、火、痰、瘀扰乱清空。本病的病位在于头窍，其病变脏腑与肝、脾、肾三脏相关。肝性主动主升，若肝肾阴亏，阴不维阳，阳亢于上，或气火暴升，上扰头目，则发为眩晕。脾为后天之本，气血生化之源，如脾胃虚弱，气血亏虚，清窍失养，或脾失健运，痰浊中阻，或风阳夹痰，上扰清空，均可发为眩晕。肾主骨生髓，脑为髓海，肾精亏虚，髓海失充，或肝肾阴亏，水不涵木，阴不维阳，阳亢于上，亦可发为眩晕。

眩晕的病性以虚者居多，气虚血亏，肝肾不足，髓海空虚失养所导致的眩晕多属虚证；因痰浊中阻、瘀血阻络、肝阳上亢所导致的眩晕属实证。风、火、痰、瘀是眩晕的常见病理因素。

二、诊断要点

（1）头晕目眩，视物旋转，轻者闭目即止，重者如坐车船，甚则仆倒。

（2）严重者可伴有恶心呕吐，头痛，项强，眼球震颤，耳鸣耳聋，汗出，面色苍白等。

（3）多有情志不遂，年高体虚，饮食不节，跌打损伤病史。可反复发作，逐渐加重。

三、辨证论治

1. 肝阳上亢

【证候】眩晕耳鸣，头目胀痛，遇劳、恼怒加重，肢麻震颤，口苦，颜面潮红，失眠多梦，急躁易怒，舌红，苔黄，脉弦。

【治法】平肝潜阳，清火息风。

【方药】天麻钩藤饮（《杂病证治新义》）加减。

天麻　钩藤　生石决明　黄芩　栀子　益母草　牛膝　杜仲　桑寄生　茯神　夜交藤

药物加减：兼失眠、烦躁者，加磁石、珍珠母、龙齿、琥珀；如肢体麻木、颤震，欲发中风病者，加全蝎、地龙、蜈蚣、僵蚕等。

【中医特色治疗】

针灸治疗：可选取足少阳、督脉和手、足厥阴经穴，如风池，百会，内关，太冲等穴，予平补平泻法。若肝阳上亢者，加行间、太溪、侠溪；痰湿中阻者，加头维、中脘、丰隆、阴陵泉。

2. 气血亏虚

【证候】头晕目眩，动则加剧，遇劳则发，面色㿠白，爪甲不荣，神疲乏力，心悸少寐，纳差食少，腹胀便溏，舌淡，苔薄白，脉细弱。

【治法】补养气血，健脾养心。

【方药】归脾汤（《济生方》）加减。

当归　龙眼肉　黄芪　人参　白术　甘草　茯神　远志　酸枣仁　木香　生姜　大枣

药物加减：若自汗时出，易于感冒，重用黄芪，加防风、浮小麦；兼见畏寒肢冷，腹中冷痛等阳虚症状，加桂枝、干姜；兼泄泻或便溏者，加薏苡仁、泽泻、炒扁豆；血虚较甚，面色㿠白无华，加阿胶、熟地、紫河车。

【中医特色治疗】

针灸治疗：可选取足少阳、背俞穴和督脉为主，如风池、百会、足三里、肝俞、肾俞等穴，予补法。若气血两虚者，加气海、脾俞、胃俞；肾精亏虚者，加三阴交、太溪、悬钟。

3. 肾精不足

【证候】眩晕久发不已，视力减退，两目干涩，少寐健忘，心烦口干，耳鸣，神疲乏力，腰酸膝软，遗精，舌红，苔薄，脉弦细。

【治法】滋养肝肾，养阴填精。

【方药】左归丸（《景岳全书》）加减。

熟地黄 山茱萸 山药 枸杞子 菟丝子 鹿角胶 川牛膝 龟板胶

药物加减：如见五心烦热，潮热颧红，舌红，少苔，脉细数等阴虚火旺之证，可加鳖甲、黄柏、知母、丹皮、地骨皮等；若兼失眠，多梦，健忘诸症，加酸枣仁、柏子仁、阿胶、鸡子黄等；兼遗精滑泄者，可酌加芡实、桑螵蛸、莲须等。

【中医特色治疗】

针灸治疗：可选取足少阳、背俞穴和督脉为主，如风池、百会、足三里、肝俞、肾俞等穴，予补法。若肾精亏虚者，加三阴交、太溪、悬钟。

4. 痰浊中阻

【证候】眩晕，头重如蒙，视物旋转，胸闷作恶，呕吐痰涎，食少多寐，苔白腻，脉弦滑。

【治法】燥湿祛痰，健脾和胃。

【方药】半夏白术天麻汤（《医学心悟》）加减。

半夏 白术 天麻 橘红 茯苓 甘草 生姜 大枣

药物加减：头晕头胀，多寐，苔腻者，加石菖蒲、藿香、佩兰；如呕吐频繁者，加代赭石、竹茹；脘闷、纳呆、腹胀者，加厚朴、砂仁、白蔻仁等。

【中医特色治疗】

针灸治疗：可选取足少阳、督脉和手、足厥阴经穴为主，如风池，百会，内关，太冲等穴，予泻法。若痰湿中阻者，加头维、中脘、丰隆、阴陵泉。

5. 瘀血阻窍

【证候】眩晕头痛，兼见健忘，失眠，心悸，精神不振，耳鸣耳聋，面唇紫暗，舌瘀点或瘀斑，脉弦涩或细涩。

【治法】活血化瘀，通窍活络。

【方药】通窍活血汤（《医林改错》）加减。

赤芍药 川芎 桃仁 红花 麝香 老葱 黄酒 大枣 鲜姜

药物加减：如见神疲乏力，少气自汗等气虚证者，重用黄芪；若兼有畏寒肢冷，感寒加重者，加附子、桂枝；如天气变化加重，或当风而发，可重用川芎，加防风、荆芥穗、白芷、天麻等。

四、预防调护

（1）保持心情开朗愉悦，可增强战胜疾病的信心。

（2）饮食有节，以清淡易消化为宜，多吃蔬菜、水果，忌烟酒、油腻、辛辣之品，虚证眩晕者可配合食疗，加强营养。

（3）患者的病室应保持安静、舒适，避免噪声，光线柔和。保证充足的睡眠，注意劳逸结合。

（4）眩晕发作时应卧床休息，闭目养神，少做或不做旋转、弯腰等动作，以免诱发或加重病情。

（5）重症患者要密切注意神志、血压、呼吸、脉搏等情况，以便及时处理。

复习思考题

1. 眩晕的发病与哪些因素有关？
2. 眩晕如何辨证治疗？

（刘若实）

第十四节　头　痛

　　头痛是指由于外感与内伤，致使脉络拘急或失养，清窍不利所引起的以头部疼痛为主要临床特征的疾病。本节所讨论的头痛，是指因外感六淫、内伤杂病而引起的，以头痛为主要表现的一类病证。若头痛属某一疾病过程中所出现的兼症，不属本节讨论范围。

　　西医学中的偏头痛，如周期性偏头痛、紧张性头痛、丛集性头痛及慢性阵发性偏头痛等，以及血管性头痛，三叉神经痛，外伤后头痛，部分颅内疾病，神经症及五官科疾病凡符合头痛证候特征者均可参考本节辨证论治。

一、病因病机

（一）病因

　　（1）感受外邪　多因起居不慎，坐卧当风，感受风寒湿热等外邪上犯于头，清阳之气受阻，气血不畅，阻遏络道而发为头痛。外邪中以风邪为主，因风为阳邪，六淫之首，常挟寒、湿、热邪上袭。

　　（2）七情内伤　长期精神紧张忧郁，肝气郁结，肝失疏泄，络脉失于条达拘急而头痛；或平素性情暴逆，恼怒太过，气郁化火，日久肝阴被耗，肝阳失敛而上亢，气壅脉满，清阳受扰而头痛。

　　（3）饮食劳倦及体虚久病　素嗜肥甘厚味，暴饮暴食，或劳伤脾胃，以致脾阳不振，脾不能运化转输水津，聚而痰湿内生，以致清阳不升，浊阴不降，清窍为痰湿所蒙；或痰阻脑脉，痰瘀痹阻，气血不畅，均可致脑失清阳、精血失充，脉络失养而痛。

　　（4）肾精不足或久病之后　劳欲伤肾，阴精耗损，或年老气血衰败，或久病不愈，产后、失血之后，营血亏损，气血不能上营于脑，髓海不充则可致头痛。

　　（5）头部外伤或久病入络　外伤跌扑，或久病入络则络行不畅，血瘀气滞，脉络失养而易致头痛。

（二）病机

　　头痛可分为外感和内伤两大类。外感头痛多为外邪上扰清空，壅滞经络，络脉不通所致。外感头痛以风邪为主，且多兼夹它邪，如寒、湿、热等。如风寒之邪，凝滞血脉，不通则痛。如风热之邪，上扰清空，而发为头痛。如风湿之邪，易阻遏阳气，蒙蔽清窍，可致头痛。内伤头痛之病机多与肝、脾、肾三脏的功能失调有关。如肝失疏泄，气郁化火，上扰头窍可致头痛；或因肝肾阴虚，肝阳偏亢而致。若房劳过度，或禀赋不足，使肾精久亏，无以生髓，髓海空虚，发为头痛。脾虚化源不足，气血亏虚，清阳不升，头窍失养而致头痛；或因脾失健运，痰浊内生，浊阴不降，清窍被蒙而致头痛。也可因头部外伤，或久病入络，气血凝滞，脉络不通，亦可发为瘀血头痛。

　　外感头痛之病性多属表属实，病因是以风邪为主的六淫邪气，一般病程较短，预后较好。内伤头痛多起病较缓，病程较长，病性较为复杂，一般来说，气血亏虚、肾精不足之头痛属虚证，肝阳、痰浊、瘀血所致之头痛多属实证。虚实在一定条件下可以相互转化。

二、诊断要点

（1）以头部疼痛为主要临床表现。

（2）头痛部位可发生在前额、两颞、巅顶、枕项或全头部。疼痛性质可为跳痛、刺痛、胀痛、灼痛、重痛、空痛、昏痛、隐痛等。头痛发作形式可为突然发作，或缓慢起病，或反复发作，时痛时止。疼痛的持续时间可长可短，可数分钟、数小时或数天、数周，甚则长期疼痛不已。

（3）外感头痛者多有起居不慎，感受外邪的病史；内伤头痛者常有饮食、劳倦、房事不节、病后体虚等病史。

三、辨证论治

首先辨外感与内伤，可根据起病方式、病程长短、疼痛性质等特点进行辨证。外感头痛，一般发病较急，病势较剧，多表现掣痛、跳痛、胀痛、重痛、痛无休止，每因外邪所致。内伤头痛，一般起病缓慢，痛势较缓，多表现隐痛、空痛、昏痛、痛势悠悠，遇劳则剧，时作时止。还要辨疼痛性质和疼痛部位。掣痛、跳痛多为阳亢、火热所致；重痛多为痰湿；冷感而刺痛，为寒厥；刺痛固定，常为瘀血；痛而胀者，多为阳亢；隐痛绵绵或空痛者，多精血亏虚；痛而昏晕者，多气血不足。疼痛部位有助于分析病因及脏腑经络。一般气血、肝肾亏虚者，多以全头作痛；阳亢者痛在枕部，多连颈项；寒厥者痛在巅顶；肝火者痛在两颞。就经络而言，前部为阳明经，后部为太阳经，两侧为少阳经，巅顶为厥阴经。最后辨诱发因素，因劳倦而发，多为气血阴精不足；因气候变化而发，常为寒湿所致；因情志波动而加重，与肝火有关；因饮酒或暴食而加重，多为阳亢；外伤之后而痛，应属瘀血。

头痛的治疗"须分内外虚实"（《医碥·头痛》），外感所致属实，治疗当以祛邪通络为主，视其邪气性质之不同，分别采用祛风、散寒、化湿、清热等法，因外感多以风邪为主，故多配以祛风药。内伤所致多虚，治疗以补虚为要，视其所虚，分别采用益气升清、滋阴养血、益肾填精；如因风阳上亢，则治以息风潜阳；因痰瘀阻络，又当化痰活血为法。虚实夹杂者，扶正祛邪并举。

（一）外感头痛

1. 风寒头痛

【证候】头痛起病较急，其痛如破，痛连项背，常有拘急收紧感，或伴恶风畏寒，遇风尤剧，口不渴，苔薄白，脉多浮紧。

【治法】疏风散寒止痛。

【方药】川芎茶调散（《太平惠民和剂局方》）加减。

川芎　羌活　白芷　细辛　薄荷　荆芥　防风　甘草

药物加减：若鼻塞流清涕，加苍耳子、辛夷、葛根；兼呕恶苔腻，加藿香、半夏；巅顶痛者加藁本。

【中医特色治疗】

针灸治疗：可选取督脉、手太阴经穴为主，如列缺、百会、太阳、风池等穴，予泻法。若风寒头痛者，加风门。

2. 风热头痛

【证候】头痛而胀，甚则头胀如裂，发热或恶风，口渴欲饮，面红目赤，便秘溲黄，舌尖红，苔薄黄，脉浮数。

【治法】疏风清热止痛。

【方药】芎芷石膏汤（《医宗金鉴》）加减。

川芎　白芷　菊花　石膏　羌活　藁本

药物加减：如发热甚，加银花、连翘；若见舌红少津等热盛津伤之症，可加石斛、知母、花粉。

【中医特色治疗】

针灸治疗：可选取督脉、手太阴经穴为主，如列缺、百会、太阳、风池等穴，予泻法。若风热头痛者，加曲池、大椎。

3. 风湿头痛

【证候】头痛如裹，肢体困重，胸闷纳呆，小便不利，大便或溏，苔白腻，脉濡。

【治法】祛风胜湿通窍。

【方药】羌活胜湿汤（《内外伤辨惑论》）加减。

羌活　独活　防风　川芎　藁本　蔓荆子　甘草

药物加减：如见胸闷纳呆、便溏等湿浊中阻之证，可加厚朴、苍术、陈皮；如兼恶心呕吐者，可加生姜、藿香、半夏。

【中医特色治疗】

针灸治疗：可选取督脉、手太阴经穴为主，如列缺、百会、太阳、风池等穴，予平补平泻法。若风湿头痛者，加阴陵泉。

（二）内伤头痛

1. 肝阳头痛

【证候】头胀痛而眩，两侧为重，心烦易怒，面赤口苦，或兼耳鸣胁痛，夜眠不宁，舌红，苔薄黄，脉弦有力。

【治法】平肝潜阳息风。

【方药】天麻钩藤饮（《杂病证治新义》）加减。

天麻　钩藤生　石决明　黄芩　栀子　益母草　牛膝　杜仲桑　寄生　茯神　夜交藤

药物加减：临床应用时可再加龙骨、牡蛎以增强重镇潜阳之力。如见朝轻暮重，或遇劳加重，舌红，苔薄少津，脉弦细等肝肾阴虚之证，可酌加生地、何首乌、枸杞子、女贞子、旱莲草等；若头痛甚，口苦、胁痛，属肝火偏旺者，加郁金、夏枯草、龙胆草。

【中医特色治疗】

针灸治疗：可选取督脉及足阳明、足少阳经穴为主，如百会、头维、风池等穴，予补法。若肝阳上亢者，加太溪、太冲。

2. 痰浊头痛

【证候】头痛昏蒙，胸脘满闷，呕恶痰涎，苔白腻，或舌胖大有齿痕，脉滑或弦滑。

【治法】健脾化痰，降逆止痛。

【方药】半夏白术天麻汤（《医学心悟》）加减。

半夏　白术　天麻　橘红　茯苓　甘草　生姜　大枣

药物加减：临床运用时可加厚朴、蔓荆子、白蒺藜；若胸闷、呕恶明显者，加枳壳、厚朴、生姜。

3. 瘀血头痛

【证候】头痛经久不愈，其痛如刺，入夜尤甚，固定不移，或头部有外伤史，舌紫或有瘀斑、瘀点，苔薄白，脉沉细或细涩。

【治法】活血祛瘀，通窍止痛。

【方药】通窍活血汤（《医林改错》）加减。

赤芍药　川芎　桃仁　红花　麝香　老葱　黄酒　大枣　鲜姜

药物加减：酌加菖蒲，痛甚者，可加全蝎、地鳖虫等虫类药以收逐风邪，活络止痛。久病气血不足，可加黄芪、当归。

【中医特色治疗】

针灸治疗：可选取督脉及足阳明、足少阳经穴为主，如百会、头维、风池等穴，若瘀血头痛者，加血海、膈俞、内关、阿是穴。

4. 肾虚头痛

【证候】头痛而空，眩晕耳鸣，腰膝酸软，神疲乏力，遗精，带下，少寐健忘，舌红，少苔，脉沉细无力。

【治法】滋阴补肾，填精生髓。

【方药】大补元煎（《景岳全书》）加减。

人参　炒山药　熟地　杜仲　山茱萸　枸杞子　当归　炙甘草

药物加减：腰膝酸软，可加续断、怀牛膝；遗精、带下，加金樱子、莲须、芡实。

5. 血虚头痛

【证候】头痛隐隐，时时昏晕，心悸失眠，面色少华，神疲乏力，遇劳加重，舌质淡，苔薄白，脉细弱。

【治法】养血滋阴，和络止痛。

【方药】加味四物汤（《金匮翼》）加减。

当归　生地　白芍　黄芩　川芎　菊花　蔓荆子　甘草

药物加减：头痛剧烈，反复发作，病程较久者，可加蜈蚣、全蝎、地鳖虫等。

四、预防调护

（1）头痛的预防在于针对病因，如避免感受外邪，勿情志过激，慎劳倦、过食肥甘等以免引发头痛。

（2）头痛患者宜注意休息，保持环境安静，光线不宜过强。

（3）外感头痛由于外邪侵袭所致，故平时当顺应四时变化，寒温适宜，起居定时，参加体育锻炼，以增强体质，抵御外邪侵袭。

（4）肝阳上亢者，禁食肥甘厚腻，辛辣发物，以免生热动风，而加重病情。肝火头痛者，可用冷毛巾敷头部。因痰浊所致者，饮食宜清淡，勿进肥甘之品，以免助湿生痰。精血亏虚者，应加强饮食调理，多食脊髓，牛乳、蜂乳等血肉有情之品。

（5）各类头痛患者均应禁烟戒酒。

（6）可选择合适的头部保健按摩法，以疏通经脉，调畅气血，防止头痛发生，或缓解头痛症状。

复习思考题

1. 试述头痛的病机。

2. 外伤头痛如何辨证治疗？

3. 内伤头痛如何辨证治疗？

（刘若实）

第十五节　郁　证

郁证是由于气机郁滞，脏腑功能失调所致，以心情抑郁、情绪不宁、胸部满闷、胁肋胀痛或易怒喜哭，或咽中如有异物梗塞感等症为主要临床表现的一类病证。

根据郁证的临床表现及其以情志内伤为致病原因的特点，主要见于西医学的神经衰弱、癔症、焦虑症、抑郁症，也见于更年期综合征及反应性精神病。当这些疾病出现郁证的临床表现时，可参考本节辨证论治。

一、病因病机

（一）病因

（1）情志失调 七情过极，刺激过于持久，超过机体的调节能力，导致情志失调，尤以悲忧恼怒最易致病。若恼怒伤肝，肝失条达，气失疏泄，而致肝气郁结。气郁日久化火，则为火郁；气滞血瘀则为血郁；谋虑不遂或忧思过度，久郁伤脾，脾失健运，食滞不消而蕴湿、生痰，化热等，则又可成为食郁、湿郁、痰郁、热郁。

（2）体质因素 原本肝旺，或体质素弱，复加情志刺激，肝郁抑脾，饮食渐减，生化乏源，日久必气血不足，心脾失养，或郁火暗耗营血，阴虚火旺，心病及肾，而致心肾阴虚。

（二）病机

本病的基本病机为肝失条达，疏泄失常，气机郁滞不畅。病位主要在肝，但可涉及心、脾、肾。肝喜条达而主疏泄，长期肝郁不解，情怀不畅，肝失疏泄，可引起五脏气血失调。肝气郁结，横逆乘上，则出现肝脾失和之证。肝郁化火，可致心火偏亢。忧思伤脾，思则气结，既可导致气郁生痰，又可因生化无源，气血不足，而形成心脾两虚或心神失养之证。更有甚者，肝郁化火，火郁伤阴，心失所养，肾阴被耗，还可出现阴虚火旺或心肾阴虚之证。病理性质初起多实，以气、血、湿、痰、火、食六郁邪实为主，但病延日久则易由实转虚，或因火郁伤阴而导致阴虚火旺，心肾阴虚之证；或因脾伤气血生化不足，心神失养，而导致心脾两虚之证。

二、诊断要点

（1）患者大多数有忧愁、焦虑、悲哀、恐惧、愤懑等情志内伤的病史。并且郁证病情的反复常与情志因素密切相关。

（2）临床特征以忧郁不畅，情绪不宁，胸胁胀满疼痛为主要临床表现，或有易怒易哭，或有咽中如有炙脔，吞之不下，咯之不出的特殊症状。

（3）多发于青中年女性，可无其他病证的症状及体征。

（4）结合病情做相关的理化检查，常无异常发现。

三、辨证论治

本病当辨受病脏腑与六郁，郁证以气郁为主要病变，但在治疗时应辨清六郁。一般说来，气郁、血郁、火郁主要关系于肝；食郁、湿郁、痰郁主要关系于脾；而虚证则与心的关系最为密切。另当辨虚实，实证病程较短，表现精神抑郁，胸胁胀痛，咽中梗塞，时欲太息，脉弦或滑；虚证则病已久延，症见精神不振，心神不宁，心慌，虚烦不寐，悲忧善哭。

治疗以理气开郁、调畅气机、怡情易性为基本原则。

1. 肝气郁结

【证候】精神抑郁，情绪不宁，善太息，胸部满闷，胁肋胀痛，痛无定处，脘闷嗳气，腹胀纳呆，食欲不振，大便不调，苔薄腻，脉弦。

【治法】疏肝解郁，理气畅中。

【方药】柴胡疏肝散（《景岳全书》）加减。

陈皮　柴胡　枳壳　芍药　香附　川芎　炙甘草

药物加减：肝气犯胃，胃失和降，而见嗳气频作，脘闷不舒者，可加旋覆花、代赭石、法半夏和胃降逆；肝气乘脾而见腹胀、腹痛、腹泻，舌苔厚腻者，可加苍术、厚朴、茯苓、乌药健脾化湿，理气止痛；兼有血瘀而见胸胁刺痛，舌质有瘀点瘀斑，可加当归、丹参、郁金、红花活血化瘀。

【中医特色治疗】

（1）针灸治疗 可选取合谷、太冲、期门、内关、阳陵泉、支沟、足三里等穴，多予泻法。

（2）中成药 可选用六郁丸、柴胡疏肝丸、舒肝理气丸、逍遥丸等。

2. 气郁化火

【证候】急躁易怒，胸胁胀满，嘈杂吞酸，口干而苦，或头痛，目赤，耳鸣，或大便秘结，舌质红，苔黄，脉弦数。

【治法】疏肝解郁，清肝泻火。

【方药】丹栀逍遥散（《太平惠民和剂局方》）加减。

白术 柴胡 当归 芍药 茯苓 甘草 牡丹皮 栀子 薄荷 生姜

药物加减：热势较甚，口苦，大便秘结者，可加龙胆草、大黄泻热通腑；肝火上炎而见头痛，目赤，耳鸣者，加菊花、钩藤、刺蒺藜清热平肝；热盛伤阴，而见舌红少苔，脉细数者，可去原方中当归、白术、生姜之温燥，酌加生地、麦冬、山药滋阴健脾，改用滋水清肝饮养阴清火。

【中医特色治疗】

（1）针灸治疗 可选肝俞、巨阙、期门、行间、阳陵泉、内庭、支沟等穴，予泻法。

（2）中成药 可选用丹栀逍遥丸、加味逍遥丸等。

3. 痰气郁结

【证候】精神抑郁，胸部闷塞，或兼胁痛，胁肋胀满，咽中如有物梗塞，咽之不下，咯之不出，苔白腻，脉弦滑。

【治法】行气开郁，化痰散结。

【方药】半夏厚朴汤（《金匮要略》）加减。

半夏 厚朴 茯苓 生姜 苏叶

药物加减：湿郁气滞而兼胸脘痞闷，嗳气，苔腻者，加香附、佛手片、苍术理气除湿；痰郁化热而见烦躁，舌红苔黄者，去生姜，加竹茹、瓜蒌、黄芩、黄连；病久入络而有瘀血征象，胸胁刺痛，舌质紫暗或有瘀点瘀斑，脉涩者，加郁金、丹参、降香、姜黄活血化瘀。

【中医特色治疗】

（1）针灸治疗 可选取肝俞、期门、丰隆、膻中、足三里、太冲、内关等穴，予泻法。

（2）中成药 可选用越鞠丸、六郁丸、开郁顺气丸等。

4. 心神失养

【证候】精神恍惚，心神不宁，多疑易惊，悲忧善哭，喜怒无常，或时时欠伸，舌质淡，苔薄白，脉弦细。

【治法】甘润缓急，养心安神。

【方药】甘麦大枣汤（《金匮要略》）加减。

炙甘草 淮小麦 大枣

药物加减：血虚生风而见手足蠕动或抽搐者，加当归、生地、珍珠母、钩藤养血息风；躁扰失眠者，加酸枣仁、柏子仁、茯神、制首乌等养心安神；表现喘促气逆者，可合五磨饮子开郁散结，理气降逆。

【中医特色治疗】

针灸治疗：可选取神门、内关、通里、百会、三阴交、心俞等穴，多予补法。

5. 心脾两虚

【证候】多思善疑，头晕神疲，心悸胆怯，失眠健忘，食欲不振，面色不华，舌质淡，脉细弱。

【治法】健脾养心，补益气血。

【方药】归脾汤（《济生方》）加减。

白术 当归 茯神 黄芪 远志 龙眼肉 酸枣仁 人参 木香 炙甘草 生姜 大枣

药物加减：心胸郁闷，情志不舒者，加郁金、佛手片理气开郁；头痛，加川芎、白蒺藜活血祛风而止痛。

【中医特色治疗】

（1）针灸治疗　可选取脾俞、胃俞、神门、足三里、心俞、太冲、脾俞、三阴交等穴，予补法。

（2）中成药　可选归脾丸、六君子丸等。

6. 肝肾亏虚

【证候】情绪不宁，目干畏光，急躁易怒，眩晕耳鸣，视物不明，或头痛目胀，面红目赤，或肢体麻木，筋惕肉瞤，舌质干红，少苔，脉弦细，或脉弦细数。

【治法】滋养阴精，补益肝肾。

【方药】滋水清肝饮（《医宗己任编》）加减。

熟地黄　当归　白芍　酸枣仁　山萸肉　茯苓　山药　柴胡　栀子　牡丹皮　泽泻

药物加减：阴虚火旺者改熟地黄为生地黄，加知母、黄柏；肾虚甚者加枸杞子、菟丝子；周身酸痛，痛处不定者加川芎、川牛膝、元胡；肝郁甚者加香附、佛手；瘀血阻滞者加丹参、五灵脂；月经量多者去牡丹皮加三七粉、仙鹤草、血余炭。

【中医特色治疗】

（1）针灸治疗　可选取三阴交、太溪、太冲、神门、心俞、肾俞等穴，予补法。

（2）中成药　可选六味地黄丸、天王补心丹等。

四、预防调护

（1）正确对待各种事物，避免忧思郁怒，防止情志内伤，是防治郁证的重要措施。

（2）医务人员深入了解病史，详细进行检查，用诚恳、关怀、同情、耐心的态度对待患者，取得患者的充分信任，在郁证的治疗及护理中具有重要作用。

（3）对郁证患者，应做好精神治疗的工作，使患者能正确认识和对待疾病，增强治愈疾病的信心，并解除情志致病的原因，以促进郁证的完全治愈。

复习思考题

1. 试述郁证的概念。

2. 郁证的主要病机是什么？

3. 郁证的辨证分型、治法方药有哪些？

（**万　茜**）

第十六节　不　寐

不寐，指睡眠障碍，以不能获得正常睡眠为特征。轻者主要表现为入睡困难，或睡眠浅显，时睡时醒，或醒后不能再寐，重者彻夜不能入眠，导致记忆力、注意力下降，影响日常工作及学习等。

西医学的消化功能障碍、神经官能症、更年期综合征、冠心病等有失眠症状时，均可参考本节内容辨证论治。

一、病因病机

（一）病因

（1）体质虚弱、先天禀赋不足，心胆气虚；或年事高，阴阳亏虚而致不寐。

（2）暴饮暴食、饮食不节是失眠的原发病因。有些饮料如酒、咖啡、浓茶也是造成失眠的直接原因，长期嗜食肥甘厚味亦可成为不寐的间接原因。

（3）情志失调，喜怒忧思悲恐惊等情志过极是失眠常见的直接病因，而思虑劳倦是长期不寐的重要原因。

（4）久病体虚失眠常继发于各种疾病过程中或疾病之后。病久或因耗伤正气而致体虚不足，或因痰火内扰，致心神烦乱而失眠。

（二）病机

本病的基本病机为阳盛阴衰，阴阳不交。病位主要在心，与肝、脾、肾密切相关。因饮食情志，或饮浓茶、咖啡，或大喜大悲大惊大恐等因素直接影响心神者，发病多较急，多为实证；因体质虚弱，或继发于其他疾患之后等以内伤为主者，发病一般较缓，多为虚证。但往往实中有虚，虚中夹实，虚实相杂为患。本病病势多由外向内，由其他脏腑向心发展。感受外邪、饮食不调、情志失调、劳倦体虚等因素造成脏腑功能失调，产生火（实火、虚火）、湿、痰等病邪及气、血、阴阳亏虚，互相联系，相互转化，最终邪气扰动心神，心失所养。

二、诊断要点

（1）入睡困难，或睡眠浅显，时睡时醒，或醒后不能再寐，或整夜不寐，连续3周以上。
（2）常伴有精神不振、头痛、头昏、心慌、气短、胸闷、多梦、健忘等症状。
（3）本病证常有饮食不调，情志失调，劳倦，思虑过度，或继发他病，体质虚弱等病史。

三、辨证论治

本病辨证首辨虚实。虚证多属阴血不足，心失所养；实证为邪热扰心，心神烦乱。次辨病位，如急躁易怒而不寐，多为肝火内扰；脘闷苔腻而不寐，多为胃腑宿食，痰热内盛；心烦心悸，头晕健忘而不寐，多为阴虚火旺，心肾不交；面色少华、肢倦神疲而不寐，多属脾虚不运，心神失养，心烦不寐，触事易惊，多属心胆气虚等。

治疗以补虚泻实，调整阴阳为原则。实证治宜清火化痰，消导和中；虚证治宜滋补肝肾或益气养血。实证日久可转化为虚证，虚实夹杂者，当先去其实，后补其虚，或补泻兼顾为治。同时也可以配合积极的心理治疗。

1. 痰热扰心

【证候】胸中烦闷，不易入睡，呕恶吞酸、嗳气时作，伴有头重目眩，口苦，食欲不振，舌红，苔黄腻，脉滑数。

【治法】清化痰热，和中安神。

【方药】黄连温胆汤（《备急千金要方》）加减。

川连　竹茹　枳实　半夏　陈皮　甘草　茯苓　大枣

药物加减：若心悸动甚，惊惕不安者，可加珍珠母以镇惊定志；若饮食停滞，胃中不和，嗳腐吞酸，脘腹胀满，可加神曲、焦山楂、莱菔子以消导和中。

【中医特色治疗】

针灸治疗：可选用神门、内庭、公孙、丰隆等穴，多予泻法。

2. 肝火扰心

【证候】烦躁易怒，不寐多梦，甚至整夜不眠，伴有头晕头胀，目赤耳鸣，口干而苦，便秘溲赤，舌红，苔黄，脉弦而数。

【治法】清肝泻火，镇心安神。

【方药】龙胆泻肝汤（《医方集解》）加减。

龙胆草　木通　车前子　柴胡　当归　生地黄　泽泻　甘草　黄芩　栀子

药物加减：若不寐较重，可加朱茯神、生龙骨、生牡蛎镇心安神；若胸闷胁胀，善太息者，加香附、郁金、佛手以疏肝解郁。

【中医特色治疗】

（1）针灸治疗 可选取风池、神门、三阴交、行间、太冲等穴，多予泻法。

（2）中成药 可选用丹栀逍遥丸。

3. 心胆气虚

【证候】胆怯心慌，虚烦不寐，多梦易醒，触事易惊，伴有气短自汗，倦怠乏力，舌淡，脉弦细。

【治法】益气镇惊，安神定志。

【方药】安神定志丸（《医学心悟》）加减。

远志 石菖蒲 茯神 茯苓 朱砂 龙齿 人参

药物加减：若合并头目眩晕，咽干口燥，舌红，脉弦细，可加酸枣仁、甘草、知母、川芎等养血安神，清热除烦；心肝血虚，惊悸出汗者，重用人参，加白芍、当归、黄芪；胸闷，喜太息，纳呆腹胀者，加柴胡、陈皮、山药、白术。

【中医特色治疗】

（1）针灸治疗 可选取心俞、胆俞、厥阴俞、膻中、内关、足三里等穴，予补法。

（2）中成药 可选用柏子养心丸。

4. 阴虚火旺

【症状】心烦不寐，腰膝酸软，伴头晕耳鸣，健忘，遗精，口干津少，五心烦热，舌红，少苔，脉细而数。

【治法】滋阴降火，清心安神。

【方药】黄连阿胶汤（《伤寒论》）加减。

黄连 黄芩 阿胶 白芍 鸡子黄

药物加减：若潮热盗汗，腰膝酸软，头晕耳鸣明显，可加用六味地黄丸；心烦不寐，彻夜不眠者，加磁石、龙骨、龙齿、珍珠母以重镇安神。

【中医特色治疗】

（1）针灸治疗 可选取神门、心俞、肾俞、太溪等穴，予平补平泻法。

（2）中成药 天王补心丸。

5. 心脾两虚

【证候】心悸健忘，神疲食少，多梦易醒，醒后不易入睡，乏力易疲，头晕目眩，伴有四肢倦怠，面色少华，舌淡，苔薄，脉细无力。

【治法】补益心脾，养心安神。

【方药】归脾汤（《济生方》）加减。

白术 人参 黄芪 当归 甘草 茯神 远志 酸枣仁 木香 龙眼肉 生姜 大枣

药物加减：若心血不足，加熟地、芍药、阿胶以养心血；失眠较重，加五味子、柏子仁有助养心宁神，或加夜交藤、合欢皮、龙骨、牡蛎以镇静安神。若脘闷，纳呆，苔腻，加半夏、陈皮、茯苓、厚朴以健脾理气化痰。

【中医特色治疗】

（1）针灸疗法 可选取神门、三阴交、足三里、心俞、厥阴俞、脾俞等穴，予补法，亦可配合灸法。

（2）中成药 归脾丸。

四、预防调护

（1）平素应养成良好的生活、饮食习惯，按时睡觉，不熬夜，清淡饮食，睡前不饮浓茶、咖啡和抽烟等，调畅情志及加强身体锻炼等对不寐的防治均有重要作用。

（2）本病因属心神病变，故尤其应注意情志调摄，放松心情，避免过度思虑，保持情志舒畅；养成良好的生活习惯，并改善睡眠环境，劳逸结合等，对于提高治疗失眠的效果，改善体质及提高工作、学习效率，均有促进作用。

复习思考题

1. 不寐的定义及病机是什么？
2. 不寐有哪些证型？
3. 不寐各个证型的临床特点和常用方剂是什么？
4. 不寐的预防调护应注意哪些？

（万 茜）

第十七节 消 渴

消渴病是以多饮多尿、多食易饥、消瘦乏力或尿有甜味为主要临床表现的一种疾病。《证治准绳·消瘅》规范了上、中、下三消的概念，"渴而多饮为上消（经谓膈消），消谷善饥为中消（经谓消中），渴而便数有膏为下消（经谓肾消）"。西医学中有与消渴病存在类似症状多尿、烦渴的疾病，如尿崩症等均可参考本病辨证施治。

一、病因病机

（一）病因

（1）先天禀赋不足 五脏柔弱，尤以素体阴虚易患本病。
（2）饮食不节 喜食肥甘、辛辣香燥之品，积热于胃，胃热内盛，耗伤脾阴，发为消渴。
（3）情志失调 长期情志抑郁或大怒伤肝，致肝郁化火，木火刑金，上灼肺阴，肺失布散；木盛乘土，脾失健运，水谷精微失布；中耗胃阴，多食易饥；下炼肾阴，肾失闭藏，相火妄动，故精不内守而外溢。
（4）房劳过度 肾精亏损、阴精耗竭，下焦生热，虚火内生，上灼心肺则口干多饮，中灼脾胃则多食易饥。

（二）病机

本病的基本病机为阴津亏损，燥热偏盛，其中又以阴虚为本，燥热为标，两者互为因果。病变的脏腑主要涉及肺、胃、肾，尤以肾为关键。而三脏之中，虽可有所偏重，但往往又互相影响。肺主气为水之上源，敷布津液。肺受燥热所伤，则津液不能敷布，脾胃不得濡养，肾精不得滋助；胃为水谷之海，主腐熟水谷，脾为后天之本，主运化，为胃行其津液，脾胃燥热偏盛，上可灼伤肺津，下可耗伤肾阴；肾为先天之本，主藏精，寓元阴元阳。肾阴亏虚则阴虚火旺，亦可上燔心肺、中灼脾胃。故多饮、多食、多尿三症常相互并见。消渴病后期，阴津严重亏乏，损伤脏腑功能与实质，而产生变证。燥热内结，营阴被灼，脉络瘀阻，蕴毒成脓，发为痈疽；肺阴不足、肺失濡养，日久可并发肺痨；肾阴不足，水不涵木，肝肾精血不足，耳目失养，则并发白内障、雀目、耳聋等；燥热日久，耗伤气阴，血行不畅，血脉瘀滞或燥热伤津耗液，炼液为痰，痰阻血瘀，可致中风、胸痹；消渴后期，阴损及阳，脾肾亏虚，输布及蒸化水液失常，水湿潴留，泛溢肌肤，而成水肿；若阴液极度耗损，虚阳外越，而见面红、烦躁、息深而长等症，终见昏迷、四肢厥冷、脉微欲绝等阴竭阳亡危象。

二、诊断要点

（1）多饮、多食、多尿、消瘦或尿有甜味等临床症状，是诊断消渴病的主要依据。本病好发于中年以后，以及嗜食膏粱厚味、醇酒炙煿之人。

（2）初起可"三多"症状不明显，病久常并发肺痨、胸痹、中风、雀目、水肿等。严重者见烦渴、头痛、呕吐、腹痛、呼吸短促，甚或昏迷厥脱危象。

（3）本病的发生与禀赋不足有较为密切的关系，故消渴病的家族史可供诊断参考。

三、辨证论治

本病首先应辨病位，根据"三多"症状表现轻重不同，分为上、中、下三消，及肺燥、胃热、肾虚之别。以肺燥为主，口干多饮为主要症状者，称为上消；以胃热为主，多食易饥为主要症状者，称为中消；以肾虚为主，多尿症状为主要症状者，称为下消。其次当辨标本，以阴虚为本，燥热为标，两者互为因果。一般初病多以燥热为主，病程较长者则阴虚与燥热互见，日久则以阴虚为主。进而出现气阴两虚、阴损及阳诸证，最终致阴阳俱虚，出现阴竭阳亡危象。本病还应辨本证与变证，易发生诸多变证为本病的一大特点。但一般仍以本证为主，变证为次。多数患者，以本证为首发表现，随病情的进展而出现变证。少数中老年患者，本证不明显，常因雀盲、水肿、胸痹等为首诊原因，最后确诊为本病。

治疗以清热润燥、养阴生津为基本原则。《医学心悟·三消》说："治上消者，宜润其肺，兼清其胃""治中消者，宜清其胃，兼滋其肾""治下消者，宜滋其肾，兼补其肺"。由于本病极易发生变证，应在治疗本证基础上，及时合理运用滋补肝肾、清热解毒、温补脾肾等治法。其中部分变证，具体可参考有关章节学习。

（一）上消

肺热津伤

【证候】口渴喜饮，口干舌燥，尿频量多，舌边尖红，苔薄黄，脉洪数。

【治法】清热润肺，养阴生津。

【方药】消渴方（《丹溪心法》）加减。

黄连　天花粉　藕汁　生地黄　葛根　麦冬　知母　黄芩

药物加减：若烦渴不止，小便频数，而脉数乏力者，为肺热津亏，气阴两伤，方用玉泉丸或二冬汤。二方同中有异，前者益气作用较强，而后者清热作用较强，可根据临床需要加以选用。若患者口干喜饮，多食易饥，大便秘结，脉洪大，为燥热伤津之候，方用白虎加人参汤。

【中医特色治疗】

（1）针灸治疗　体针可选取肺俞、脾俞、尺泽、曲池、承浆、金津、玉液等穴，予平补平泻法；耳针多取内分泌、肾上腺、神门。

（2）中成药　可选择冬虫夏草有效菌丝制剂。

（二）中消

1. 胃火炽盛

【证候】多食易饥，口渴多饮，小便频数，形体消瘦，大便干燥，舌红，苔黄燥，脉滑实有力。

【治法】清胃泻火，养阴生津。

【方药】玉女煎（《景岳全书》）加减。

生石膏　知母　熟地黄　麦冬　川牛膝

药物加减：若大便燥结或便秘不通，舌红，脉实有力，方用增液承气汤或白虎加人参汤；若火盛伤阴，舌红而干、脉细数，方用竹叶石膏汤。

【中医特色治疗】

针灸治疗：体针可选取脾俞、胃俞、胰俞、丰隆、曲池、合谷等穴，多予泻法，大便秘结者，可以加用天枢、支沟；耳针多取内分泌、肾上腺、缘中、肝、胃。

2. 气阴亏虚

【证候】多食易饥，口干多饮，神疲乏力，形体消瘦，大便溏薄，舌淡红，苔白而干，脉细数无力。

【治法】益气养阴，生津止渴。

【方药】七味白术散（《小儿药证直诀》）加减。

人参 茯苓 炒白术 木香 藿香 葛根 甘草

药物加减：大便不实者，加黄芪、莲子肉、芡实、薏苡仁；口干多饮明显者，加天花粉、麦冬、生地黄；气短乏力、汗多者，加玉液汤或生脉散。

【中医特色治疗】

（1）针灸治疗 体针可选取脾俞、胃俞、胰俞、足三里、三阴交、阴陵泉，多用补法；耳针多取内分泌、肾上腺、缘中、肾、神门、脾、胃。

（2）中成药 阴虚肠燥便秘者可加用麻仁丸。

（三）下消

1. 肾阴亏虚

【证候】尿频量多，混浊如脂膏，腰酸乏力，头晕耳鸣，五心烦热，皮肤干燥，形体消瘦，舌红，苔少或无，脉细数。

【治法】滋阴固肾，润燥止渴。

【方药】六味地黄丸（《小儿药证直诀》）加减。

熟地黄 山萸肉 山药 茯苓 牡丹皮 泽泻

药物加减：如神疲困倦，气短乏力，舌质淡红，可加党参、麦冬、黄精；若尿多而混浊者，加益智仁、牡蛎、桑螵蛸；若盗汗、失眠、遗精等症者，加知母、黄柏、牡蛎等。

【中医特色治疗】

（1）针灸治疗 体针可选取肾俞、脾俞、关元、三阴交、太溪、中极，多予补法；耳针多取内分泌、肾上腺、肾、膀胱、神门、脾。

（2）中成药 可选用麦味地黄丸、杞菊地黄丸等。

2. 阴阳两虚

【证候】小便频多，混浊如膏，甚至饮一溲一，口渴少饮，面色黧黑，耳轮焦干，腰膝酸软，四肢欠温，畏寒肢冷，阳事不举或月经不调，大便溏薄，舌苔淡白，脉沉细无力。

【治法】温阳滋阴，补肾固摄。

【方药】金匮肾气丸（《金匮要略》）加减。

熟地黄 山萸肉 山药 茯苓 牡丹皮 泽泻 附子 肉桂

药物加减：小便量多而混浊者，可加益智仁、桑螵蛸、金樱子；若阳痿或月经不调，可加巴戟天、淫羊藿、肉苁蓉；畏寒肢冷甚者，加用鹿茸粉；若阴阳俱损合并水肿者，可选用济生肾气丸加减；若四肢厥冷、神志昏迷、脉微欲绝者，方用生脉散合并参附汤加减。

【中医特色治疗】

针灸治疗：体针可选取肾俞、脾俞、关元（灸）、三阴交、命门（灸）、气海（灸）、复溜、腰阳关等穴，多予补法；耳针多取内分泌、肾上腺、肾、膀胱、脾、心、肝。

四、预防调护

（1）良好的生活调摄对于消渴的预防诊治显得十分重要。在保证机体基本能量需要情况下，注意膳食的构成调配，减少大米、面粉等碳水化合物的摄入，避免食物过油过咸，多进食杂粮，配以蔬菜、豆类、牛肉、淡水鱼虾等。

（2）注意定时定量进餐，可少吃多餐，戒烟酒、浓茶，避免过度熬夜。

（3）适当加强运动锻炼，避免过喜过悲，保持心情平和、愉悦。

（4）对于出现水肿、中风、胸痹、肺痨变证的患者，预防调护请参考具体对应章节。

复习思考题

1. 消渴病的主要病因病机是什么？
2. 消渴病的诊断要点有哪些？
3. 消渴病的治疗原则是什么？

（**万 茜**）

第十八节 中 风

中风是以卒然昏仆，不省人事，伴半身不遂，口眼㖞斜，语言不利为主症的病证；病轻者可仅见口眼㖞斜及半身不遂等症状，无昏仆。该病具有起病急，变化快，如风邪善行数变的特点，故名中风。四季皆可发病，尤以冬春两季最为多见。

根据中风的临床表现特征，西医学中的急性脑血管疾病与之相类似，包括缺血性中风和出血性中风。不论是出血性还是缺血性脑血管病均可参考本节辨证论治。

一、病因病机

（一）病因

（1）正气不足 腠理疏松，络脉空虚，风邪乘虚入中经络，致气血痹阻，肌肤筋脉失于濡养；或风痰素盛，外风引动痰湿流窜经络，而致口眼㖞斜，半身不遂。

（2）劳倦内伤 年老体虚，阴阳失调；精血不足，肝肾阴虚，肝失所养，肝阳亢盛或阴亏于下，肝阳鸱张，阳化风动，气血上冲，发为中风。

（3）嗜食肥甘厚味 导致脾失健运，聚湿生痰，痰郁化火，阻滞经络，蒙蔽清窍；或肝阳素旺，横逆犯脾，内生痰浊，肝火炼液为痰，风火挟痰，横窜经络，蒙蔽清窍，猝然昏倒，㖞僻不遂。

（4）五志过极 心火暴盛；或暴怒伤肝，肝阳暴动，引动心火，风火相煽，气血并走于上，心神昏冒而卒倒。

（5）烦劳过度 耗气伤阴，易致阳气暴涨，引动风阳上旋，气血上逆，壅阻清窍；纵欲过度，房事不节，引动心火，耗伤肾水，水不治火而发病。

（二）病机

本病基本病机为气血逆乱，上犯于脑，脑之神明失用。病位在脑，与心、肾、肝、脾密切相关。其病机有虚（阴虚、气虚）、火（肝火、心火）、风（肝风）、痰（风痰、湿痰）、气（气逆）、血（血瘀）六端，此六端多在一定条件下相互影响，相互作用。病性多为本虚标实，上盛下虚。在本为肝肾阴虚，气血衰少，在标为风火相煽，痰湿壅盛，瘀血阻滞，气血逆乱。

二、诊断要点

（1）主要症状为偏瘫，神识昏蒙，言语謇涩或不语，偏身感觉异常，口舌㖞斜。

（2）次要症状为头痛，眩晕，瞳神变化，饮水呛咳，目偏不瞬，共济失调。

（3）急性发病，发病前多有诱因，常有先兆症状。

（4）发病年龄多在 40 岁以上。

（5）具备 2 个以上主症，或 1 个主症，2 个次症，结合起病诱因、先兆症状、年龄等，即可确诊；不具备上述条件，结合影像学检查结果亦可确诊。

三、辨证论治

本病当辨中经络、中脏腑。中经络者意识清楚；中脏腑则昏不识人，或神志昏糊，肢体不用。另当辨闭证、脱证。闭证属实，症见神志昏迷、牙关紧闭、口噤不开、两手握固、肢体强痉等；脱证属虚，症见神志昏愦、目合口开、四肢松懈瘫软、手撒肢冷汗多、二便自遗、鼻息低微等。此外还有阴竭阳亡之分，并可相互关联。

急性期治疗当以祛邪为主，常用平肝息风、清化痰热、化痰通腑、活血通络、醒神开窍等治疗方法。闭、脱二证当分别治以祛邪开窍醒神和扶正固脱、救阴回阳。内闭外脱则醒神开窍与扶正固本可以兼用，在恢复期及后遗症期，多为虚实夹杂，邪实未清而正虚已现，治宜扶正祛邪。

（一）中风中经络

1. 风痰入络

【证候】肌肤不仁，手足麻木，突然发生口眼㖞斜，语言不利，口角流涎，舌强言謇，甚则半身不遂。或兼见恶寒、发热、手足拘挛、关节酸痛等症。舌苔薄白，脉浮数。

【治法】祛风化痰通络。

【方药】半夏白术天麻汤（《医学心悟》）加减。

半夏　天麻　茯苓　陈皮　白术　甘草　大枣　生姜

药物加减：舌苔黄腻，烦躁不安等有热象者，加黄芩、山栀以清热泻火；头晕、头痛加菊花、夏枯草以平肝息风；若大便不通，可加大黄通腑泄热凉血，大黄用量宜轻，以涤除痰热积滞为度，不可过量。

【中医特色治疗】

（1）针灸治疗　可选取督脉、足太阴脾经及足少阳胆经穴，一般取患侧穴位，予泻法，早期刺激量宜小。

（2）中成药　华佗再造丸、大活络丸口服。

2. 风阳上扰

【证候】平素头晕头痛，耳鸣目眩，突然发生口眼㖞斜，舌强语謇，或手足重滞，甚则半身不遂等症，舌质红，苔黄，脉弦。

【治法】平肝潜阳，活血通络。

【方药】天麻钩藤饮（《杂病证治新义》）加减。

天麻　钩藤　杜仲　石决明　桑寄生　夜交藤　茯神　黄芩　山栀　益母草　川牛膝

药物加减：头晕、头痛明显者加羚羊角、菊花、夏枯草清肝息风；心烦易怒加丹皮、郁金凉血开郁；便干便秘加生大黄清热通腑；若症见神识恍惚，迷蒙者，为风火上扰清窍，可服至宝丹或安宫牛黄丸以清心开窍。

【中医特色治疗】

（1）针灸治疗　可选取督脉、手厥阴心包经、足少阳胆经穴为主，予泻法。舌强者可金津、玉液三棱针点刺放血。

（2）中成药　由中经络向中脏腑发展的患者，可配合灌服牛黄清心丸或安宫牛黄丸以开窍醒神。

3. 气虚血瘀

【证候】半身不遂，口舌㖞斜，口角流涎，言语謇涩或不语，偏身麻木，面色无华，气短乏力，心悸，自汗，便溏，手足肿胀，舌质暗或有瘀点瘀斑，舌苔薄白或白腻，脉细缓或细涩。

【治法】益气活血，扶正祛邪。

【方药】补阳还五汤（《医林改错》）加减。

黄芪　当归　赤芍　川芎　桃仁　红花　地龙

药物加减：中风病恢复期和后遗症期多以气虚血瘀为基本病机，故此方亦常用于恢复期和后遗症期的治疗。气虚明显者，加党参、太子参以益气通络；言语不利，加远志、石菖蒲、郁金以祛痰利窍；心悸、喘息，加桂枝、炙甘草以温经通阳；肢体麻木加木瓜、伸筋草、防己以舒筋活络；上肢偏废者，加桂枝以通络；下肢瘫软无力者，加川断、桑寄生、杜仲、牛膝以强壮筋骨；小便失禁加桑螵蛸、益智仁以温肾固涩；血瘀重者，加莪术、水蛭、鬼箭羽、鸡血藤等破血通络之品。

【中医特色治疗】

针灸治疗：中风病恢复期和后遗症期可健侧病侧均取穴，以"补患侧，泻健侧"的手法针刺治疗。上肢不遂可选取极泉，尺泽，合谷，肩髃，曲池，外关等穴；下肢不遂可选取委中，阴陵泉，昆仑，环跳，三阴交，阳陵泉，解溪，丘墟，照海等穴；吞咽困难可选取上星，百会，风池，金津，玉液，通里，天柱，廉泉等穴。

4. 阴虚风动

【证候】平素头晕耳鸣，腰膝酸软，急躁易怒，手足心热，突然发生口眼㖞斜，半身不遂，舌强言謇或不语，偏身麻木，烦躁失眠，舌质红绛或暗红，少苔或无苔，脉细弦或细弦数。

【治法】滋阴潜阳，息风通络。

【方药】镇肝息风汤（《医学衷中参西录》）加减。

白芍　天冬　玄参　龙骨　牡蛎　龟甲　代赭石　怀牛膝　川楝子　茵陈　麦芽　甘草

药物加减：挟有痰热者，加天竺黄、竹沥、川贝母以清化痰热；心烦失眠者，加黄芩、栀子以清心除烦，加夜交藤、珍珠母以镇心安神；头痛重者，加生石决明、夏枯草以清肝息风。

【中医特色治疗】

针灸治疗：可选取督脉、足少阴肾经、足厥阴肝经穴位为主，予补法。

（二）中风中脏腑

1. 闭证

闭证的主要症状是突然昏仆，不省人事，牙关紧闭，口噤不开，两手握固，大小便闭，肢体强痉。根据有无热象，又有阳闭和阴闭之分。

（1）阳闭

【证候】除上述闭证的症状外，还有面赤身热，气粗口臭，躁扰不宁，苔黄腻，脉弦滑数。

【治法】息风清火，豁痰开窍。

【方药】羚角钩藤汤（《通俗伤寒论》）加减。

羚羊角　钩藤　桑叶　生地　菊花　白芍　茯神　竹茹　甘草　川贝母

药物加减：若痰热内盛，喉间有痰声，可加胆星、竹沥、天竺黄、石菖蒲以豁痰镇痉；肝火旺盛，面红目赤，脉弦有力者，可加龙胆草、栀子以清肝泻火；腑实热结，腹胀便秘，苔黄厚者，加生大黄、枳实、芒硝以通腑导滞。

【中医特色治疗】

1）针灸治疗：可选取督脉和十二井穴为主，予毫针泻法或点刺放血。牙关紧闭取颊车、合谷；语言不利取哑门、廉泉、关冲。

2）中成药：安宫牛黄丸口服。

（2）阴闭

【证候】除上述闭证的症状外，还有面白唇暗，静卧不烦，四肢不温，痰涎壅盛，苔白腻，脉沉滑缓。

【治法】化痰息风，宣郁开窍。

【方药】涤痰汤（《济生方》）加减。

人参 半夏 枳实 茯苓 橘红 竹茹 胆南星 石菖蒲 甘草 生姜 大枣

药物加减：如四肢厥冷，寒象明显，加桂枝温阳通络；兼有风象者，加天麻、钩藤平肝熄风。

【中医特色治疗】

1）针灸治疗：以艾灸为主，配合针刺水沟、合谷以促醒。

2）中成药：苏合香丸口服。

2. 脱证

【证候】突然昏仆，不省人事，目合口张，鼻鼾息微，手撒肢冷，汗多，大小便自遗，肢体软瘫，舌痿，脉细弱或脉微欲绝。

【治法】回阳救阴，益气固脱。

【方药】参附汤（《妇人良方》）合生脉散（《医学启源》）。

参附汤：人参 附子 生姜 大枣

生脉散：人参 麦冬 五味子

药物加减：汗出不止加山萸肉、黄芪、龙骨、牡蛎以敛汗固脱；兼有瘀象者，加丹参、赤芍。

【中医特色治疗】

（1）针灸治疗 可选取关元、神阙等任脉经穴，以大炷艾灸。

（2）中成药 生脉注射液、参附注射液静滴。

四、预防调护

（1）及时治疗基础病，如动脉硬化、高血压病、糖尿病、冠心病、高血脂病是中风的危险因素，应及早治疗；高血压、糖尿病是发生中风最危险的因素，应积极控制血压、血糖。

（2）重视中风的先兆征象，警惕头晕、头痛、肢体麻木、昏沉嗜睡、性格反常等中风先兆或小中风现象。

（3）消除中风的诱因，要注意心理预防，保持精神愉快，情绪稳定，避免情绪波动、过度疲劳、用力过猛等。

（4）饮食结构合理，以低盐、低脂肪、低胆固醇为宜，适当多食豆制品、蔬菜和水果，戒除吸烟、酗酒等不良习惯。

（5）户外活动注意，应逐步适应环境温度，室内空调温度不宜过高，外出注意保暖。日常生活起床、低头系鞋带等动作要缓慢，洗澡时间不宜过长等。

复习思考题

1. 中风的定义及病机是什么？

2. 中风之中经络和中脏腑如何区别？

3. 气虚血瘀证中风的临床特点和常用方剂？

4. 中风的预防调护应注意哪些？

（万 茜）

第十九节 痹 证

痹证是由于风、寒、湿、热等邪气阻滞经络气血运行，以肢体、肌肉、关节等处疼痛重着、酸楚麻木，甚至关节屈伸不利、僵硬、肿大变形，严重者活动障碍等为主要症状的一种疾病，有渐进性或反复发作性的特点。西医学中的风湿热、类风湿关节炎、骨关节炎、肌纤维炎、强直性脊柱炎、痛风、骨质疏松、系统性红斑狼疮等出现痹证的临床表现时，均可参考本节内容进行辨证沦治。

一、病因病机

（一）病因

（1）体弱正虚　正虚是发病的内在因素，在痹证的发病机制中，起决定性作用。正虚是指机体精气血津液等物质不足及脏腑经络组织功能失调，导致机体的抗病、防御、调节、适应、修复能力下降，多由先天禀赋不足、劳逸失度、病后产后等引起。当正气亏虚时，外邪才可乘虚侵袭机体，使经络气血痹阻不通而发为痹证，其病机中主要表现为营卫不和、气血亏虚、脏腑虚衰、阴阳失调等。患者素体虚弱，劳欲过度，损伤正气，腠理空虚，卫外不固，风寒湿邪乘虚而入，流连于关节肌表，筋骨血脉，导致气血运行不畅，经络阻滞，筋脉关节失于濡养而发生痹证。或老年体虚及久病之后，肝肾不足，肢体筋脉失养，肌肤腠理空虚，风寒湿邪侵袭，痹阻经络气血运行发为痹证。

（2）感受外邪　风寒湿等邪气，在人体卫气虚弱时容易侵入人体而致病。汗出当风，坐卧湿地，涉水冒雨等，均可使风寒湿等邪气侵入机体经络，留于关节，导致经脉气血痹阻不通，不通则痛，正如《素问·痹论》所说："风寒湿三气杂至，合而为痹也。"由于患者体质以及感受邪气的相对轻重不同，常分为行痹（风痹）、痛痹（寒痹）、着痹（湿痹）；风邪善行数变，故可见疼痛游走不定；寒性收引，故见疼痛较剧，得热痛减；湿性重浊，故见疼痛困重，或伴关节肿胀。若风、寒、湿邪经久不愈，蕴而化热或感受热邪，留注关节，或阳气较盛，素有蓄热，可见关节红肿热痛兼发热，为热痹。

（二）病机

痹证的发生，主要由风、寒、湿、热之邪乘虚侵袭人体，引起气血运行不畅，经络阻滞；或病久痰浊瘀血，阻于经隧，深入关节筋脉。一般多以正气虚衰为内因，风寒湿热之邪为外因。基本病机是邪气痹阻经络，气血运行不畅，筋脉肌肉关节失于濡养。痹证起病一般不明显。疼痛呈游走性或有定处，有的为刺痛、或麻木、或肿胀，但部分患者起病有发热、汗出、口渴、咽红痛、全身不适等症，继之出现关节症状。

本病初起，以邪实为主，病位在肢体皮肤经络。久病多属正虚邪恋，或虚实夹杂，病位则深入筋骨或脏腑。正气不足，身体虚弱，外邪寒性明显，多表现为风寒湿痹；若阳气较盛，外邪经久不愈，蕴而化热，则易从阳化热，表现为风湿热痹。邪气痹阻经络，气血运行不畅，日久水液停滞而为湿，血液瘀滞而成瘀，瘀血、水湿不化而生痰浊。瘀血、水湿、痰浊痹阻经脉，留滞关节从而表现为疼痛、酸楚、麻木、重着以及关节屈伸不利，甚至关节周围结节。瘀血、水湿、痰浊留滞关节，复感风、寒、湿邪，经络闭阻不通，导致关节肿胀、僵硬、变形，新旧病邪胶着缠绵，而致病程漫长，顽固难愈。

二、诊断要点

（1）临证上表现为肢体关节、肌肉疼痛，屈伸不利，或疼痛游走不定，甚则关节剧痛、肿大、僵硬、变形。

（2）一般发病比较缓慢，部分开始可有发热、汗出、口渴、咽痛、全身不适等症状，继之而出现关节症状。往往呈渐进性或不规则的发作性。

（3）发病及病情的轻重常与劳累以及季节、气候的寒冷、潮湿等天气变化有关，某些痹证的发生和加重可与饮食不当有关。

（4）本病可发生于任何年龄，但不同年龄的发病与疾病的类型有一定的关系。

（5）实验室检查，可见血沉、抗"O"增高，类风湿因子试验阳性等。

（6）痹证应着重与痿证相鉴别，因两者的症状主要都在肢体、关节。痹证以筋骨、肌肉、关节的酸痛、重着、屈伸不利为主要临床特点，有时也兼不仁或肿胀，但无瘫痪的表现，而痿证则以肢体痿弱不用、肌肉瘦削为特点。痿证肢体关节一般不痛，痹证则均有疼痛，这是两证临床鉴别的要点。

三、辨证论治

痹证的辨证，主要是辨病邪的偏胜。风邪偏胜者属行痹，表现为痹痛游走不定；寒邪偏胜者属痛痹，表现为痛势较甚，痛有定处，遇寒加重；湿邪偏胜属着痹，表现为关节酸痛、重着、漫肿；热邪偏胜者属热痹，表现为关节肿胀、肌肤灼热疼痛；关节肿胀、僵硬、疼痛不移，肌肤紫暗或瘀斑等为瘀。其次辨虚实。一般来说，痹证初起，风寒湿热之邪偏胜者为实；痹证日久，耗伤气血，损及脏腑，肝肾不足为虚；日久不愈，病程迁延，痰瘀互结，肝肾亏虚，则成虚实夹杂证。

痹证的治疗以祛邪通络为基本原则，根据邪气的偏胜，分别予以祛风、散寒、除湿、清热、化痰、散瘀，兼顾"宣痹通络"。

1. 风寒湿痹

（1）行痹

【证候】肢体关节酸痛，游走不定，多见于腕、肘、踝、膝等处关节，屈伸不利，初期可见有恶风、发热等表证，舌苔薄白，脉浮或浮缓。

【治法】祛风通络，散寒除湿。

【方药】防风汤（《太平惠民和剂局方》）加减。

秦艽 独活 麻黄 半夏 防风 升麻 防己 白术 石膏 芍药 黄芩 甘草 当归 远志 人参

加减用药：若寒湿较甚者，可加制川乌、干姜；若自觉关节发凉，痛势剧烈，遇冷加重者，可加制附子、桂枝、白芥子、麻黄；若风寒湿偏盛不明显，可选用蠲痹汤（出自《医学心悟》：羌活 独活 桂枝 秦艽 海风藤 桑枝 当归 川芎 甘草 木香）加减治疗。

【中医特色治疗】

1）针灸治疗：可选取阿是穴、膈俞、血海、肝俞等穴，予毫针平补平泻法。

2）穴位注射治疗：采用当归、丹皮酚、威灵仙等注射液，在病痛部位选穴。

（2）痛痹

【证候】肢体关节疼痛剧烈，痛有定处，得热痛减，遇寒痛增，痛如锥刺，关节屈伸不利，局部皮色不红，触之不热，舌质淡，舌苔薄白，脉弦紧。

【治法】散寒通络，祛风除湿。

【方药】乌头汤（《金匮要略》）加减。

麻黄 白芍 黄芪 甘草 制川乌 蜂蜜

加减用药：若关节冷痛，遇冷或天气变化疼痛明显，可加干姜、附子、桂枝、细辛、当归；若疼痛以肩肘部关节为主，可加羌活、独活、姜黄；若疼痛以膝踝部关节为主，可加木瓜、牛膝；若疼痛以腰部为主，可加续断、杜仲、桑寄生。

【中医特色治疗】

1）针灸治疗：可选取阿是穴、肾俞、关元、脾俞等穴，予毫针平补平泻法。

2）拔罐治疗：用皮肤针重叩背脊两侧和关节病痛部位，使出血少许，加拔火罐。

（3）着痹

【证候】肢体关节疼痛重着肿胀，肌肉酸楚，痛有定处，活动不便，肌肤麻木不仁，四肢沉重，甚则关节肿胀散漫，舌质淡，苔白腻，脉濡缓。

【治法】除湿通络，祛风散寒。

【方药】薏苡仁汤（《奇效良方》）加减。

薏苡仁 当归 芍药 麻黄 官桂 甘草 苍术

　　加减用药：湿邪留滞筋脉关节，关节肿胀明显者，可加萆薢、木通、车前子；若痰湿盛者，可加白芥子、半夏、胆南星。

　　【中医特色治疗】

　　1）针灸治疗：可选取阿是穴、阴陵泉、足三里、丰隆、脾俞等穴，予毫针平补平泻法。

　　2）外敷治疗：可选用威灵仙、葱白捣烂，用醋适量共调成糊状，外敷贴于痛处。

　　3）热熨治疗：可用食盐（500 g）炒大葱白（200～250 g，切成 2～3 cm 长）装布袋热熨患处。

　　2. 风湿热痹

　　【证候】关节疼痛，局部灼热红肿，得冷稍舒，疼痛明显，可涉及一个或多个关节，屈伸不利，局部痛不可触，常伴有恶风、发热，汗出，烦闷不安，口渴，舌红，苔黄或黄腻，脉滑数。

　　【治法】清热通络，祛风除湿。

　　【方药】宣痹汤（《温病条辨》）加减。

　　防己　杏仁　滑石　连翘　山栀　薏苡仁　半夏　晚蚕砂　赤小豆　片姜黄　海桐皮

　　加减用药：若发热汗出明显，伴恶风、咽痛者，可加射干、荆芥、薄荷、牛蒡子、桔梗；若热盛伤阴，症见口渴喜饮，舌红苔少者，可加知母、玄参、麦冬、生地黄；若皮肤有红斑者，可加水牛角、牡丹皮、赤芍、生地黄、紫草。

　　【中医特色治疗】

　　针灸治疗：可选取大椎、曲池、阿是穴、合谷等穴，予毫针平补平泻法。

　　3. 痰瘀痹阻

　　【证候】痹证日久不愈，肌肉萎缩，关节僵硬刺痛，固定不移，关节肿胀，按之较硬，甚则关节僵硬变形，屈伸不利，舌质紫暗或有瘀斑，舌苔白腻，脉弦涩。

　　【治法】化痰行瘀，蠲痹通络。

　　【方药】双合汤（《万病回春》）加减。

　　当归　川芎　白芍　生地　陈皮　半夏　白茯苓　桃仁　红花　白芥子　甘草

　　加减用药：若皮下有结节者，乃痰浊留滞，可加蜂房、胆南星、天竺黄、浙贝母；关节疼痛肿大，强直畸形，舌质紫暗，血瘀明显者可加炮山甲、莪术、土鳖虫；痹证日久，久病入络，可用僵蚕、桃仁、全蝎、蜈蚣、地龙。

　　【中医特色治疗】

　　针灸治疗：可选取肾俞、阿是穴、膈俞、血海、脾俞等穴，予毫针平补平泻法。

　　4. 肝肾亏虚

　　【证候】痹证日久不愈，关节屈伸不利，骨节疼痛，时轻时重，肌肉瘦削，腰膝酸软，或畏寒肢冷，遗精，或骨蒸劳热，心烦口干，舌淡红，苔薄白，脉沉细弱。

　　【治法】滋补肝肾，舒筋止痛。

　　【方药】独活寄生汤（《备急千金要方》）加减。

　　独活　桑寄生　杜仲　牛膝　细辛　秦艽　茯苓　肉桂心　防风　川芎　人参　甘草　当归　芍药干地黄

　　加减用药：肾气虚，腰膝酸软、乏力明显者，加鹿角霜、续断、狗脊；肾阳虚，畏寒肢冷、关节疼痛拘急者，加附子、干姜、淫羊藿、补骨脂；低热心烦，或午后潮热者，加龟板、熟地黄、女贞子；痹证日久内舍于心，心悸气短，动则尤甚，面色少华，舌质淡，脉虚数或结代，可用炙甘草汤加减。

　　【中医特色治疗】

　　针灸治疗：可选取肾俞、腰阳关、肝俞、命门等穴，予毫针平补平泻法。

　　四、预防调护

　　（1）本病的发生多与气候和生活环境有关，平素应当注意防风、防寒、防潮，避免风寒湿之邪侵入人体。汗出勿当风，劳动或运动后不可乘身热汗出入水洗浴等。

（2）患者应加强个体调摄，如饮食有节、劳逸结合、起居作息规律化等。积极参加各种体育运动，以增强体质，提高机体对外邪的抵抗力。

（3）寒凉之品不宜多食。痹证初发，应积极治疗，防止病邪传变。

（4）同时患者应保持乐观心境和摄入富于营养、易于消化的饮食，有利于疾病的康复。

复习思考题

1. 痹证的基本病因有哪些？
2. 如何对痹证进行辨证论治？

（宋恩峰）

第二十节 肿 瘤

一、概述

肿瘤是指机体在各种致瘤因子作用下，局部组织细胞增生所形成的新生物，因为这种新生物多呈占位性块状突起，也称赘生物。传统的肿瘤概念模式认为肿瘤是因为组织内单个细胞突变改变了细胞的正常功能而形成的；中医认为肿瘤是全身性疾病的局部反应，体内气血亏虚，运行失常以及五脏六腑的蓄毒等体内失调，导致了癌瘤的产生。

中医学对肿瘤自古就有着深远认识，其关于"肿瘤"的文献记载最早可追溯至公元前16—公元前11世纪殷商甲骨文中的"瘤"字。此后《内经》中的"肠覃""石瘕"、《难经》中的"积聚"、《诸病源候论》中的"石痈""石疽""胫阴疽""石榴疽""肉瘤""肉疽""多骨疽"以及《伤寒杂病论》中的"癥瘕"等，均为关于肠、肝、皮肤、骨、子宫等部位肿瘤的记载。其中《诸病源候论》不仅能够详尽描述肿瘤的病因病机，且已经认识到肿瘤有良恶属性之分。至唐代，中医对于肿瘤又有了新的认识，如孙思邈关于五瘿七瘤的论述，即"石瘿、泥瘿、劳瘿、忧瘿、气瘿，是为五瘿；七瘤，即肉瘤、骨瘤、脂瘤、石瘤、脓瘤、血瘤、息肉"，这一论述虽然良恶相混，但对其各自不同的预后已有了很清楚的认识。宋时期，《卫济宝书》首次应用了"癌"字，用以形容肿瘤之形状。到了明清时期，中医对于肿瘤的认识已有了很大的提高，此时以癌统称恶性肿瘤。由上可见，肿瘤在中医学文献中的论述，是非常丰富的。

现代医学诊断肿瘤主要是通过影像学、理化检查及分子病理检测，从微观的基因、细胞水平定性疾病；中医学认识肿瘤是采用四诊合参、司外揣内的方法，从宏观角度对疾病进行辨识，运用中药等以达到扶助正气、改善症状、提高生活质量、防止复发或长期带瘤生存的目的。

二、病因病机

中医对恶性肿瘤的发病因素，目前的研究普遍认为是虚、毒、痰、瘀等。气血失衡、邪盛正衰是肿瘤发生、发展的根本原因，血瘀、痰凝、邪毒是导致肿瘤发生的重要方面。《内经》关于"邪之所凑，其气必虚"的论断，是对各种疾病病因病机学的一个总概括，肿瘤的形成是多因素参与的结果，是复杂的全身性疾病的局部表现。肿瘤的病因可以用一句话来诠释："元气化生异常、内生瘤毒导致肿瘤。"肿瘤的发病，是正与邪相互关系的一种后果，也是机体防御和致癌因子相互作用的结果。邪盛正虚，肿瘤得以发病；正盛，则虽有邪也不一定发病；《医宗金鉴·积聚》谓："积之成者，正气之虚也，正气虚而后积成"。

（一）虚

先天禀赋不足，或他病迁延，或年老体衰，或治疗不当，耗伤精气，阴阳失调，脏腑亏损，气血不和，易于感邪发病。《内经》说："正气存内，邪不可干。"正气虚弱是发病的基础，恶性肿瘤之所以发生，是由于正气虚弱，不能抵御邪气造成的。正虚包括气虚、血虚、阴虚、阳虚。正气内虚是肿瘤发生发展的根本原因，大多数的外界因素，多是在人体正虚的情况下侵入机体而发病的。正气亏损，阴阳失调贯穿肿瘤发生发展的全过程。素体禀赋不足，或年老体弱，耗伤精气，易导致正气亏虚，气虚致脏腑功能障碍，难以有效地消除代谢产物和外来毒素，导致毒积聚在体内；正气亏虚导致运化不健，使得摄入的食物无法有效地转化为营养物质被吸收，进而引起痰积、痰浊产生；正气不足还会引起行血和摄血功能下降，导致瘀血停留在体内，毒伤脉络，产生瘀血；痰瘀阻络，气化代谢通路受阻，排毒效率下降，导致毒素积累。

（二）毒

癌毒是肿瘤产生的特异病因。长期接触各种化学、物理邪毒，或药石不当，毒邪入侵，日久化热化火，耗伤正气，瘀毒内生，气血经脉运行不畅，日以积为肿瘤；七情过极，亦能生火，火热伤气，烧灼脏腑，是为邪热火毒。蕴积于内，日久必发，癌瘤患者多见热郁之证，如邪热嚣张，发为实热之证。《金匮要略·血痹虚劳病》篇中曰："人年五六十，其痿病脉大者，痹侠背行，若肠鸣，马刀侠瘿者，皆为劳得之。"马刀侠瘿即与现在的恶性淋巴瘤、淋巴结转移癌的表现相似，为阴虚内热与痰相结致病。后世医家在《内经》《伤寒杂病论》的基础上，指出疮、疡、痈、肿都与火毒有关。如恶性肿瘤晚期患者经常出现患处溃烂流脓流血等痈证，皆为火热毒邪所致。

（三）痰

脾主湿，如脾胃虚弱，水湿不能运化，则水聚于内，水湿不化，津液不布，湿蕴于内，久成湿毒，湿毒泛滥，经久不愈；津液不化，与邪火熬灼，遂凝结为痰。痰饮是由于体内津液输布失常，水湿凝聚而成，既是病理产物同时又是致病因素。若脏腑气机升降出入失调，气滞血瘀，痰饮蕴结，日久可致痰瘀互结，搏聚不散，壅滞血脉，遂可发为有形之癌瘤。或饮食不节，恣食膏粱厚腻、辛辣炙膊、寒凉苦积之品，或过饥伤正，损及脾胃，湿邪内蕴，化为痰积。如清·何梦瑶《医碥》曰："好热饮者，多患膈症""酒客多噎膈，好热酒者尤多"。

（四）瘀

《医林改错》指出："肚腹结块，必有形之血。"如朱丹溪《局方发挥》论曰："自气成积，自积成痰""又行痰挟瘀血，遂成窠囊"。人身气血以调和为顺，情志因素是肿瘤发生的重要因素之一。"百病皆生于气"，气机郁滞，从而导致血瘀，气血瘀滞为肿瘤的发生发展创造了条件。癌毒本身具有善于增殖结块的特点，一旦血流滞缓，就更增加了癌毒增殖结块发生的概率。由于气血瘀滞，必然影响机体水饮津液的正常运行，导致水湿停聚，形成痰凝湿阻水停等系列变化。肿瘤形成后，由于阻碍经络通道，影响气血正常运行，会进一步加重气血瘀滞。而瘀滞等状态又是癌毒扩散和转移的适宜土壤与环境。这样，气血瘀滞—恶性肿瘤—气血瘀滞，形成恶性循环。瘀滞贯穿于肿瘤的全病程，是肿瘤的最主要病理变化。

三、防治及治疗进展

（一）治疗原则

1. 祛邪扶正，攻补平衡

在临床治疗中，我们应以"扶正祛邪""攻补兼施"为原则，在辨病的同时，针对患者潜在的病变特点"论"治，攻补并重。正如《医宗必读·积证》指出："初者，病邪初起，正气尚强，邪气尚浅，则任攻伐；中者，受病渐久，邪气较深，正气较弱，任受且攻且补；末者，病魔经久，邪气侵凌，正气消残，则任受补。"研究表明，扶正祛邪法有较显著的免疫增强和免疫调节作用。扶正不仅可以扶益本源，亦可以调动人体本身的抗病能力，抗御"癌毒"。

一般来说，肿瘤发病早期，患者正气未虚，肿瘤尚小，治宜祛邪攻癌为主，若体弱者，可适当加用扶正药物；肿瘤发展中期，患者正气尚可，瘤体较大，可采用攻补兼施方法；肿瘤至晚期，患者正气虚衰，瘤体进一步增大，则宜扶正为主，兼以抗癌。常用的治疗方法包括扶正和祛邪两方面，"扶正以祛邪，祛邪以安正"，在具体运用过程中要权衡轻重缓急。常用的祛邪法，有理气行滞、清热解毒、活血化瘀、软坚散结、化痰祛湿等；常用的扶正法，有健脾益气、补肾益精、滋阴补血、养阴生津、培补阳气等。

（1）理气行滞　气为血帅，血为气母，气行则血行，气滞则血凝。当人体感受六淫之邪或内伤七情而引起气的功能失调时，则可出现气滞、气郁，进而导致血瘀，瘀积日久，便成肿块，故肿瘤常有胀满、疼痛、痞闷等症状。治疗上当以理气化滞为主，临床上理气行滞法多与活血化瘀、化痰散结等法配合运用。常见的乳腺癌、肝癌、胃癌等病初起治疗，多用理气化滞之法。常用药物有柴胡、枳壳、青皮、陈皮、乌药、木香、积实、厚朴、威灵仙等。

（2）清热解毒　中医认为热毒是肿瘤的致病原因之一，恶性肿瘤在病变过程中也常有邪热瘀毒症状，因此清热解毒也就成为治疗恶性肿瘤的一个重要治疗方法。现代研究证实，许多清热解毒方药有促进癌细胞凋亡、抑制肿瘤血管生成、阻断致癌和反突变、增强免疫等多种抗肿瘤功效。常用药物有黄连、黄芩、大黄、白花蛇舌草、半枝莲、鱼腥草、蒲公英、紫花地丁、败酱草、土茯苓、苦参、天葵子、穿心莲、冬凌草等。

（3）活血化瘀　瘀血为癌症病因病机之一。肿瘤为慢性疾病，古人有"久病多瘀""久病入络"之说，可见血脉瘀阻与肿瘤有密切联系。因气虚、气滞，血行不畅，导致血瘀，瘀久则成肿块或肿瘤，因此活血化瘀也是治疗恶性肿瘤不可少的治疗方法。临床实践和实验研究也证明，活血化瘀方药具有杀灭肿瘤细胞、抑制肿瘤血管生成、对抗肿瘤细胞引起的血小板聚集及癌栓形成、增强机体免疫功能等多种抗肿瘤作用。常用药物有三棱、莪术、三七、丹参、当归、赤芍、桃仁、红花、延胡索、乳香、没药、穿山甲等。

（4）软坚散结　肿瘤的形成，是由痰、瘀、毒互结而成。根据"坚者削之，结者散之，客者除之"原则，治疗恶性肿瘤常用软坚散结方法，软坚散结能软化甚至消除肿块，肿物消除则气血经脉运行畅达，正气自复。现代医学研究结果表明，某些化痰软坚药能够直接杀伤肿瘤细胞，抑制肿瘤细胞的生长，逆转癌前病变，减轻瘤周围组织水肿，调整机体的免疫状态，调节神经内分泌功能的平衡。常用药物有夏枯草、山慈姑、穿山甲、牡蛎、海藻、昆布、鳖甲、藤梨根、石见穿、莪术等。

（5）化痰祛湿　痰是脏腑病理变化的产物，又是引起多种疾病的病因，它们可在全身引起各种各样的痰症，痰凝湿聚则形成肿瘤。元代朱丹溪说："凡人身，上中下有块者多是痰""痰之为物，随气升降，无处不到"。临床上常把体表或体内经久不消的肿块，按痰核施治，多以消痰散结、化痰通络法治疗。对湿毒则以祛湿解毒法治疗。常用药物有半夏、胆南星、陈皮、瓜蒌皮、皂刺、薏苡仁、黄药子、杏仁、白芥子、泽泻、苍术等。

（6）健脾益气　在运用扶正的补养方法时，首先照顾脾胃，因为后天生化之源不能正常运化，任何补益都不能起到应有的作用。脾胃不败，则抗病祛邪就有了本身的基础。肿瘤为渐进性消耗性疾病，癌病日久必伤脾胃，脾失健运，聚湿生痰，气血生化乏源，见纳差、腹胀、神疲、乏力等症，治当健脾益气，祛除痰湿，恢复脾胃功能。若脾主运化失职，则产生的水液在体内不正常地停滞，产生湿、痰、饮等病理产物，三者聚积煎熬成痰结，久之形成肿瘤。若脾主统血功能下降，亦可造成血不能摄，游逸脉外，致成瘀血，积成肿块，与痰凝、气结相结相搏，化为肿瘤。消化道恶性肿瘤放化疗等引起消化道反应的患者，尤应注重健脾益气方法的应用。常用药物有人参、党参、黄芪、白术、茯苓、山药、薏苡仁、甘草等。

（7）补肾益精　肾为先天之本。"先天之本"的肾与肿瘤的发生有着密切关系，且肿瘤久之必伤肾，故中、晚期肿瘤患者多有临床表现如畏寒、肢冷、腰膝酸软、神疲乏力等症状。西医学研究证明，补肾药具有调节内分泌、促进骨髓造血以及改善全身状况等功能，特别是对生殖系统肿瘤、乳腺肿瘤、神经内分泌系统肿瘤、放化疗后骨髓抑制患者有较好疗效。常用药物有枸杞子、女贞子、山茱萸、紫河车、何首乌、肉苁蓉、巴戟天、锁阳、鹿角胶、附子、肉桂鹿角、仙灵脾、仙茅、补骨脂等。

（8）滋阴补血　肿瘤患者日久多耗伤气血，尤其是手术后或放疗、化疗过程中，气血亏虚表现明显，常有头晕、目眩、心悸、怔忡、面色萎黄、唇和指甲苍白、腰酸、疲乏无力、脉细、舌淡白等临床表现。现代医学研究表明，滋阴补血药多有促进红细胞新生，增强骨髓造血功能，有助于肿瘤患者的机体恢复。常用药物有阿胶、熟地黄、何首乌、当归、白芍、龟甲胶、龙眼肉、紫河车等。

（9）养阴生津　肿瘤是一种慢性消耗性疾病，在其发展中必耗伤阴津。"阴虚则内热"，恶性肿瘤患者常见低热、五心烦热、咽干口燥、盗汗、唇赤颧红、尿黄量少、大便干结、舌红少津、脉细数等症状，均为阴液亏损、虚火内生的表现，尤其是晚期或放疗后患者更为多见，当治以养阴生津。常用药物有黄精、天花粉、知母、生地黄、麦冬、天冬、沙参、玄参、石斛、龟甲、鳖甲、玉竹等。

（10）培补阳气　"阳化气，阴成形"（《素问·阴阳应象大论》）。阳能化气，温能散结。《灵枢·百病始生》对有关"积"之成因及其病变过程的论述最为精当，"黄帝曰：积之始生，至其已成奈何？岐伯曰：积之始生，得寒乃生，厥乃成积也……"原文明确指出积之始生必由于寒，为阳虚阴盛所致。故温阳法在肿瘤治疗中有重要作用。温阳法多以制附片、补骨脂、巴戟天、仙茅、干姜、肉桂等组方。

（11）调和之法　在临床上，肿瘤中晚期常见气虚、血虚、阴虚、阳虚等并见，可气血双补、阴阳并调。脾为后天之本，肾为先天之本，肿瘤术后、放化疗后常见脾肾亏虚，治当脾肾共调。

2. "有故无殒，亦无殒"

"有故无殒，亦无殒"出自于《素问·六元正纪大论》，引申意为针对具体病情的需要辨证施治，适度使用峻烈药物，既不伤害机体，又能达到病除身安，体现了辨证施治是保障临床用药安全有效的重要法则。在肿瘤疾病过程中存在着一种特殊情况，患者邪气异常亢盛，正气明显受损，病情加速进展。这时不应因患者身体虚弱放弃放疗、化疗及抗癌解毒的中药等攻邪手段，而一味采用补法或等待患者体质恢复后再攻邪。此时疾病的主要矛盾为邪实，"癌毒"的致病力超过患者自身的内虚程度。且"癌毒"耗散正气，又可以加重正虚。"有病则病当之"，这时采用有效的抗肿瘤治疗，只要治病对症，严格掌握用药剂量和方法则可"直攻其邪"，减弱"癌毒"的致病力，控制病情进展。这个时候就要遵循"有故无殒，亦无殒"的原则大胆治疗。

3. 衰其大半而止

近年来，临床疗效评价的理念发生了根本性变化，以"疾病为核心"，大限度的杀伤肿瘤的治疗模式正向以"患者为核心"、谋求生活质量的人性化治疗模式转变，突出"以人为本，带瘤生存"的观念。"衰其大半而止"语出《素问·六元正纪大论》："大积大聚，其可犯也，衰其大半而止，过者死。""衰大半"，可理解为邪实作为疾病的主要矛盾，已被有效化解，暂时退居为次要矛盾。与之相对，原来的次要矛盾，如正气虚弱，转而上升为疾病的主要矛盾，治疗重点亦应随之转变，变攻逐邪气为扶助正气。由此可知，攻邪治疗如果达到了矛盾主次的转化程度，即可中止，此种程度可视为适度。

根据"衰其大半而止"的理论思想，提出治疗原则——顾护正气，适度祛邪。临床疾病的治疗都应遵循此原则。无论外感疾病，或内伤疾病，其病机均为机体之阴阳失衡，出现阴阳的偏盛偏衰。如《素问·生气通天论》所云："阴平阳秘，精神乃治；阴阳离决，精气乃绝。"中医药治疗疾病主要是通过调整阴阳，使机体达到"阴平阳秘"的平衡状态。恶性肿瘤患者机体阴阳严重失衡，治疗之时过于顾护正气则易使邪气壅滞，过于祛除邪气则易损伤正气，所以，治疗之时攻邪和扶正两者间的平衡更难把握。

中医治病认为"正气存内，邪不可干""邪之所凑，其气必虚"，指出正气虚是导致疾病发生的真正原因，"扶正培本"应是中医治疗疾病过程中始终贯穿的原则。

中医是治疗肿瘤的重要手段之一。目前，中西医结合治疗肿瘤比单一的西医疗效好，它不仅能有效地控制病情发展，又能改善患者整体的内环境，提高疗效，降低西药化疗的毒副反应，提高患者的生活质量并延长其存活期。中医药治疗肿瘤的目标不仅仅是简单的使肿瘤消亡或减小，也以带瘤生存或减轻痛苦为目的。正如《素问·六元正纪大论》所云："大积大聚，其可犯一也，衰其大半而止，过者死""以平为期，而不可过"。

（二）治疗进展

1. 注重生存质量的评价

中医学强调整体调整、辨证论治，重视患者治疗后的满意度和生活质量改善的指标。将生存质量应用于中医肿瘤疗效评价，有利于体现中医治疗肿瘤的特色与优势，在中医肿瘤界已达成共识。生存质量是以反映患者主观感受为主的评价指标，其内容和方式与中医临床特点存在着许多共通之处。将生存质量测评应用在临床疗效评价中已成为国际医学界的共识。

近年来，许多中医临床研究开始将生存质量应用于中医肿瘤疗效评价，一定程度上客观评价和反映了中医疗效的特点，但仍存在许多不足。目前所用量表多为直接引用的国外量表，在应用于中医药临床疗效评价的过程中，中国文化和中医重视的与生存质量相关的内容在现有量表中未能足够体现。如何科学、客观地评价肿瘤患者的生存质量是中医肿瘤疗效评价标准研究的热点与难点。

2. 重视卫生经济学评价

目前多数肿瘤患者确诊时已为中晚期，大多选择放化疗治疗，而放化疗的经济费用多较昂贵，有效率偏低。中医药治疗肿瘤疗效确切，且经济费用较少。如何以最适当的经济费用，取得最好的治疗效果成为当前备受关注的问题。

卫生经济学评价是从经济学的角度对方案进行评价的一种方法，主要目的是考察治疗方案的经济学价值，为卫生资源的优化配置提供决策辅助。通过进行卫生经济学评价，不仅可以更客观、全面地体现中医简、便、廉、验的特点，而且有助于挖掘中医药治疗肿瘤的潜力和优势。

3. 分子学研究进展

现代药理实验证明四君子汤具有诱导细胞凋亡、抑制肿瘤作用。中药蟾酥的有效成分蟾蜍灵能诱导白血病 HL-60 细胞凋亡，起到治疗白血病的作用。有研究发现，紫杉醇可抑制 STAT3 酪氨酸残基的磷酸化，从而抑制恶性细胞的进一步增殖。紫杉醇亦可激活核蛋白激酶 C-δ（PKC-δ），引发高尔基体 Cdk1 的活化，并上调高尔基体相关的 DR5，激活 caspase 8 和 caspase 3，从而激活高尔基体介导的、线粒体参与的细胞凋亡途径。即紫杉醇发挥抗癌活性主要通过稳定微管，抑制解聚，阻断细胞分裂期时染色体的定位和与纺锤丝的连接，进而诱发细胞凋亡或使细胞折返回分裂间期而终止分裂这一途径。紫杉醇还可影响细胞内与凋亡相关的信号转导通路，促使细胞进入凋亡过程；这一机制常与紫杉醇抑制微管的效应相互作用，形成复杂的网络，最终阻断肿瘤细胞分裂或诱使凋亡产生。通过实验证实，灵芝多糖 GL-B 无直接的抗肿瘤作用，其作用是通过促进 TNFα、INFγ 的分泌而实现，明确揭示灵芝多糖的免疫调节效应与其抗肿瘤效应的关系等。

近年来，中医治疗肿瘤取得了飞速发展，提高了疗效，减轻了放化疗毒副作用，改善了患者的生存质量，甚至出现部分晚期肿瘤患者长期带瘤生存。分子靶向治疗在肿瘤治疗中具有效果好和易耐药的双重特征，通过中医药辅助治疗延缓靶向药物耐药时间，减少靶向治疗的毒副反应，可以起到增效减毒的作用。同时在辨证论治理论的指导下，中医药具有调整恶性肿瘤手术患者胃肠功能紊乱、促进术后康复、减少复发转移等优势。

总之，中医药在恶性肿瘤防复发、防转移等方面有独特优势，是治疗肿瘤的重要手段之一。

复习思考题

1. 肿瘤的病因病机是什么？
2. 简述中医治疗肿瘤的原则及扶正祛邪的具体方法。

（宋恩峰）

第十二章　其他常见病证

第一节　月　经　不　调

胞宫周期性出血，月月如期，经常不变，称为"月经"。因为其犹如月亮的盈亏，海水之涨落，有规律和周期性地一月来潮一次，故又称其为"月事""月水""月信"等。

正常女子到了 14 岁左右，月经第一次来潮，称为初潮。正常的月经是女子发育成熟的标志之一。正常的月经周期一般为 28 天左右，正常范围在 21～35 天；经期正常者为 3～7 天，一般为 4～5 天；一般行经总量为 50～80 mL，经期每日经量，第一天最少，第二天最多，第三天较多，第四天减少，个体差异较大；月经颜色多为暗红色，受经量影响开始时颜色较淡，继而逐渐加深，最后又转为淡红色；经血质地应该是不稀不稠，不凝结，无血块，也无特殊气味。经期一般无特殊不适，仅有部分女性经前和经期有轻微的腰酸、小腹发胀、情绪变化等。

月经不调也称月经失调，是一种常见的妇科疾病，是以月经的周期、经期、经量异常，或是月经前、经期时的腹痛及全身症状为主要表现的疾病，其病因可能是器质性病变或功能性失常。临床上常见的月经不调，可以分为月经先期、月经后期、月经先后无定期、月经过多、月经过少、经期延长、经间期出血、崩漏和闭经。

一、月　经　先　期

（一）病因病机

1. 病因

（1）体质素弱或饮食失节，或思虑过度，损伤脾气，中气虚弱，冲任不固，经血失统发为月经先期。

（2）年少肾气未充，或绝经前肾气渐虚，或生育过多，或久病伤肾发为月经先期。

（3）素体阳盛，或过食辛温助阳之品，或感受热邪，热扰冲任、胞宫，迫血下行发为月经先期。

（4）素体阴虚，或失血伤阴，或久病阴亏，或多产房劳耗伤精血，产多乳众，耗损精血，或思虑过度，营阴暗耗，阴血虚少以致阴液亏损，虚热内生，热伏冲任，血海不宁发为月经先期。

（5）素体抑郁，或情志内伤，肝气郁结，郁久化热，热扰冲任，迫血下行发为月经先期。

2. 病机

本病病机主要责之于气虚与血热。气虚则统摄无权，冲任不固；血热则热扰冲任，伤及胞宫，血海不宁，均可使月经先期而至。虚者主要责之于脾肾两脏，脾统血，脾气能够统摄周身血液，使之正常运行而不致溢于血脉之外，气虚则统摄无权，血离脉道，从而导致出血发为月经先期。肾藏精，为先天之本，肾气虚弱，冲任不固，不能制约经血，遂致月经提前而至。此外肝的疏泄失常，肝不藏血，亦可致血液妄行，出现月经先期而至。血热有虚实之分，虚者为阴血虚而生内热，一般月经量少；实热多责之于肝郁、阳盛，热扰冲任，迫血妄行，一般月经量多。

（二）诊断要点

（1）月经周期提前 7 天以上，经期正常，连续 2 个月经周期以上者，称为"月经先期"，亦叫"经期超前""先期经行""经早"。

（2）如果月经先期伴有月经过多者，可能发展为"崩漏"；而"经间期出血"常发生在月经周期的第 12～16 天，出血量较月经量少，或表现为透明黏稠的白带中夹有血丝，出血持续数小时以至 2～7 天可自行停止。

（三）辨证论治

主要辨气虚或血热：气虚之中有脾气虚、肾气虚之分；血热之中有阴虚血热、阳盛血热和肝郁血热之别。治疗皆以安冲为大法，或补脾固肾以益气，或养阴清热，或清热降火。

1. 脾气虚

【证候】经期提前，或经量多，色淡质稀，神疲肢倦，气短懒言，小腹空坠，纳少便溏，舌质淡，苔薄白，脉缓弱。

【治法】补脾益气，固冲调经。

【方药】补中益气汤（《脾胃论》）加减。

黄芪　人参　白术　甘草　当归　陈皮　升麻　柴胡

加减用药：若月经量偏多或行经期间服用，去当归，加用艾叶炭、阿胶、乌贼骨；大便稀溏者，加用茯苓、薏苡仁、砂仁。

【中医特色治疗】

（1）针灸治疗　可选取气海、足三里、地机、脾俞等穴，予毫针补法。

（2）中成药　补中益气丸等。

2. 肾气虚

【证候】经期提前，量少，色淡暗，质清稀，腰酸腿软，头晕耳鸣，小便频数，面色晦暗或有黯斑，舌淡暗，苔薄白，脉沉细。

【治法】补肾益气，固冲调经。

【方药】固阴煎（《景岳全书》）加减。

熟地黄　山茱萸　菟丝子　五味子　远志　人参　山药　炙甘草

加减用药：若腰痛甚者可酌加续断、杜仲、巴戟天；夜尿频数者可酌加益智仁、金樱子。

【中医特色治疗】

（1）针灸治疗　可选取关元、足三里、照海、肾俞等穴，予毫针补法。

（2）中成药　肾气丸等。

3. 阴虚血热

【证候】经期提前，量少，色红质稠，颧赤唇红，手足心热，咽干口燥，舌质红，苔少，脉细数。

【治法】养阴清热，凉血调经。

【方药】两地汤（《傅青主女科》）加减。

地骨皮　生地黄　玄参　白芍　麦冬　阿胶

加减用药：若月经量少，可酌加当归、枸杞、制何首乌、黄精；手足心热者酌加黄柏、知母、制龟板。

【中医特色治疗】

（1）针灸治疗　可选取地机、三阴交、血海、然谷等穴，予毫针补法。

（2）中成药　知柏地黄丸等。

4. 阳盛血热

【证候】月经提前，量多，色紫红，质稠，心胸烦闷，渴喜冷饮，大便燥结，小便短赤，面色红赤，舌质红，苔黄，脉滑数。

【治法】清热降火，凉血调经。

【方药】清经散（《傅青主女科》）加减。

丹皮　地骨皮　青蒿　黄柏　白芍　熟地黄　茯苓

加减用药：若经量多者，去茯苓，加炒地榆、炒槐花、藕节炭、茜草根，以凉血止血；若经行腹痛，经血夹瘀块者，加炒蒲黄、三七，以化瘀止血。

【中医特色治疗】

针灸治疗：可选取地机、三阴交、血海、曲池等穴，予毫针泻法。

5. 肝郁血热

【证候】经期提前，量多或少，经色紫红，质稠有块，经前乳房、胸胁、少腹胀痛，烦躁易怒，口苦咽干，舌质红，苔黄，脉弦数。

【治法】清肝解郁，凉血调经。

【方药】丹栀逍遥散（《内科摘要》）加减。

柴胡　白芍　丹皮　栀子　白术　当归　茯苓　煨姜　薄荷　炙甘草

加减用药：若月经过多者或行经时，可去当归，酌加煅牡蛎、茜草炭、地榆炭；经行不畅，夹有血块者，可酌加丹参、红花。

【中医特色治疗】

（1）针灸治疗　可选取地机、三阴交、血海、行间等穴，予毫针泻法。

（2）中成药　加味逍遥丸等。

二、月 经 后 期

（一）病因病机

1. 病因

（1）先天肾气不足，或房事不节，房劳多产，损伤肾气发为月经后期。

（2）数伤于血，或产多乳众，病后体虚，化源不足，营血衰少发为月经后期。

（3）素体阳虚，或久病伤阳，阳虚内寒，脏腑失于温养，气虚血少发为月经后期。

（4）经产之时，感受寒邪，或过服寒凉，寒邪搏于冲任，血为寒凝发为月经后期。

（5）素性抑郁，情志不遂，气不宣达，血为气滞发为月经后期。

（6）素体肥胖，痰湿内盛，或劳逸过度，饮食不节，损伤脾气，脾失健运，痰湿内生，痰湿下注冲任发为月经后期。

2. 病机

月经后期的病机分虚、实两面。虚者多为脾肾虚，精亏血少，气血化生迟滞，肾虚冲任不足，血海不能按时满盈而无血可下，遂致经行错后。实者多为血瘀、痰湿、寒凝阻滞，致使冲任阻滞，胞脉不通，故血不得下，而使月经周期延长，经行延迟而错后。

（二）诊断要点

（1）月经周期错后7天以上，甚至3~5个月一行，经期正常，连续2个月经周期以上者，称为"月经后期"，亦称"经期错后""经行后期""经迟"。

（2）月经后期经常伴有经量过少，常可发展为闭经。

（3）临床上需与月经先后不定期、早孕相鉴别。

（三）辨证论治

本病辨证，根据月经的量、色、质及全身证候，结合舌脉辨其虚、实、寒、热；治疗以调整周期为主，虚证以补肾养血，或温经养血，实证以理气行滞。

1. 肾虚

【证候】经期错后，量少，色暗淡，质清稀，腰酸腿软，头晕耳鸣，带下清稀，面色晦暗，或面部暗斑，舌淡暗，苔薄白，脉沉细。

【治法】补肾益气，养血调经。

【方药】当归地黄饮（《景岳全书》）加减。

当归　熟地黄　山茱萸　山药　杜仲　怀牛膝　甘草

加减用药：若月经量少者酌加紫河车、肉苁蓉、丹参温阳活血；带下量多者酌加鹿角霜、金樱子、芡实固涩止带；若月经错后过久者，酌加肉桂、川牛膝。

【中医特色治疗】

（1）针灸治疗　可选取气海、关元、中极、肾俞、照海等穴，予毫针补法，可灸。

（2）中成药　肾气丸等。

2. 血虚

【证候】经期错后，量少，色淡质稀，小腹空痛，头晕眼花，心悸失眠，皮肤不润，面色苍白或萎黄，舌质淡，苔薄，脉细无力。

【治法】补血养营，益气调经。

【方药】大补元煎（《景岳全书》）加减。

人参　山药　熟地黄　杜仲　当归　山茱萸　枸杞子　炙甘草

加减用药：若血虚阴亏，见潮热盗汗，心烦等，酌加女贞子、旱莲草、地骨皮以养阴清虚热；若食少便溏者，酌加扁豆、白术、陈皮、砂仁以健脾和胃。

【中医特色治疗】

（1）针灸治疗　可选取足三里、关元、三阴交、脾俞、气海等穴，予毫针补法。

（2）中成药　十全大补丸等。

3. 血寒

（1）实寒

【证候】经期错后，量少，经色紫暗有块，小腹冷痛拒按，得热痛减，畏寒肢冷，舌质暗，苔白，脉沉紧或沉迟。

【治法】温经散寒，活血调经。

【方药】温经汤（《金匮要略》）加减。

吴茱萸　当归　白芍　川芎　人参　桂枝　阿胶　牡丹皮　生姜　甘草　法半夏　麦冬

加减用药：若经行腹痛者，加用小茴香、香附、延胡索；月经过少者酌加丹参、益母草、鸡血藤；经量少、腹痛、瘀块明显者，可酌加炙水蛭、土鳖虫、苏木。

（2）虚寒

【证候】经期错后，量少，色淡质稀，小腹隐痛，喜热喜按，腰酸无力，小便清长，面色㿠白，舌质淡，苔白，脉沉无力。

【治法】温经扶阳，养血调经。

【方药】大营煎（《景岳全书》）加减。

肉桂　熟地黄　当归　枸杞　杜仲　怀牛膝　炙甘草

加减用药：若经行小腹疼痛剧者，酌加巴戟天、小茴香、制香附；虚甚者，加人参、黄芪。

【中医特色治疗】

1）针灸治疗：可选取三阴交、膈俞、关元、气海、肾俞、血海等穴，予毫针补法，关元、气海可灸。

2）中成药：艾附暖宫丸等。

4. 气滞

【证候】 经期错后，量少，经色暗红或有血块，小腹胀痛，精神抑郁，胸闷不舒，舌苔正常或红，苔薄白或微黄，脉弦。

【治法】 理气行滞，活血调经。

【方药】 乌药汤（《济阴纲目》）加减。

乌药　香附　木香　当归　甘草

加减用药：若小腹胀痛，加莪术、延胡索理气止痛；胸胁、乳房胀痛明显，加柴胡、川楝子、王不留行、郁金疏肝解郁，通络止痛；经行量少，加鸡血藤、川芎、丹参养血活血调经。

【中医特色治疗】

（1）针灸治疗　可选取三阴交、中脘、行间、支沟等穴，予毫针平补平泻法。

（2）中成药　柴胡疏肝丸等。

5. 痰湿

【证候】 经期错后，量少，色淡，质黏，头晕体胖，心悸气短，脘闷恶心，带下量多，舌淡胖，苔白腻，脉滑。

【治法】 燥湿化痰，活血调经。

【方药】 芎归二陈汤（《丹溪心法》）加减。

半夏　陈皮　茯苓　甘草　生姜　当归　川芎

加减用药：若脾虚食少，神疲乏力，加人参、砂仁、白术补脾益气；胸闷、呕恶加砂仁、藿香、枳壳理气醒脾；带下量多，加薏苡仁、苍术、车前子健脾燥湿止带。

【中医特色治疗】

（1）针灸治疗　可选取中脘、足三里、内关、三阴交等穴，予毫针平补平泻法。

（2）中成药　香砂六君丸等。

三、月经先后无定期

（一）病因病机

1. 病因

（1）郁怒伤肝，肝疏泄太过，或情志不畅，肝气郁结，疏泄不及，经血当泄不泄，发为月经先后无定期。

（2）青春期肾气未盛，或更年期肾气日衰，或多产房劳伤肾，或久病及肾，肾精亏虚，无精化血，经血蓄期延长则经行后期；阴虚相火偏旺，迫血妄行，则经行先期。

（3）肾气不足，封藏启闭失职，冲任功能紊乱，经血蓄溢失常，该藏不藏则月经提前，藏而不泄则月经又见推后。

（4）劳倦思虑过度，或饮食失节，损伤脾气，脾虚生化受阻，血海不能按时满溢，则月经后期而至；脾气虚弱，统摄失职，冲任失调，则月经提前而潮。

2. 病机

主要病理机制是肝肾功能失调，冲任功能紊乱，导致经血蓄泄失常。其发生与肝、肾功能失调密切相关。若情志不畅，肝气郁结，或郁怒伤肝，肝疏泄失职，经血当泄不泄则月经后期而潮，肝郁易于化火，火旺又将迫血妄行，疏泄太过，以致月经先期，如此疏泄失调交替，遂致月经先后无定期。肾阴虚，肾水不足，则经血不能应期而潮，以致月经后期，但阴虚则火旺，火旺则热，热则迫血妄行，以致月经先期；肾阳之气有封藏统摄功能，以助子宫之固藏，如失职，则子宫失于固藏，必致经行先期；另肾阳虚则冲任通达无力，必致经行后期，这两种功能互相交替失职下必致月经先后无定期。脾虚在本病中亦较为多见，若脾气受损，脾胃化源不足，血海过期不满则可致月经后期；若脾虚气弱，统摄失职，冲任不能约制，则可致月经提前；时而生化不足，时而统摄失常，冲任子宫有时失达，有时失充，从而出现月经先后无定期。

（二）诊断要点

（1）月经周期或前或后 1~2 周，经期正常，连续 3 个周期以上者，称为"月经先后不定期"。亦称为"月经愆期""经乱"。

（2）本病如伴有月经涩少，可形成闭经；如若伴有月经过多，经期延长，则易发展为崩漏之症。

（3）崩漏亦有周期紊乱，但其出血完全没有周期性，并同时出现经期和经量的紊乱，与只有周期不规则而经期正常的月经先后不定期不同。

（三）辨证论治

本病辨证，根据月经的量、色、质及全身证候，结合舌脉综合分析；治疗以疏肝、补肾、调理冲任气血为原则。

1. 肾虚

【证候】月经或先或后 1 周以上，无定期，量少、色淡红而质稀，多伴有头晕耳鸣，腰酸腰痛，小腹空坠，大便溏薄，小便清长，夜间尤甚。舌淡暗，苔薄白，脉沉细。

【治法】补肾益气，养血调经。

【方药】固阴煎（《景岳全书》）加减。

熟地黄 山茱萸 菟丝子 五味子 远志 人参 山药 炙甘草

加减用药：若腰骶酸痛者，酌加杜仲、巴戟天；带下量多者，酌加鹿角霜、沙苑子、金樱子。

【中医特色治疗】

（1）针灸治疗 可选取关元、足三里、照海、肾俞等穴，予毫针补法。

（2）中成药 六味地黄丸等。

2. 脾虚

【证候】经行或先或后，量多，色淡质稀，神倦乏力，脘腹胀满，纳呆食少。舌淡边有齿痕，苔薄白，脉缓弱。

【治法】补气益气，养血调经。

【方药】归脾汤（《重订严氏济生方》）加减。

人参 白术 黄芪 甘草 当归 龙眼肉 大枣 酸枣 仁茯 神远志 木香 生姜

加减用药：若食少腹胀者，可酌加炒麦芽、砂仁、陈皮；月经量多者，去生姜、当归，酌加乌贼骨、陈棕炭、阿胶块（烊化）等。

【中医特色治疗】

（1）针灸治疗 可选取气海、足三里、地机、脾俞等穴，予毫针补法。

（2）中成药 人参归脾丸等。

3. 肝郁

【证候】月经或先或后无定期，经量或多或少，色紫红，夹血块，小腹胀痛，多伴有胸胁、乳房胀痛，喜叹息，闷闷不乐，嗳气纳差，经前尤重。舌质暗，苔薄白，脉弦。

【治法】疏肝理脾，养血调冲。

【方药】逍遥散（《太平惠民和剂局方》）加减。

当归 白芍 柴胡 薄荷 茯苓 白术 甘草 煨姜

加减用药：若经来腹痛者，酌加香附、延胡索；夹有血块者，酌加红花、益母草；脘闷纳呆者，加枳壳、砂仁、陈皮。

【中医特色治疗】

（1）针灸治疗 可选取三阴交、中脘、行间、支沟等穴，予毫针平补平泻法。

（2）中成药 柴胡疏肝丸等。

四、月经过多

（一）病因病机

1. 病因

（1）素体虚弱，或饮食失节，或过劳久思，或大病久病，损伤脾气发为月经过多。

（2）素体阳盛，或肝郁化火，或过食辛燥动血之品，或外感热邪发为月经过多。

（3）素多抑郁，气滞而致血瘀；或经期产后余血未尽，感受外邪或不禁房事发为月经过多。

2. 病机

本病主要病机是冲任不固，经血失于约束。临证有虚实之分，虚者多责之于脾气亏虚，冲任不固，血失统摄，以致经行量多。实者为血热、血瘀，热扰冲任，迫血妄行，或瘀血内停，血不归经，以致经行量多。但本病病程日久，病证常由实转虚。血为气之母，气为血之帅，气血津液间相互转化，长期月经过多导致气随血耗，阴随血伤，久之可见气虚血热、阴虚内热、气阴两虚夹瘀等证。

（二）诊断要点

（1）月经周期、经期正常，经量明显多于既往者，称为"月经过多"，亦称"经水过多"或"月水过多"。

（2）本病常与周期提前、错后相伴，或伴有痛经、不孕、癥瘕。

（3）临床须与"崩漏"区别，后者出血无周期性，同时伴有经期延长，淋漓日久不能自然停止。

（三）辨证论治

本病辨证，根据月经的色、质及全身证候，结合舌脉辨其虚、实、寒、热；治疗经期以辨证止血固冲，平时根据辨证以补气、清热、养阴、化瘀等法治本。

1. 气虚

【证候】行经量多，色淡红，质清稀，神疲体倦，气短懒言，小腹空坠，面色㿠白，舌质淡，苔薄白，脉缓弱。

【治法】补气升提，固冲止血。

【方药】安冲汤（《医学衷中参西录》）加减。

黄芪 白术 生龙骨 生牡蛎 海螵蛸 续断 生地黄 白芍 茜草根

加减用药：若经期血量甚多，加阿胶、乌贼骨、煅牡蛎固摄止血；若小腹冷痛，加艾叶炭、炮姜炭暖宫止血；若经行有块、量多，加三七、蒲黄、五灵脂化瘀止血。

【中医特色治疗】

（1）针灸治疗 可选取气海、足三里、地机、脾俞等穴，予毫针补法。

（2）中成药 补中益气丸等。

2. 血热

【证候】经行量多，色鲜红或深红，质黏稠，口渴饮冷，心烦多梦，尿黄便结，舌质红，苔黄，脉滑数。

【治法】清热凉血，固冲止血。

【方药】保阴煎（《景岳全书》）加减。

生地黄 黄芩 黄柏 熟地黄 白芍 续断 山药 甘草

加减用药：若经血黏稠有臭味、黄带淋漓，下腹坠痛，重用黄芩、黄柏，加败酱草、红藤清热解毒；若肝经郁热，见心烦口苦，乳胀，脉弦滑数等证，加川楝子、郁金、丹皮、栀子疏肝清热止血。

【中医特色治疗】

（1）针灸治疗 可选取血海、三阴交、地机、曲池等穴，予毫针泻法。

（2）中成药 固经丸等。

3. 血瘀

【证候】经行量多，色紫暗，质稠有血块，经行腹痛，或平时小腹胀痛，舌紫暗或有瘀点，脉涩有力。

【治法】活血化瘀，固冲止血。

【方药】桃红四物汤（《医宗金鉴·妇科心法要诀》）加减。

当归 白芍 熟地黄 川芎 桃仁 红花

加减用药：若经行腹痛甚，加延胡索、香附理气化瘀止痛；经血量多，色红，加侧柏叶、血余炭、仙鹤草凉血止血。

【中医特色治疗】

（1）针灸治疗 可选取气海、血海、行间、三阴交等穴，予毫针泻法。

（2）中成药 大黄蛰虫丸等。

五、月经过少

（一）病因病机

1. 病因

（1）禀赋素弱或少年肾气未充，或多产、房劳伤肾，以致肾气不足，精血不充，冲任血海亏虚发为月经过少。

（2）素体血虚，或久病伤血，营血亏虚，或饮食、劳倦、思虑伤脾，脾虚化源不足，冲任血海不充发为月经过少。

（3）感受寒邪，寒客胞宫，血为寒凝；或素多忧郁，气郁血滞，以致冲任受阻，血行不畅发为月经过少。

（4）素多痰湿，或脾失健运，湿聚成痰，痰阻经脉发为月经过少。

2. 病机

月经过少的发病机制以虚证或虚实夹杂为主。虚者多责之于脾肾亏虚，精血化源不足，冲任血海亏虚，经血乏源。实者多由瘀血内停，或痰湿阻滞，冲任壅塞，血行不畅而月经过少。瘀血与痰湿既是致病因素，也是病理产物，因阳虚、气虚均可致血瘀，而脾肾阳气不足，水液代谢失常，可致痰湿内生。

（二）诊断要点

（1）月经周期正常，月经量明显少于既往，不足2天，甚或点滴即净者，称"月经过少"。亦称"经水涩少""经量过少"。

（2）本病虚证多而实证少，若月经稀发、过少可发展为闭经。

（3）临床诊断时，须与经间期出血、激经、胎漏相鉴别。经间期出血发生在两次月经之间（即排卵期），结合基础体温测定，大多能鉴别；激经是妊娠以后仍有规律的少量阴道流血而无损于胎儿发育的一种特殊生理现象，易与月经过少相混淆，激经者应有恶心、呕吐等早孕反应，妊娠试验可有阳性反应等；胎漏是在停经一段时间以后，发生的少量阴道流血。

（三）辨证论治

本病辨证，根据月经的色、质，腹痛的有无及全身证候，结合舌脉辨其虚实；治疗根据辨证，虚者重在补肾养精，实者宜活血通利，虚实错杂宜攻补兼施。

1. 肾虚

【证候】经来量少，不日即净，或点滴即止，血色淡暗，质稀，腰酸腿软，头晕耳鸣，小便频数，舌质淡，苔薄，脉沉细。

【治法】补肾益精，养血调经。

【方药】当归地黄饮（《景岳全书》）加减。

当归　熟地黄　山茱萸　山药　杜仲　怀牛膝　甘草

加减用药：若形寒肢冷者，酌加肉桂、淫羊藿、人参；夜尿频数者，酌加益智仁、桑螵蛸。

【中医特色治疗】

（1）针灸治疗　可选取关元、足三里、照海、肾俞等穴，予毫针补法。

（2）中成药　六味地黄丸等。

2. 血虚

【证候】经来量少，不日即净，或点滴即止，经色淡红，质稀，头晕眼花，心悸失眠，皮肤不润，面色萎黄，舌质淡，苔薄，脉细无力。

【治法】健脾益气，养血调经。

【方药】滋血汤（《证治准绳·女科》）加减。

人参　山药　黄芪　茯苓　川芎　当归　白芍　熟地黄

加减用药：若心悸、失眠者，可加酸枣仁、五味子；脾虚食少者，加炒白术、砂仁。

【中医特色治疗】

（1）针灸治疗　可选取足三里、关元、三阴交、脾俞、气海等穴，予毫针补法。

（2）中成药　十全大补丸等。

3. 血寒

【证候】经行量少，色暗红，小腹冷痛，得热痛减，畏寒肢冷，面色青白，舌质暗，苔薄白，脉沉紧。

【治法】温经散寒，活血调经。

【方药】温经汤（《金匮要略》）加减。

吴茱萸　当归　白芍　川芎　人参　桂枝　阿胶　牡丹皮　生姜　甘草　法半夏　麦冬

加减用药：若小腹冷痛甚者，去牡丹皮、麦冬，加艾叶、小茴香，或桂枝易为肉桂，以增强散寒止痛之力；寒凝而气滞者，加香附、乌药以理气止痛。

【中医特色治疗】

（1）针灸治疗　可选取三阴交、膈俞、关元、气海、肾俞、血海等穴，予毫针补法，关元、气海可灸。

（2）中成药　艾附暖宫丸等。

4. 血瘀

【证候】经行涩少，色紫黑有块，小腹刺痛拒按，血块下后则痛减，舌紫暗，或有瘀斑紫点，脉涩有力。

【治法】活血化瘀，理气调经。

【方药】通瘀煎（《景岳全书》）加减。

当归　山楂　红花　香附　乌药　青皮　木香　泽泻

加减用药：若小腹冷痛、绞痛，加肉桂、吴茱萸、炮姜、艾叶温经止痛；若咽干、口苦、身热，加黄芩、牡丹皮清热凉血。

【中医特色治疗】

（1）针灸治疗　可选取气海、血海、行间、三阴交等穴，予毫针泻法。

（2）中成药　少腹逐瘀丸等。

5. 痰湿

【证候】经来量少，甚至点滴而净，色淡红，质黏稠，形体多肥胖，伴有胸闷气短，舌苔白腻，脉滑或涩。

【治法】化痰祛湿，理气调经。

【方药】二陈汤（《太平惠民和剂局方》）加减。

法半夏　陈皮　茯苓　甘草

加减用药：若腰膝酸软，加续断、杜仲、菟丝子强腰壮肾；若痰湿挟瘀，加益母草、白术、泽兰、川芎活血调经。

【中医特色治疗】

（1）针灸治疗　可选取中脘、足三里、内关、三阴交等穴，予毫针平补平泻法。

（2）中成药　香砂养胃丸等。

六、经期延长

（一）病因病机

1. 病因

（1）素体虚弱，或饮食不节、劳倦、思虑过度伤脾，冲任不固发为经期延长。

（2）素体阴虚，或久病伤阴，或多产房劳致阴血亏耗，阴虚内热，热扰冲任，血海不宁发为经期延长。

（3）平素抑郁，或患怒伤肝，气郁血滞；或外邪客于子宫，邪与血相搏成瘀发为经期延长。

2. 病机

本病的发病机制多由脏腑经脉气血失调，冲任失约；或热扰冲任，血海不宁；或瘀血阻滞，血不归经。脾虚中气不足，统摄无权，冲任不固，不能制约经血，血不循经而渗溢脉外，以致经期延长。本病发为血热者，多为虚热，虚热内生，热扰冲任，血海不宁，经血妄行致经期延长。或为素体阳盛血热者，初起经量多，出血时间延长后，热随血泄，阴随血伤渐至虚热。气虚运血无力可致气虚血瘀，或感受外邪，与血相搏成瘀血，瘀阻冲任、子宫，经血妄行以致经期延长。

（二）诊断要点

（1）月经周期正常，行经期超过 7 天以上，甚至 2 周方净者，称为"经期延长"。又称"经事延长""月水不断""月水不绝"。

（2）本病月经周期多正常，常伴见量多则为经期延长伴月经过多。

（3）本病当与崩漏、异位妊娠相鉴别，崩漏尚有月经周期紊乱，异位妊娠多有停经史和早孕反应，妊娠试验反应阳性。

（三）辨证论治

本病辨证，根据月经的量、色、质、全身证候，结合舌脉辨其虚实；治疗以固冲止血调经为大法，气虚重在补气摄血，阴虚血热宜滋阴清热止血，瘀血者以通为止。

1. 气虚

【证候】经行时间延长，量多，经色淡红，质稀，肢倦神疲，气短懒言，面色㿠白，舌质淡，苔薄白，脉缓弱。

【治法】补气升提，固冲调经。

【方药】举元煎（《景岳全书》）加减。

人参　黄芪　白术　升麻　甘草

加减用药：若经量多，加煅牡蛎、五味子、棕榈炭固涩止血；头晕心悸，失眠多梦，加制何首乌、龙眼肉、熟地黄养血安神；食少纳呆，加神曲、陈皮消食理气。

【中医特色治疗】

（1）针灸治疗　可选取气海、足三里、地机、脾俞等穴，予毫针补法。

（2）中成药　补中益气丸等。

2. 虚热

【证候】经行时间较长，量少，经色鲜红，质稠，咽干口燥，潮热颧红，手足心热，大便燥结，舌红，苔少，脉细数。

【治法】养阴清热，凉血调经。

【方药】两地汤（《傅青主女科》）加减。

地骨皮　生地黄　玄参　白芍　麦冬　阿胶

加减用药：若月经量少，酌加熟地黄、当归、黄精；潮热不退者，加白薇、地骨皮。

【中医特色治疗】

（1）针灸治疗　可选取地机、三阴交、血海、然谷等穴，予毫针补法。

（2）中成药　知柏地黄丸等。

3. 血瘀

【证候】经行时间延长，量或多或少，经色紫暗有块，经行小腹疼痛拒按，舌紫暗或有瘀点，脉涩有力。

【治法】活血祛瘀，固冲调经。

【方药】桃红四物汤（《医宗金鉴·妇科心法要诀》）加减。

当归　白芍　熟地黄　川芎　桃仁　红花

加减用药：若瘀去血不止，加茜草、血余炭、乌贼骨养血止血；若小腹冷痛，加炮姜、香附温经止血；若瘀久化热，苔黄，脉数，加黄芩、藕节炭、生地黄清热化瘀止血。

【中医特色治疗】

（1）针灸治疗　可选取气海、血海、行间、三阴交等穴，予毫针泻法。

（2）中成药　少腹逐瘀丸等。

七、经间期出血

（一）病因病机

1. 病因

（1）肾阴素虚，房事不节，产多乳众，精血耗伤，阴虚内热，热伏冲任，于氤氲之时，阳气乘阴，迫血妄行发为经间期出血。

（2）素体脾虚，或劳倦过度，或饮食不节，损伤脾气，冲任不固，于氤氲之时，阳气内动发为经间期出血。

（3）外感湿热之邪，或情志所伤，肝郁犯脾，水湿内生，蕴久化热，湿热互结，蕴于冲任，于氤氲之时，阳气内动，引动湿热，迫血妄行发为经间期出血。

（4）经期产后，余血未尽之际，感受外邪，邪郁血结，或情志所伤，气滞血瘀，瘀阻冲任，于氤氲之时，阳气内动，引动瘀血，血不循经发为经间期出血。

2．病机

此病的病机关键在肾，肾阴不足，脾气虚弱，湿热扰动，或瘀血阻遏，使阴阳转化不协调，遂发生本病。月经间期是由阴转阳，由虚至盛之时，若癸水不足、肾阴亏虚，阴虚内热，热伏冲任，阴精的滋长不能达到重阴的水平，而阳气已动，阳气乘阴，迫血妄行，以致经间期出血；阳气外泄，阴阳又趋平衡，故出血停止。若肝气郁结，气郁化火，则扰于胞脉胞络，动于血海则出血；脾胃运化失司生湿或摄生不慎，外湿侵袭，蕴久化热，复加阳气内动之机，冲任子宫受扰而出血；瘀阻胞络，氤氲之时，阳气内动，血瘀与之相搏，灼伤血络，血不循经，致出血。

（二）诊断要点

（1）月经周期基本正常，在两次月经之间，氤氲之时，发生周期性出血者，称为"经间期出血"。

（2）本病一般多发生在月经周期的第 10～16 天，如出血量很少，偶然一次者可不作疾病论治，但如反复出血，持续时间长，血量增多，不及时治疗，进一步发展可致崩漏。

（3）本病需与"月经先期"相鉴别，后者多不在经间期，经量正常或量多；经间期出血量少，出血时间在基础体温高温之前。

（三）辨证论治

本病辨证，根据月经的量、色、质、全身证候，结合舌脉辨其虚实；治疗重在经后期，以滋阴养血为主，兼热者清之，兼瘀者化之，兼湿者祛之。

1．肾阴虚

【证候】经间期出血，量少，色鲜红，质稠，头晕耳鸣，腰腿酸软，手足心热，夜寐不宁，舌质红，苔少，脉细数。

【治法】滋肾益阴，固冲止血。

【方药】加减一阴煎（《景岳全书》）加减。

熟地黄　白芍　生地黄　地骨皮　知母　麦门冬　甘草

加减用药：若头晕耳鸣者，酌加珍珠母、生牡蛎；夜寐不安者，酌加远志、夜交藤。

【中医特色治疗】

（1）针灸治疗　可选取肾俞、阴交穴、太溪、三阴交等穴，予毫针补法。

（2）中成药　六味地黄丸等。

2．脾气虚

【证候】经间期出血，量少，色淡，质稀，神疲体倦，气短懒言，食少腹胀，舌质淡，苔薄白，脉缓弱。

【治法】健脾益气，固冲摄血。

【方药】归脾汤（《重订严氏济生方》）加减。

人参　白术　黄芪　甘草　当归　龙眼肉　大枣　酸枣　仁茯　神远志　木香　生姜

加减用药：若下血偏寒者，可加艾叶炭、炮姜炭，以温经止血；偏热者，加生地炭、阿胶珠、棕榈炭，以清热止血。

【中医特色治疗】

（1）针灸治疗　可选取气海、足三里、地机、脾俞等穴，予毫针补法。

（2）中成药　人参归脾丸等。

3．湿热

【证候】经间期出血，血色深红，质稠，平时带下量多色黄，小腹时痛，心烦口渴，口苦咽干，舌质红，苔黄腻，脉滑数。

【治法】清热除湿，凉血止血。

【方药】清肝止淋汤（《傅青主女科》）去阿胶、红枣，加茯苓、土茯苓。

白芍 当归 生地黄 阿胶 丹皮 黄柏 牛膝 香附 红枣 黑豆

加减用药：若带下色黄、量多，加马齿苋、败酱草清热燥湿止带；食欲不振或食后腹胀，去白芍、生地黄，加砂仁、厚朴、麦芽消积健脾；湿盛者，去白芍、生地，加薏苡仁、苍术健脾除湿。

【中医特色治疗】

（1）针灸治疗 可选取至阳、腕骨、阳陵泉、太冲等穴，予毫针泻法。

（2）中成药 二妙丸等。

4. 血瘀

【证候】经间期出血，血色紫暗，夹有血块，小腹疼痛拒按，情志抑郁，舌紫暗或有瘀点，脉涩有力。

【治法】活血化瘀，理血归经。

【方药】逐瘀止血汤（《傅青主女科》）加减。

生地黄 大黄 赤芍 丹皮 当归尾 枳壳 龟板 桃仁

加减用药：若出血量多，去赤芍、当归尾，加三七、炒蒲黄化瘀止血；腹痛剧烈，加延胡索、香附理气止痛；挟湿热者，加炒栀子、黄柏、知母、红藤、败酱草清热止血。

【中医特色治疗】

（1）针灸治疗 可选取气海、血海、行间、三阴交等穴，予毫针泻法。

（2）中成药 少腹逐瘀丸等。

八、崩 漏

（一）病因病机

1. 病因

（1）素体脾虚，或忧思劳倦、饮食不节损伤脾气，脾虚血失统摄，冲任不固发为崩漏。

（2）先天肾气不足，或房劳多产损伤肾气，或久病大病等均致肾气虚，封藏失司，冲任不固，不能制约经血发为崩漏；亦有素体阳虚，命门火衰，阳不摄阴，封藏失职，冲任不固发为崩漏。

（3）素体阳盛血热或阴虚内热；或七情内伤，肝郁化热；或内蕴湿热之邪，热伤冲任发为崩漏。

（4）七情内伤，气滞血瘀；或热灼、寒凝、气虚致瘀；或经期、产后余血未净；或崩漏日久，离经之血为瘀，瘀阻冲任，血不归经发为崩漏。

2. 病机

崩漏的病位主要在于冲任，病机为冲任不固，不能制约经血，子宫藏泻失常，经血妄行而致。以脏腑病变的角度来讲，主要在于肝、脾、肾三脏功能失调。肾气受损，封藏失职，冲任不固是崩漏的发病关键。肝气郁结，或日久肝郁化火，或肝经湿热，导致冲任失固；肝木乘脾土，脾虚中气下陷，无力统摄血液，冲任不固而致崩漏。而以气血病变的角度来讲，主要责之在血热和血瘀，血热迫血妄行，瘀血阻于冲任使血不归经，均可致崩漏的发生。

（二）诊断要点

（1）妇女不在行经期间，阴道突然大量出血，或淋漓下血不断者，称为"崩漏"。前者称为"崩中"，后者称为"漏下"。若经期延长达2周以上者，应属于崩漏范畴，称为"经崩"或"经漏"。

（2）"崩"者阴道出血量多，病势急，且危重，一般称为"血崩"；"漏"者阴道出血量少，点滴而下、淋漓不断，病势缓，病势轻。

（3）"崩"与"漏"的临床表现虽然不同，但两者的发病机理是一致的，均为冲任不固所致；在疾病的发展过程中，两者可以相互转化，如漏下日久，阴伤虚热，热迫血妄行，导致冲任不固，则可由出血量少的"漏下"转变为出血量多的"崩中"。反之，出血量多的"血崩"，若能及时正确治疗，冲任得固，则可由"崩中"转为"漏下"；或者"血崩"出血量多，导致冲任空虚，而无大量血可下，则由出血量多的"崩中"转为出血量少的"漏下"。

（三）辨证论治

治疗当根据发病缓急不同，出血新久各异，本着"急则治其标，缓则治其本"的原则，塞流、澄源、复旧三法，是治疗崩漏的根本。塞流：即止血，是急则治其标的原则，为治疗崩漏的首选大法，是治疗崩漏的关键。澄源：即求因治本，辨证施治，是缓则治其本之法，是治愈崩漏的中心环节。复旧：是固本之意，为调整善后之法，是巩固治愈崩漏的根本。

1. 肾虚

（1）肾阴虚

【证候】经血非时而下，出血量少或多，淋漓不断，血色鲜红，质稠，头晕耳鸣，腰膝酸软，手足心热，颧赤唇红，舌质红，苔少，脉细数。

【治法】滋肾益阴，固冲止血。

【方药】左归丸（《景岳全书》）加减。

龟板胶　枸杞　鹿角胶　牛膝　山药　山茱萸　菟丝子　熟地黄

加减用药：若阴虚内热者，酌加生地黄、麦冬、地骨皮等。

【中医特色治疗】

1）针灸治疗：可选取肾俞、阴交穴、太溪、三阴交等穴，予毫针补法。

2）中成药：知柏地黄丸等。

（2）肾阳虚

【证候】经血非时而下，出血量多，淋漓不尽，色淡质稀，腰痛如折，畏寒肢冷，小便清长，大便溏薄，面色晦暗，舌质淡暗，苔薄白，脉沉弱。

【治法】温肾助阳，固冲止血。

【方药】右归丸（《景岳全书》）加减。

肉桂　附子　鹿角胶　熟地黄　山茱萸　山药　菟丝子　枸杞　杜仲　当归

加减用药：若出血量多，加黄芪、人参补气摄血；甚者加覆盆子、赤石脂固肾涩血；出血量多、色暗红有块，小腹疼痛者，为寒凝血滞，加乳香、没药、五灵脂、炮姜温经祛瘀止血。

【中医特色治疗】

1）针灸治疗：可选取肾俞、关元、气海、命门等穴，予毫针补法，可灸。

2）中成药：桂附地黄丸等。

2. 脾虚

【证候】经血非时而下，量多如崩，或淋漓不断，色淡质稀，神疲体倦，气短懒言，不思饮食，四肢不温，或面浮肢肿，面色淡黄，舌淡胖，苔薄白，脉缓弱。

【治法】健脾益气，固冲止血。

【方药】固冲汤（《医学衷中参西录》）加减。

白术　黄芪　山茱萸　白芍　煅龙骨　煅牡蛎　乌贼骨　棕榈炭　五倍子　茜草

加减用药：若出血量多者，酌加人参、升麻；久漏不止者，酌加藕节炭、炒蒲黄等。

【中医特色治疗】

（1）针灸治疗：可选取气海、足三里、地机、脾俞等穴，予毫针补法。

（2）中成药：补中益气丸等。

3. 血热

【证候】经血非时而下，量多如崩，或淋漓不断，血色深红，质稠，心烦少寐，渴喜冷饮，头晕面赤，舌红，苔黄，脉滑数。

【治法】清热凉血，固冲止血。

【方药】清热固经汤（《简明中医妇科学》）加减。

黄芩　地骨皮　生地黄　阿胶　龟板　牡蛎　焦栀子　地榆生　藕节　陈棕　炭生　甘草

加减用药：若少腹及两胁胀痛，心烦易怒，加柴胡、夏枯草、龙胆草以清肝泄热；若苔黄腻，少腹疼痛者，为湿热阻滞冲任，宜去阿胶，加忍冬藤、红藤、黄柏、茵陈等清热利湿。

【中医特色治疗】

针灸治疗：可选取地机、三阴交、血海、曲池等穴，予毫针泻法。

4. 血瘀

【证候】经血非时而下，量多或少，淋漓不净，血色紫暗有块，小腹疼痛拒按，舌紫暗，或有瘀点，脉涩或弦涩有力。

【治法】活血祛瘀，固冲止血。

【方药】逐瘀止血汤（《傅青主女科》）加减。

生地黄　大黄　赤芍　丹皮　当归尾　枳壳龟　板桃仁

加减用药：若胁腹胀甚，加川楝子、柴胡、香附疏肝理气；若兼见口苦，出血量多、色红，加仙鹤草、地榆、夏枯草化瘀泄热；少腹冷痛者，加乌药、炮姜等温经散寒止痛。

【中医特色治疗】

（1）针灸治疗：可选取气海、血海、行间、三阴交等穴，予毫针泻法。

（2）中成药：少腹逐瘀丸等。

九、闭　经

（一）病因病机

1. 病因

（1）素体不足或思虑、饮食损伤脾胃，生化不足，或产后大出血、久病大病，以致肝肾失养，冲任不充，血海空虚发为闭经。

（2）先天禀赋不足，精气未充、天癸匮乏不能应时泌至则冲脉不盛、任脉不通而闭经；或房事不节，日久伤及肾气，使冲任亏损；或体质虚弱，产育过多，肾气亏损，精血匮乏，冲任失养发为闭经。

（3）素体阴血不足，或失血伤阴，或久病大病致营阴亏耗，血海枯竭发为闭经。

（4）七情所伤，肝失疏泄，气结则血滞，瘀血阻于脉道，血不得下；或经行之际，感受寒邪，血受寒则凝，瘀阻冲任发为闭经。

（5）素体脾虚，脾虚运化失司，聚湿生痰，或痰湿之体，痰湿阻滞冲任二脉，使血不得下行发为闭经。

2. 病机

本病可分为虚实两个方面，虚者多因肾精亏虚，精血不足，或脾胃虚弱，气血化生不足，致冲任不充，血海空虚，无血可下；实者多为气郁、寒凝、痰湿之邪阻隔，冲任受阻，脉道不通，经血不得下行。肾精不足，肝血虚少，冲任失养，无以化为经血而闭经。肾为先天之本，脾为后天之本，气血化生于脾，脾肾亏虚，气血生化乏源，血海不充，亦是闭经的重要病机。若肝、脾、肾三脏功能失调，肾阳不能温煦，脾气不升，肝郁气滞，则水湿内停，湿聚成痰，血液运行不畅，产生瘀血，阻滞气机，经血不下导致闭经。

（二）诊断要点

（1）女子年逾16周岁，月经尚未来潮，或月经来潮后又中断6个月以上者，称为"闭经"。前者称原发性闭经，后者称继发性闭经。古称"女子不月""月事不来""经水不通"等。

（2）妊娠期、哺乳期、更年期的月经停闭，或月经初潮后 1 年内月经不行，不伴其他不适者，属生理现象，不作闭经论。

（三）辨证论治

本病辨证，根据全身证候，结合舌脉辨其虚实；治疗原则根据病证，虚者补而通之，实者泻而通之，虚实错杂者宜补中有通，攻中有养。

1. 肾虚

【证候】多见于年逾十八岁经事不来潮，或初潮较迟而量少，色淡渐致闭经，或伴有头晕耳鸣，腰腿酸软，舌质淡或红，舌苔少，脉沉细。

【治法】滋补肝肾，养血调经。

【方药】归肾丸（《景岳全书》）加减。

熟地黄　山茱萸　山药　菟丝子　枸杞　杜仲　当归　茯苓

加减用药：若精血不足，肌肤不荣，加制何首乌、阿胶、鸡血藤益精养血；腰膝酸软，小腹凉，夜尿多，加益智仁、仙茅、仙灵脾温肾助阳。

【中医特色治疗】

（1）针灸治疗　可选取关元、膈俞、三阴交、照海、肾俞等穴，予毫针补法。

（2）中成药　六味地黄丸等。

2. 脾虚

【证候】月经停闭数月，肢倦神疲，食欲不振，脘腹胀闷，大便溏薄，面色淡黄，舌旁边有齿痕，苔白腻，脉缓弱。

【治法】健脾益气，养血调经。

【方药】参苓白术散（《太平惠民和剂局方》）加减。

人参　白术　茯苓　甘草　白扁豆　薏苡仁　山药　莲子　肉砂仁　桔梗

加减用药：若子宫萎缩，毛发脱落，加鹿角胶、紫河车等血肉有情之品大补气血。

【中医特色治疗】

（1）针灸治疗　可选取气海、足三里、地机、脾俞等穴，予毫针补法。

（2）中成药　人参健脾丸等。

3. 血虚

【证候】月经停闭数月，头晕眼花，心悸怔忡，少寐多梦，皮肤不润，面色萎黄，舌质淡，苔少，脉细。

【治法】补血养血，活血调经。

【方药】小营煎（《景岳全书》）加减。

当归　熟地黄　芍药　山药　枸杞　炙甘草

加减用药：若惊悸怔忡，不眠多汗，加酸枣仁、茯神；虚寒者，去芍药，加生姜；气滞疼痛，加香附。

【中医特色治疗】

（1）针灸治疗　可选取足三里、关元、三阴交、脾俞、气海等穴，予毫针补法。

（2）中成药　四物膏等。

4. 气滞血瘀

【证候】月经停闭数月，小腹胀痛拒按，精神抑郁，烦躁易怒，胸胁胀满，嗳气叹息，舌紫暗或有瘀点，脉沉弦或涩而有力。

【治法】行气活血，祛瘀通经。

【方药】膈下逐瘀汤（《医林改错》）加减。

香附 乌药 枳壳 延胡索 赤芍 桃仁 红花 丹皮 五灵脂 当归 川芎 甘草

加减用药：若少腹痛甚拒按，加蒲黄、三棱化瘀止痛；腰腹冷痛，加小茴香、肉桂温经止痛；小腹疼痛灼热兼便秘，加败酱草、丹皮、知母、大黄清热通便。

【中医特色治疗】

（1）针灸治疗 可选取气海、血海、行间、三阴交等穴，予毫针泻法。

（2）中成药 七制香附丸等。

5. 寒凝血瘀

【证候】月经停闭数月，小腹冷痛拒按，得热则痛缓，形寒肢冷，面色青白，舌紫暗，苔白，脉沉紧。

【治法】温经散寒，活血通经。

【方药】温经汤（《金匮要略》）加减。

吴茱萸 当归 白芍 川芎 人参 桂枝 阿胶 牡丹皮 生姜 甘草 法半夏 麦冬

加减用药：若小腹冷痛，酌加艾叶、小茴香；四肢不温者，酌加制附子、补骨脂。

【中医特色治疗】

（1）针灸治疗 可选取三阴交、膈俞、关元、气海、肾俞、血海等穴，予毫针补法，关元、气海可灸。

（2）中成药 艾附暖宫丸等。

6. 痰湿阻滞

【证候】月经停闭数月，带下量多，色白质稠，形体肥胖，或面浮肢肿，神疲肢倦，头晕目眩，心悸气短，胸脘满闷，舌淡胖，苔白腻，脉滑。

【治法】豁痰除湿，活血通经。

【方药】苍附导痰丸（《叶天士女科诊治秘方》）加减。

半夏 南星 苍术 茯苓 陈皮 香附 枳壳 甘草 生姜 神曲

加减用药：若胸脘满闷，加瓜蒌皮、薤白宽胸理气；疲乏无力，加人参、黄芪益气健脾；面浮肢肿，加益母草、泽兰、泽泻活血利水消肿。

【中医特色治疗】

（1）针灸治疗 可选取中脘、足三里、内关、三阴交等穴，予毫针平补平泻法。

（2）中成药 香砂六君丸等。

（四）预防调护

（1）自月经初潮起，就应学习卫生常识，对月经来潮这一生理现象有一个正确的认识，消除恐惧及紧张心理。

（2）注意经期及性生活卫生，防止经、产期间上行感染，积极预防和治疗可能引起经血潴留的疾病。

（3）经期应注意保暖，忌寒、凉、生、冷刺激，防止寒邪侵袭；平时要防止房劳过度，经期绝对禁止性生活。

（4）如发生月经过多、过少，经期延长，月经先期、后期等疾病应及早治疗，以免发展成崩漏、闭经。

第二节 痛 经

痛经是指妇女在经期及其前后，出现周期性小腹或腰部疼痛，甚至痛及腰骶，严重时可伴恶心呕吐，冷汗淋漓，手足厥冷，甚至昏厥。好发于 15～25 岁及初潮后的 6 个月至两年内，为女性常见病、多发病，严重影响其身心健康。中医古籍中没有"痛经"这个名词，历代医家所论，不外"经行腹痛""经来腹痛""月水来腹痛""少腹坚痛""月水刺痛""脐腹绞痛""妇人经期"等。中医古籍对痛经症状的最早描述，始见于汉张仲景《金匮要略·妇人杂病脉证并治》："带下，经水不利，少腹满痛。"隋代巢元方《诸病源候论》首立"月水来腹痛候"，至明代张景岳《景岳全书·妇人规》首次出现"经行腹痛"病名。

现代医学一般将痛经分为原发性与继发性两种，原发性痛经多属功能性痛经，以青少年女性多见；继发性痛经多属器质性痛经，多见于育龄期妇女。

一、病因病机

（一）病因

（1）肾气亏虚，或房劳多产，或久病虚损，经后胞脉失于濡养，发为痛经。

（2）气血虚弱，脾胃化源不足或大病久病后气血不足，经后冲任气血愈虚，发为痛经。

（3）肝郁气滞，气滞血瘀，或经期产后，余血内流，以致冲任瘀阻，血行不畅，发为痛经。

（4）素体虚寒，或感受寒邪，或过食生冷，寒邪客于冲任，气血凝滞不畅，发为痛经。

（5）素体湿热内蕴，或经期产后余血未尽，复而感受湿热之邪，湿热与血搏结，以致瘀阻冲任，发为痛经。

（二）病机

痛经病变部位在胞宫、冲任。其主要病机为"不荣则痛"或"不通则痛"。《景岳全书·妇人规》中言："凡妇人经行腹痛，挟虚者多，全实者少。"故而痛经的病机根据气血的变化有虚实之分。其一，未行经期间，由于冲任气血平和，致病因素尚不足以引起冲任、胞宫气血瘀滞或不足，故平时不发生疼痛。经期前后，血海有满盈而泄溢出至暂虚，冲任气血变化急骤，此时外邪或其他致病因素干扰，导致胞宫气血运行不畅或失于温煦濡养，发生不通则痛或不荣则痛。其二，痛经实证者疼痛多发生临行经之时，此时血海气实血盛，如寒邪，湿邪等干扰血海经血，以致血滞作痛，当经血排出则瘀滞随之而减，疼痛亦逐渐缓解。

二、诊断要点

（1）发生于经期或行经前后，伴随月经周期规律性发作的以小腹疼痛为主证史。

（2）腹痛多发生在经前1~2天，行经第1天达高峰，可呈阵发性下腹部绞痛，或胀痛伴下坠感，严重者可放射到腰骶部、肛门、阴道、股内侧；甚至可见面色苍白、出冷汗、手足发凉等。

（3）下腹部可有压痛，一般不伴有腹肌紧张或反跳痛。发作一般可持续数小时，1~2天后症状逐渐减轻，消失。

三、辨证论治

痛经的辨证要点主要根据疼痛的性质、部位、程度、时间，结合月经的期、量、色、质与兼证、舌脉等来辨明痛经的寒热虚实。治疗上以调理冲任气血为主。月经期行气和血止痛以治其标，平时则以调气和血，调理冲任治其本。同时还需兼顾素体体质，疏肝理气或益肾健脾等，使之气顺血和，冲任流通，经血畅行则无痛虑。

1. 寒凝血瘀

【证候】经前1~2日或经期小腹冷痛拒按，得热痛减；经血有瘀块，经色紫暗；月经推后或量少，畏寒，手足欠温，或带下量多，面色青白，舌质暗，或有瘀斑、瘀点，舌苔白或腻，脉弦或沉紧。

【治法】温经散寒，除湿止痛。

【方药】少腹逐瘀汤（《医林改错》）加减。

小茴香　干姜　延胡索　没药　当归　川芎　肉桂　赤芍　蒲黄　五灵脂

加减用药：若湿气重者，加苍术燥湿化浊，茯苓健脾渗湿；胀甚于痛者加乌药、香附、九香虫；兼腰痛者，加杜仲、续断、狗脊；若寒邪凝闭，阳气失宣，痛甚而厥，症见手足发凉，冷汗淋漓，加制附片、干姜、艾叶。

【中医特色治疗】

（1）针灸治疗　可选取三阴交、膈俞、关元、气海、肾俞、血海等穴，予毫针补法，关元、气海可灸。

（2）中成药　艾附暖宫丸等。

2. 气滞血瘀

【证候】 经前或经期小腹胀痛，胀甚于痛，拒按；经色紫暗，经血有瘀块，排出后痛暂减；经前可伴有乳房胀痛，胸闷心烦易怒，甚至恶心呕吐，舌质紫暗，或有瘀斑、瘀点，脉弦滑或弦涩。

【治法】 理气活血，化瘀止痛。

【方药】 膈下逐瘀汤（《医林改错》）加减。

五灵脂　当归　川芎　桃仁　丹皮　赤芍　乌药　玄胡索　甘草　香附　红花　枳壳

加减用药：若肝郁气滞化热，症见口苦，苔黄，行经时间延长，经色紫暗，经质黏稠者，加栀子、夏枯草清肝泄热；肝郁伐脾，胸闷食少者，加炒白术、茯苓、陈皮健脾理气；肝气犯胃，恶心呕吐者，加吴茱萸、姜半夏、生姜；兼前后二阴坠胀者，加柴胡、枳壳。

【中医特色治疗】

（1）针灸治疗　可选取气海、血海、行间、三阴交等穴，予毫针泻法。

（2）中成药　益母草膏等。

3. 湿热瘀阻

【证候】 经前或经期小腹胀痛或胀痛拒按，有灼热痛感，或痛连腰骶胀痛不适，经色暗红，质稠或夹较多黏液；月经量多或经期延长，平素带下量多，色黄质稠有臭味，低热起伏，小便黄赤，舌质红，苔黄腻，脉滑数或弦数。

【治法】 清热利湿，化瘀止痛。

【方药】 清热调血汤（《古今医鉴》）加减。

当归　川芎　白芍　生地黄　黄连　香附　桃仁　红花　延胡索　丹皮　莪术

加减用药：若腰痛甚者，加续断、狗脊、秦艽；若经血黏稠有臭味、黄带淋漓，下腹坠痛，加败酱草、红藤、薏苡仁清热化湿解毒。

【中医特色治疗】

针灸治疗：可选取中极、水道、行间、阴陵泉等穴，予毫针泻法。

4. 肾气亏损

【证候】 经期或经后 1~2 天小腹绵绵作痛，腰骶酸痛，经色暗淡，量少质稀薄；或头晕耳鸣，面色晦暗，健忘失眠，舌质红，苔少，脉沉或细。

【治法】 补肾益精，调经止痛。

【方药】 益肾调经汤（《中医妇科治疗学》）加减。

巴戟天　杜仲　续断　乌药　艾叶　当归　熟地黄　白芍　川芎

加减用药：若腰骶酸痛不适者，加菟丝子；潮热者酌加鳖甲、青蒿、地骨皮。

【中医特色治疗】

（1）针灸治疗　可选取关元、膈俞、三阴交、照海、肾俞等穴，予毫针补法。

（2）中成药　杞菊地黄丸等。

5. 气血虚弱

【证候】 经后小腹隐隐作痛，喜按，小腹及阴部空坠，月经量少，色淡，质清稀，面色无华，神疲乏力，舌质淡，脉细无力。

【治法】 益气补血，调经止痛。

【方药】圣愈汤（《医宗金鉴·妇科心法要诀》）加减。

人参　白芍　当归　黄芪　熟地黄　川芎

加减用药：若血虚甚者，加鸡血藤、阿胶；血虚肝郁，症见胁痛、乳胀、小腹胀痛，加柴胡、丹参、香附、乌药；兼腰酸痛不适，加菟丝子、杜仲、桑寄生以强腰补肾；小腹痛喜热熨，酌加艾叶、小茴香、吴茱萸。

【中医特色治疗】

（1）针灸治疗　可选取足三里、关元、三阴交、气海等穴，予毫针补法。

（2）中成药　人参健脾丸等。

四、预防调护

（1）经期保暖，避免受寒，禁止性交、盆浴和游泳，保持外阴清洁卫生。

（2）学习生理卫生知识，正确对待月经的来潮，消除对月经的紧张心理，保持心情舒畅，气机畅达。

（3）养成良好的饮食起居习惯，注意劳逸结合，饮食上忌辛辣、寒凉或滋腻的药物，以防滞血之弊。

第三节　乳　痈

乳痈是由热毒侵入乳房而引发的急性化脓性疾病，属外科常见阳证疮疡。临床特点为乳房局部结块，红肿热痛，并伴恶寒发热等全身症状，可进一步形成脓肿，甚至发生传囊、乳瘘等变证。本病多见于新产妇，好发于产后 3~4 周，亦可见于妊娠期、非哺乳期及非妊娠期。在哺乳期发生者，称"外吹乳痈"；在妊娠期发生者，称"内吹乳痈"；在非哺乳期和非妊娠期发生者，称"不乳儿乳痈"，临床上以"外吹乳痈"最为常见。

现代医学中的急性化脓性乳腺炎属于本病范畴，可参考本节有关内容辨证施治。

一、病因病机

（一）病因

（1）乳汁郁积　初产妇乳头凹陷、畸形、破碎等影响正常哺乳，或哺乳方式不当，或不规律哺乳，或断乳不当等均可致乳络瘀滞不通，乳汁排出不畅，郁久化热酿脓，发为乳痈。

（2）肝郁胃热乳　汁为气血化生，源于脾胃。情志不畅，肝气郁积，厥阴之气失于疏泄，或产后饮食不节，过食肥甘厚味，致脾胃运化失司，阳明胃热壅滞，使乳络闭阻不畅，郁而化热发为乳痈。

（3）感受外邪　初产妇体质偏虚，或体虚汗出受风；或袒胸哺乳而感受风邪；或婴儿含乳而睡，口中热毒之气侵入乳孔，均可致乳络阻塞不通，郁而化热发为乳痈。

（二）病机

乳痈病机总属邪毒壅滞，乳络闭阻，肉腐酿脓之证。本病病位在乳房，与肝、脾、胃相关。其病理主要表现为邪盛的实热证候，成痈化脓的基础在于乳积，可因发病的不同阶段而出现不同的证候特点。初期，多属肝气郁滞，乳汁郁积，肝经循乳、乳头属肝，肝气条达则乳络疏畅，乳汁可正常分泌与排出。若情志抑郁，肝气郁结，气机失于条达，则乳络阻滞不通，致使乳汁郁积，郁而化热，而致本病。成脓期，多属胃热壅盛，乳房为阳明胃经所主，胃为水谷之海，脾胃相表里为气血生化之源，乳汁为气血所化生。若产后饮食不节，恣食厚味，致使脾胃不调，胃热壅盛，阳明积热郁于乳络，热盛乳腐而成痛。溃脓期，邪毒渐尽，病情趋向好转，但因正气受损，故可见邪去正虚，阴伤气耗的病理过程；如脓毒不尽，迁延不愈，时轻时重，可转为慢性或发生变证。

二、诊断要点

（1）初期 常有乳头皲裂，哺乳时感觉乳头刺痛，伴有乳汁郁积不畅或结块，乳房局部肿胀疼痛，结块或有或无，皮色不红或微红，不热或微热。全身症状不明显，或伴有全身感觉不舒，恶寒发热，胸闷头痛。

（2）成痈期 肿块不消或逐渐增大，局部疼痛加重，触痛明显，皮色焮红、灼热；并有壮热不退，口渴思饮，口苦咽干，大便秘结，舌苔黄腻，脉弦数。若肿势局限，肿块中央渐渐变软，按之应指有波动感，属成脓阶段；若属深部脓肿的乳痈，常需穿刺方能确诊。在成脓期大量使用抗生素或过用寒凉中药，或素体亏虚者，常可见肿块消散缓慢，或形成僵块，较难痊愈。

（3）溃脓期 当脓肿成熟时，可自行破溃出脓，或手术切开排脓。若脓出通畅，则肿消痛减，疮口逐渐愈合；若溃后脓出不畅，肿痛不减，身热不退，属脓液波及其他乳络形成传囊乳痈。亦有溃后乳汁从疮口溢出，形成乳漏，愈合较慢。

三、辨证论治

本病总属实热之证，但不同阶段又当区分虚实，主要根据分期的证候特点及病情的发展进行辨别。初期多为肝气郁滞，一般属实证，但若在产褥期，则因产后气血亏虚，多属虚实夹杂之证，治疗时既要照顾产后气血虚弱的一面，又要疏肝理气。至成脓期，常见高热汗出，乳痛较重，属阳热证，此为邪热壅盛，属实证。而在产褥期仍要顾及产后体虚、气血不足的一面，即产褥期乳痈化热成脓期也属虚中夹实证，但治疗时要重在祛邪。溃后期一般邪热渐退，肿块渐消，疼痛缓解，但由于脓液的排出，高热对体力的消耗，而常出现疲乏无力，或余热未清等气虚、阴虚证候，治疗时应以扶正为主佐以清解余热。

1. 肝郁乳积

【证候】乳痈初期，乳房肿胀刺痛，皮色不变或微红，皮温不热或微热，肿块或有或无，乳汁分泌不畅，全身症状不明显，或可伴有恶寒发热，头痛，心烦易怒，胸胁胀满，周身酸楚，大便秘结等，舌淡或红，苔薄黄或腻，脉弦数或滑。

【治法】疏肝理气，通乳消肿。

【方药】逍遥散（《太平惠民和剂局方》）加减。

当归 白芍 柴胡 薄荷 茯苓 白术 甘草 煨姜

加减用药：若乳汁郁积甚者，加王不留行、路路通、漏芦、木通等；肿块明显者，加赤芍、桃仁等；偏于热者，可合用瓜蒌牛蒡汤；偏于寒者，可合用阳和汤。

【中医特色治疗】

（1）针灸治疗 可选取肩井、膻中、足三里、曲池等穴，予毫针泻法。

（2）乳房按摩 局部肿痛、乳汁不通，可行乳房按摩，先热敷数分钟后，再于病变处涂少许润滑油，患者自己或术者，用五指由乳房四周轻轻向乳头方向按摩，沿着乳络方向施以正压，把淤滞的乳汁，逐步推出，排尽蓄乳，局部再敷药使肿消结散。

（3）外敷药 可用金黄膏或玉露膏外敷；或用鲜菊花叶、鲜蒲公英、仙人掌去刺捣烂外敷患处。

2. 热毒炽盛

【证候】乳痈成脓期，乳房肿痛，皮肤焮红灼热，肿块变软，有应指感，或切开排脓后引流不畅，红肿热痛不消，可伴有高热不退，口渴便秘，小便短赤，关节酸痛，患侧腋窝淋巴结肿痛等，舌红，苔黄腻，脉洪数。

【治法】清热解毒，托里透脓。

【方药】透脓散（《外科正宗》）加减。

黄芪 穿山甲 川芎 当归 皂角刺

加减用药：若热甚者，加生石膏、知母、金银花、蒲公英等；口渴甚者，加天花粉、鲜芦根等。

【中医特色治疗】

中医外治疗法：脓肿形成时，应在波动感及压痛最明显处及时切开排脓，切口循乳络方向作放射状切口，以免损伤乳络、乳晕、乳头。若脓肿小而浅者，可用针管穿刺抽脓，并外敷金黄膏。

3. 正虚毒恋

【证候】乳痈溃脓期，乳房肿痛虽轻，但疮口脓水不断，脓汁清稀，愈合缓慢或形成乳漏，可伴有头晕乏力，少气懒言，低热缠绵，食欲减退等，舌淡，苔薄白，脉细弱无力。

【治法】益气和营，排脓解毒。

【方药】四妙汤（《外科说约》）加减。

黄芪 当归 银花 甘草

加减用药：正虚甚者，可加党参、白术、茯苓、白芍等；邪恋甚者，可加连翘、蒲公英、天花粉、桔梗等。

【中医特色治疗】

中医外治疗法：乳痈切开或针管穿刺抽脓后，可用八二丹或九一丹提脓拔毒，并用药线引流，外敷金黄膏，待脓净仅有黄稠滋水时，改用生肌散收口。

四、预防调护

（1）产后保持心情开朗、乐观、畅达，有利于保持乳汁通畅，避免乳汁瘀积。

（2）产妇应多饮水，忌食辛辣油腻的食物，宜清淡饮食，保持充足的睡眠，以增强身体的抗病能力。

（3）产妇应勤换乳罩，保持乳头清洁，每次喂奶前后用温水清洗乳头，不使婴儿含乳而睡，注意乳儿口腔清洁；养成定期哺乳习惯，每次哺乳应将乳汁吸空，如有积滞，可按摩或用吸乳器辅助排出乳汁。

（4）产妇若有乳头擦伤、皲裂，须及时治疗，发生乳痈需立即停止哺乳，可用吸乳器吸出乳汁，同时用乳罩或三角巾托起乳房，以减少其活动而减轻疼痛，并及时就医。

第四节 脱 疽

脱疽是指四肢末端坏死，严重时趾（指）节坏疽脱落的一种慢性周围血管疾病。其临床特点是好发于四肢末端，以下肢多见，初起趾（指）怕冷，苍白，麻木，间歇性跛行，继则疼痛剧烈，日久患趾（指）坏死变黑，甚至趾（指）节脱落。脱疽之病最早见于《黄帝内经》，《灵枢·痈疽》曰："发于足趾，名脱痈，其状赤黑，死之治；不赤黑，不死。治之不衰，急斩之，不则死矣。"晋代皇普谧的《针灸甲乙经》将《内经》论述的"脱痈"改为"脱疽"，首次提出"脱疽"病名。我国首部外科学专著《刘涓子鬼遗方》亦称其为"脱疽"。此外有"脱骨疽"（《外科全生集·卷二·脱骨疽》）、"蛀节疗"（《外科发挥·卷四·脱疽》）、"手足甲疽"（《冯氏锦囊秘录·卷十九》）、"敦疽"（《证治准绳·疡医》）等别名，还俗称"十指零落"。明代王肯堂《证治准绳·疡医》认为大趾患者为脱疽，其他各趾患者为敦疽，《医宗金鉴》则认为十趾都有可能发生脱疽或敦疽，重者为脱疽，轻者为敦疽。

现代医学中的血栓闭塞性脉管炎、动脉硬化性闭塞、红斑肢痛症和糖尿病足等周围血管疾病属于本病范畴，可参考本节有关内容辨证施治。

一、病因病机

（一）病因

（1）外受寒湿之邪，阳伤不得达于四末，或肢体失荣，或寒邪郁而化热，热盛肉腐，发为脱疽。

（2）房劳过度耗肾精肾气，熏肤灼筋，则或为肢末干枯，或为肉溃筋伤，发为脱疽。

（3）过食膏粱厚味及辛热炙煿之品，致脾气不健，或热结于中，淫热灼于肢肤，肉腐成脓，发为脱疽。

（4）肝气郁结，郁久化火，火郁之邪阻于脉络，气滞血凝，脉络不通，发为脱疽。

（5）跌扑损伤、沸水、火焰等均直接伤及人体之筋肉血脉，发为脱疽。

（二）病机

脱疽以脾肾亏虚为本，寒湿外侵或跌扑损伤为标，大多属虚实夹杂，以气血凝滞，经脉阻塞为主要病机。其病位主要在脾与肾。脾气不健，化生不足，气血亏虚，内不能壮养脏腑；外不能充养四肢。脾肾阳气不足，不能温养四肢，又外受寒湿之邪，则阳伤而不得达于四末，寒客血脉，脉络闭阻，气血流行不畅，不通则痛，四肢气血不充，失于濡养则皮肉枯槁，坏死脱落。若寒邪久蕴，则郁而化热，湿热浸淫，则患趾（指）红肿溃脓。热邪伤阴，病久可致阴血亏虚，肢节失养，干枯萎缩。

二、诊断要点

（1）患肢疼痛、麻木，间歇性跛行，趺阳脉减弱或消失为各种脱疽的主症，是诊断脱疽的主要依据。再根据各种脱疽的不同临床特征，确定不同的脱疽类型。

（2）初起时患肢苍白发凉、酸痛、怕冷、麻木，间歇性跛行，趺阳脉减弱，继而出现夜间静息性疼痛，痛甚时彻夜抱膝抚足而坐。

（3）后期患肢皮色暗红，犹如煮熟的红枣，皮肤上起黄疱，渐变为黑色，呈浸润性蔓延；甚则趺阳脉消失，腐烂蔓延，五趾相传，上至足背，末节干黑、坏死，创口经久不愈，趾（指）节脱落。

（4）本病多见于男性，好发于四肢末端，以下肢多见，发病前常有吸烟、寒冻、小腿外伤史。

（5）辅助检查 肢体动脉超声多普勒、血流图、甲皱微循环、动脉造影及血脂、血糖等检查，可以明确诊断。

三、辨证论治

寒湿阻络证见患趾（指）喜暖怕冷，皮色苍白，触之冰凉，间歇性跛行；血脉瘀阻证见患趾（指）皮色暗红或青紫，足部下垂时更甚，舌质暗红；湿热毒盛证见患肢剧痛，喜凉怕热，皮色紫暗、肿胀，溃破腐烂，或伴有发热等症；热毒伤阴证见皮肤干燥，毫毛脱落，趾（指）甲增厚变形，趾（指）呈干性坏疽，或伴口干等症；气血两虚证见患肢疼痛已较轻，喜暖怕冷，切口经久不愈，肉芽呈灰白色如镜面，脓液少而清稀，或伴心悸气短，畏寒自汗，神疲倦怠等症。

脱疽实证以寒湿阻络、血脉瘀阻、湿热毒盛为主，久病多虚，则以阴伤或气血两虚为主，在脱疽虚实转化中，每多虚实夹杂，故必须分清标本虚实的主次。脱疽常用温经散寒法、活血化瘀法、清热解毒法、补气养血法等，这些治法常配合使用，如寒湿阻络证常温经散寒、活血化瘀配合使用，寒湿郁久，有化热之象，还需配用清热解毒法；又如湿热毒盛证除使用清热利湿法外，尚需根据气虚、血虚、血瘀等不同病机，配合使用补气、养血、活血化瘀等多种治法。

1. 寒湿阻络

【证候】患趾（指）喜暖怕冷，局部皮肤苍白，触之冰凉、干燥，患足可出现轻度肌肉萎缩，间歇性跛行，趺阳脉搏动减弱或消失；舌质淡，苔白腻，脉沉迟而细。

【治法】温阳散寒，活血通络。

【方药】阳和汤（《外科证治全生集》）加减。

熟地黄　肉桂　白芥子　炮姜　炭生　甘草　麻黄　鹿角胶

加减用药：气虚者，加党参、黄芪甘温补气；痛甚者，加延胡索散瘀止痛；阴寒重者，加制附子温阳散寒。

【中医特色治疗】

（1）中成药　独活寄生丸等。

（2）中药熏洗　白芷、肉桂、麻黄、苍术、当归、附子、黄柏、威灵仙、干姜各 30 g 加水 4 000 mL，煎至 2 500 mL，先熏后洗患肢，每次 30 min 至 1h，每日 1 次。

2. 血脉瘀阻

【证候】患趾（指）酸胀疼痛加重，夜难入寐，患肢畏寒、触之冰凉，皮色暗红或青紫，足部下垂时更甚，抬高则见苍白，肌肉萎缩，跗阳脉搏动消失；舌质暗红，苔腻，脉弦或涩。

【治法】活血化瘀，通络止痛。

【方药】桃红四物汤（《医宗金鉴·妇科心法要诀》）加减。

当归　白芍　熟地黄　川芎　桃仁　红花

加减用药：痛甚者，加延胡索、乳香、没药以化瘀止痛；挟湿者，加黄柏、苍术以燥湿。

【中医特色治疗】

中药外敷：当归、川芎、赤芍、丹参、红花、金银花各 30 g 加水 2 000 mL，煎至 1 500 mL，得温时用无菌纱布沾湿药液后敷患处 30 min 左右，每日 2 次，每剂用 2 天。

3. 湿热毒盛

【证候】患肢剧痛，日轻夜重，喜凉怕热，皮色紫暗、肿胀，渐变紫黑，浸润蔓延，溃破腐烂，甚则五趾（指）相传，波及足背或伴有发热等症；舌质红，苔黄腻，脉弦数。

【治法】清热利湿，活血化瘀。

【方药】四妙勇安汤（《验方新编》）加减。

金银花　玄参　当归　甘草

加减用药：湿热重者，加黄柏、苍术以清热燥湿；血瘀明显者，加桃仁、红花、乳香、没药以活血化瘀；气血两虚者，加党参、生地、炙黄芪、鸡血藤以益气养血活血。

【中医特色治疗】

中药外敷：以 0.9% 氯化钠注射液冲洗溃疡面，无菌棉球拭干溃疡面及周围皮肤，以复方黄柏液浸透无菌纱布湿敷，外用绷带固定，每日 1 次。

4. 热毒伤阴

【证候】皮肤干燥，毫毛脱落，趾（指）甲增厚变形，肌肉萎缩，趾（指）呈干性坏疽；舌红，苔黄，脉弦细数。

【治法】清热解毒，养阴活血。

【方药】顾步汤（《外科真诠》）加减。

黄芪　人参　石斛　当归　金银花　牛膝　菊花　蒲公英　紫花　地丁　甘草

加减用药：口渴甚者，加天花粉以生津止渴；伴血虚者，加熟地黄、白芍以养血；瘀滞未溃者，加穿山甲、皂角刺等以消肿溃痈；伴湿热者，加黄芩、黄柏等以清热利湿；伴血热者，加赤芍、丹皮等以凉血化瘀。

5. 气血两虚

【证候】患肢疼痛已较轻，喜暖怕冷，疮口久不愈合，呈灰白色如镜面，脓液少而清稀，皮肤干燥、脱屑，指甲增厚变形生长缓慢，肌肉萎缩，心悸气短，畏寒自汗，神疲倦怠；舌质淡，苔薄白，脉沉细无力。

【治法】补益气血。

【方药】十全大补汤（《太平惠民和剂局方》）加减。

人参 肉桂 川芎 熟地黄 茯苓 白术 炙甘草 黄芪 当归 白芍 生姜 大枣

加减用药：口渴者加麦冬、天花粉、沙参等以养阴生津。

【中医特色治疗】

中成药：十全大补丸等。

四、预防调护

（1）高优质蛋白、高维生素、低脂肪为膳食原则，多食新鲜蔬菜、水果，忌肥甘厚味、辛辣食物，忌烟酒。

（2）冬季户外工作时，注意保暖。

（3）避免外伤。

（4）鞋袜宜宽大舒适，每天用温水泡洗双足，局部热敷时应防止烫伤。

（5）患侧肢体运动锻炼，可促进患肢侧支循环：患者仰卧，抬高下肢 20～30 min，然后两足下垂床沿 4～5 min，同时两足及足趾向下、上、内、外等方向运动 10 次，再将下肢平放 4～5 min，每日运动 3 次。

（6）积极参加体育锻炼以增强体质，提高机体抗病能力。

第五节 湿 疮

湿疮是一种由多种内外因素引起的过敏性炎症性皮肤病，以多形性皮损，对称分布，易于渗出，自觉瘙痒，反复发作和慢性化为临床特征。《医宗金鉴·外科心法》浸淫疮记载："此症初生如疥，瘙痒无时，蔓延不止，抓津黄水，浸淫成片。"根据其发生部位分为浸淫疮、旋耳疮、恋眉疮、瘑疮、四弯风、湿毒疮、乳头风、肾囊风、脐疮、肛门湿疮，阴湿疮。一般手部、耳部和阴囊部位的湿疮容易反复且治疗时间长，易于形成顽固性湿疮。本病男女老幼皆可发病，但以先天禀赋不耐者为多，可发生于任何年龄，任何部位，任何季节，但常在冬季复发或加剧有渗出倾向，慢性病程，易反复发作。

一、病因病机

（一）病因

（1）饮食不节，过食辛辣刺激荤腥动风之品，伤及脾胃，湿从内生，蕴久化热，湿热困脾，复感风湿热之邪，发为湿疮。

（2）外感淋雨涉水，久居湿地，内外湿邪相搏久而化热，湿热蕴结，浸淫肌肤，发为湿疮。

（3）五志过极或劳心过度，耗伤阴血；肝气郁结，气郁化火，与风湿相搏，蕴结肌肤，发为湿疮。

（4）禀赋不足或脾气虚弱，后天失养，生化不足，阴血亏虚，或病久耗损阴血，血不润肤而生风化燥，发为湿疮。

（二）病机

湿疮病位在肌表，总因禀赋不耐，风、湿、热阻于肌肤所致。就外因而论，天气炎热，气候潮湿，久居湿地，外风侵袭肌肤，风、湿、热之邪外袭机体；内因以脾湿为主，脏腑虚弱、禀赋差异、饮食失节或过食肥甘厚味辛辣之物，脾胃受损，失其健运，湿热内生，湿热搏结发于肌肤，而致湿疮；湿与热相合困脾，浸淫日久可化热化燥，内耗津液，或情绪内伤，五志过极或劳心过度，耗伤阴血，以致血虚生风，发为湿疮。风，湿，热三邪之中，尤以湿邪最为重要。湿疮初期多为湿热浸淫，日久则伤阴耗血，肝失血养，风从内生，或因心绪烦扰，五志不遂，则生内热，内热郁久化火，热邪伤阴、动风、动血而致病。急性者以湿热为主；亚急性者多与脾虚湿恋有关；慢性者则多病久耗伤阴血，血虚风燥，乃致肌肤甲错。

二、诊断要点

（1）皮疹部位 随机发生在任一部位，基本上主要集中在外露、侧面，并且是双侧平衡分散。急性湿疮常见于头面，耳后，四肢远端，手，足露出部及阴囊，外阴等处。慢性湿疮常见于小腿，手，足，肘窝，膝窝，外阴等处。

（2）皮疹特点 急性湿疮多数为密集的粟粒状红色丘疹、丘疱疹、水疱，基底潮红，伴有糜烂、渗出、结痂，由于搔抓，丘疹、丘疱疹或水疱顶端搔破后呈明显点状渗出及小糜烂面，浆液不断渗出，病变中心往往较重，而逐渐向周围蔓延，外围又有散在丘疹、丘疱疹，故境界不清。当合并有感染时，则炎症可更明显，可出现脓性渗出，皮损黄色结晶体及痂屑，自觉瘙痒剧烈。还可合并毛囊炎，局部淋巴结炎等。亚急性湿疮：当急性湿疮炎症减轻之后，或急性期未及时适当处理，拖延时间较久而发生亚急性湿疮。皮损以小丘疹，鳞屑和结痂为主，红肿、水疱减轻。自觉瘙痒，或轻或重，一般无全身不适。慢性湿疮，多由急性、亚急性湿疮反复发作而来，也可起病即为慢性湿疮，其表现为患部皮损肥厚粗糙，触之较硬，色暗或紫褐色，皮纹显著，或呈苔藓样变，常伴有少量抓痕、结痂、鳞屑及色素沉着，间有糜烂、流液。若发生在掌跖、关节部的易发生皲裂，而致皮损部有疼痛感，瘙痒呈阵发性。周围散在少数丘疹、丘疱疹，皮损在内外诱因刺激下，可再次发展成急性湿疮。病程较长，时轻时重，可延至数月至数年。发于手、足、关节部位者，易出现皲裂，自觉疼痛，影响活动。

（3）自觉症状 剧烈瘙痒，完全不痒的皮损，应该考虑其他皮肤病。

（4）慢性病情 病程不定，可反复发作，缠绵难以根治。

（5）与接触性皮炎及神经性皮炎相鉴别。

1）接触性皮炎：接触性皮炎病灶位置基本上以接触区域为主，皮疹外形单一、清晰、边界明确，从根源上治疗后，复发率低。

2）神经性皮炎：神经性皮炎与压力密切相关，常发于颈部两侧、肘膝关节伸侧、眼睑、尾骶部等。最具有代表性的肌肤破损是浅红色的平面丘疹，密集而淡，有癣类特征，外渗不明显，瘙痒之症难忍。

三、辨证论治

根据病程和皮损特点，分为急性、亚急性、慢性；急性者以湿热为主，多因饮食不节，饮酒过多，或者进食过多辛辣，腥发动风之品，伤及脾胃，脾虚失运，外感风湿热邪，内外两邪相搏，浸淫肌肤发为湿疮。发病急，皮损潮红灼热，瘙痒无休，渗液流水。伴身热，心烦口渴，大便干，尿短赤。亚急性者多与脾虚湿恋有关，素体虚弱，脾虚不运，湿邪留恋，肌肤失去濡养，发病较缓，皮损潮红，瘙痒，抓后糜烂渗出，可见鳞屑，伴纳少，神疲，腹胀便溏。慢性者则多病久耗伤阴血，血虚生风生燥，化燥脱屑，肌肤失去润泽，乃至肌肤甲错，皮损色暗或色素沉着，剧痒，或皮损粗糙肥厚。伴口干不欲饮，纳差腹胀。

湿疮初起或在急性发作阶段属实，以脾胃湿热，复感风、湿、热邪，内外之邪相搏，充于腠理，浸淫肌肤为主。久病多虚，以气虚、阴虚、血虚、脾虚、肾虚为主。湿性重浊黏腻，易耗伤阴血，化燥生风，故缠绵不已，反复发作。一般湿疮初起多实，以祛邪为主，常用清热利湿止痒法。日久虚象明显，多补益脾肾、滋阴养血祛风止痒法。虚实夹杂者，治当清利与补虚并用。

1. 湿热浸淫

【证候】多见于急性湿疮，发病急、病程短，皮损基底潮红、丘疱疹、渗液，灼热瘙痒无休；搔抓后渗液淋漓，味腥而黏，或结黄痂、糜烂、脱皮，抓后痒痛相兼，渗出不止，常伴身热心烦，口渴，身热不扬，大便干，小便短赤；舌质红，苔薄白或黄，脉滑或数。

【治法】清热解毒，利湿止痒。

【方药】萆薢渗湿汤（《太平惠民和剂局方》）加减。

　　萆薢　薏苡仁　黄柏　茯苓　丹皮　泽泻　滑石　通草

　　加减用药：若发于上部者，去黄柏，加菊花、蝉衣、防风；发于中部者，加龙胆草、栀子、黄芩；发于下部者，加车前子；瘙痒甚者，加地肤子、白鲜皮；心火炽盛、口干心烦、口舌生疮、失眠易惊者加连翘心、栀子、莲子心、黄连、黄芩；胃火炽盛、口苦口臭、苔厚燥、唇干裂、大便干结加大黄、黄连、焦栀子；夏季暑湿重加茵陈、藿香、薏苡仁；渗液多加车前子、泽泻、猪苓、冬瓜皮等。

【中医特色治疗】

（1）中成药　龙胆泻肝丸等。

（2）中医外治疗法　急性湿疮红肿，有大量渗液或脓液，可选用10％黄柏水或中药煎汤待冷湿敷等；对急性红肿，有丘疹水疱，甚至脓疱疹，但无糜烂或溢液，则可采用干燥疗法，即搽有止痒作用的炉甘石洗剂。

2. 脾虚湿蕴

【证候】多见于亚急性湿疹，多由湿热型迁延而致，病程较长，反复发作，缠绵不已。发病较缓，皮肤轻度潮红，有淡红色或暗红色粟粒状丘疹、水疱、轻度糜烂、渗出、结痂、脱屑反复发作者，瘙痒，抓后糜烂渗出不止，可见鳞屑；伴有胃脘满闷，纳少，面色萎黄，神疲，腹胀便溏；口中黏腻，口渴而不思饮，身倦乏力，女性白带清稀，淡而不臭，大便不干或先干后溏，小便清长；舌质淡，苔白或腻，脉沉缓。

【治法】健脾益气，化湿止痒

【方药】除湿胃苓汤（《医宗金鉴》）加减。

　　苍术　厚朴　陈皮　猪苓　泽泻　茯苓　白术　滑石　防风　栀子　木通　肉桂　甘草

　　加减用药：若瘙痒渗液过多者，加车前子、苦参；大便稀溏者，加马齿苋、黄连；胃纳不佳者，加藿香、佩兰等；瘙痒甚者加地肤子等；如发于上肢者，可用桑枝、羌活；下肢皮损加木瓜、牛膝、独活等；头面皮损加黄芩、野菊花、藁本；发于耳、口周者，可用黄连、龙胆草；阴道及肛周皮损加龙胆草、黄柏。

【中医特色治疗】

（1）中成药　参苓白术丸等。

（2）中医外治疗法　亚急性湿疮水疱糜烂、渗出明显时，外治宜收敛、消炎，促进表皮恢复，可选用黄柏、生地、马齿苋、野菊花等煎汤外洗并湿敷。

3. 血虚风燥

【证候】多见于慢性湿疹，因久病耗伤阴血，血虚风燥所致肌肤甲错。皮肤粗糙肥厚，相对局限，皮损色暗或色素沉着，有明显瘙痒，表面可有抓痕、血痂，伴身倦乏力，口干不欲饮，纳差，腹胀，失眠多梦等；舌质淡，苔白，脉沉缓或濡细。

【治法】养血润肤，祛风止痒。

【方药】当归饮子（《重订严氏济生方》）加减。

　　当归　白芍　川芎　生地黄　刺蒺藜　防风　荆芥　首乌　黄芪　甘草

　　加减用药：若瘙痒不能入眠者，加珍珠母、牡蛎、夜交藤、酸枣仁；皮损粗糙、肥厚严重者，加丹参、鸡血藤、地龙、乌梢蛇活血祛风；如兼气血两虚，可加党参或太子参。

【中医特色治疗】

（1）中成药：秦艽丸等。

（2）中医外治疗法：慢性湿疮滋水减少时，外治宜保护皮肤，避免刺激，促进角质新生，清除残余炎症，可选用黄连软膏、青黛膏外搽。

四、预防调护

（1）积极寻找病因，避免各种外界刺激，回避致敏物质。

（2）养成良好的生活及饮食习惯，保持心情舒畅，饮食宜清淡，忌食鱼、虾、蟹、鸡、鸭、牛羊肉等发物，忌食辣椒、葱、蒜、韭菜、生姜、花椒、芋头等辛香之品。

（3）急性湿疮忌用热水烫洗及肥皂等刺激物洗患处，湿疮应避免搔抓。

（4）湿疮发作期间，暂缓预防注射各种疫苗等。

复习思考题

1. 痛经的主要病机是什么？

2. 痛经的辨证要点有哪些？

3. 常见的月经不调可分为哪几类？

4. 何为治崩三法？其要点是什么？

5. 试述乳痈的分类。

6. 试述乳痈的病因病机。

7. 乳痈的辨证要点是什么？

8. 乳痈的治疗方法有哪些？

9. 脱疽的主要病机是什么？

10. 脱疽湿热毒盛与热毒伤阴的辨证论治有何异同？

11. 湿疮的主要病机是什么？

12. 湿疮的常见辨证分型有哪些？

（张莹雯）

第十三章　针灸学基础

【学习目标】

1. 掌握十二经脉的命名，十二经脉的循行、流注次序以及分布规律；腧穴的概念、分类以及定位；常用腧穴的定位、主治；常用针法与灸法；掌握针灸治疗原则。

2. 熟悉经络系统的组成，腧穴的主治规律，针灸异常情况的预防与处理，常见病的针灸治疗。

3. 了解经络学说的起源与发展，十四经腧穴与经外奇穴。

【重点内容】

1. 经络系统的循行分布及其脏腑表里关系。

2. 常用腧穴的定位、主要治疗作用及主要治疗规律。

3. 针灸的治疗原则。

第一节　经　络　总　论

一、经络的概念

经络是经脉和络脉的总称，是运行全身气血，联络脏腑形体，沟通上下内外，感应传导信息的通路系统，是人体结构的重要组成部分。《灵枢·脉度》说："经脉为里，支而横者为络，络之别者为孙。""经"是经络系统中的主要路径，存在于机体内部，贯穿上下，沟通内外；"络"就是主路分出的辅路，存在于机体的表面，纵横交错，遍布全身。经络将人体内外、脏腑、肢节连成为一个有机的整体。

经络学说是专门研究人体经络系统的组成、循行分布及其生理功能、病理变化，并指导临床实践的中医理论学说。中医临床治病明辨病变的脏腑经络，把握疾病的传变，以及中药的归经理论等，都以经络学说为基础。经络学说是中医基础理论，也是针灸及推拿的理论核心。

二、经络系统的组成

经络系统由经脉和络脉组成，是由经脉、络脉及其连属部分构成的与内部的脏腑器官之气相通的，有规律地连贯形成的结构体系。其中经脉包括十二经脉、奇经八脉、十二经别、十二经筋、十二皮部；络脉包括十五络脉及浮络、孙络等，见图13-1-1。

三、经络的分布

1. 十二经脉的命名

十二经脉的名称由手足、阴阳、脏腑三部分组成，是根据阴阳消长，经脉循行于上下肢的特点以及经脉与脏腑络属的关系而确定的，可分为手三阴经、手三阳经、足三阴经、足三阳经。

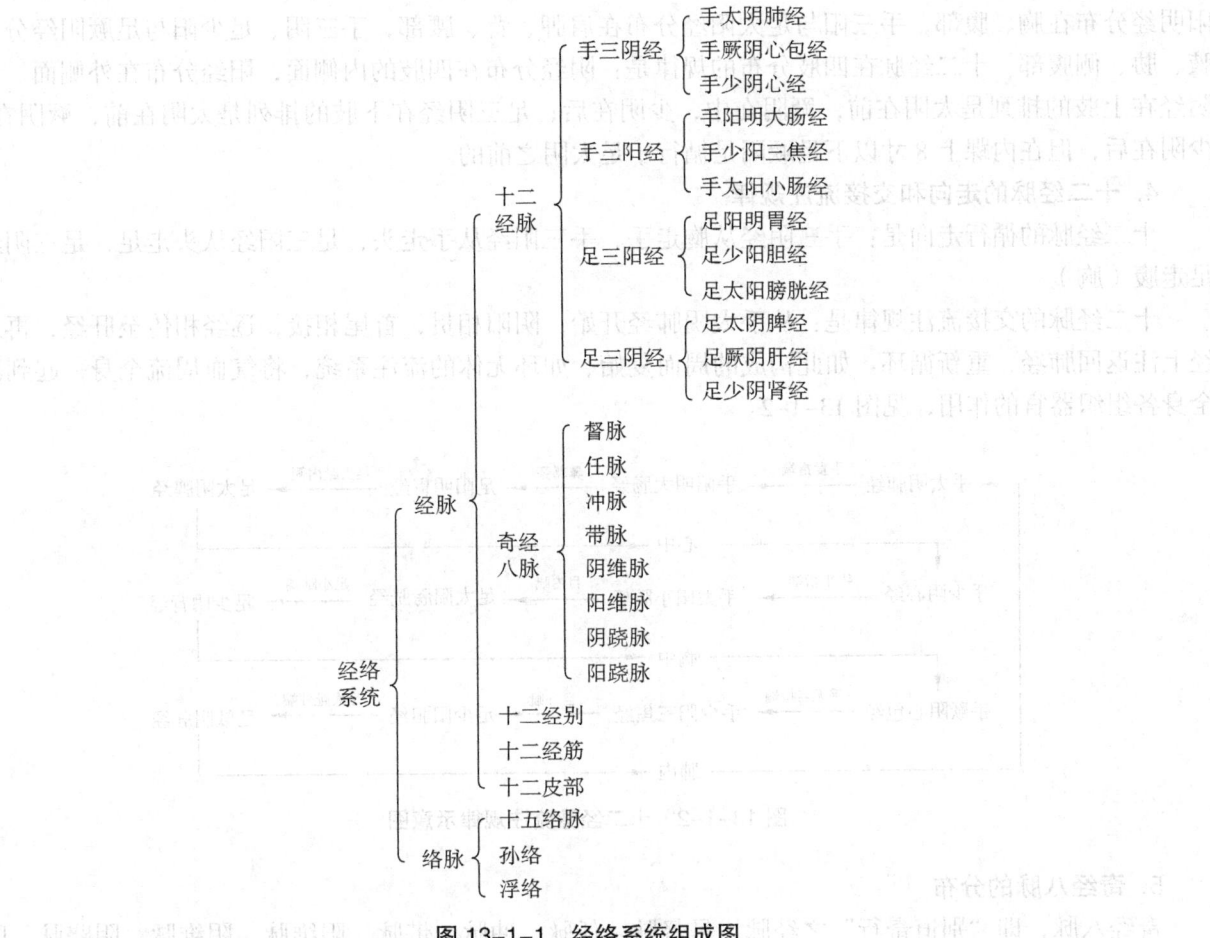

图 13-1-1　经络系统组成图

2. 十二经脉的络属

　　十二经脉在体内与脏腑有着明确的络属关系。阴经属脏络腑主里，阳经属腑络脏主表，形成了脏腑阴阳表里属络关系。如手太阴肺经属肺络大肠，手阳明大肠经属大肠络肺。

　　十二经脉相互之间也存在着表里络属关系。足之经脉：太阳与少阴为表里，少阳与厥阴为表里，阳明与太阴为表里。手之经脉：太阳与少阴为表里，少阳与厥阴为表里，阳明与太阴为表里，见表 13-1-1。

表 13-1-1　十二经脉命名、脏腑络属及手足分布表

部位	阴阳	脏腑	名称	阴阳	脏腑	名称	循行部位	
手	太阴	肺	手太阴肺经	阳明	大肠	手阳明大肠经	上肢	前线	阴循内，阳循外
	厥阴	心包	手厥阴心包经	少阳	三焦	手少阳三焦经		中线	
	少阴	心	手少阴心经	太阳	小肠	手太阳小肠经		后线	
足	太阴	脾	足太阴脾经	阳明	胃	足阳明胃经	下肢	前线	
	厥阴	肝	足厥阴肝经	少阳	胆	足少阳胆经		中线	
	少阴	肾	足少阴肾经	太阳	膀胱	足太阳膀胱经		后线	

3. 十二经脉的分布

　　十二经脉在体表的分布走行有其一定的规律。十二经脉在体表是左右对称，分布于头面、躯干、四肢，纵贯全身。十二经脉在头面部分布规律是：手足阳明经分布于面额部；手太阳经分布于面颊部；手足少阳经分布于耳颞部；足太阳经分布于头顶、枕项部。十二经脉在躯干部分布的规律是：足三阴与足

阳明经分布在胸、腹部，手三阳与足太阳经分布在肩胛、背、腰部，手三阴、足少阳与足厥阴经分布在腋、胁、侧腹部。十二经脉在四肢分布的规律是：阴经分布在四肢的内侧面，阳经分布在外侧面。手三阴经在上肢的排列是太阴在前，厥阴在中，少阴在后；足三阴经在下肢的排列是太阴在前，厥阴在中，少阴在后，但在内踝上8寸以下足厥阴是循行于足太阴之前的。

4. 十二经脉的走向和交接流注规律

十二经脉的循行走向是：手三阴经从胸走手，手三阳经从手走头，足三阳经从头走足，足三阴经从足走腹（胸）。

十二经脉的交接流注规律是：从手太阴肺经开始，阴阳相贯，首尾相接，逐经相传至肝经，再从肝经上注返回肺经，重新循环。如此构成的周而复始、如环无休的流注系统，将气血周流全身，起到濡养全身各组织器官的作用，见图13-1-2。

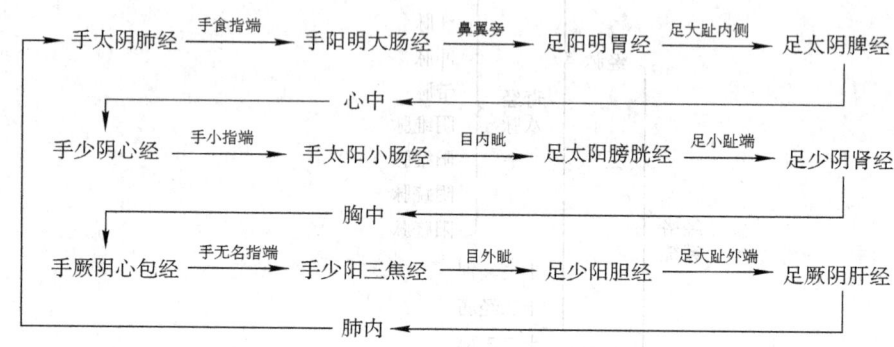

图 13-1-2 十二经脉流注规律示意图

5. 奇经八脉的分布

奇经八脉，即"别道奇行"之经脉，是督脉、任脉、冲脉、带脉、阳维脉、阴维脉、阴跷脉、阳跷脉的总称。奇经八脉中惟任、督二脉各有其所属腧穴，故与十二经相提并论，合称为"十四经"。

八脉中任、督、冲三脉皆起于胞中，同出会阴，称为"一源三歧"。奇经八脉交错地循行分布于十二经之间，不仅沟通了十二经脉之间的联系，而且对十二经气血有着蓄积和渗灌的调节作用，见表13-1-2。

表 13-1-2 奇经八脉循行分布和功能

奇经八脉	循行分布概况	功　能
任脉	腹、胸、颏下正中，总任六阴经	调节全身阴经经气，故称"阴脉之海"
督脉	腰、背、头面正中，总督六阳经	调节全身阳经经气，故称"阳脉之海"
带脉	起于胁下，环腰一周，状如束带	约束纵行躯干的诸条经脉
冲脉	与足少阴经相并上行，环绕口唇，且与任、督、足阳明等有联系	涵蓄十二经气血，故称"十二经之海"或血海
阴维脉	小腿内侧，并足太阴、厥阴上行至咽喉合于任脉	调节六阴经经气
阳维脉	足跗外侧，并足少阳经上行，至项后会合于督脉	调节六阳经经气
阴跷脉	足跟内侧，伴足少阴等经上行，至目内眦与阳跷脉会合	调节肢体运动，司眼睑开合
阳跷脉	足跟外侧，伴足太阳等经上行，至目内眦与阴跷脉会合	调节肢体运动，司眼睑开合

6. 经别、络脉、经筋、皮部的分布与作用

十二经别是从十二经脉另行分出，分布于胸腹和头部，起沟通作用的支脉，又称"别行之正经"。十二经别一般多从四肢肘膝上下的正经分出，分布于胸腹腔和头部。十二经别沟通了表里两经，加强了经脉与脏腑的联系。

十二经脉在四肢部各分出一络，再加躯干前的任脉络，躯干后的督脉络及躯干侧的脾之大络，共计十五条，称"十五络脉"。四肢部的十二络脉，主要起沟通表里两经和补充经脉循行不足的作用；躯干部的三络，起渗灌气血的作用。络脉按形状、大小、深浅的不同又有不同的名称，"浮络"为浮行于浅表部位的络脉。"孙络"是络脉中最细小的分支。

十二经筋，是指十二经脉之气所濡养的筋肉，随同经脉结聚散布于四肢、头身，其分布范围与十二经脉大体一致。全身筋肉按经络分布部位同样分成手足三阴三阳，即十二经筋。十二经筋的作用是联络筋肉，约束骨骼，有利于关节的屈伸，保持人体正常的运动功能，维持人体正常的体位姿势。

十二皮部是指与十二经脉相应的皮肤部分，属十二经脉及其络脉之气的散布部位。由于十二皮部位于人体最外层，所以是机体卫外的屏障。十二皮部具有抗御外邪、保卫机体和反映病候、协助诊断的作用。

四、经络的作用

1. 联络脏腑，沟通内外

《灵枢·海论》指出："夫十二经脉者，内属于腑脏，外络于肢节。"经络中的经脉、经别与奇经八脉、十五络脉，纵横交错，入里出表，通上达下，联系人体各脏腑组织；经筋、皮部联系肢体筋肉皮肤；浮络和孙络联系人体各细微部分。经络将人体联系成了一个有机的整体。

2. 运行气血，濡养全身

《灵枢·本藏》指出："经脉者，所以行血气而营阴阳，濡筋骨，利关节者也。"气血是人体生命活动的物质基础，全身各组织器官只有得到气血的温养和濡润才能完成正常的生理功能。经络是人体气血运行的通道，能将营养物质输布到全身各组织脏器，使脏腑组织得以营养，筋骨得以濡润，关节得以通利。

3. 抗御病邪，反映证候

经络"行血气"而使营卫之气密布周身，在内和调于五脏，洒陈于六腑，在外抗御病邪，防止内侵。外邪侵犯人体由表及里，先从皮毛开始。卫气充实于络脉，络脉散布于全身而密布于皮部，当外邪侵犯机体时，卫气首当其冲发挥其抗御外邪、保卫机体的屏障作用。经络反映证候变化，可以是局部的、单经的、多经的或是整体的。经络的阴阳气血盛衰可出现寒热虚实等多种证候表现，能反映出疾病由表及里，由阳经入阴经等变化过程。

4. 传导感应，调整虚实

在皮部的腧穴或经脉线上施以针灸、推拿、激光、电脉冲等皆可通过经络内外联系，调整内在脏腑经络的虚实，达到通经活络、扶正祛邪的作用。如针刺足三里时，对胃蠕动亢进者可使之和缓，对胃蠕动缓慢者可使之加快。

五、经络学说的临床应用

1. 经络诊法

当某些疾病发生时，病气常可在相应经络循行线路上或者特定的腧穴等部位有较集中的反映，或表现为压痛，或呈现为结节状、条索状的反映物，或局部皮肤的色泽、形态、温度等发生变化。根据这些病理反应，即可推断疾病的部位。如肝病患者，肝俞穴或期门穴多有压痛；胃肠疾病患者，在胃经循行线上或者胃俞穴及足三里穴会有明显的痛觉异常。

2. 分经辨证

经脉各自有其特定的循行部位，因此，可以根据病变发生的部位，结合该部位经脉循行的情况，以推断病变所在的脏腑、经络。如腰部疼痛，多与肾有关；两胁疼痛，多为肝胆疾病。

3. 循经取穴

针对某经或某脏腑的病变，在病变部位或经络循行的远端部位取穴，通过针灸或推拿等方法，以疏通气血，调整阴阳，从而达到治愈疾病或缓解症状的目的。而治疗穴位的选取，首先必须按照经络理论进行辨析，判断病变的脏腑、经络，然后再根据"经脉所过，主治所及"的原则选穴，如胃痛取足三里、梁丘。

4. 分经用药

药物的治疗也是通过经络的传导转输使药达病所，发挥其疗效。"药物归经"的理论认为临床处方用药，应当辨明病变的经络和脏腑，然后选用对某经或某一脏腑有特殊选择性作用的药物进行治疗，即"何经之病，宜用何经之药"。如款冬花、桑白皮等是归属于肺经的药物，苍术、草豆蔻等归于脾经。而同是泻火药，则黄连泻心火，黄芩泻肺火，柴胡泻肝胆火，知母泻肾火，石膏泻胃火等。可见药物归经理论提高了临床用药的准确性。

（徐天舒）

第二节 腧穴总论

腧穴是人体脏腑经络之气输注于体表的部位，也是针灸施术的部位。"腧"，又作"俞"，通"输"，有输注、转输的意思。"穴"，有孔隙、空窍的意思，引申指凹陷处，腧穴在古代文献中称作"节""会""骨孔""气府""针砭处""孔穴""穴位"等。

腧穴和经络都归属于脏腑，受脏腑的统辖。一般而言，腧穴各归属于某一条经脉，而每一条经脉又各隶属于某一脏或腑，所以经络和腧穴与脏腑之间有着归属关系。例如，足三里穴归属足阳明胃经，隶属于胃；神门穴归属手少阴心经，隶属于心等。

脏腑有病，可以在相应的腧穴上有所反映，而在体表的穴位上施以针灸，就能治疗该腧穴所属脏腑的某些疾病，这是以经络学说为基础的，而经络又是与脏腑相关联的，所以腧穴、经络、脏腑三者有着不可分割的必然联系。例如，临床上常用针刺、艾灸足三里穴的方法调节足阳明胃经，进而治疗恶心呕吐、腹胀腹痛等脾胃系统病症。

一、腧穴的分类

1. 十四经穴

十四经穴，归属于十二经脉及任、督二脉上的腧穴，简称"经穴"。经穴有固定的名称、固定的位置和归经，因其分布在十四经循行线上，所以与经脉的关系非常密切，既能反映十四经脉及其所属脏腑的病症，又有主治本经病症的作用，是腧穴的主要部分。

经穴随着针灸历史的发展，经历了一个数量由少到多的发展过程：《内经》约记载经穴160个，《针灸甲乙经》记载349个，宋代《铜人腧穴针灸图经》记载354个，明代《针灸大成》记载359穴，中华人民共和国国家标准《腧穴名称与定位（GB/T12346—2006）》中共计有经穴362个。

2. 奇穴

奇穴，有一定穴名，又有明确位置，但尚未列入或不便列入十四经系统的腧穴，又称"经外奇穴"。奇穴的分布比较分散，有的在十四经循行线上，有的虽不在十四经循行线上，但和经络系统的联系也非常密切，有些奇穴并不是指一个部位，而是多个穴位的组合，如十宣、八风等。

奇穴的主治范围比较单一，多数对某些病症有特殊疗效，如四缝穴主治小儿疳积、阑尾穴主治阑尾炎、定喘穴主治哮喘等。

3. 阿是穴

阿是穴，又称"不定穴""天应穴"，其既无具体名称，又无固定位置，而是以压痛点或其他阳性反应点为针灸部位。其始见于唐代孙思邈《备急千金要方》："有阿是之法，言人有病痛，即令捏其上，若里当其处，不问孔穴，即得变快成痛处，即云阿是，灸刺皆验，故曰阿是穴也。"

二、腧穴的主治规律

（一）近治作用

这是一切腧穴主治作用所具有的共同特点，正所谓"腧穴所在，主治所在"，一切腧穴均可治疗其所在部位局部及邻近组织、器官的病症。例如，眼周的睛明穴、四白穴、承泣穴、瞳子髎穴等均可治疗眼部疾病；耳周的耳门穴、听宫穴、听会穴等均能治疗耳部疾病；下腹部的关元穴、中极穴、气海穴等均能治疗泌尿生殖系统疾病。

（二）远治作用

远治作用，这是十四经腧穴主治作用的基本规律，正所谓"经脉所过，主治所及"，在十四经穴中，尤其是十二经脉在四肢、肘膝关节以下的腧穴，不仅能治疗局部病症，而且还能治疗本经循行所过之处远端部位的脏腑、组织器官的病症。例如，"肚腹三里留，腰背委中求，头项寻列缺，面口合谷收""头面之疾寻至阴，腿脚有疾风府寻，心胸有病少府泻，脐腹有病曲泉针"均为腧穴远治作用的具体阐述。

（三）特殊作用

某些腧穴针对机体的不同状态，有着双向良性调节、整体调节作用。具有双向调节作用的，如针刺足三里穴对于胃蠕动亢进者可以降低胃窦组织中胃动素含量及胃蠕动波幅，减缓胃蠕动，而对于胃蠕动缓慢者可以使其胃蠕动波幅增高，并升高胃窦组织中胃动素含量，从而加快胃蠕动；安眠穴配合太冲穴、复溜穴可镇静安眠，配合足三里穴、太溪穴可兴奋中枢等。具有整体调节作用的，如足三里穴、关元穴和气海穴为人体三大强壮穴位，灸足三里穴可提高机体免疫功能及抗过敏功能，系"保健养生第一要穴"；长期刺激关元穴可温肾固精、补气回阳、调理冲任，使人体元气充沛、延年益寿；灸气海穴可益肾固精、补虚固本、调理冲任。此外，有些穴位的治疗作用还具有相对的特异性，如灸至阴穴可矫正胎位，少泽穴可通乳等。

三、腧穴的定位方法

（一）骨度分寸定位法

骨度分寸定位法是将人体不同部位的骨骼尺寸按自身比例进行折算，用以定取腧穴位置，不论男女、老少、高矮、胖瘦均可按这一标准测量的腧穴定位方法，称为骨度分寸法（图13-2-1）。常用骨度分寸说明如下：

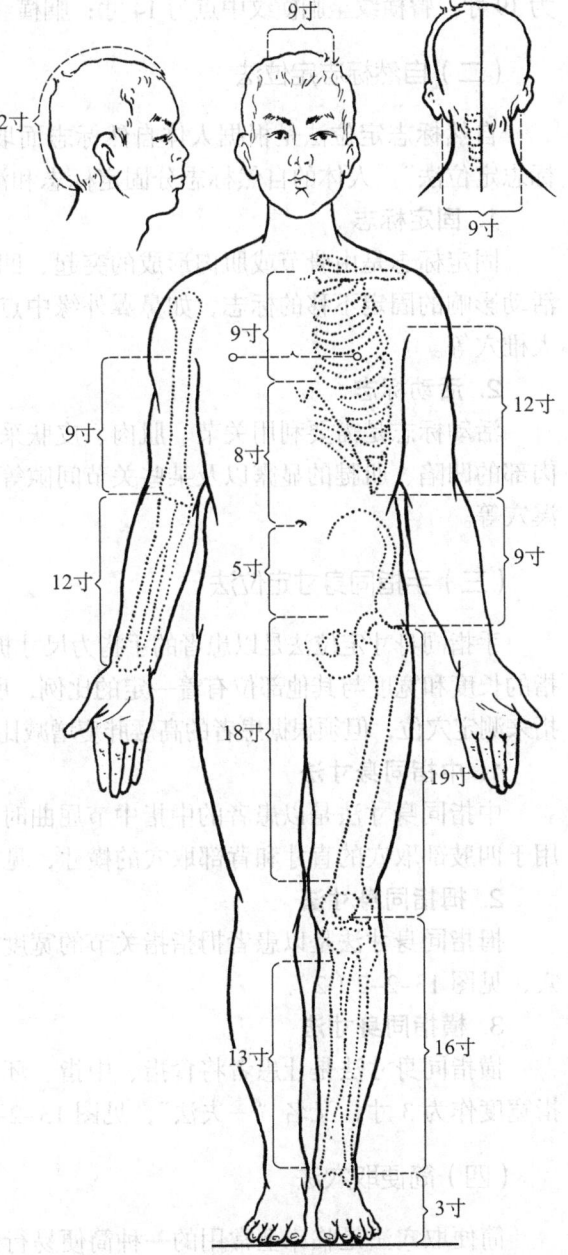

图 13-2-1 骨度分寸定位法

1. 头部

眉心（印堂穴）至前发际中点为3寸；前发际中点至后发际中点为12寸；前额两发角之间为9寸；耳后两乳突之间为9寸。

2. 胸腹胁肋部

天突穴至歧骨（胸剑联合）为9寸；歧骨（胸剑联合）至脐中为8寸；脐中至耻骨联合上缘中点5寸；两乳头之间为8寸；两肩胛骨喙突内缘之间为12寸。

3. 腰背部

肩胛骨内侧缘至后正中线为3寸。

4. 上肢部

肘横纹至腕横纹为12寸；腋下横纹至肘横纹9寸。

5. 下肢部

耻骨联合上缘至髌底为18寸；髌底至髌尖为2寸；髌尖至内踝尖为15寸；股骨大转子至腘横纹中点为19寸；臀横纹至腘横纹中点为14寸；腘横纹中点至外踝尖为16寸；内踝尖至足底为3寸。

（二）自然标志定位法

自然标志定位法是根据人体自然标志而取定穴位的方法，称"自然标志取穴法"，又称"体表解剖标志定位法"。人体的自然标志分固定标志和活动标志两类。

1. 固定标志

固定标志是由骨节或肌肉形成的突起、凹陷及五官轮廓、发际线、指（趾）甲、乳头等，不受人体活动影响的固定不移的标志，如鼻翼外缘中点旁取迎香穴、脐旁2寸取天枢穴、第7颈椎棘突下凹陷取大椎穴等。

2. 活动标志

活动标志是需要利用关节、肌肉、皮肤采取相应的动作姿势才会出现的标志，包括皮肤的皱襞、肌肉部的凹陷、肌腱的显露以及某些关节间隙等，如张口时方可取耳门、听宫、听会等穴，拇指翘起取阳溪穴等。

（三）手指同身寸定位法

手指同身寸定位法是以患者的手指为尺寸折算标准来定取穴位的方法，又称"手指比量法"。因个人手指的长度和宽度与其他部位有着一定的比例，所以可用患者本人的手指来测量定穴，医者也可用自己的手指来测定穴位，但须根据患者的高矮胖瘦增减比例。具体方法不一，各有一定的适应范围，常用的有3种。

1. 中指同身寸法

中指同身寸法是以患者的中指中节屈曲时桡侧两端纹头之间作为1寸的长度，来衡量其他部位，适用于四肢部取穴的直寸和背部取穴的横寸，见图13-2-2（1）。

2. 拇指同身寸法

拇指同身寸法是以患者拇指指关节的宽度作为1寸长度，来量取其他部位，适用于四肢部的直寸取穴，见图13-2-2（2）。

3. 横指同身寸法

横指同身寸法是让患者将食指、中指、环指（无名指）和小指并拢，以中指中节横纹处为准，其四指宽度作为3寸，又名"一夫法"，见图13-2-3。

（四）简便取穴法

简便取穴法是临床上常用的一种简便易行的辅助取穴方法，如垂手中指端所指处取风市穴；两耳尖连线中点取百会穴；两手虎口自然平直交叉，在食指端到达处取列缺穴；微握拳，中指尖端压在手心上

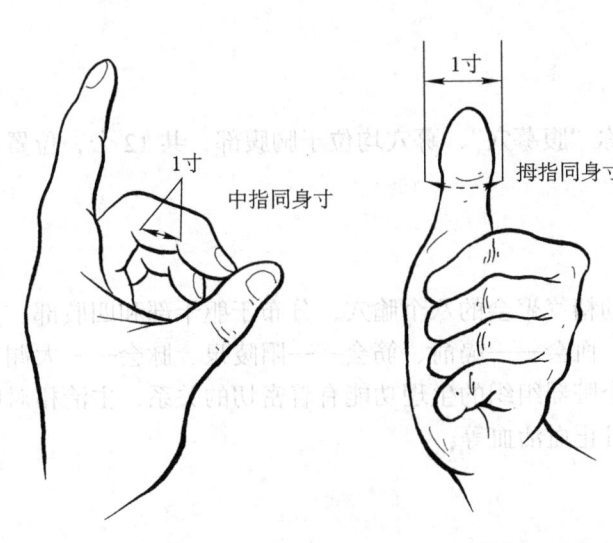

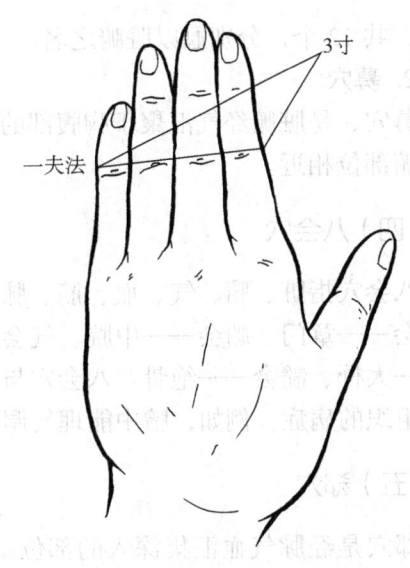

（1）　　　　　　　　　　　　　（2）

图 13-2-2　中指、拇指同身寸定位法　　　　　图 13-2-3　横指同身寸定位法

的第一横纹上，当第二、三掌骨之间取劳宫穴等。

四、特定穴的意义

特定穴是指十四经穴中具有特殊的治疗作用，并按照他们不同的功能主治特点分别给予特定称号归类的腧穴。根据特定穴的分布特点、含义、治疗作用等，将其分为"五输穴""原穴""络穴""俞穴""募穴""八会穴""郄穴""下合穴""八脉交会穴""交会穴"十类。

（一）五输穴

五输穴为十二经脉分布在四肢肘、膝关节以下的分别冠以"井、荥、输、经、合"的五个重要腧穴，简称"五输"。首见于《灵枢·九针十二原》："所出为井、所溜为荥、所注为输、所行为经、所入为合。"

五输穴的分布次序是从四肢末端向肘膝方向排列的。"井"穴多位于指（趾）末端，为经气之源；"荥"穴多位于掌指或跖趾关节之前，为经气开始流动；"输"穴多位于掌指或跖趾关节之后，为经气灌注的部位；"经"穴多位于腕踝关节以上，为经气所经过的部位；"合"穴多位于肘膝关节附近，为经气深入，汇入脏腑的部位。

（二）原穴、络穴

1. 原穴

原穴，指在脏腑经络中原气输注、经过和留止的部位，多分布在四肢腕踝关节附近。十二经脉在四肢各有一个原穴，又名"十二原"。六阴经的原穴即五输穴中的"输穴"；六阳经的原穴则单独存在，位于五输穴的输穴之后。

2. 络穴

络穴，指十五络脉从经脉分出之处，大多位于表里两经相接近之处。十二经脉在肘膝关节以下各有一个络穴，加上上腹部的任脉络穴鸠尾、尾骶部的督脉络穴长强，以及胸胁部的脾之大络大包，共有十五络穴。

（三）俞穴、募穴

1. 俞穴

俞穴，是脏腑经气输注于背腰部的腧穴，又叫"背俞穴"，俞穴位于背腰部足太阳膀胱经的第1侧线上，共12个，分别冠以脏腑之名。

2. 募穴

募穴，是脏腑经气汇聚于胸腹部的腧穴，又称"腹募穴"，募穴均位于胸腹部，共12个，位置与相关脏腑部位相近。

（四）八会穴

八会穴指脏、腑、气、血、筋、脉、骨、髓的精气聚会的八个腧穴，分布于躯干部和四肢部，分别为脏会——章门、腑会——中脘、气会——膻中、血会——膈俞、筋会——阳陵泉、脉会——太渊、骨会——大杼、髓会——绝骨。八会穴与所属的八个脏器组织的生理功能有着密切的关系，主治相对应脏腑、组织的病症。例如，膻中能理气调气、膈俞可止血活血等。

（五）郄穴

郄穴是经脉气血汇集深入的部位，郄通"隙"，为空隙、间隙之意。十二经脉，阴维脉、阳维脉、阴跷脉、阳跷脉各有1个郄穴，共16个，统称"十六郄穴"，多分布于四肢的肘膝关节以下。临床上，郄穴多治疗本经循行及所属脏腑的急性病症，阴经郄穴多治疗血证，阳经郄穴多治疗痛证。例如，急性胃脘痛可取足阳明胃经郄穴——梁丘。郄穴与八会穴常配合使用，即"郄会配穴"，如肺经郄穴孔最配血会膈俞，治疗咳血疗效尤佳。

（六）下合穴

下合穴指手足三阳六腑之气下合于足三阳经的6个腧穴，又名"六腑下合穴"，主要分布于膝关节附近，其中胃、胆、膀胱的下合穴位于本经，大肠、小肠的下合穴位于胃经，三焦的下合穴位于膀胱经。《灵枢·邪气脏腑病形》中记载："合治内腑"，下合穴主治六腑疾病。如胃病取足三里、胆病取阳陵泉等。

（七）八脉交会穴

八脉交会穴是指奇经八脉与十二经脉之气相通的8个腧穴，又称"流注八穴""八脉八穴"。八脉交会穴分布于腕踝关节的上下，因八脉与八穴相会通，所以八脉交会穴既能治疗正经病症，又能治疗奇经病症，并且临床上亦可将两穴配合使用治疗两脉相合部位疾病。

（八）交会穴

交会穴是指两经以上的经脉相交或会合处的腧穴，多分布于头面部和躯干部。交会穴既可以治疗本经的病，又可以治疗所交会经脉的病症。如三阴交穴为脾经穴位，又为足三阴经交会穴，故而既可治疗脾经病症，又可以治疗足少阴肾经和足厥阴肝经病症。

（徐天舒）

第三节　经络腧穴各论

一、十四经脉及其常用腧穴

十四经脉是十二经脉与任、督二脉的总称。掌握每一条经脉的循行，才能更好的了解腧穴的主治范围，为针灸的临床奠定基础。

（一）手太阴肺经

【经脉循行】肺手太阴之脉，起于中焦，下络大肠，还循胃口（指贲门部），上膈（膈肌）属肺。从肺系（气管、喉咙），横出腋下（腋前方），下循臑（上臂部）内，行少阴、心主（手少阴、手厥阴）之前，下肘中，循臂内上骨（桡骨）下廉（尺侧），入寸口（桡动脉搏动处），上鱼（大鱼际部），循鱼际，出大指之端。

其支者（支脉），从腕后（列缺穴），直出次指内廉（桡侧），出其端。

【主治概要】主治咳嗽、气急、喘息等，以及心烦、胸闷，上臂、前臂的内侧前缘酸痛或厥冷，或掌心发热等。

【本经腧穴】

1. 尺泽 Chǐzé（LU 5）合穴

［定位］在肘区，肘横纹上，肱二头肌腱桡侧凹陷中。

［主治］①咳嗽、气喘、咳血、潮热、胸部胀满、咽喉肿痛。

　　　　②急性腹痛，吐泻。

　　　　③肘臂挛痛。

［操作］直刺 0.5～1.0 寸，或点刺出血。

［附注］止咳平喘的要穴。

2. 列缺 Lièquē（LU 7）络穴，八脉交会穴，通任脉

［定位］在前臂，腕掌侧远端横纹上 1.5 寸，拇短伸肌腱与拇长展肌腱之间，拇长展肌腱沟的凹陷中。简便取穴方法：两手自然伸直，虎口垂直交叉，一手食指按压在另一手的桡骨茎突上方，食指尖下凹陷中是该穴，见图 13-3-1。

［主治］①外感头痛，偏正头痛，项强，咳嗽，气喘，咽喉肿痛。

　　　　②口㖞，齿痛。

　　　　③手腕痛。

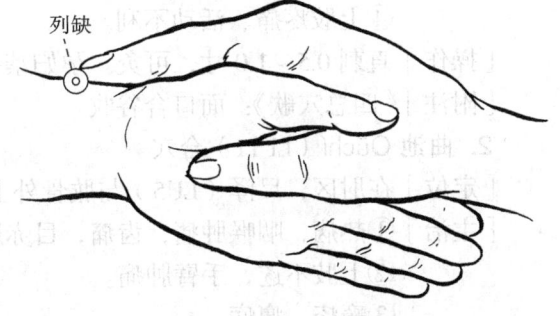

图 13-3-1　列缺穴简便取穴方法

［操作］向上斜刺 0.3～0.5 寸，或点刺出血。

［附注］《四总穴歌》：头项寻列缺。

手太阴肺经其他常用腧穴见表 13-3-1，手太阴肺经循行及腧穴见图 13-3-2。

表 13-3-1　手太阴肺经其他常用穴位

穴名	定位	主治	操作	附注
中府	在胸部，横平第 1 肋间隙，锁骨下窝外侧，前正中线旁开 6 寸	咳嗽、气喘、胸痛、肩背痛	向外斜刺或平刺 0.5～0.8 寸，不可向内深刺，以免伤及脏器	募穴
孔最	在前臂前区，腕掌侧远端横纹上 7 寸，尺泽（LU 5）与太渊（LU 9）连线上	咳血，鼻衄，咳嗽，气喘，咽喉肿痛，热病无汗，痔血，肘臂挛痛	直刺 0.5～1.0 寸，可灸	郄穴
太渊	在腕前区，桡骨茎突与舟状骨之间，拇长展肌腱尺侧凹陷中	外感，咳嗽，气喘，咽喉肿痛，胸痛，无脉症，腕臂痛	避开桡动脉，直刺 0.3～0.5 寸，可灸	输穴、原穴、八会穴（脉会）
少商	在手指，拇指末节桡侧，指甲根角侧上方 0.1 寸（指寸）	咽喉肿痛，发热，咳嗽，失音，鼻衄，昏迷，癫狂，指肿，麻木	浅刺 0.1～0.2 寸，或点刺出血	井穴

（二）手阳明大肠经

【经脉循行】大肠手阳明之脉，起于大指次指（大指侧的次指，即食指）之端，循指上廉（食指的桡侧边），出合谷两骨（第一、第二掌骨）之间，上入两筋（拇长伸肌腱与拇短伸肌腱）之中，循臂上廉（前臂桡侧），入肘外廉（肘横纹外侧），上臑外前廉，上肩，出髃骨（肩胛骨肩峰部）之前廉，上出于柱骨之会（大椎穴），下入缺盆（锁骨上窝），络肺，下膈，属大肠。

其支者（颈部分支），从缺盆上颈，贯颊，入下入齿；还出挟口，交人中（经脉在人中左右交叉）——左之右、右之左，上挟鼻孔。

【主治概要】主治目病，口干，鼻衄，喉咙痛，齿痛等头面、五官、咽喉疾病，热病，以及肩前、上臂、食指等经脉循行部位的疼痛、活动不利等。

【本经腧穴】

1. 合谷 Hégǔ（LI 4）原穴

［定位］在手背，第2掌骨桡侧的中点处。简便取穴方法：拇、食二指张开，以另一手的拇指指间关节横纹，放在指蹼缘上，拇指指尖到达处取穴，见图13-3-3。

［主治］①头痛，齿痛，目赤肿痛，鼻衄，耳聋，痄腮，口㖞等头面、五官疾病。

②热病，无汗，多汗。

③腹痛，便秘，滞产，经闭。

④上肢疼痛、活动不利。

［操作］直刺0.5～1.0寸，可灸。孕妇禁针。

［附注］《四总穴歌》：面口合谷收。

2. 曲池 Qūchí（LI 11）合穴

［定位］在肘区，尺泽（LU5）与肱骨外上髁连线的中点处。

［主治］①热病，咽喉肿痛，齿痛，目赤肿痛，头痛，眩晕，癫狂。

②上肢不遂，手臂肿痛。

③瘾疹，瘰疬。

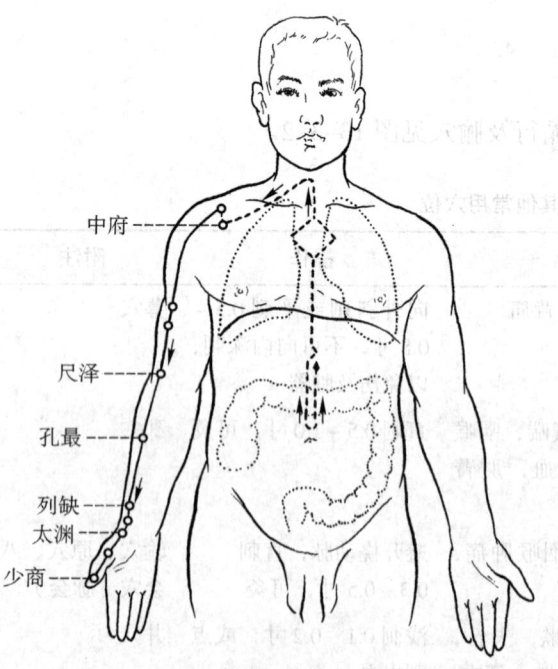

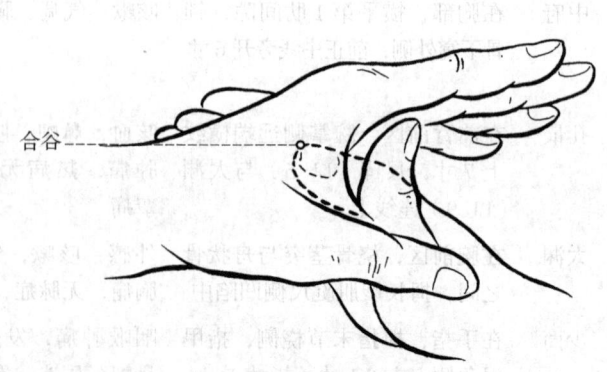

图 13-3-2　手太阴肺经循行及腧穴示意图　　　　　　　图 13-3-3　合谷穴简易取穴示意图

④腹痛，吐泻。

⑤月经不调。

［操作］直刺 1.0～1.5 寸，可灸。

［附注］退热、降压的要穴。

手阳明大肠经其他常用腧穴见表 13-3-2，手阳明大肠经循行及腧穴见图 13-3-4。

表 13-3-2　手阳明大肠经其他常用穴位

穴名	定位	主治	操作	附注
手三里	在前臂，肘横纹下 2 寸，阳溪（LI 5）与曲池（LI 11）连线上	肩臂麻痛，上肢不遂，腹痛，腹泻，齿痛，颊肿	直刺 0.8～1.2 寸，可灸	
肩髃	在三角肌区，肩峰外侧缘前端与肱骨大结节两骨间凹陷中	上肢不遂，肩关节疼痛，瘰疬，瘾疹	直刺或向下斜刺，0.8～1.5 寸，可灸	手阳明、阳跷交会穴
迎香	在面部，鼻翼外缘中点旁，鼻唇沟中	鼻塞，鼻衄，口喎，面痒，胆道蛔虫症	斜刺或平刺 0.3～0.5 寸	手、足阳明经交会穴

（三）足阳明胃经

【经脉循行】胃足阳明之脉，起于鼻（迎香穴），交頞（音 è，鼻根凹陷处）中，旁约太阳之脉（与足太阳经交会于眼睛），下循鼻外，入上齿中，还出挟口，环唇，下交承浆，却循颐后（下颌部）下廉，出大迎，循颊车，上耳前，过客主人（即上关穴），循发际，至额颅（前额正中部）。

其支者（面部支脉），从大迎前，下人迎，循喉咙，入缺盆，下膈，属胃，络脾。

其直者（缺盆部直行），从缺盆下乳内廉，下挟脐，入气街（腹股沟动脉，穴名气冲）中。

其支者（胃下口支脉），起于胃口（即幽门部），下循腹里（腹壁内侧），下至气街中而合。——以下髀关，抵伏兔，下膝髌中，下循胫外廉，下足跗（即足背），入中指内间（指即趾，中趾和次趾之间）。

其支者（胫部支脉），下膝三寸（足三里穴）而别，下入中指外间。

其支者（足跗部支脉），别跗上（冲阳穴），入大指间，出其端。

【主治概要】主要治疗胃肠、头面、五官病及经脉循行部位的其他病症及热病、神志病等。

【本经腧穴】

1. 天枢 Tiānshū（ST 25）大肠募穴

［定位］在腹部，横平脐中，前正中线旁开 2 寸。

［主治］①腹胀肠鸣，绕脐腹痛，便秘，泄泻，痢疾。

②癥瘕。

③月经不调，痛经。

［操作］直刺 1.0～1.5 寸，可灸。

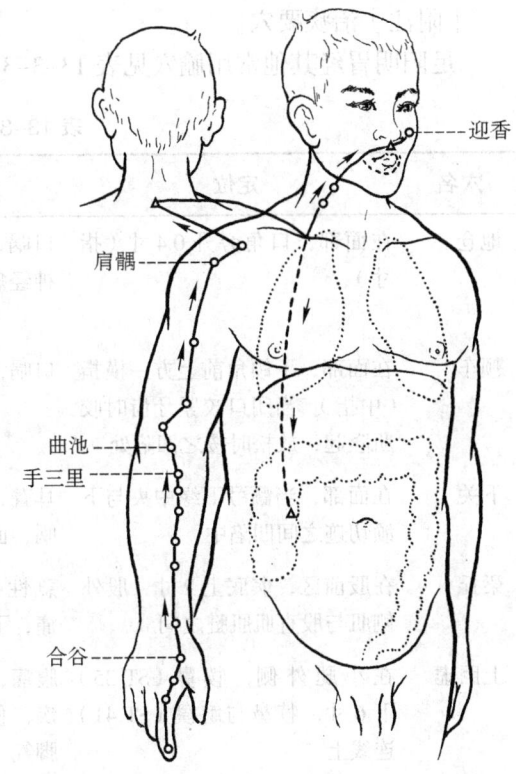

图 13-3-4　手阳明大肠经循行及腧穴示意图

［附注］调理肠胃的要穴。

2. 足三里 Zúsānlǐ（ST 36）合穴，胃下合穴

［定位］在小腿外侧，犊鼻（ST 35）下 3 寸，犊鼻（ST 35）与解溪（ST 41）连线上。注：在胫前肌上取穴。

［主治］①胃痛，呕吐，噎膈，腹胀，腹痛，肠鸣，消化不良，泄泻，便秘，痢疾。

②虚劳羸弱，保健强壮的要穴。

③失眠，癫狂。

④膝痛，下肢痿痹，脚气，水肿。

⑤乳痈，乳腺疾病。

［操作］直刺 1.0～2.0 寸，可灸。

［附注］《四总穴歌》：肚腹三里留。

3. 丰隆 Fēnglóng（ST 40）络穴

［定位］在小腿外侧，外踝尖上 8 寸，胫骨前肌的外缘。即条口（ST 38）外一横指处。

［主治］①咳嗽，痰多，哮喘。

②头痛，眩晕，癫狂病。

③下肢痿痹。

［操作］直刺 1.0～1.5 寸，可灸。

［附注］治痰要穴。

足阳明胃经其他常用腧穴见表 13-3-3，足阳明胃经循行及腧穴见图 13-3-5。

表 13-3-3　足阳明胃经其他常用穴位

穴名	定位	主治	操作	附注
地仓	在面部，口角旁开 0.4 寸（指寸）	口蜗，流涎，面肌痉挛，三叉神经痛	斜刺或平刺 0.5～0.8 寸，或向迎香、颊车方向透刺 1.0～2.0 寸，可灸	
颊车	在面部，下颌角前上方一横指（中指）。当闭口咬紧牙齿时咬肌隆起，放松时按之凹陷处	口蜗，颊肿，齿痛，口噤不语	避开动脉直刺 0.3～0.5 寸，或向迎香、颊车方向透刺 1.5～2.0 寸，可灸	
下关	在面部，当颧弓下缘中央与下颌切迹之间凹陷中	耳聋，耳鸣，聤耳，齿痛，口蜗，面痛	直刺或斜刺 0.5～1.0 寸，可灸	足阳明、少阳经交会穴
梁丘	在股前区，髌底上 2 寸，股外侧肌与股直肌肌腱之间	急性胃痛，乳痈，膝关节肿痛，下肢不遂	直刺 1.0～1.5 寸，可灸	郄穴
上巨虚	在小腿外侧，犊鼻（ST 35）下 6 寸，犊鼻与解溪（ST 41）连线上	腹痛，腹胀，肠鸣，泄泻，痢疾，便秘，肠痈，下肢痿痹，脚气	直刺或斜刺 1.0～1.5 寸	大肠下合穴
内庭	在足背，当第 2、3 趾间，趾蹼缘后方赤白肉际处	齿痛，咽喉肿痛，口蜗，鼻衄，热病，腹痛，腹胀，便秘，痢疾，足背肿痛	直刺或向上斜刺 0.5～1.0 寸，可灸	荥穴

（四）足太阴脾经

【经脉循行】脾足太阴之脉，起于大指（趾）之端，循指内侧白肉际，过核骨（第一跖骨基底部粗隆）后，上内踝前廉（内踝前边），上腨（通"踹"，即腓肠肌部）内，循胫骨后，交出厥阴（足厥阴肝

经）之前，上循膝股内前廉，入腹，属脾，络胃，上膈，夹咽（食管），连舌本（舌根部），散舌下。

其支者，复从胃，别上膈，注心中。

【主治概要】主治腹胀，便溏，嗳气，呕吐，黄疸，小便不利，下肢痿痹，妇科病，前阴病等病症。

【本经腧穴】

1. **三阴交** Sānyīnjiāo（SP 6）足太阴、少阴、厥阴交会穴

　　［定位］在小腿内侧，内踝尖上 3 寸，胫骨内侧缘后际。

　　［主治］①月经不调，崩漏，带下，阴挺，经闭，难产，不孕，遗精，阳痿，小便不利，遗尿，水肿。

②肠鸣腹胀，泄泻，便秘。

③失眠，眩晕。

④下肢痿痹，脚气。

　　［操作］直刺 1.0~1.5 寸，可灸。孕妇禁针。

　　［附注］健脾、补肝、益肾要穴。

2. **阴陵泉** Yīnlíngquán（SP 9）合穴

　　［定位］在小腿内侧，胫骨内侧髁下缘与胫骨内侧缘之间的凹陷中。

　　［主治］①腹胀，水肿，黄疸，泄泻，小便不利或失禁。

②痛经，带下，遗精。

③膝痛。

　　［操作］直刺 1.0~2.0 寸，可灸。

　　［附注］健脾利湿的要穴。

3. **血海** Xuèhǎi（SP 10）

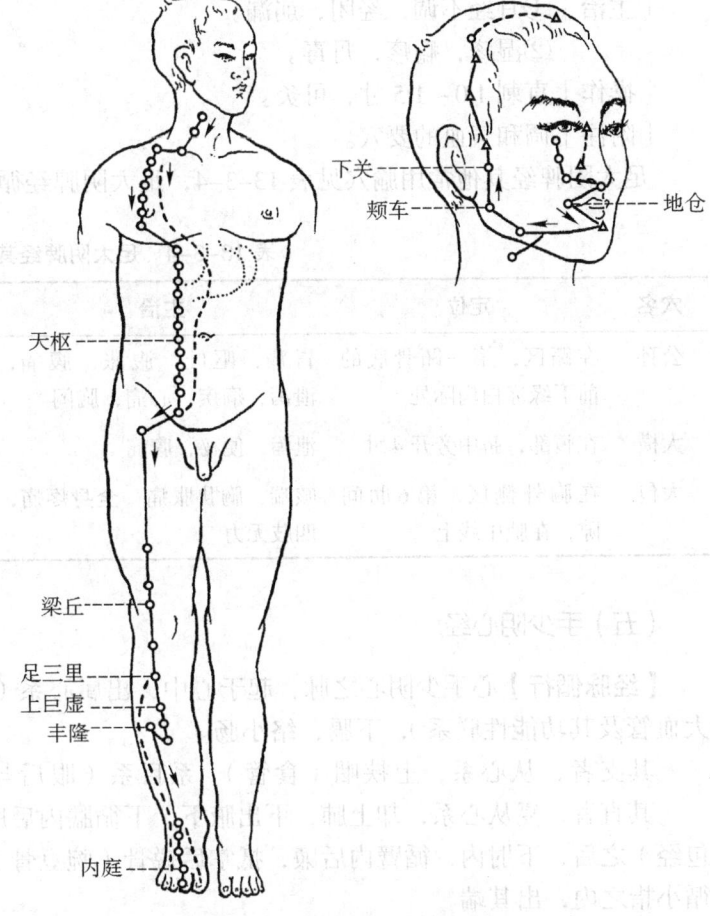

图 13-3-5　足阳明胃经循行及腧穴示意图

　　［定位］在股前区，髌底内侧端上 2 寸，股内侧肌隆起处。简便取法：屈膝，医者以左手掌心按于患者右膝上缘，二至五指向上伸直，拇指约成 45° 斜置，拇指尖下便是。对侧取法仿此，见图 13-3-6。

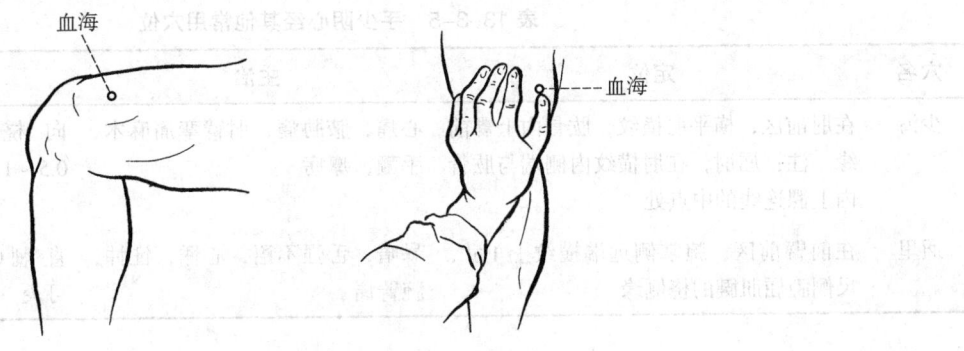

图 13-3-6　血海穴简易取穴示意图

［主治］①月经不调，经闭，崩漏。

②湿疹，瘾疹，丹毒。

［操作］直刺 1.0～1.5 寸，可灸。

［附注］调和气血的要穴。

足太阴脾经其他常用腧穴见表 13-3-4，足太阴脾经循行及腧穴见图 13-3-7。

表 13-3-4　足太阴脾经其他常用穴位

穴名	定位	主治	操作	附注
公孙	在跖区，第一跖骨底的前下缘赤白肉际处	胃痛，呕吐，腹胀，腹痛，泄泻，痢疾，心痛，胸闷	直刺 0.5～1.0 寸，可灸	络穴，八脉交会穴，通冲脉
大横	在腹部，脐中旁开 4 寸	泄泻，便秘，腹痛	直刺 1.0～1.5 寸，可灸	足太阴、阴维脉交会穴
大包	在胸外侧区，第 6 肋间隙，在腋中线上	咳喘，胸胁胀痛，全身疼痛，四肢无力	斜刺或平刺 0.5～0.8 寸，可灸	脾之大络

（五）手少阴心经

【经脉循行】心手少阴心之脉，起于心中，出属心系（指心与各脏相连的组织，主要指与心连接的大血管及其功能性联系），下膈，络小肠。

其支者，从心系，上挟咽（食管），系目系（眼后与脑相连的组织）。

其直者，复从心系，却上肺，下出腋下，下循臑内后廉，行太阴、心主（指手太阴肺经和手厥阴心包经）之后，下肘内，循臂内后廉，抵掌后锐骨（豌豆骨）之端，入掌内后廉（掌心的后边，即尺侧），循小指之内，出其端。

【主治概要】主治心、胸、神志病，如心律不齐、心绞痛、失眠、癫痫以及昏迷，胁肋疼痛，上臂、前臂内侧后缘疼痛、厥冷、掌心热等。

【本经腧穴】

神门 Shénmén（HT 7）输穴，原穴

［定位］在腕前区，腕掌侧远端横纹尺侧端，尺侧腕屈肌腱的桡侧缘。

［主治］①失眠，健忘，痴呆，癫狂痫。

②心痛，心烦，惊悸。

③掌中热，目黄。

［操作］避开尺动、静脉，直刺 0.3～0.5 寸，可灸。

［附注］安神益智的要穴。

手少阴心经其他常用腧穴见表 13-3-5，手少阴心经循行及腧穴见图 13-3-8。

表 13-3-5　手少阴心经其他常用穴位

穴名	定位	主治	操作	附注
少海	在肘前区，横平肘横纹，肱骨内上髁前缘。注：屈肘，在肘横纹内侧端与肱骨内上髁连线的中点处	心痛，腋胁痛，肘臂挛痛麻木，手颤，瘰疬	向桡侧直刺 0.5～1.0 寸，可灸	合穴
通里	在前臂前区，腕掌侧远端横纹上 1 寸，尺侧腕屈肌腱的桡侧缘	暴喑，舌强不语，心悸，怔忡，腕臂痛	直刺 0.3～0.5 寸，可灸	络穴

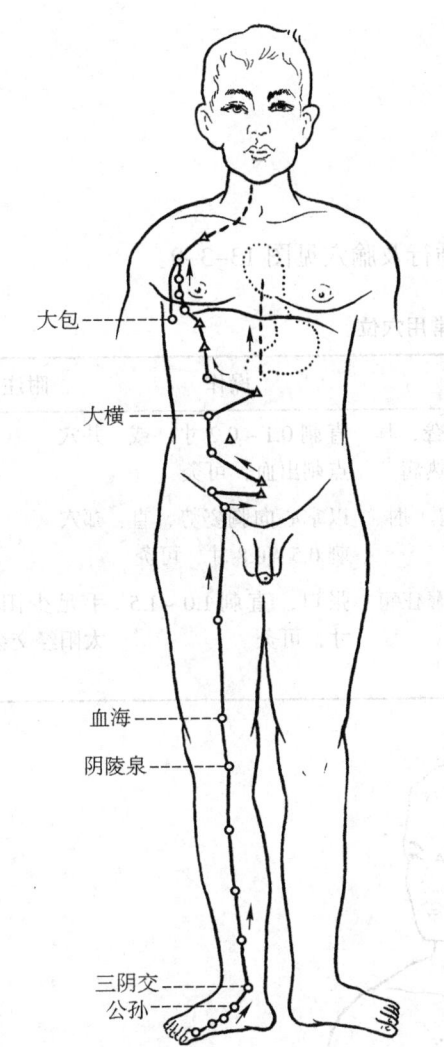

大包
大横
血海
阴陵泉
三阴交
公孙

图 13-3-7　足太阴脾经循行及腧穴示意图

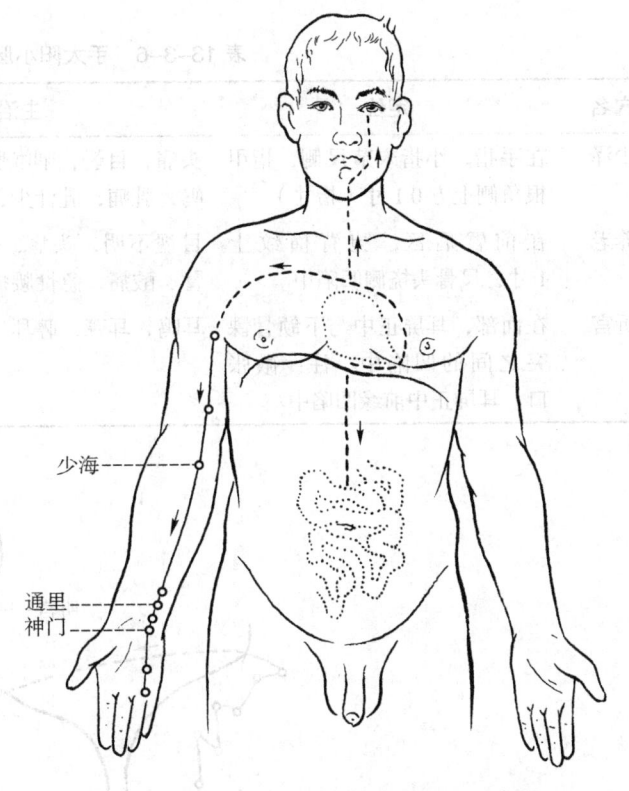

少海
通里
神门

图 13-3-8　手少阴心经循行及腧穴示意图

（六）手太阳小肠经

【经脉循行】小肠手太阳之脉，起于小指之端，循手外侧上腕，出踝（尺骨小头隆起处）中，直上循臂骨（尺骨）下廉，出肘内侧两骨（尺骨鹰嘴与肱骨内上髁）之间，上循臑外后廉（上臂伸侧后缘），出肩解（肩关节部），绕肩胛（肩胛骨部），交肩上，入缺盆，络心，循咽（食管），下膈，抵胃，属小肠。

其支者，从缺盆循颈，上颊，至目锐眦（外眼角），却入耳中。

其支者，别颊上䪼（眼眶下颧骨部），抵鼻，至目内眦（斜络于颧）。

【主治概要】主治头、项、耳、目、咽喉病、热病，如耳聋，眼睛发黄，面颊肿等头面部疾病，经脉循行经过的肩胛、上肢外侧后缘疼痛和神志病等。

【本经腧穴】

后溪 Hòuxī（SI 3）输穴，八脉交会穴，通督脉

［定位］在手内侧，第 5 掌指关节尺侧近端赤白肉际凹陷中。

注：半握拳，掌远侧横纹头（尺侧）赤白肉际处。

［主治］①头项强痛，腰背痛。

②目赤，耳聋，咽喉肿痛。

　　③盗汗，疟疾。
　　④手指及肘臂挛急。
　　⑤癫狂痫。
　　［操作］直刺 0.5~1.0 寸，或向合谷方向透刺，可灸。
　　［附注］治疗颈项、腰部活动不利的要穴。
　　手太阳小肠经其他常用腧穴见表 13-3-6，手太阳小肠经循行及腧穴见图 13-3-9。

表 13-3-6　手太阳小肠经其他常用穴位

穴名	定位	主治	操作	附注
少泽	在手指，小指末节尺侧，指甲根角侧上方 0.1 寸（指寸）	头痛，目翳，咽喉肿痛，耳聋，耳鸣，乳痈，乳汁少，昏迷，热病	直刺 0.1~0.2 寸，或点刺出血，可灸	井穴
养老	在前臂后区，腕背横纹上 1 寸，尺骨头桡侧凹陷中	目视不明，头痛，面痛，肩、肘、臂、酸痛，急性腰痛，项强	以掌心向胸姿势，直刺 0.5~0.8 寸，可灸	郄穴
听宫	在面部，耳屏正中与下颌骨髁突之间的凹陷中。注：微张口，耳屏正中前缘凹陷中	耳鸣，耳聋，聤耳，齿痛，癫狂痫	张口，直刺 1.0~1.5 寸，可灸	手足少阳、手太阳经交会穴

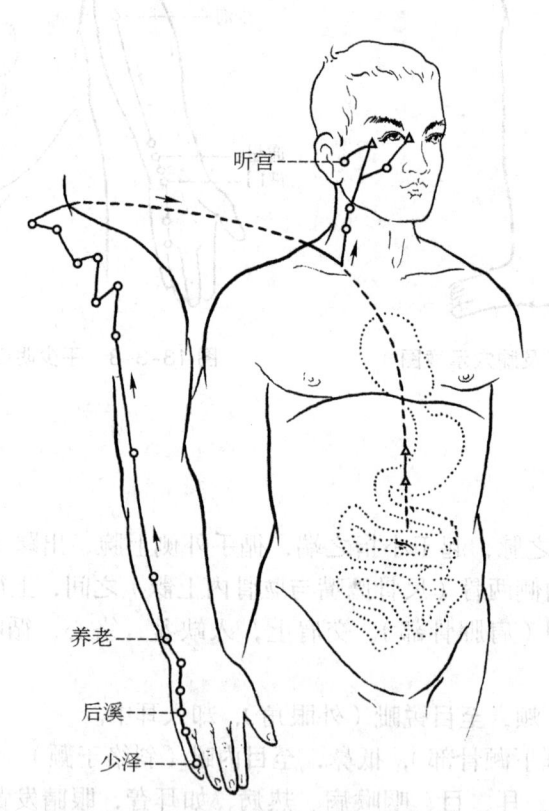

图 13-3-9　手太阳小肠经循行及腧穴示意图

（七）足太阳膀胱经

【经脉循行】 膀胱足太阳之脉，起于目内眦，上额，交巅（头顶最高处）。
　　其支者（头顶部支脉），从巅至耳上角（耳上方）。
　　其直者（头顶部直行的脉），从巅入络脑（颈之上为头部，头内为脑，颈后部称为项），还出别下项，循肩膊内（肩胛部），挟脊抵腰中，入循膂（竖脊肌），络肾，属膀胱。

其支者（腰部支脉），从腰中，下挟脊，贯臀，入腘中。

其支者（后项支脉），从髆内左右别下贯胛（此支从肩胛骨内侧缘，竖脊肌外侧直下，当正中线旁开 3 寸），挟脊内，过髀枢（髋关节，当股骨大转子处），循髀外（大腿外侧）后廉下合腘中。以下贯腨（腓肠肌）内，出外踝之后，循京骨（第 5 跖骨粗隆部）至小指（趾）外侧。

【主治概要】主治头、项、目、背、腰、下肢部病症。

【本经腧穴】

1. **睛明** Jīngmíng（BL 1）手、足太阳，足阳明、阴蹻脉、阳蹻脉交会穴

［定位］在面部，目内眦角内上方眶内侧壁凹陷处。

［主治］①近视，目视不明，目赤肿痛，迎风流泪，夜盲，色盲，目翳。

②急性腰痛。

［操作］嘱患者闭目，医者押手轻轻固定眼球，刺手持针，于眶缘与眼球之间，紧靠眶缘，缓慢进针，直刺 0.5～1.0 寸，不宜提插捻转，以防刺破血管引起血肿，出针后按压针孔片刻，以防出血，不可灸。

［附注］治疗近视的要穴。

2. **肺俞** Fèishū（BL 13）肺之背俞穴

［定位］在脊柱区，第 3 胸椎棘突下，后正中线旁开 1.5 寸。

［主治］①咳嗽，气喘，咳血，鼻塞。

②骨蒸潮热，盗汗。

③皮肤瘙痒，瘾疹。

［操作］直刺 0.5～0.8 寸，可灸。

［附注］治疗肺病的要穴。

3. **肾俞** Shènshū（BL 23）肾之背俞穴

［定位］在脊柱区，第 2 腰椎棘突下，后正中线旁开 1.5 寸。

［主治］①遗精，阳痿，月经不调，带下，遗尿，小便不利，水肿。

②耳鸣，耳聋。

③气喘。

④腰痛。

［操作］直刺 0.5～1.0 寸，可灸。

［附注］治疗肾病的要穴。

4. **委中** Wěizhōng（BL 40）合穴，膀胱下合穴

［定位］在膝后区，腘横纹中点。

［主治］①腰痛，下肢痿痹。

②腹痛，吐泻。

③小便不利，遗尿。

④丹毒，瘾疹，皮肤瘙痒。

［操作］直刺 1.0～1.5 寸，或用三棱针点刺腘静脉出血。

［附注］《四总穴歌》：腰背委中求。

足太阳膀胱经其他常用腧穴见表 13-3-7，足太阳膀胱经循行及腧穴见图 13-3-10。

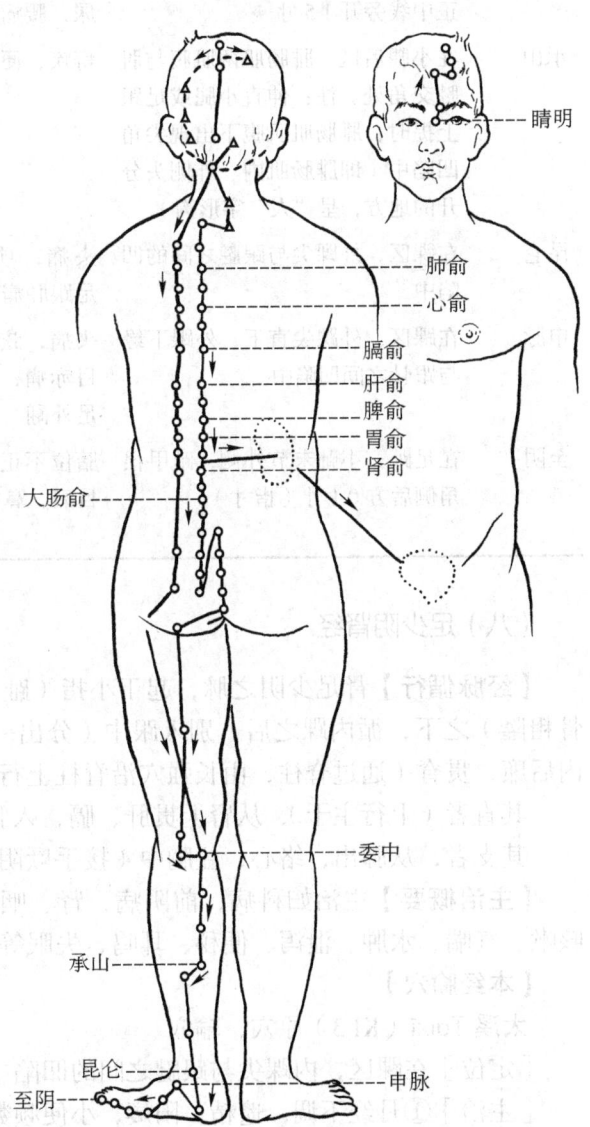

图 13-3-10　足太阳膀胱经循行及腧穴示意图

表 13-3-7 足太阳膀胱经其他常用穴位

穴名	定位	主治	操作	附注
心俞	在脊柱区，第 5 胸椎棘突下，后正中线旁开 1.5 寸	心痛，心悸，失眠，健忘，梦遗，癫狂痫，咳嗽，吐血，盗汗	直刺 0.5～0.8 寸，可灸	心之背俞穴
膈俞	在脊柱区，第 7 胸椎棘突下，后正中线旁开 1.5 寸	胃脘痛，呕吐，呃逆，饮食不下，便血，咳嗽，气喘，吐血，潮热，盗汗，瘾疹	直刺 0.5～0.8 寸，可灸	八会穴（血会）
肝俞	在脊柱区，第 9 胸椎棘突下，后正中线旁开 1.5 寸	黄疸，胁痛，脊背痛，目赤，目视不明，夜盲，吐血，衄血，眩晕，癫狂痫	直刺 0.5～0.8 寸，可灸	肝之背俞穴
脾俞	在脊柱区，第 11 胸椎棘突下，后正中线旁开 1.5 寸	腹胀，呕吐，泄泻，痢疾，便血，纳呆，食不化，水肿，黄疸，背痛	直刺 0.5～1.0 寸，可灸	脾之背俞穴
胃俞	在脊柱区，第 12 胸椎棘突下，后正中线旁开 1.5 寸	胃脘痛，呕吐，腹胀，肠鸣，胸胁痛	直刺 0.5～1.0 寸，可灸	胃之背俞穴
大肠俞	在脊柱区，第 4 腰椎棘突下，后正中线旁开 1.5 寸	腹胀，泄泻，小便频数或不利，遗尿，腰痛	直刺 0.5～1.2 寸，可灸	大肠之背俞穴
承山	在小腿后区，腓肠肌两肌腹与肌腱交角处。注：伸直小腿或足跟上提时，腓肠肌肌腹下出现尖角凹陷中（即腓肠肌内、外侧头分开的地方，呈"人"字形沟）	痔疾，便秘，腰腿拘急挛痛，脚气	直刺 1.0～2.0 寸，可灸	
昆仑	在踝区，外踝尖与跟腱之间的凹陷中	头痛，项强，目眩，鼻衄，腰痛，足跟肿痛，难产，癫痫	直刺 0.5～0.8 寸，可灸	经穴
申脉	在踝区，外踝尖直下，外踝下缘与跟骨之间凹陷中	头痛，眩晕，失眠，嗜卧，癫狂痫，目赤痛，眼睑下垂，腰腿痛，项强，足外翻	直刺 0.3～0.5 寸，可灸	八脉交会穴，通阳跷脉
至阴	在足趾，小趾末节外侧，趾甲根角侧后方 0.1 寸（指寸）	胎位不正，难产，胞衣不下，头痛，目痛，鼻塞，鼻衄	浅刺 0.1～0.5 寸，或点刺出血，胎位不正用灸法	井穴

（八）足少阴肾经

【经脉循行】肾足少阴之脉，起于小指（趾）之下，邪（斜）走足心，出于然骨（内踝前突起的周骨粗隆）之下，循内踝之后，别入跟中（分出一支进入脚跟中），以上腨（小腿）内，出腘内廉，上股内后廉，贯脊（通过脊柱，由长强穴沿脊柱上行）属肾，络膀胱。

其直者（上行主干），从肾上贯肝、膈，入肺中，循喉咙，夹舌本。

其支者，从肺出，络心，注胸中（接手厥阴心包经）。

【主治概要】主治妇科病，前阴病，肾、咽喉病及经脉循行部位其他病症，如遗精、阳痿、早泄、咳嗽、气喘、水肿、泄泻、便秘、耳鸣、失眠等。

【本经腧穴】

太溪 Tàixī（KI 3）原穴，输穴

［定位］在踝区，内踝尖与跟腱之间的凹陷中。

［主治］①月经不调，遗精，阳痿，小便频数，腰痛。

②消渴，泄泻。

③头痛，目眩，耳聋，耳鸣，齿痛。

④咳喘，咳血，咽喉肿痛。

⑤失眠。

［操作］直刺 0.5~1.5 寸，可灸。

［附注］滋阴补肾的要穴。

足少阴肾经其他常用腧穴见表 13-3-8，足少阴肾经循行及腧穴见图 13-3-11。

表 13-3-8　足少阴肾经其他常用穴位

穴名	定位	主治	操作	附注
涌泉	在足底，屈足卷趾时足心最凹陷中。注：卧位或伸腿坐位，卷足，约当足底 2、3 趾蹼缘与足跟连线的前 1/3 与后 2/3 交点凹陷中	眩晕，昏厥，癫狂，小儿惊风，失眠，便秘，小便不利，咽喉肿痛，舌干，失音，足心热	直刺 0.5~1.0 寸，可灸	井穴
照海	在踝区，内踝尖下 1 寸，内踝下缘边际凹陷中	月经不调，痛经，带下，阴挺，阴痒，小便频数，癃闭，咽喉干痛，目赤肿痛，痫证，失眠	直刺 0.5~0.8 寸，可灸	八脉交会穴，通阴跷脉
复溜	在小腿内侧，内踝尖上 2 寸，跟腱的前缘	水肿，腹胀，泄泻，盗汗，热病无汗或汗出不止，下肢痿痹	直刺 0.5~1.0 寸，可灸	经穴

（九）手厥阴心包经

【经脉循行】心主手厥阴心包络之脉，起于胸中，出属心包络，下膈，历（经历）络三焦。

其支者（胸部支脉），循胸出胁，下腋三寸（距腋下三寸，与乳头相平处，为天池穴），上抵腋下，循臑内，行太阴、少阴之间（手太阴、手少阴之间），入肘中，下臂，行两筋（桡侧腕曲肌腱与掌长肌腱）之间，入掌中（当第 3 掌骨桡侧，劳宫穴所在），循中指（中指的桡侧），出其端。

其支者（掌中支脉），别掌中，循小指次指（无名指）出其端（关冲穴所在）（接手少阳三焦经）。

【主治概要】主治心、胸、胃、神志病，如心痛、心烦、胸痛、癫狂等，以及经脉循行部位的其他病症。

【本经腧穴】

内关 Nèiguān（PC 6）络穴，八脉交会穴之一，通阴维脉

［定位］在前臂前区，腕掌侧远端横纹上 2 寸，掌长肌腱与桡侧腕屈肌腱之间。

［主治］①心痛，心悸，胸闷。

②眩晕，癫痫，失眠，偏头痛。

③胃痛，呕吐，呃逆。

④肘臂挛痛。

［操作］直刺 0.5~1.0 寸，可灸。

［附注］宽胸和胃的要穴。

手厥阴心包经其他常用腧穴见表 13-3-9，手厥阴心包经循行及腧穴见图 13-3-12。

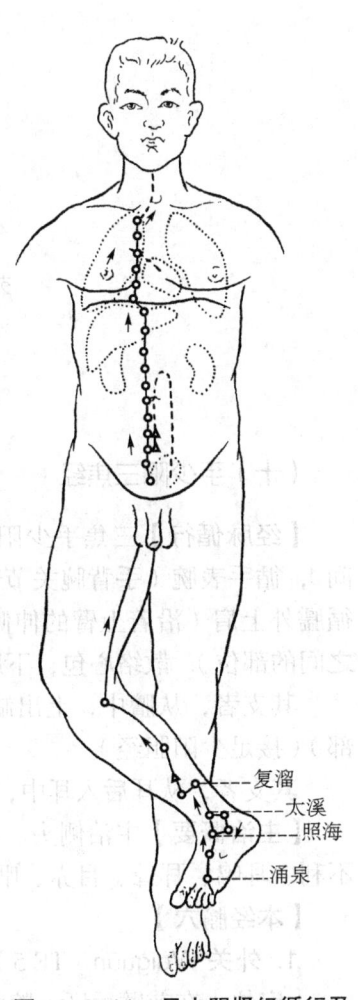

图 13-3-11　足少阴肾经循行及腧穴示意图

表 13-3-9　手厥阴心包经其他常用穴位

穴名	定位	主治	操作	附注
曲泽	在肘前区,肘横纹上,肱二头肌腱的尺侧缘凹陷中	心痛,心悸,热病,中暑,胃痛,呕吐,泄泻,肘臂挛痛	直刺 1.0 ~ 1.5 寸,或用三棱针点刺出血	合穴
大陵	在腕前区,腕掌侧远端横纹中,掌长肌腱与桡侧腕屈肌腱之间	心痛,心悸,癫狂,疮疡,胃痛,呕吐,手腕麻痛,胸胁胀痛	直刺 0.3 ~ 0.5 寸,可灸	输穴原穴
劳宫	在掌区,横平第 3 掌指关节近端,第 2、3 掌骨之间偏于第 3 掌骨,握拳屈指时中指尖处	口疮,口臭,鼻衄,癫狂痫,中风昏迷,中暑,心痛,呕吐	直刺 0.3 ~ 0.5 寸,可灸	荥穴

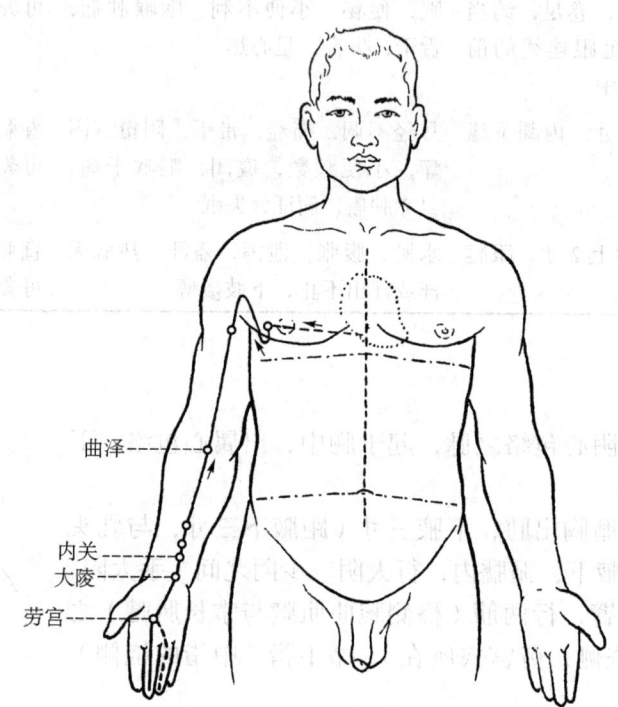

曲泽---
内关---
大陵---
劳宫---

图 13-3-12　手厥阴心包经循行及腧穴示意图

（十）手少阳三焦经

【经脉循行】三焦手少阳之脉,起于小指次指之端（无名指末端）,上出两指之间（第四、五指缝间）,循手表腕（手背腕关节部）,出臂外两骨（前臂伸侧,尺骨与桡骨）之间,上贯肘（通过肘尖部）,循臑外上肩（沿着上臂的伸侧到达肩部）,而交出足少阳之后,入缺盆,布膻中（胸内心脏之外,两肺之间的部位）,散络心包,下膈,遍属三焦（遍及上、中、下三焦）。

其支者,从膻中,上出缺盆,上项,系耳后,直上出耳上角（耳部前方）,以屈下颊至㬰（目下颧部）（接足少阳胆经）。

其支者,从耳后入耳中,出走耳前,过客主人前,交颊,至目锐眦。

【主治概要】主治侧头、耳、目、胸胁、咽喉以及经脉循行部位的其他疾病,如水肿、遗尿、小便不利、耳鸣、耳聋、目赤、咽喉痛以及耳后、肩臂部外侧疼痛等。

【本经腧穴】

1. 外关 Wàiguān（TE 5）络穴,八脉交会穴之一,通阳维脉

［定位］在前臂后区,腕背侧远端横纹上 2 寸,尺骨与桡骨间隙中点。

［主治］①热病,头痛,目赤肿痛,耳鸣,耳聋。

　　　　②胸胁痛。
　　　　③上肢痿痹。
　[操作] 平刺 0.5 ~ 1.0 寸，可灸。
　[附注] 明目通耳窍的要穴。
　2. 翳风 Yìfēng（TE 17）
　[定位] 在颈部，耳垂后方，乳突下端前方凹陷处。
　[主治] ①耳鸣，耳聋，聤耳。
　　　　②口㖞，牙关紧闭，齿痛，呃逆，瘰疬，颊肿。
　[操作] 直刺 0.8 ~ 1.2 寸，可灸。
　[附注] 治疗耳病的要穴。
　　手少阳三焦经其他常用腧穴见表 13-3-10，手少阳三焦经循行及腧穴见图 13-3-13。

表 13-3-10　手少阳三焦经其他常用穴位

穴名	定位	主治	操作	附注
中渚	在手背，第 4、5 掌骨间，第 4 掌指关节近端凹陷中	头痛，耳鸣，耳聋，目赤，咽喉肿痛，热病，消渴，疟疾，手指屈伸不利，肘臂肩背疼痛	直刺 0.3 ~ 0.5 寸，可灸	输穴
阳池	在腕后区，腕背侧远端横纹上，指伸肌腱的尺侧缘凹陷中	耳聋，目赤肿痛，咽喉肿痛，疟疾，消渴，腕痛	直刺 0.3 ~ 0.5 寸，可灸	原穴
支沟	在前臂后区，腕背侧远端横纹上 3 寸，尺骨与桡骨间隙中点	便秘，热病，胁肋痛，落枕，耳鸣，耳聋	直刺 0.5 ~ 1.0 寸，可灸	经穴
天井	在肘后区，肘尖（EX-UE1）直上 1 寸凹陷处	耳聋，偏头痛，癫痫，瘰疬，肘臂痛	直刺 0.5 ~ 1.0 寸，可灸	合穴
肩髎	在三角肌区，肩峰角与肱骨大结节两骨间凹陷中	肩臂挛痛不遂	直刺 0.8 ~ 1.2 寸，可灸	
耳门	在耳区，耳屏上切迹与下颌骨髁突之间的凹陷中	耳鸣，耳聋，聤耳，齿痛	微张口，直刺 0.5 ~ 1.0 寸，可灸	

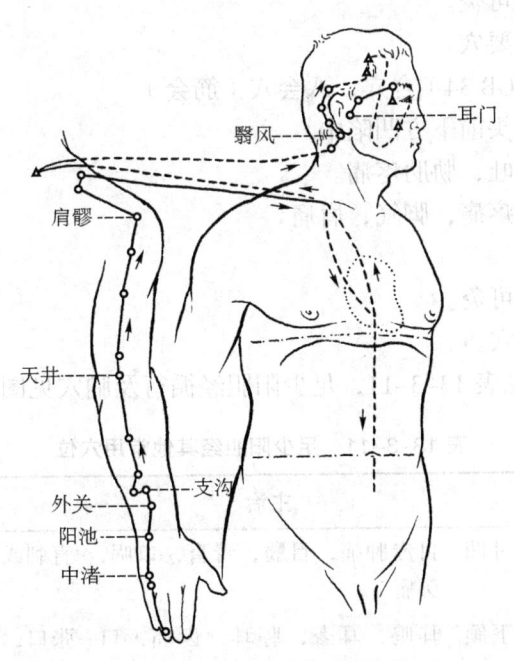

图 13-3-13　手少阳三焦经循行及腧穴示意图

（十一）足少阳胆经

【经脉循行】胆足少阳之脉，起于目锐眦，上抵头角（额角），下耳后，循颈，行手少阳之前，至肩上，却交出手少阳之后，入缺盆。

其支者（耳部的支脉），从耳后入耳中，出走耳前，至目锐眦后。

其支者（外眦部的支脉），别锐眦，下大迎，合于手少阳，抵于顿（目下颧骨部），下加颊车，下颈，合缺盆。以下胸中，贯膈，络肝、属胆，循胁里，出气街（气冲穴，在腹股沟动脉旁），绕毛际，横入髀厌（股骨大转子部，环跳穴在其旁）中。

其直者（缺盆部直行的脉），从缺盆下腋，循胸，过季胁（11.12 肋中），下合髀厌中。以下循髀阳（大腿外侧），出膝外廉，下外辅骨（腓骨）之前，直下抵绝骨（腓骨长短肌未覆盖的腓骨下端的骨骼）之端，下出外踝之前，循足跗上，入小指次指（第 4 足趾）之间。

其支者（足背部支脉），别跗上，入大指之间，循大指歧骨（足大趾、次趾本节后骨缝）内，出其端；还贯爪甲，出三毛（大趾爪甲后两节有汗毛处）（接足厥阴肝经）。

【主治概要】主治头、耳、目、咽喉病、神志病以及经脉循行部位的其他病症，如口苦、目眩、寒热交作、头痛、颌痛、目外眦痛以及胸、胁、股、下肢外侧疼痛等。

【本经腧穴】

1. 风池 Fēngchí（GB 20）足少阳、阳维脉交会穴

［定位］在颈后区，枕骨之下，胸锁乳突肌上端与斜方肌上端之间的凹陷中。

［主治］①头痛，眩晕，失眠，癫痫，中风。

②目赤肿痛，视物不明，鼻塞，鼻衄，鼻渊，耳鸣，咽喉肿痛。

③感冒，热病，颈项强痛。

［操作］向鼻尖方向刺 0.5～1.0 寸，可灸。其深部有延髓，应严格掌握针刺的角度和深度。

［附注］祛风邪的要穴。

2. 环跳 Huántiào（GB 30）足少阳、太阳经交会穴

［定位］在臀区，股骨大转子最凸点与骶管裂孔连线的外 1/3 与内 2/3 交点处。

［主治］下肢痿痹，半身不遂，腰腿痛。

［操作］直刺 2.0～3.0 寸，可灸。

［附注］治疗坐骨神经痛的要穴。

3. 阳陵泉 Yánglíngquán（GB 34）合穴，八会穴（筋会）

［定位］在小腿外侧，腓骨头前下方凹陷中。

［主治］①黄疸，口苦，呕吐，胁肋疼痛。

②下肢痿痹，膝膑疼痛，脚气，肩痛。

③小儿惊风。

［操作］直刺 1.0～1.5 寸，可灸。

［附注］治疗胆囊疾病的要穴。

足少阳胆经其他常用腧穴见表 13-3-11，足少阳胆经循行及腧穴见图 13-3-14。

表 13-3-11 足少阳胆经其他常用穴位

穴名	定位	主治	操作	附注
瞳子髎	在面部，目外眦外侧 0.5 寸凹陷中	目赤肿痛，目翳，青盲，口㖞，头痛	直刺或平刺 0.3～0.5 寸	手太阳、手足少阳经交会穴
听会	在面部，耳屏间切迹与下颌骨髁状突之间的凹陷中	耳鸣，耳聋，聤耳，齿痛，口㖞，面痛	张口，直刺 0.5～1.0 寸，髃灸	

续表

穴名	定位	主治	操作	附注
肩井	在肩胛区，第7颈椎棘突与肩峰最外侧点连线的中点	头痛，眩晕，颈项强痛，肩背疼痛，上肢不遂，瘰疬，乳痈，乳汁少，难产	直刺0.3~0.5寸，切忌深刺、上下提插，可灸孕妇禁用	手足少阳、足阳明与阳维脉交会穴
悬钟	在小腿外侧，外踝尖上3寸，腓骨前缘	颈项强痛，偏头痛，咽喉肿痛，胸胁胀痛，痔疾，便秘，下肢痿痹，脚气	直刺0.5~0.8寸，可灸	八会穴（髓会）
丘墟	在踝区，外踝的前下方，趾长伸肌腱的外侧凹陷中	胸胁胀痛，下肢痿痹，外踝肿痛，脚气，疟疾	直刺0.5~0.8寸，可灸	原穴
足临泣	在足背，第4、5跖骨底结合部的前方，第5趾长伸肌腱外侧凹陷处	偏头痛，目赤肿痛，目眩，目涩，乳痈，乳胀，月经不调，胁肋疼痛，足跗肿痛，瘰疬，疟疾	直刺0.3~0.5寸，可灸	输穴，八脉交会穴，通带脉

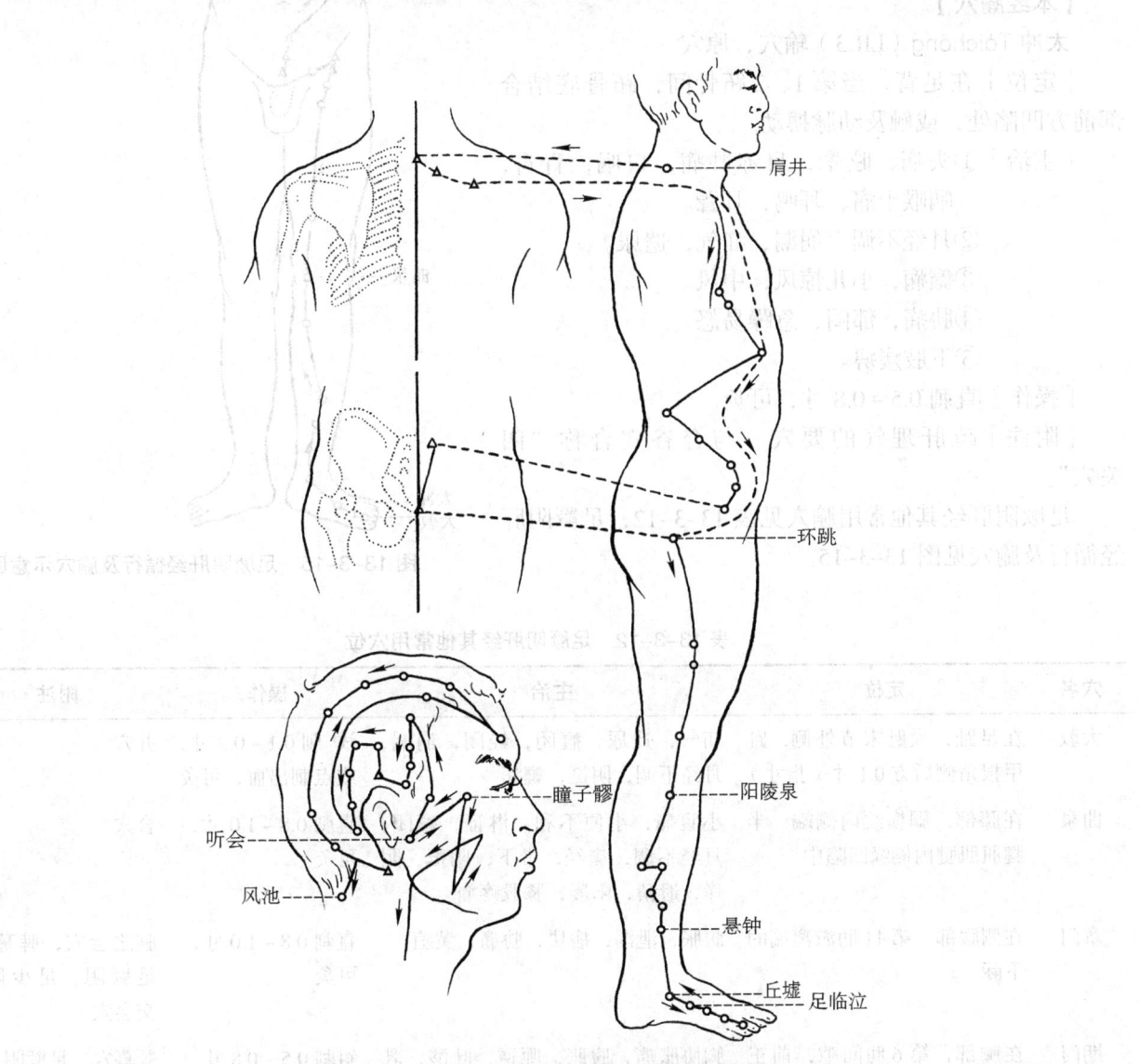

图 13-3-14　足少阳胆经循行及腧穴示意图

（十二）足厥阴肝经

【经脉循行】肝足厥阴之脉，起于大指（趾）丛毛之际，上循足跗上廉，去内踝一寸，上踝八寸，交出太阴之后，上腘内廉，循股阴，入毛中，环阴器，抵小腹，夹胃，属肝，络胆，上贯膈，布胁肋，循喉咙之后，上入颃颡（鼻咽部），连目系，上出额，与督脉会于巅（头顶高处，百会穴所在）。

其支者（目系的支脉），从目系下颊里，环唇内。

其支者（肝脏部的支脉），复从肝，别贯膈，上注肺（接手太阴肺经）。

【主治概要】本经主治肝方面所发生的疾病、妇科病、前阴等疾病，如头痛、胁痛、呃逆、小便不利、月经不调、疝气、少腹疼痛等。

【本经腧穴】

太冲 Tàichōng（LR 3）输穴，原穴

［定位］在足背，当第1、2跖骨间，跖骨底结合部前方凹陷处，或触及动脉搏动。

［主治］①头痛，眩晕，目赤肿痛，口㖞，青盲，咽喉干痛，耳鸣，耳聋。

②月经不调，崩漏，疝气，遗尿。

③癫痫，小儿惊风，中风。

④胁痛，郁闷，急躁易怒。

⑤下肢痿痹。

［操作］直刺0.5～0.8寸，可灸。

［附注］疏肝理气的要穴。与合谷穴合称"四关穴"。

足厥阴肝经其他常用腧穴见表13-3-12，足厥阴肝经循行及腧穴见图13-3-15。

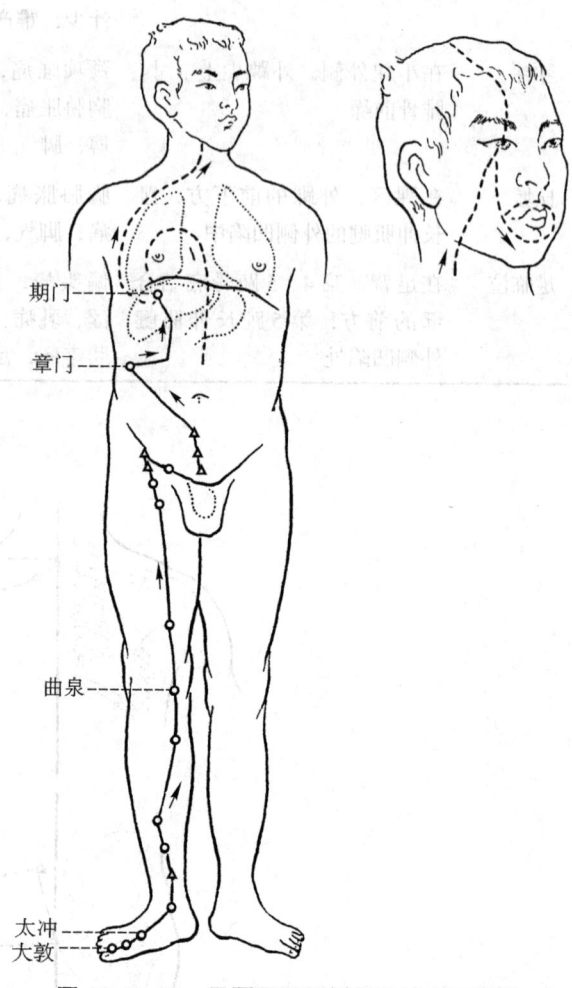

图13-3-15　足厥阴肝经循行及腧穴示意图

表13-3-12　足厥阴肝经其他常用穴位

穴名	定位	主治	操作	附注
大敦	在足趾，大趾末节外侧，趾甲根角侧后方0.1寸（指寸）	疝气，遗尿，癃闭，经闭，崩漏，月经不调，阴挺，癫痫	浅刺0.1～0.2寸，或点刺出血，可灸	井穴
曲泉	在膝部，腘横纹内侧端，半腱肌肌腱内侧缘凹陷中	小腹痛，小便不利，淋证，癃闭，月经不调，痛经，带下，阴挺，阴痒，遗精，阳痿，膝股疼痛	直刺0.8～1.0寸，可灸	合穴
章门	在侧腹部，第11肋游离端的下际	腹胀，泄泻，痞块，胁痛，黄疸	直刺0.8～1.0寸，可灸	脏之会穴，脾募穴，足厥阴、足少阳经交会穴
期门	在胸部，第6肋间隙，前正中线旁开4寸	胸胁胀痛，腹胀，呃逆，吐酸，乳痛，郁闷	斜刺0.5～0.8寸，可灸	肝募穴，足厥阴、太阳与阴维脉交会穴

（十三）督脉

【经脉循行】起于少腹以下骨（曲骨）中央（胞中），下出会阴，经长强，行于后背正中，上至风府，入属于脑，上巅，循额，至鼻柱，经素髎、水沟，会手足阳明，至兑端，入龈交。

分支：其少腹直上者，贯脐中央，上贯心，入喉，上颐，环唇，上系两目下中央。

【主治概要】本经主治神志病，热病，腰骶、背、头项部局部病症及相对应的内脏器官疾病。

【本经腧穴】

1. 命门 Mìngmén（GV 4）

［定位］在脊柱区，第2腰椎棘突下凹陷中，后正中线上。

［主治］①腰痛，下肢痿痹。

②遗精，阳痿，早泄，月经不调，赤白带下，遗尿，尿频。

③泄泻。

［操作］直刺 0.5～1.0 寸，可灸。

［附注］培元补肾的要穴。

2. 大椎 Dàzhuī（GV 14）督脉、手足三阳经交会穴

［定位］在脊柱区，第7颈椎棘突下凹陷中，后正中线上。

［主治］①热病，疟疾，骨蒸盗汗，咳嗽，气喘。

②癫痫，小儿惊风。

③感冒，畏寒，风疹，头项强痛。

［操作］直刺 0.5～1.0 寸，可灸。

［附注］"诸阳之会"，可补阳，可退热。

3. 百会 Bǎihuì（GV 20）督脉、足太阳经交会穴

［定位］在头部，当前发际正中直上 5 寸。注：折耳，两耳尖向上连线的中点。

［主治］①头痛，眩晕，中风失语，癫狂痫。

②失眠，健忘。

③脱肛，阴挺，久泻。

［操作］平刺 0.5～1.0 寸，可灸。

［附注］治疗中气下陷、内脏下垂的要穴。

督脉其他常用腧穴见表 13-3-13，督脉循行及腧穴见图 13-3-16。

表 13-3-13　督脉其他常用穴位

穴名	定位	主治	操作	附注
腰阳关	在脊柱区，第4腰椎棘突下凹陷中，后正中线上	腰骶疼痛，下肢痿痹，月经不调，带下，遗精，阳痿	直刺 0.5～1.0 寸，可灸	
哑门	在颈后区，第2颈椎棘突上际凹陷中，后正中线上，当后发际正中直上 0.5 寸	暴喑，舌强不语，癫狂痫，头痛，项强，中风	伏案正坐位，使头微前倾，项肌放松，向下颌方向缓慢刺入 0.5～1.0 寸，不可向上斜刺或深刺	督脉、阳维脉交会穴
素髎	在面部，鼻尖的正中央	鼻塞，鼻渊，鼻衄，酒渣鼻，目痛，惊觉，昏迷，窒息	向上斜刺 0.3～0.5 寸，或点刺出血，一般不灸	
水沟	在面部，人中沟的上 1/3 与中 1/3 交点处	昏迷，晕厥，中风，癫狂痫，抽搐，口㖞，唇肿，齿痛，鼻塞，鼻衄，牙关紧闭，闪挫腰痛，脊脊强痛，消渴，黄疸，遍身水肿	向上斜刺 0.3～0.5 寸，或用指甲掐按，一般不灸	督脉、手足阳明经交会穴

4. 印堂 Yìntáng（GV29）

［定位］在头部，两眉毛内侧端中间的凹陷中，见图 13-3-17。

［主治］①头痛，眩晕，失眠，小儿惊风。

②鼻塞，鼻渊，鼻衄，眉棱骨痛，目痛。

［操作］提捏进针，从上向下平刺 0.3～0.5 寸。或向左、右透刺攒竹、睛明等，深 0.5～1 寸。可灸。

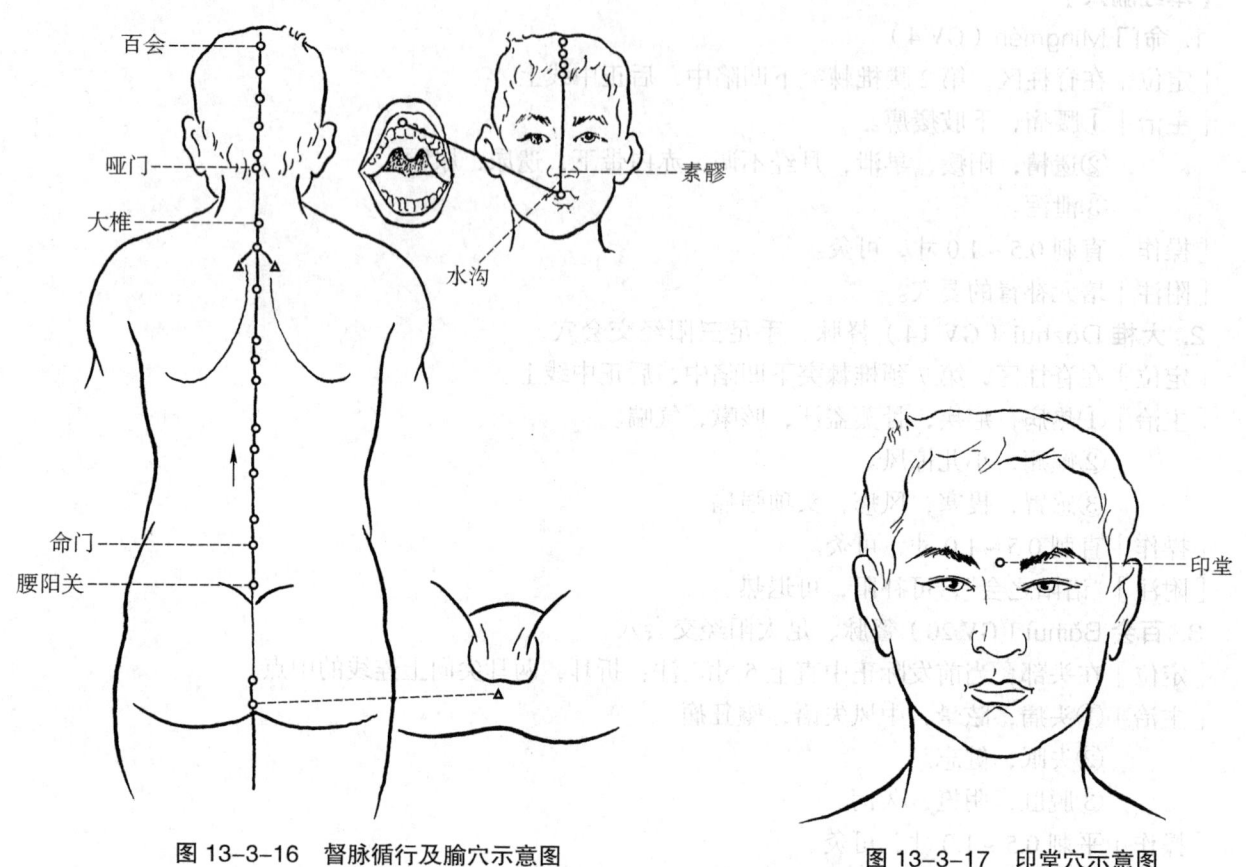

图 13-3-16 督脉循行及腧穴示意图

图 13-3-17 印堂穴示意图

（十四）任脉

【经脉循行】起于胞中（小腹内），出于会阴，上循毛际，循腹里，上关元，至咽喉，上颐（下颌部）循面入目。

【主治概要】本经主治腹、胸、颈、头面的局部病症及相应的内脏器官病症。

【本经腧穴】

1. 关元 Guānyuán（CV 4）小肠募穴，任脉、足三阴经交会穴

［定位］在下腹部，脐中下 3 寸，前正中线上。

［主治］①虚劳羸瘦，保健强壮要穴，中风脱证，眩晕。

②阳痿，遗精，月经不调，痛经，闭经，崩漏，带下，不孕，遗尿，小便频数，疝气。

③腹痛，泄泻。

［操作］直刺 1.0～1.5 寸，需排尿后进行针刺，可灸。孕妇慎用。

［附注］培补元气的要穴。

2. 气海 Qìhǎi（CV 6）

［定位］在下腹部，脐中下 1.5 寸，前正中线上。

［主治］①腹痛，泄泻，便秘。

②遗尿，阳痿，遗精，闭经，痛经，崩漏，
带下，阴挺，疝气。

③中风脱证，虚劳羸瘦。

［操作］直刺 1.0～1.5 寸，可灸。

［附注］补气调气的要穴。

3. 中脘 Zhōngwǎn（CV 12）胃募穴，腑会，任脉、
手太阳、足阳明经交会穴

［定位］在上腹部，脐中上 4 寸，前正中线上。

［主治］①胃痛，呕吐，吞酸，腹胀，食不化，泄
泻，黄疸。

②咳喘痰多。

③癫痫，失眠。

［操作］平刺 1.0～1.5 寸，可灸。

［附注］健脾和胃的要穴。

任脉其他常用腧穴见表 13-3-14，任脉循行及腧穴见
图 13-3-18。

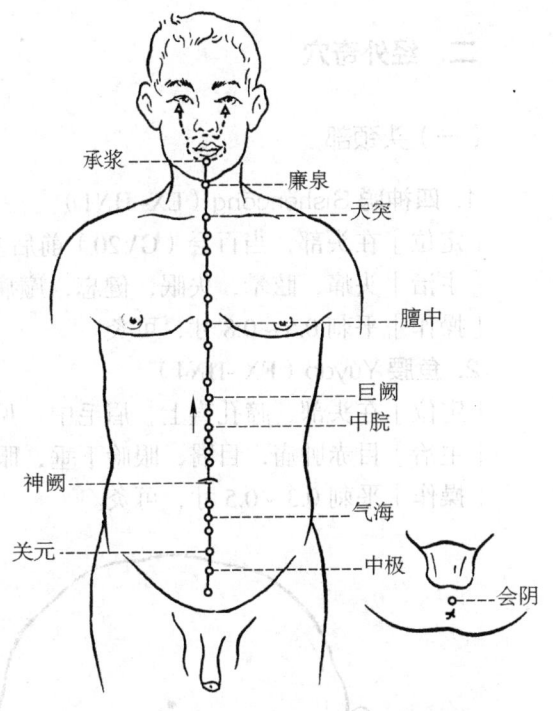

图 13-3-18　任脉循行及腧穴示意图

表 13-3-14　任脉其他常用穴位

穴名	定位	主治	操作	附注
中极	在下腹部，脐中下 4 寸，前正中线上	癃闭，遗尿，尿频，月经不调，带下，痛经，崩漏，阴挺，遗精，阳痿，疝气	直刺 1.0～1.5 寸，须在排尿后进行针刺，可灸，孕妇禁针	膀胱募穴，任脉、足三阴经交会穴
神阙	在脐区，脐中央	腹痛，久泻，脱肛，痢疾，水肿虚脱	禁刺，宜灸	
巨阙	在上腹部，脐中上 6 寸，前正中线上	胃痛，吞酸，呕吐，胸痛，心悸，癫狂痫	直刺 0.3～0.6 寸，可灸	心募穴
膻中	在胸部，横平第 4 肋间隙，前正中线上，两乳头连线的中点	胸闷，气短，胸痛，心悸，咳嗽，气喘，乳汁少，乳痈，呕逆，呕吐	直刺 0.3～0.5 寸，或平刺可灸	心包募穴，气会穴
天突	在颈前区，胸骨上窝中央，前正中线上	咳嗽，哮喘，胸痛，咽喉肿痛，暴喑，瘿气，梅核气，噎膈	先直刺 0.2 寸，当针尖超过胸骨柄内缘后，即向下沿胸骨柄后缘、气管前缘缓慢向下刺入 0.5～1.0 寸，可灸	任脉、阴维脉交会穴
廉泉	在颈前区，喉结上方，舌骨上缘凹陷中，前正中线上	舌强不语，舌下肿痛，舌纵涎出，舌本挛急，暴喑，吞咽困难，口舌生疮，咽喉肿痛	针尖向咽喉部刺入 0.5～0.8 寸，可灸	任脉、阴维脉交会穴
承浆	在面部，颏唇沟的正中凹陷处	口喎，唇紧，齿龈肿痛，流涎，暴喑，口舌生疮，面痛，消渴，癫痫	斜刺 0.3～0.5 寸，可灸	任脉、足阳明经交会穴

二、经外奇穴

（一）头颈部

1. 四神聪 Sìshéncōng（EX-HN1）

［定位］在头部，当百会（GV20）前后左右各旁开1寸，共4穴。见图13-3-19。

［主治］头痛，眩晕，失眠，健忘，癫痫。

［操作］平刺0.5～0.8寸，可灸。

2. 鱼腰 Yúyāo（EX-HN4）

［定位］在头部，瞳孔直上，眉毛中。见图13-3-20。

［主治］目赤肿痛，目翳，眼睑下垂，眼睑瞤动，眉棱骨痛。

［操作］平刺0.3～0.5寸，可灸。

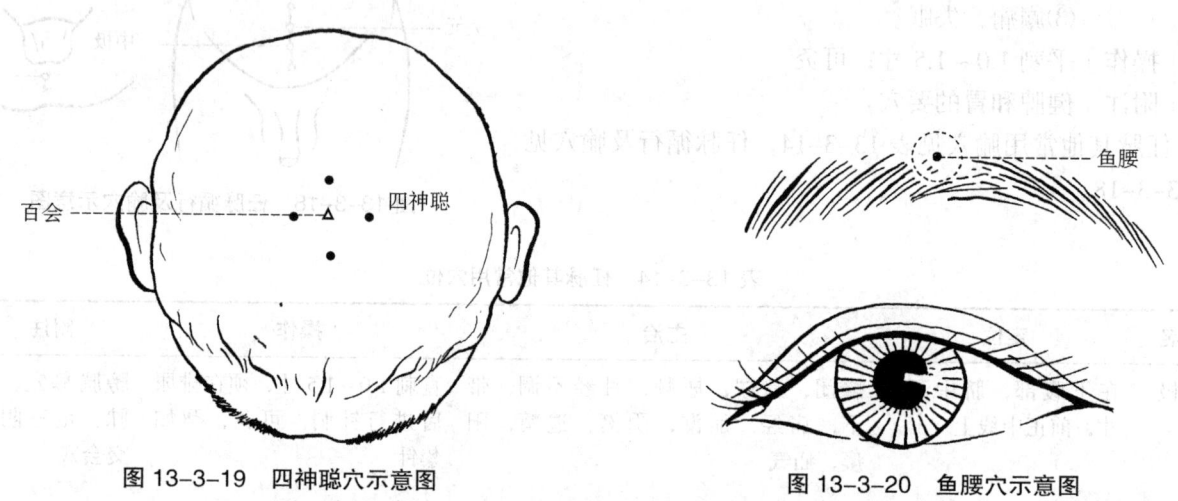

图13-3-19 四神聪穴示意图   图13-3-20 鱼腰穴示意图

3. 太阳 Tàiyáng（EX-HN5）

［定位］在头部，眉梢与目外眦之间，向后约一横指的凹陷中。见图13-3-21。

［主治］头痛，目疾，齿痛，面痛。

［操作］直刺或斜刺0.3～0.5寸，或用三棱针点刺出血。可灸。

4. 耳尖 Ěrjiān（EX-HN6）

［定位］在耳区，在外耳轮的最高点。见图13-3-22。

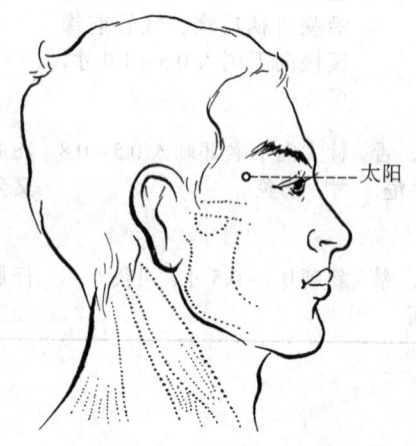

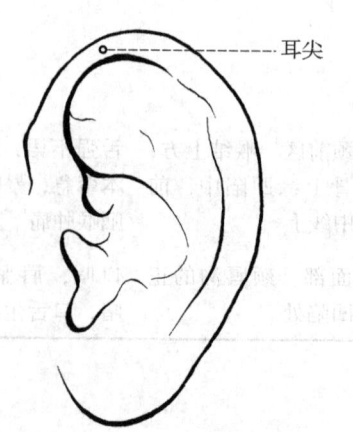

图13-3-21 太阳穴示意图   图13-3-22 耳尖穴示意图

［主治］目赤肿痛，目翳，麦粒肿，咽喉肿痛。

［操作］直刺 0.1 ~ 0.2 寸，或用三棱针点刺出血。

（二）背部

1. 定喘 Dìngchuǎn（EX-B1）

［定位］在脊柱区，横平第 7 颈椎棘突下，后正中线旁开 0.5 寸。见图 13-3-23。

［主治］①哮喘，咳嗽。

②落枕，肩背痛，上肢疼痛不举。

［操作］直刺或偏向内侧，0.5 ~ 1.0 寸。可灸。

2. 夹脊 Jiájí（EX-B2）

［定位］在脊柱区，第 1 胸椎至第 5 腰椎棘突下两侧，后正中线旁开 0.5 寸，一侧 17 个穴位。见图 13-3-23。

［主治］①胸 1 ~ 5 夹脊：心肺、胸部及上肢疾病。

②胸 6 ~ 12 夹脊：胃肠、脾、肝、胆疾病。

③腰 1 ~ 5 夹脊：下肢疼痛，腰、骶、小腹部疾病。

［操作］稍向内斜刺 0.5 ~ 1.0 寸，待有麻胀感即停止进针，严格掌握进针的角度及深度，防止损伤内脏或引起气胸，可灸。

3. 胃脘下俞 Wèiwǎnxiàshū（EX-B3）

［定位］在脊柱区，横平第 8 胸椎棘突下，后正中线旁开 1.5 寸。见图 13-3-23。

［主治］①胃痛，腹痛，胸胁痛。

②消渴，胰腺炎。

［操作］向内斜刺 0.3 ~ 0.5 寸。可灸。

4. 腰眼 Yāoyǎn（EX-B7）

［定位］在腰区，横平第 4 腰椎棘突下，后正中线旁开约 3.5 寸凹陷中。见图 13-3-23。

［主治］①腰痛。

②尿频，月经不调，带下。

［操作］直刺 0.5 ~ 1.0 寸。可灸。

5. 十七椎 Shíqīzhuī（EX-B8）

［定位］在腰区，第 5 腰椎棘突下凹陷中。见图 13-3-23。

［主治］①腰骶痛。

②痛经，崩漏，月经不调，遗尿。

［操作］直刺 0.5 ~ 1.0 寸，可灸。

（三）胸腹部

子宫 Zǐgōng（EX-CA1）

［定位］在下腹部，脐中下 4 寸，前正中线旁开 3 寸。

［主治］子宫脱垂，不孕，痛经，崩漏，月经不调。

［操作］直刺 0.8 ~ 1.2 寸。可灸。

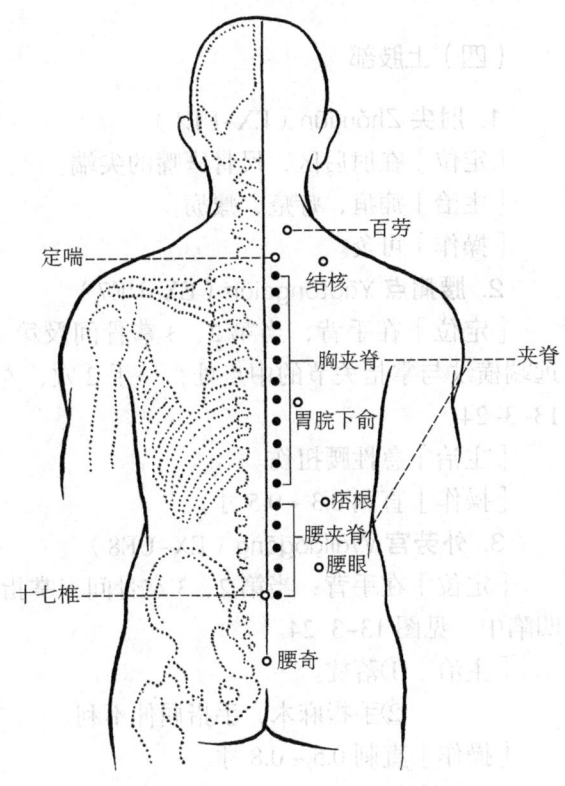

图 13-3-23 背部经外奇穴示意图

百劳
定喘
结核
胸夹脊 —— 夹脊
胃脘下俞
痞根
腰夹脊
腰眼
十七椎
腰奇

（四）上肢部

1. 肘尖 Zhǒujiān（EX-UE1）

［定位］在肘后区，尺骨鹰嘴的尖端。

［主治］痈疽，疔疮，瘰疬。

［操作］可灸。

2. 腰痛点 Yāotòngdiǎn（EX-UE7）

［定位］在手背，当第2、3掌骨间及第4、5掌骨间，腕背侧远端横纹与掌指关节的中点处，一手2穴，左右共4个穴位。见图13-3-24。

［主治］急性腰扭伤。

［操作］直刺0.3~0.5寸。

3. 外劳宫 Wàiláogōng（EX-UE8）

［定位］在手背，当第2、3掌骨间，掌指关节后0.5寸（指寸）凹陷中。见图13-3-24。

［主治］①落枕。

②手指麻木，手指屈伸不利。

［操作］直刺0.5~0.8寸。

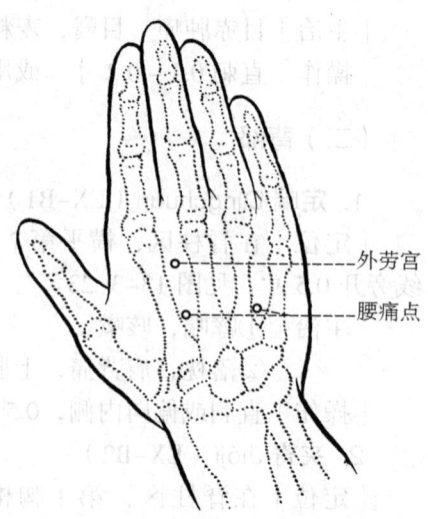

图13-3-24 腰痛点、外劳宫示意图

4. 四缝 Sìfèng（EX-UE10）

［定位］在手指，第2至第5指掌面的近端指间关节横纹的中央，一手4个穴位。见图13-3-25。

［主治］①小儿疳积。

②百日咳。

［操作］直刺0.1~0.2寸，挤出少量黄白色透明黏液或出血。

5. 十宣 Shíxuān（EX-UE11）

［定位］在手指，十指尖端，距指甲游离缘0.1寸（指寸），左右共10个穴位。见图13-3-26。

［主治］①昏迷，高热，晕厥，中暑，癫痫。
②咽喉肿痛。

［操作］直刺0.1~0.2寸，或用三棱针点刺出血。

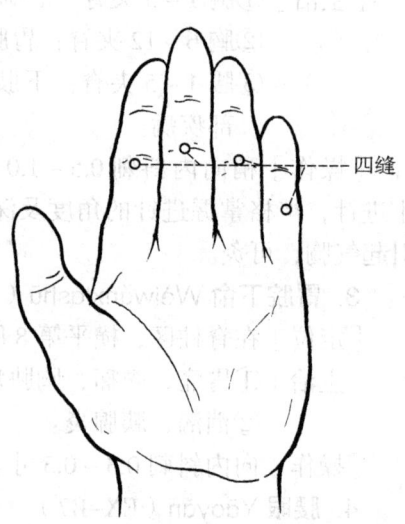

图13-3-25 四缝穴示意图

（五）下肢部

1. 内膝眼 Nèixīyǎn（EX-LE4）

［定位］在膝部，髌韧带内侧凹陷处的中央。见图13-3-27。

［主治］膝肿痛，脚气。

［操作］斜刺0.5~1.0寸。可灸。

2. 胆囊 Dǎnnáng（EX-LE6）

［定位］在小腿外侧，当腓骨小头直下2寸。见图13-3-28。

［主治］急、慢性胆囊炎，胆石症，胆绞痛，胆道蛔虫症。

［操作］直刺1.0~1.5寸。可灸。

3. 阑尾 Lánwěi（EX-LE7）

［定位］在小腿外侧，髌韧带外侧凹陷下5寸，胫骨前嵴外一横指（中指）。见图13-3-27。

［主治］急、慢性阑尾炎。

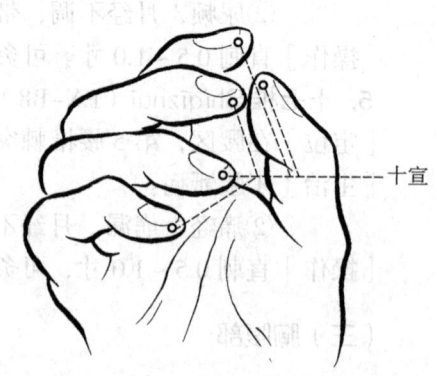

图13-3-26 十宣穴示意图

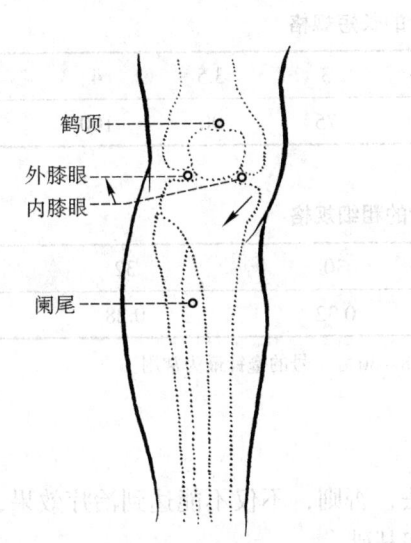

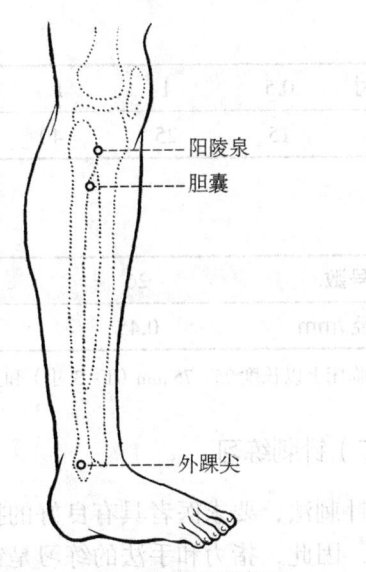

图 13-3-27　膝眼、阑尾穴示意图　　　　　图 13-3-28　胆囊穴示意图

［操作］直刺 1.0~1.5 寸。可灸。

（吴国琳）

第四节　针　灸　法

针灸疗法包含了针法与灸法两部分内容，均属中医外治范畴。针法，又称针刺法，是指使用不同的针具，运用一定的手法或方式刺激机体的穴位，达到防治疾病目的的一种方法。

灸法，又称艾灸法，是指点燃艾绒等药物，烧灼、熏熨穴位来防治疾病的方法。

针与灸都是刺激人体穴位，并通过经络的感传作用而起到调整机体功能、防治疾病的目的，两者在作用机理上有共通之处，临床上有相辅相成的治疗作用，故合称针灸。

一、针法

古代针具分为九种：镵（chán）针，圆针，鍉（chí）针，锋针，铍针，圆利针，毫针，长针，大针。现代临床常用针具为：毫针、三棱针及皮肤针等三种，三棱针用于放血，皮肤针则属于多针浅刺，临床上应用最普遍的针具为毫针。

（一）毫针的构造和规格

毫针分为针尖、针身、针根、针柄、针尾 5 个部分，见图 13-4-1。

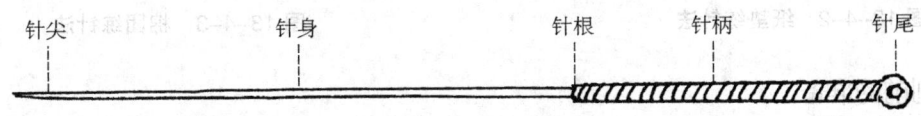

图 13-4-1　毫针的结构

毫针的长短、粗细规格，是指针身而言。长度以"寸"或毫米（mm）为计量单位，粗细以毫米或通用英制号数（SWG）为计量单位，见表 13-4-1、表 13-4-2。

表 13-4-1 毫针的长短规格

长度 / 寸	0.5	1	1.5	2	2.5	3	3.5	4	4.5	5
mm	15	25	40	50	65	75	90	100	115	125

表 13-4-2 毫针的粗细规格

号数	26	28	30	32	34
直径 /mm	0.45	0.38	0.32	0.28	0.22

注：临床上以长度 25～75 mm（1～3 寸）和直径 0.32～0.38 mm（28～30 寸）号的毫针最为常用。

（二）针刺练习

毫针刺法，要求医者具有良好的指力和熟练的手法，否则，不仅不能达到治疗效果，还会给患者增加痛苦，因此，指力和手法的练习是针灸治疗的前提和基础。

1. 指力练习

指力，指医者进针时手指的力度。指力练习，可在纸垫或棉团上进行。纸垫是用松软的细草纸或毛边纸，折叠成约 2 cm 的厚度，四周用细线扎紧。棉团是用棉花一团，外面缠绕一层棉线呈球形。练习者用手拇、食、中三指挟持针柄或针身，使针垂直于纸垫或棉团，当针尖抵于物体表面时，手指向下加压，将针快速刺入，操作时要保持针体挺直，不能弯曲，见图 13-4-2、图 13-4-3。

2. 手法练习

当针刺入后，或在原处反复做上下提插针体的动作——提插，或在原处用拇指与食、中两指反复作前后捻转针柄的动作——捻转。待熟练后，可将提插和捻转两个动作结合起来，反复练习，同时可在人体上选择一定的穴位进行练习。

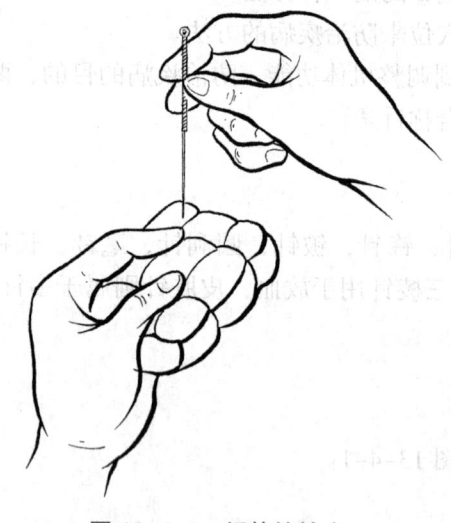

图 13-4-2 纸垫练针法

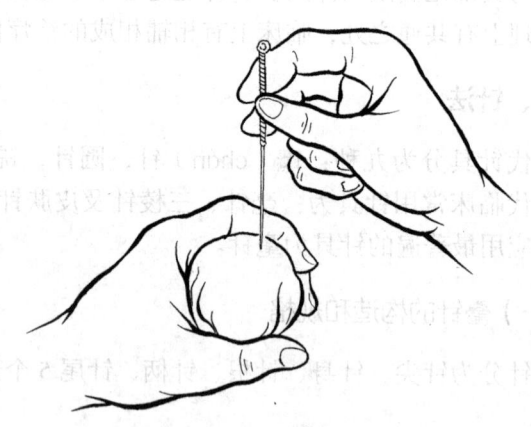

图 13-4-3 棉团练针法

（三）针刺前的准备

1. 针具的选择

要根据患者体质、胖瘦、病情以及针刺部位的不同，选择不同型号的针具。通常短针多用于面部、颈项及胸背部的穴位；长针多用于肌肉丰厚的腰部、腹部、臀部及四肢部的穴位。

2. 体位的选择

针刺时患者体位选择的合适与否，对准确取穴、施针及治疗效果都有直接的影响。在施针或留针过程中，应避免患者因疲劳而移动体位造成弯针、滞针甚至发生折针事故。因此，应以医者能正确取穴、操作方便、患者肢体摆放舒适并能持久留针为原则，对体弱或初诊患者，以卧位为最佳。

临床常用体位，一般以卧位和有倚靠的坐位为主。常用以下几种：

（1）仰卧位　适宜取前身部的头面、胸腹部和四肢部分腧穴，见图 13-4-4。

（2）俯卧位　适宜取头、项、背、腰骶、臀部腧穴和下肢后面及上肢部分腧穴，见图 13-4-5。

（3）侧卧位　适宜取身体侧面的腧穴和上、下肢部分腧穴，见图 13-4-6。

（4）仰靠坐位　适宜取前头、颜面、颈前、胸、肩、臂、膝、腿、足、踝等部位的腧穴，见图 13-4-7。

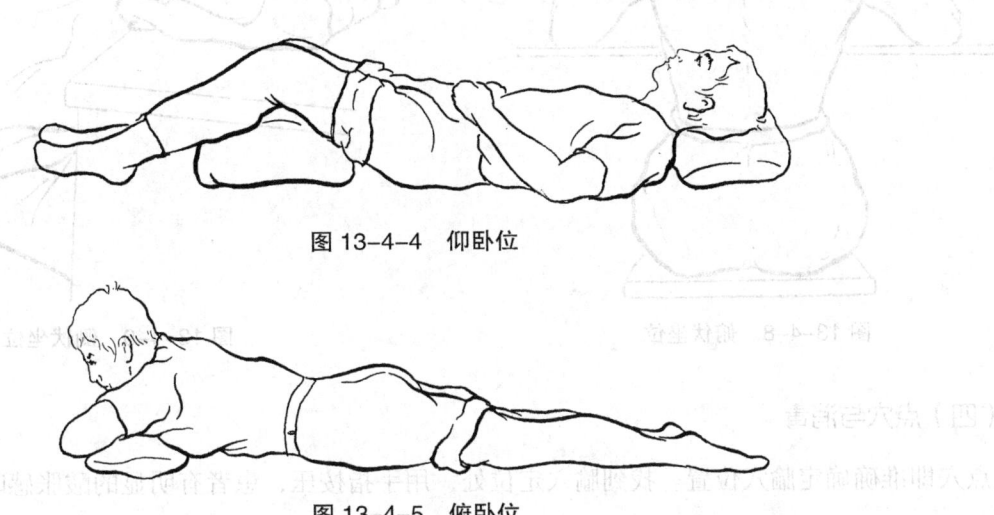

图 13-4-4　仰卧位

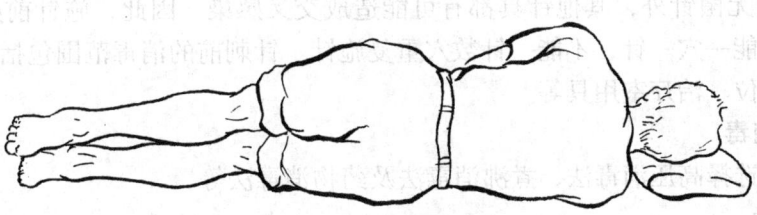

图 13-4-5　俯卧位

图 13-4-6　侧卧位

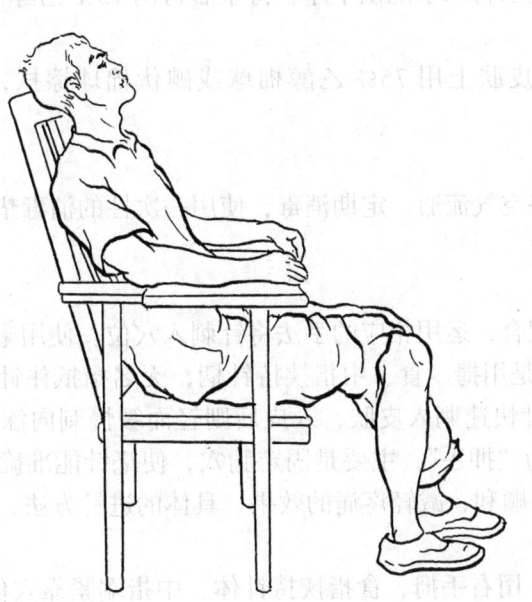

图 13-4-7　仰靠坐位

（5）俯伏坐位 适宜取头顶、后头、项、肩、背部的腧穴，见图13-4-8。
（6）侧伏坐位 适宜取头部的一侧、面颊、颈部、耳部的腧穴，见图13-4-9。

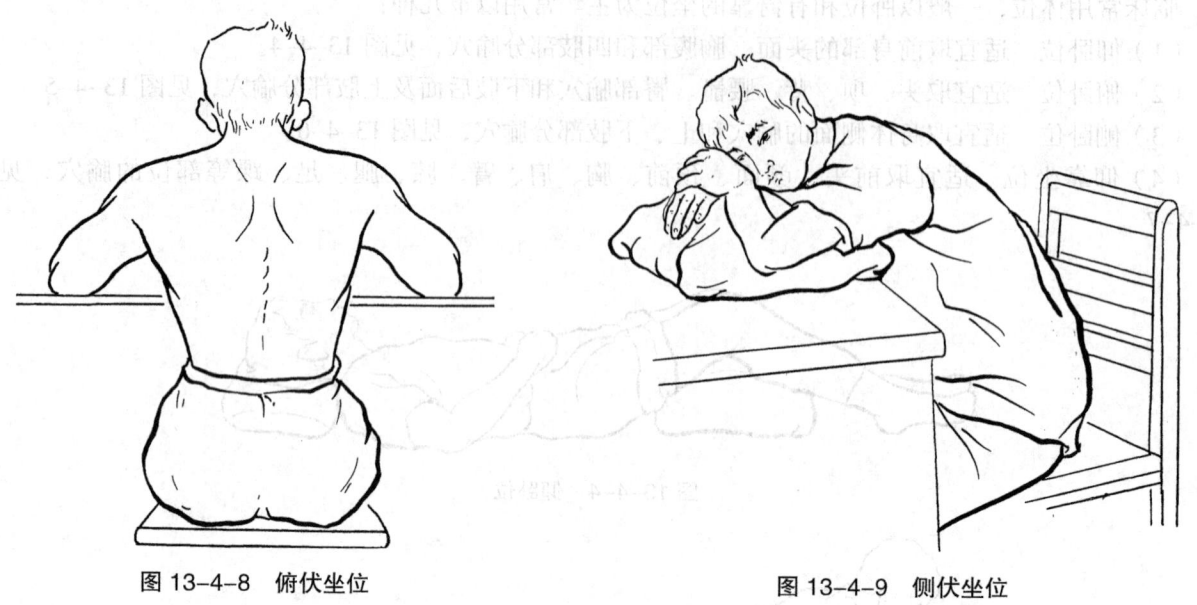

图13-4-8 俯伏坐位   图13-4-9 侧伏坐位

（四）点穴与消毒

点穴即准确确定腧穴位置。找到腧穴定位处，用手指按压，患者有明显的酸胀感时，即是腧穴所在位置。

除一次性使用的无菌针外，其他针具都有可能造成交叉感染。因此，施针前必须严格做好消毒工作，并且，应用时只能一穴一针，不能一针数穴重复施针。针刺前的消毒范围包括：针具器械、医者的双手、患者的施术部位、治疗室用具等。

1. 针具器械的消毒

可根据具体情况选择高压消毒法、煮沸消毒法及药物消毒法等。

2. 医生手的消毒

施针前，医生要先用肥皂水将双手洗刷干净，待干后再用75%乙醇棉球擦拭，方可进行针刺操作。

3. 施针部位消毒

在患者需要施针的腧穴皮肤上用75%乙醇棉球或碘伏棉球擦拭，以腧穴为中心由内向外环绕消毒。

4. 治疗室内的消毒

治疗室应温度适宜，保持空气流通，定期消毒，使用一次性的消毒垫布、垫纸、枕巾等。

（五）进针方法

施针时，要求双手密切配合，运用相应的手法将针刺入穴位。使用毫针时，双手各有分工，右手持针操作，称为"刺手"，主要是用拇、食、中指挟持针柄，无名指抵住针身，其状如持笔，进针时，手指用力，使力透达针尖，让针快速刺入皮肤，入皮后则轻而缓慢刺向深层，进行捻转、提插等行针手法。左手用于按压穴位，称为"押手"，主要是固定腧穴，使毫针能准确地刺中穴位，并使针身有所依靠，保持垂直，从而达到进针顺利，减轻疼痛的效果。具体的进针方法，临床常用有以下几种：

1. 单手进针法

此法多用于较短的毫针。用右手拇、食指挟持针体，中指端紧靠穴位，指腹抵住针身下端，在拇、食指向下用力的同时，中指随之弯曲，将针刺入至所需深度，见图13-4-10。

2. 双手进针法

（1）指切进针法　用左手拇指或食指端切压在腧穴位置上，右手持针，使针尖、针身紧靠左手拇指或食指指甲边缘将针刺入腧穴，这种方法多用于短针的进针，见图13-4-11。

（2）夹持进针法　右手拇、食指持针柄，左手拇、食指挟持针身下端，露出针尖，针身垂直，对准穴位，右手指力下压的同时，左手拇、食二指配合向下用力，两手协同将针刺入腧穴，这种方法多用于长针的进针，见图13-4-12。

（3）提捏进针法　用左手拇指和食指将腧穴部位的皮肤捏起，右手持针，从捏起部位的上端将针刺入，这种方法多用于皮肉浅薄部位的进针，见图13-4-13。

（4）舒张进针法　用左手拇指、食指或食指、中指将所刺腧穴部位的皮肤向两侧撑开，使皮肤绷紧，右手持针，使针从左手拇、食二指或食、中二指的中间刺入，这种方法多用于皮肤松弛或有皱纹部位的进针，见图13-4-14。

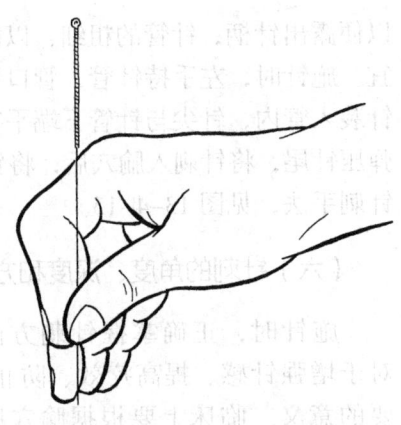

图 13-4-10　单手进针法

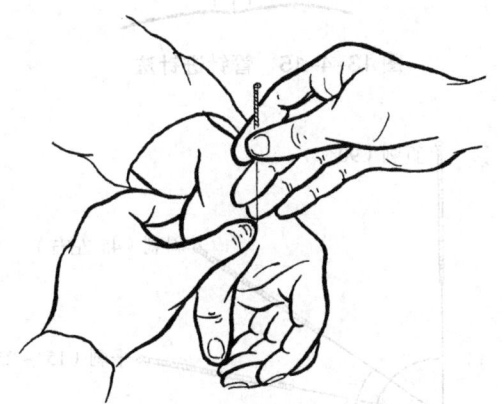

图 13-4-11　指切进针法

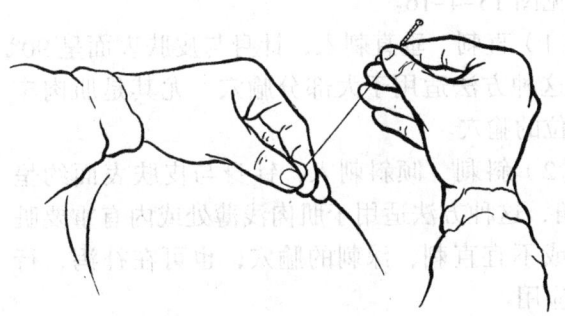

图 13-4-12　夹持进针法

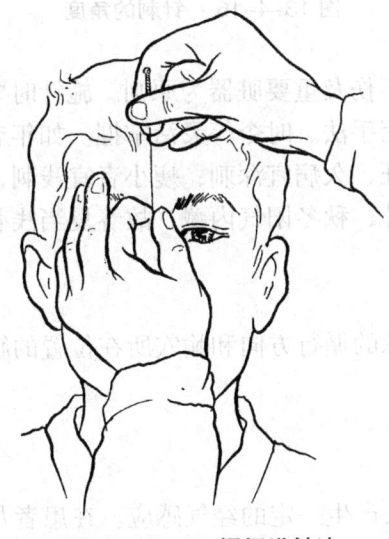

图 13-4-13　提捏进针法

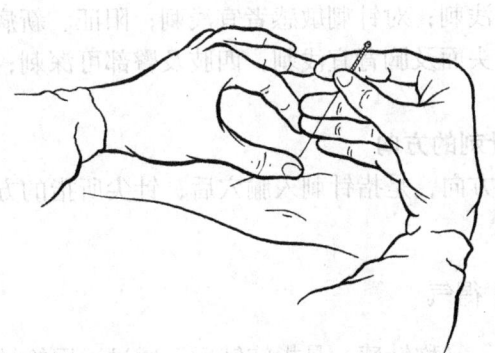

图 13-4-14　舒张进针法

3. 管针进针法

用金属、塑料或玻璃等制成的针管代替押手。毫针选用平柄毫针，针管长度约比毫针短1 cm左右，以便露出针柄，针管的粗细，以能顺利通过针尾为宜。施针时，左手持针管，管口置于腧穴之上，将针装入管内，针尖与针管下端平齐，用手指拍打或弹压针尾，将针刺入腧穴后，将针管抽去，再运用针刺手法，见图13-4-15。

（六）针刺的角度、深度和方向

施针时，正确掌握针刺方向、角度和深度，对于增强针感、提高疗效、防止意外发生有着重要的意义。临床上要根据腧穴所在的具体位置、患者体质、病情需要、形体胖瘦和针刺手法等实际情况而定。

1. 针刺的角度

针刺角度，是指进针时针身与腧穴部位皮肤表面形成的夹角，主要根据腧穴所在部位的解剖特点和施术要求而定。分为直刺、斜刺和平刺三种，见图13-4-16。

（1）直刺 垂直刺入，针身与皮肤表面呈90°角，这种方法适用于大部分腧穴，尤其是肌肉丰厚部位的腧穴。

（2）斜刺 倾斜刺入，针身与皮肤表面约呈45°角，这种方法适用于肌肉浅薄处或内有重要脏器，或不宜直刺、深刺的腧穴，也可在补泻、行气时应用。

（3）平刺 又称横刺或沿皮刺。横向刺入，针身与皮肤表面呈15°~25°角，这种方法适用于皮肤浅薄处的腧穴。也可在补泻、透穴时使用。

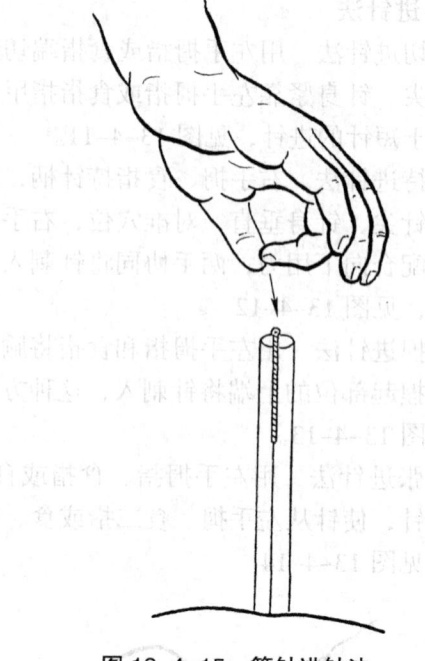

图13-4-15 管针进针法

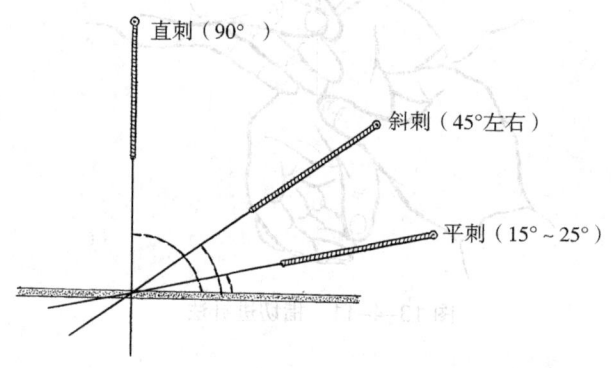

图13-4-16 针刺的角度

2. 针刺的深度

针刺深度指针身刺入腧穴内的深浅度，以既能产生针感又不伤及重要脏器为原则。施针时要结合患者的年龄、体质、病情、经脉循行深浅、腧穴位置、医者的补泻手法、时令等灵活掌握。如年老体弱者及小儿宜浅刺；对针刺敏感者宜浅刺；阳证、新病宜浅刺，阴证、久病宜深刺；瘦小者宜浅刺，肥胖者可深刺；头面及胸背宜浅刺，四肢及臀部可深刺；春夏阳气在外，秋冬阳气内藏，故春夏当浅刺，秋冬可深刺。

3. 针刺的方向

针刺方向，是指针刺入腧穴后，针尖所指的方向。根据经脉的循行方向和腧穴所在位置的解剖结构而定。

（七）得气

得气，又称针感。是指施针后，通过运用捻转或提插等手法产生一定的经气感应。在患者及医者均有体现，患者方面，在施针后可以出现酸、麻、胀、重等感觉；医者方面，刺手可以体会到沉、紧、涩或针体颤动等反应，押手可以感觉到局部皮肤紧张或凸起的现象。不得气时，患者无任何特殊感觉或反应，医者则感觉手下有空虚感。

得气与否，与医患两方面关系密切，医者针刺手法熟练的程度、针刺深浅的掌握、取穴的准确与否以及患者的病情、体质、反应的敏感度等，都对能否得气以及得气的强弱有着直接的影响。

（八）行针手法

行针，又称运针，是指施针后，为了使患者产生针刺感应，并且使针感得以传导而实行的操作手法。行针手法包括基本手法和辅助手法两类。

1. 基本手法

基本手法分提插法和捻转法，具有调节经气和导气的作用，适宜虚实错杂的病证。两者既可单独使用，也可相互配合使用。

（1）提插法　当针刺入腧穴一定深度后，采用上提下插的手法。将针从浅层向下刺入深层为插，从深层向上退到浅层为提。提插的刺激量与频率、幅度相关，而刺激量的大小与刺激时间的长短应根据患者的体质、病情、腧穴部位和针刺目的而定，但速度、幅度、力度和频率应保持均匀稳定，一般幅度保持在 3~5 分、频率保持在 60 次/min 左右为宜，见图 13-4-17。

（2）捻转法　当针刺入腧穴一定深度后，将针一前一后反复旋转的手法。捻转的角度、频率、时间等应根据患者的体质、病情、腧穴部位和针刺目的而定，捻转时，力度要均匀，频率要稳定，角度一般在 180°~360°。捻转时需注意应来回反复旋转，以防止肌肉纤维缠绕针身而产生疼痛、滞针等，见图 13-4-18。

2. 辅助手法

为了促使得气和加强针刺感应，可以采用以下几种辅助手法

（1）循法　以拇指沿经脉循行方向或在腧穴周围循按的方法。在施针不得气时，此法可以推动、激发经气，见图 13-4-19。

（2）弹法　当针刺入腧穴一定深度后，以手指轻弹针尾或针柄，使针身轻微震动的方法。此法可以加强针感，催气远行，见图 13-4-20。

（3）刮法　当针刺入腧穴一定深度后，以拇指抵住针尾，用食指或中指的指甲，由下至上或由上至下轻轻刮动针柄；或以食指、中指抵住针尾，用拇指轻轻刮动针柄的方法。此法可以激发经气和促使针感的传导和扩散，见图 13-4-21。

（4）摇法　当针刺入腧穴一定深度后，手持针柄，轻轻摇动针体的方法。直立针身而摇，可以加强针感，卧倒针身而摇，可以使经气向一定方向传导，见图 13-4-22。

（5）飞法　当针刺入腧穴一定深度后，用拇指、食指捻针，连搓三下，然后拇食两指迅速放开针柄，状如飞鸟，反复数次。此法可以催气、行气和增强针感，见图 13-4-23。

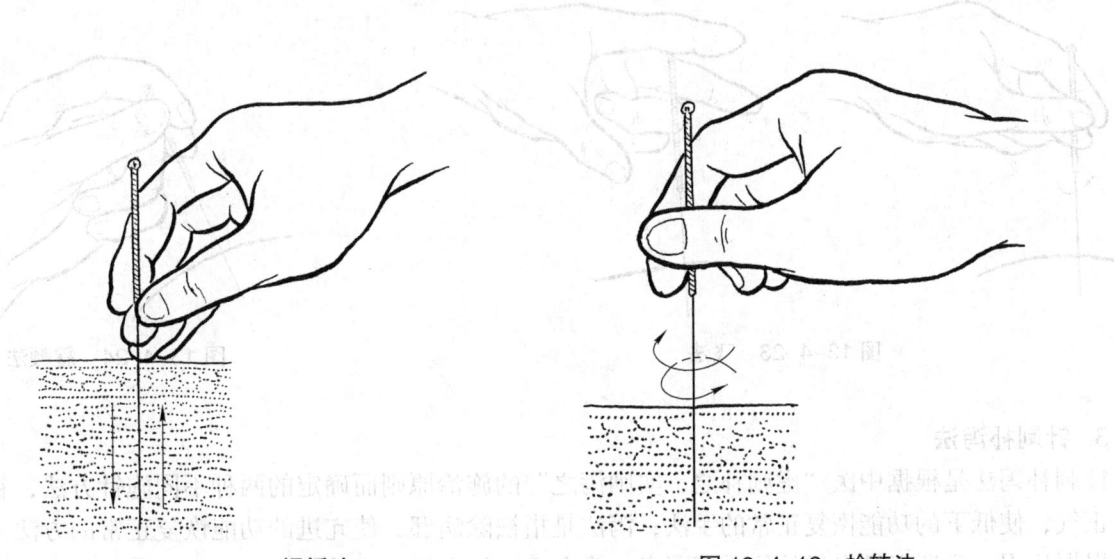

図 13-4-17　提插法　　　　　　　　　　図 13-4-18　捻转法

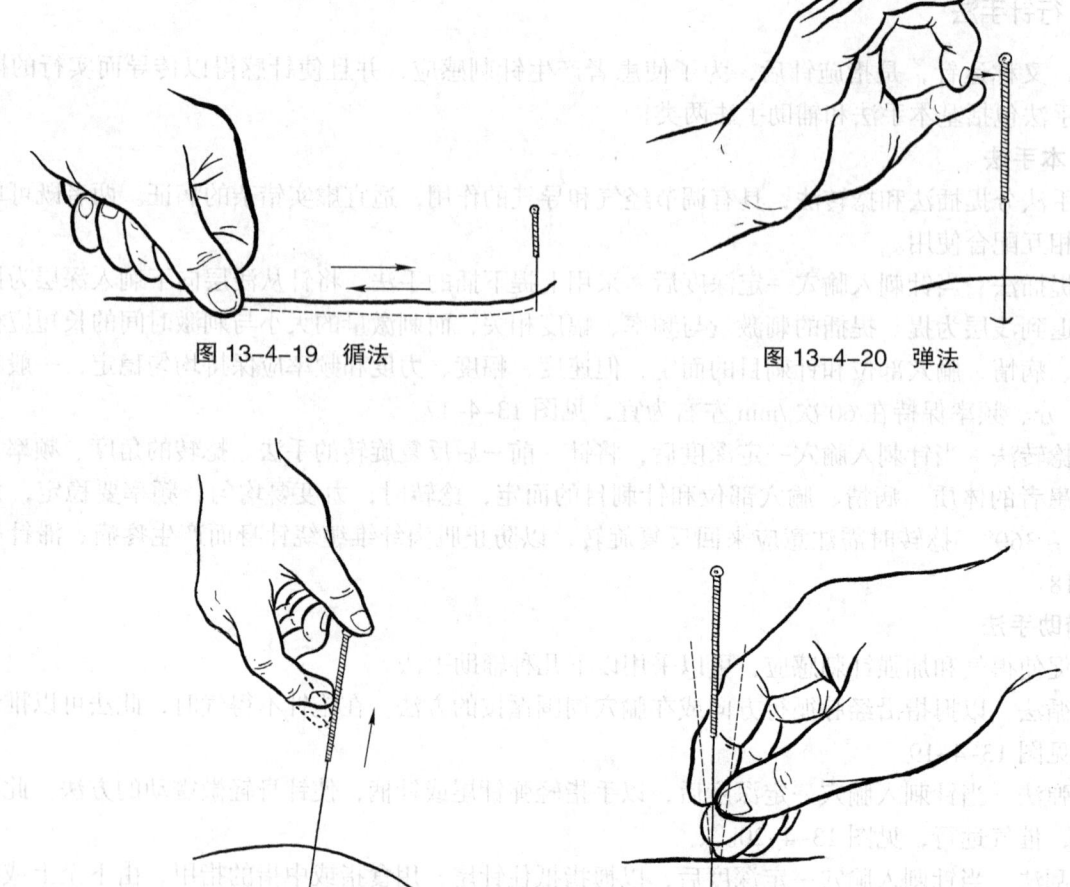

图 13-4-19　循法　　　　　　　　　　　图 13-4-20　弹法

图 13-4-21　刮法　　　　　　　　　　　图 13-4-22　摇法

（6）震颤法　当针刺入腧穴一定深度后，用较轻的提插、捻转手法，使针产生轻微的快速震颤的方法。此法可以加速得气和增强针感，见图 13-4-24。

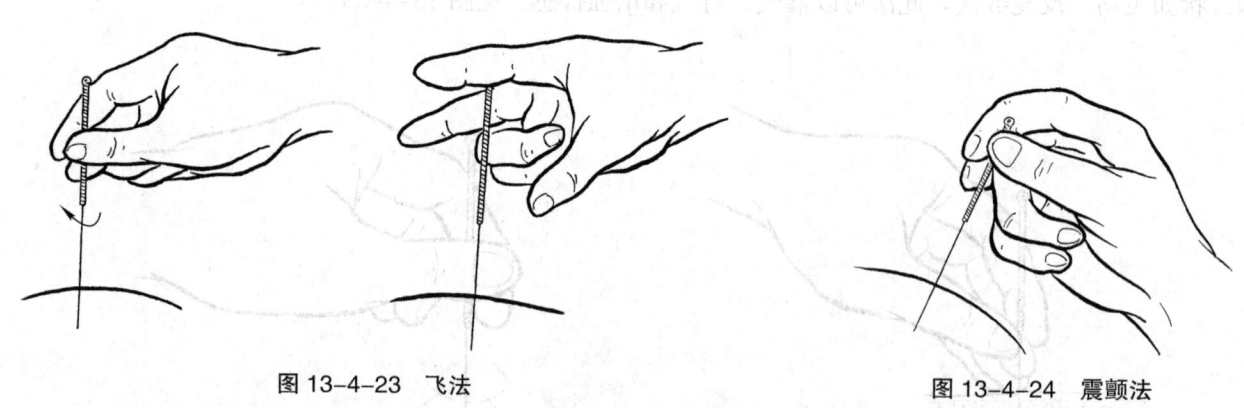

图 13-4-23　飞法　　　　　　　　　　　图 13-4-24　震颤法

3. 针刺补泻法

针刺补泻法是根据中医"虚则补之，实则泻之"的施治原则而确定的两种不同施针方法，补法是指补益正气，使低下的功能恢复正常的手法；泻法是指祛除病邪，使亢进的功能恢复正常的方法。在临床上，根据病因、辨证以及患者的体质等因素，确定运用相应的补泻手法。

（1）提插补泻法　施针得气后，采用不同的力度、频率、幅度和时间而决定补泻效果的方法。先浅后深，重插轻提，提插幅度小，频率慢，施针时间短者为补；先深后浅，轻插重提，提插幅度大，频率快，施针时间长者为泻。

（2）捻转补泻法　施针得气后，采用不同的力度、角度、频率和时间而决定补泻效果的方法。捻转角度小，用力轻，频率慢，施针时间短者为补；捻转角度大，用力重，频率快，施针时间长者为泻。以左转用力为主为补法，以右转用力为主为泻法。

（3）徐疾补泻法　采用不同快慢的进针、退针速度而决定补泻效果的方法。缓慢进针，少捻转，迅速出针为补；迅速进针，多捻转，缓慢出针者为泻。

（4）迎随补泻法　施针得气后，以针尖方向与经脉循行方向的顺逆不同而决定补泻效果的方法。进针时，针尖顺经脉循行刺入为补；逆经脉循行刺入为泻。

（5）呼吸补泻法　施针手法与患者呼吸相配合而决定补泻的方法。呼气时进针，吸气时出针为补；吸气时进针，呼气时出针为泻。

（6）开阖补泻法　以出针时对针孔的不同处理手法而决定补泻的方法。出针后迅速揉按针孔为补；出针时摇大针孔，出针后不立即揉按针孔为泻。

（7）平补平泻法　施针得气后，均匀、缓慢地提插、捻转而后出针的方法。此法不补不泻，重在调理气机。

（九）留针与出针

1. 留针

施针后，将针留置在穴位内一段时间，称为留针。留针可以加强针感、延长针刺的刺激作用以及便于继续行针施术等。时间一般为 20～30 min，但具体的时间要根据患者的病症、病程、病位、体质、年龄及得气程度等来决定，如对于虚证、疼痛性疾病、青壮年、得气慢者留针时间可稍长一些，也可在留针过程中进行间歇性行针，增强疗效。

2. 出针

出针，又称退针。以押手拇、食指二指持消毒干棉球按住针孔周围皮肤，刺手持针轻微捻转并慢慢提至皮下，然后出针，并轻轻按揉针孔，防止出血或疼痛。出针时不可用力过猛。出针后，如有出血，可用干棉球按压止血；如有血肿者，可参照针刺异常情况进行处理；对于易出血部位，如眼区、头顶部等，应持续按压 1～2 min；最后要核对针数，防止遗漏。

（十）针刺注意事项

（1）饥饿、疲劳、精神过度紧张的患者，不可立即进行针刺。对体质虚弱的患者，施针时手法不可过强，应首选卧位治疗。

（2）孕期不足 3 个月的女患者，不可针刺小腹部和腰骶部的腧穴。孕期 3 个月以上者，腹部、腰骶部及具有疏通经络和活血作用的腧穴也不可针刺，特别是合谷、三阴交、昆仑、至阴等腧穴应禁止针刺。

（3）小儿囟门未合时，头顶部的腧穴不可针刺。

（4）有出血性疾病或损伤后出血不止的患者，不可针刺。

（5）皮肤有感染、溃疡、瘢痕或肿瘤部位，不可针刺。

（6）对胸、胁、背等脏器所居之处的腧穴，不可直刺、深刺，以防伤及肺脏造成气胸。对肝、脾大、肺气肿及尿潴留患者更应注意针刺的方向、角度及深度，以防刺伤脏器。

（7）针刺眼区和颈部的风府、哑门等穴以及脊柱部的腧穴时，要注意针刺的角度，不可大幅度的提插、捻转和长时间的留针，以免伤及重要组织器官，产生严重的不良后果。

（十一）针刺异常情况的处理及预防

针刺治疗虽然安全有效，但如因操作不慎、手法不熟练；或患者体位不当、精神紧张等因素，也会出现一些异常情况，应迅速做出有效的处理，常见的针刺异常情况如下。

1. 晕针

晕针是指在针刺过程中患者发生晕厥的现象。

（1）原因　患者精神紧张、体虚、疲劳、饥饿、大汗、大泻、大失血之后或体位不当，医者施针时手法过重、室内空气不流通、室温过低等，初次接受针刺的患者中也较为常见。

（2）现象　患者在针刺过程中，突然出现精神萎靡、头晕目眩、面色苍白、心慌气短、烦躁欲呕、出冷汗、脉微细弱；重者可见神志昏迷、四肢逆冷、唇甲青紫、二便失禁、血压下降等。

（3）处理　立即停止施针，将针迅速全部起出，让患者采取头部较低的平卧位，松开衣带，注意保暖，给予糖水或温开水，轻者仰卧片刻即可恢复；不能缓解者，可刺水沟（人中）、素髎、内关、足三里、涌泉，灸百会、关元、气海等穴，必要时，应采取相应的重症急救措施。晕针缓解后仍需适当休息。

（4）预防　对初诊或精神紧张的患者，先进行耐心的解释，使其精神放松，治疗时应采取卧位，选穴不可过多，手法要轻，若饥饿、疲劳、口渴时，应先进食、休息、饮水后再予施针。医者在施针过程中，要密切观察患者的神志，询问其感受，一旦出现异常情况，迅速采取相应的处理措施。

2. 滞针

滞针是指在行针时或留针后医者感觉针下滞涩，捻转、提插、出针均感困难，患者则感觉疼痛的状况。

（1）原因　患者精神过度紧张，致使针刺部位肌肉痉挛；医者手法过重或过度单向捻转或捻转角度过大，致使肌肉纤维缠绕针体；针刺后改变体位或留针时间过长等均可导致滞针出现。

（2）现象　进针后针下滞涩明显，提插、捻转及出针困难，若勉强行针，则患者会出现明显的疼痛。

（3）处理　因患者精神紧张，或肌肉痉挛所至者，应与患者做好沟通，使其放松，同时采用循按穴位局部或用叩弹针柄等手法，或在滞针附近加刺一针，以宣散气血，缓解局部肌肉痉挛；因单向捻针而致者，可向相反方向将针捻回，并用刮柄、弹柄法，使缠绕的肌纤维松弛；因体位改变者，应使患者恢复原有体位后再将针缓慢取出。

（4）预防　对于初诊患者和精神紧张者，要做好解释工作，消除其紧张情绪；不可在肌腱处进针；行针时，手法不可过重，捻转角度不可过大，不可持续单向捻转；避免施针后随意改变体位。

3. 弯针

弯针是指进针时或将针刺入腧穴后，针身在体内出现弯曲的情况。

（1）原因　施针者进针手法不熟练，用力过猛、过快；或针下碰到坚硬组织器官；或患者在留针时变动体位；或针柄受到外界的压迫、撞击；或滞针处理不当；或使用电针时，突然增加电流量等，均可导致弯针的出现。

（2）现象　针身弯曲，致使针柄改变了进针时刺入的方向和角度，提插、捻转及出针均感滞涩，患者有疼痛感。

（3）处理　弯针后，应立即停止提插、捻转等手法，然后将针缓慢退出；弯曲角度过大时，应顺着弯曲方向将针退出；出现多处弯曲时，要根据不同的弯曲方向，逐渐分段退出；如因患者移动体位所致者，首先要恢复初始体位，待局部肌肉放松后，再将针缓慢退出。切忌强行退针，避免出现断针的情况。

（4）预防　施针者手法要熟练，力量要均匀；要熟悉局部的解剖结构；患者体位要适当，留针时，不可随意变动体位；针刺部位要避免受到外界的压迫、碰撞；采用电针时，不可突然增加电流量等。

4. 断针

断针又称折针，是指针身折断在体内的情况。

（1）原因　针具质量差，针身或针根有损伤、老化；或针刺时将针身全部刺入腧穴内；或提插、捻转、出针时手法过重；或患者体位改变；或出现滞针、弯针时未能及时正确处理等均可导致断针的出现。

（2）现象　针身折断，部分或全部针身残留在体内。

（3）处理　施针者不可慌乱，患者要保持住断针时的体位，以防断针向深层移动。如有残端露出体外者，可用手指或镊子夹住残端将针取出；如断针顶端与皮肤表面相平或稍陷于体内者，可用一手手指按压针孔两旁，使断针顶端露出体外，用另一只手持镊子将针取出；如断针陷于体内较深者，应先在 X 线下定位，然后手术取出。

（4）预防　施针前应认真检查针具，杜绝使用不合格针具；进针、行针、出针时手法要轻柔，不可过度用力；滞针、弯针时要及时正确处理；施针前要为患者选择好体位，以免行针或留针时患者因不舒适而变动体位。

5. 血肿

血肿是指针刺部位因皮下出血而引起的肿痛现象。

（1）原因　血管被针刺所伤，针尖弯曲带钩时，更容易出现血肿现象。

（2）现象　出针后，局部肿胀疼痛，或局部皮肤出现青紫现象。

（3）处理　症状较轻者，可不予处理，待其自行消退即可；症状较重者，先用冷敷处理，待止血后再热敷，或在局部轻轻按摩，以使局部瘀血消散。

（4）预防　施针前应认真检查针具，杜绝使用不合格针具；避开血管施针；出针时立即用消毒干棉球轻轻按压针孔。

6. 后遗感

后遗感是指施针治疗后的部位留有不适感。

（1）原因　施针手法过重，或留针时间过长。

（2）现象　出针后，局部仍留有酸、麻、胀、重等感觉；或原有症状加重；或肢体活动受限等。

（3）处理　轻者用手指在局部上下循按；重者除循按外，可加用艾灸。

（4）预防　施针手法不宜过重，留针时间不宜过长。

二、灸法

灸法，是采用以艾绒为主要材料制成的艾炷或艾条，在人体的腧穴或病变部位上点燃后熏灼，通过温热刺激，达到疏经通络及治疗疾病的目的。灸法具有温经散寒、扶阳固脱、行气活血、消瘀散结、防病保健等作用，对虚证，寒证尤为有效。

（一）灸法的分类及操作

艾灸分为艾炷灸、艾条灸、温针灸、太乙针灸、雷火针灸和温灸器灸。临床上常用的是艾灸，其中应用最为普及的是艾炷灸和艾条灸，见图 13-4-25。

1. 艾炷灸

将艾绒放在平板上，用拇、食、中三指捏成上小下大的圆锥状艾炷，大者如半枣粒，小者如半麦粒，每一炷称为一壮。艾炷灸是指将艾炷置于腧穴或病变部位上施灸的方法。包括直接灸和间接灸两种。艾炷大小不同的规格，可根据病情选用，见图 13-4-26。

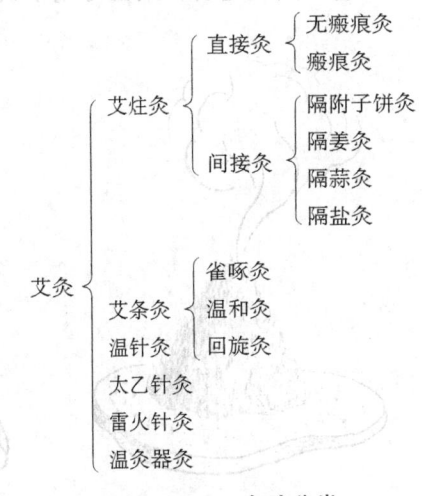

图 13-4-25　灸法分类

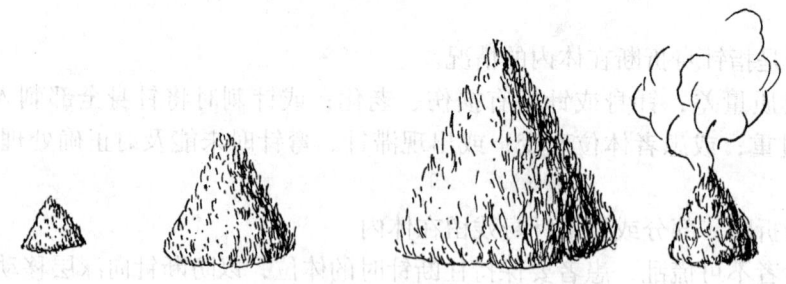

图 13-4-26 艾炷

（1）直接灸 是指将艾炷直接置于腧穴或病变部位皮肤表面施灸的方法。根据灸后有无灼伤化脓，又分为瘢痕灸和无瘢痕灸两种。

瘢痕灸：又称"化脓灸"。首先在施灸部位涂抹少量凡士林或葱、蒜汁，然后放置艾炷，用火点燃，至艾炷完全燃尽，再加一壮，继续点燃，反复操作，一般灸 5~10 壮即可，施灸部位会出现化脓形成灸疮，灸疮愈合后形成结痂，脱落后留下瘢痕，由此而得名。因此法会留有瘢痕，故须经患者同意后方可施灸。此法适用于慢性咳嗽、哮喘、肺痨、瘰疬、慢性胃肠炎、体质虚弱、发育障碍等顽固性疾病的治疗。施灸时患者会产生疼痛，可用双手在施灸部位周围轻轻拍打，以减轻疼痛感。

无瘢痕灸：首先在施灸部位涂抹少量凡士林，然后放置小艾炷，用火点燃，待其燃到一半或三分之二，患者出现灼痛感时，即刻将未燃尽的艾炷去掉，另换一壮，重复施灸，一般灸 3~7 壮即可，此法仅使皮肤出现红晕而不会起疱灼伤，故灸后不会化脓留瘢，患者易于接受。虚寒性病证，均可采用此法，如哮喘、慢性腹泻、消化不良等。

（2）间接灸 是指将艾炷与施灸部位皮肤用间隔物隔开进行施灸的方法，又称隔物灸、间接灸。根据间隔物的不同，常用的有隔姜灸、隔蒜灸、隔盐灸和隔附子饼灸等。

隔姜灸：用鲜姜切成直径 2~3 cm，厚 0.2~0.5 cm 的薄片，中间以针刺数孔，平置于施灸腧穴或病变部位，将较大艾炷置于其上，用火点燃，至艾炷燃尽后，易炷再灸，一般灸 3~7 壮即可，以皮肤潮红而不起疱为度，见图 13-4-27。此法适用于虚寒性病证，如脾胃虚弱、腹痛、泄泻、风寒痹证等。

隔蒜灸：用独头大蒜切成厚 0.2~0.3 cm 的薄片，中间以针刺数孔，平置于施灸腧穴或病变部位，将艾炷置于其上，用火点燃，至艾炷燃尽后，易炷再灸，一般灸 3~4 壮即可。此法多用于治疗瘰疬、肺痨、疮毒、肿疡初起和腹中积块等。此法较易致皮肤起疱，施灸时需加以注意。

隔盐灸：此法仅用于神阙穴，故又称"神阙"灸。用干净食盐将脐孔填平，食盐上放置姜片，再将大艾炷置于姜片之上，用火点燃施灸，见图 13-4-28。此法用于腹痛、腹泻、四肢厥冷等病证，具有回阳救逆、固脱之功，故也可用于大汗亡阳、中风脱证、虚脱等。

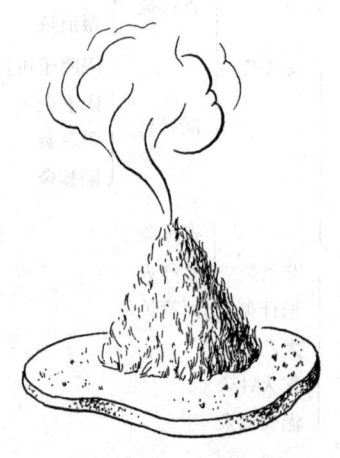

图 13-4-27 隔姜灸

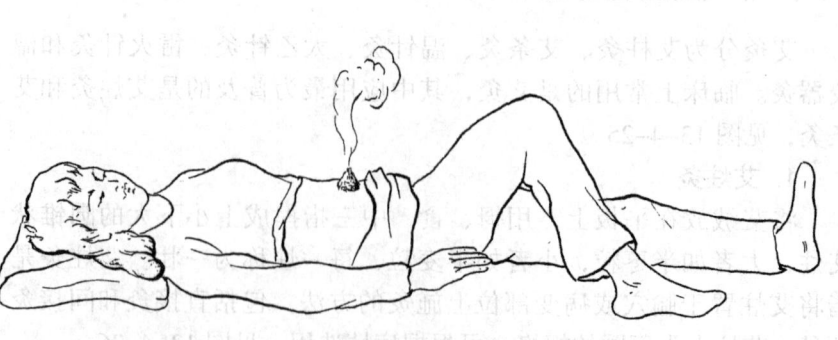

图 13-4-28 隔盐灸

隔附子饼灸：将附子切细研末，用酒调和，做成直径 2~3 cm，厚约 0.5 cm 的附子饼，中间以针刺数孔，平置于施灸腧穴或病变部位，将艾炷置于其上，用火点燃施灸。此法适用于阳虚证，如命门火衰的阳痿、早泄等。

2. 艾条灸

艾条灸是用桑皮纸紧裹艾绒，卷成圆柱形的艾卷，将其一端点燃，对准施灸穴位 0.5~1 寸处进行熏灼。也有在每条艾绒中掺入温阳通脉、活血化瘀、散寒止痛等中药，制作成药艾条以加强疗效。艾条灸分温和灸、雀啄灸和回旋灸三种。

温和灸：将艾条一端点燃后，对准腧穴或患病部位，在距皮肤 2~3 cm 的上方进行熏灼，以局部有温热感而无灼痛为度，见图 13-4-29。持续灸 5~10 min，至局部皮肤潮红为止。适用于慢性病及虚寒证。

雀啄灸：将艾条点燃的一端对准腧穴或患病部位一上一下地移动，犹如鸟雀啄食一般，故称雀啄灸，见图 13-4-30。适用于急性病及实证。

回旋灸：将艾条点燃的一端在腧穴或患病部位的上方，均匀地向左右方向移动或反复地做环形旋转动作，见图 13-4-31。适用于急性病以及面积较大的风湿疼痛、麻木、皮肤病等。

3. 温针灸

温针灸是针刺与艾灸结合使用的方法，适用于既需要留针而又需要艾灸的病证，操作方法是，施针得气后，在留针过程中，将艾绒捻裹于针柄上点燃，或将长 2~5cm 的艾条插入针柄上点燃，使针刺局部略感温热，达到温经通络的作用，见图 13-4-32。

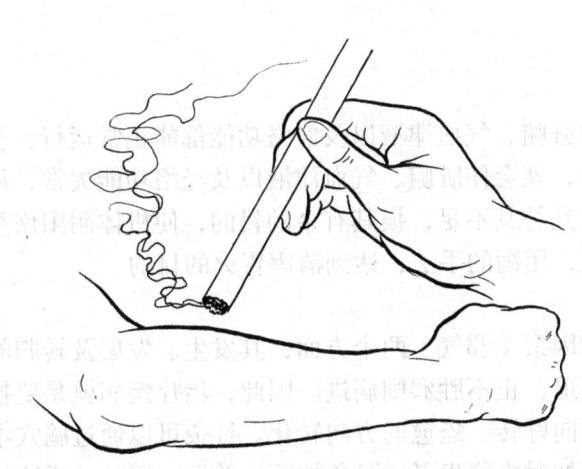

图 13-4-29　艾条温和灸

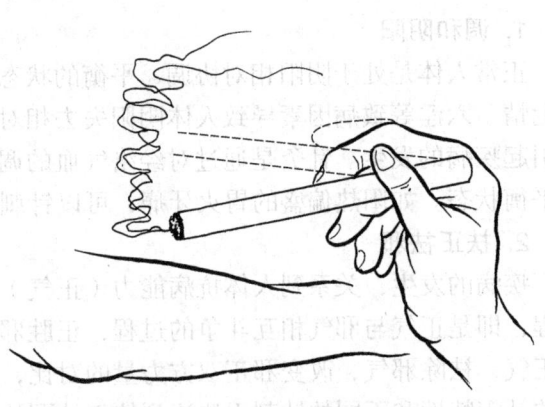

图 13-4-30　艾条雀啄灸

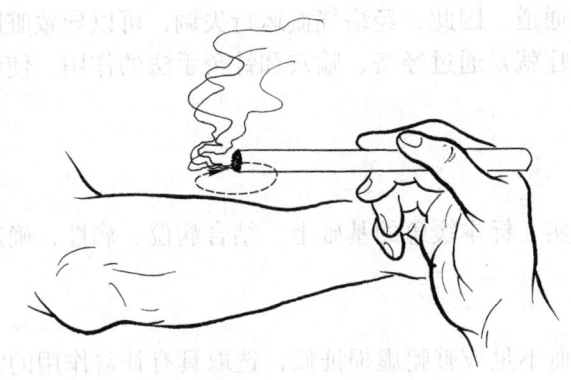

图 13-4-31　回旋灸

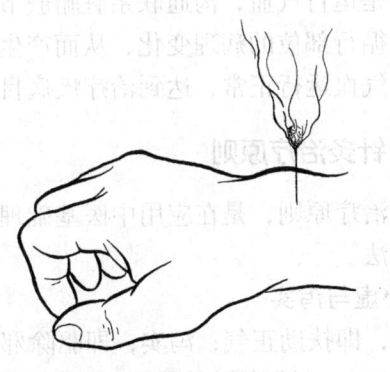

图 13-4-32　温针灸

（二）灸法注意事项和禁忌

1. 注意事项

（1）应使患者保持舒适且能持久的体位，施灸过程中不可随意变动体位。

（2）施灸过程中要密切观察艾灸部位温度的变化，防治灼伤皮肤；要随时防止艾火的脱落，避免烧伤皮肤等。如灸后出现水疱等，应对症处理，避免感染。

（3）注意施灸顺序，应先上后下，先阳后阴，即先灸上部、背部，后灸下部、腹部，先灸头身，后灸四肢；艾灸壮数应先少后多；艾炷应先小后大。但在特殊情况下，也可酌情而施，不必拘泥。

（4）应保持室内通风良好，空气清新。

2. 施灸禁忌

（1）对实证、热证、阴虚证，一般均不适宜灸法。

（2）头面、五官、重要脏器部位、乳头、肌腱浅在部位、有大血管的部位以及关节活动部位，不宜采用瘢痕灸。

（3）妊娠期的腹部和腰骶部不宜施灸。

（张前进）

第五节　针灸治疗

一、针灸治疗作用

1. 调和阴阳

正常人体是处于阴阳相对协调、平衡的状态，此时脏腑、气血津液以及经络功能都能正常运行，若因七情、六淫等致病因素导致人体阴阳失去相对平衡时，就会使脏腑、气血津液以及经络功能失常，从而引起疾病的发生。针灸是通过对经络气血的调节，达到补其不足，损其有余的目的，使机体阴阳恢复到平衡状态。如阳热偏盛的胃火牙痛，可以针刺内庭穴，用泻的手法，达到清泻胃火的目的。

2. 扶正祛邪

疾病的发生，关系到人体抗病能力（正气）和致病因素（邪气）两个方面，其发生、发展及转归的过程，即是正气与邪气相互斗争的过程，正胜邪退则病退，正不胜邪则病进。因此，治疗疾病就是要扶助正气，祛除邪气，改变邪正双方力量的对比，使疾病向好转、痊愈的方向转化。针灸可以通过腧穴本身的补泻特性和不同的针刺手法达到扶正祛邪的目的，如对虚脱患者，可灸神阙、关元，用补的手法针刺足三里穴等。

3. 疏通经络

经络是运行气血，沟通联系脏腑肢节及上下内外的通道。因此，经络气血运行失调，可以导致脏腑以及经络循行部位的病理变化，从而产生疾病。针灸治疗就是通过经络、腧穴和针灸手法的作用，使经络通畅，气血运行正常，达到治疗疾病目的。

二、针灸治疗原则

针灸治疗原则，是在应用中医基础理论辨别寒热虚实、标本缓急的基础上，结合病位、病性，确定治疗的方法。

1. 补虚与泻实

补虚，即扶助正气；泻实，即驱除邪气。对阴阳气血不足或脏腑虚损证候，选取具有补益作用的穴位或运用灸法、针刺补法等治疗；对于邪实正气未衰的证候，选取具有泻性作用的穴位或针刺泻法等治疗。

2. 清热与温寒

清热即热性病用清法，温寒即寒性病用温法。清法包括选取具有清热作用的穴位，点刺出血，浅刺疾出，行针时少留针或不留针等；温法包括选取具有温寒作用的穴位，深刺及行针时延长留针时间，灸法等。

3. 治标与治本

治标即急则治其标，治本即缓则治其本。如表里同病时，当先解表后治里；对于慢性病或急性病的恢复期则应以治本为主。若标病和本病并重时，则应当采取标本同治的方法。

4. 局部与整体

局部治疗即针对局部病症进行治疗，整体治疗即针对病因进行治疗。在大多数情况下，采用将两者结合起来运用的方法，可以显著提高疗效。

5. 三因制宜

三因制宜，即因时、因地、因人制宜，指根据患者所处的季节、时间、地理环境和个人的年龄、性别、体质等具体情况，而制定适宜的治疗方法。

三、针灸处方

1. 选穴原则

（1）近部取穴　是指选取病痛就近部位腧穴的方法，是腧穴局部治疗作用的体现。如胃痛选中脘，口眼㖞斜选颊车、地仓等。

（2）远部取穴　是指在病痛所属和相关的经络上，选取距离病痛较远部位的腧穴，是"经络所过，主治所及"治疗规律的体现。如上牙痛选内庭（本经）、合谷（相关经）等。

（3）辨证取穴　是指根据疾病的证候特点、病因病机而选取腧穴的方法，是中医基础理论和腧穴主治功能作用的体现。如选取大椎、曲池以退热；选取中脘、丰隆以化痰等。

2. 配穴方法

（1）前后配穴　是指选取前后部位所在的腧穴配伍的方法，主要指将胸腹部和背腰部的腧穴配合应用。如胃脘痛取梁门（前）、胃俞（后）等。

（2）上下配穴　是指选取上肢或腰部以上腧穴和下肢或腰部以下腧穴配伍的方法。如治疗咳痰可取太渊（上肢）、丰隆（下肢）等。

（3）表里配穴　是指某一脏腑经脉发生疾病时，可取与该经相表里经脉的腧穴配伍的方法。如目赤肿痛可取行间（肝经）、侠溪（胆经）等。

（4）左右配穴　是指选取人体左、右两侧相对腧穴配伍的方法。如治胃病可选取左、右足三里穴等。

（5）远近配穴　是指选取病痛所在部位腧穴和距离病痛较远部位腧穴配伍的方法。如咽喉肿痛取天突（近）、少商（远）等。

四、常见病证的针灸治疗

1. 中风

中风是由于饮食不节、劳倦过度、先天禀赋不足及情志失调等因素导致气血逆乱，上犯于脑，脑之神明失用，出现卒然昏仆，不省人事，伴半身不遂，口眼㖞斜，语言不利为主的症状。辨证分为中经络（意识清楚）及中脏腑（神志不清）。

【治法】

中经络：息风通络，调和气血。

中脏腑之闭证：开窍醒神，息风化痰。

中脏腑之脱证：回阳固脱。

【主穴】

中经络：风府，肩髃，曲池，内关，外关，合谷，环跳，阳陵泉，足三里，委中，解溪。

中脏腑之闭证：风池，十宣，内关，太冲，水沟（人中），合谷，丰隆。

中脏腑之脱证：百会，关元，神阙，足三里，内关。

【配穴】口角㖞斜者加颊车，地仓；语言不利者加廉泉，天突；痰盛者加丰隆；肝阳上亢者加太冲。

【操作】

中经络：平补平泻，或根据穴位采取补法或泻法。

中脏腑之闭证：只针不灸，泻法。

中脏腑之脱证：补法，重用灸法，灸关元、神阙等。

2. 眩晕

眩晕是由于外伤、情志失调、饮食不节或素体不足等导致风、火、痰扰乱清空，或气血亏虚，清窍失养，导致出现自觉头晕眼花或视物旋转动摇的症状。本病分虚实两证，以虚证居多。

【治法】

实证：平肝潜阳，祛湿化痰。

虚证：益气养血，滋补肝肾。

【主穴】

实证：风池，内关，太冲，肝俞，丰隆，行间。

虚证：百会，肝俞，肾俞，关元，血海，足三里。

【配穴】肝阳上亢者加侠溪；失眠多梦者加神门；五心烦热者加内关，三阴交。

【操作】实证用泻法，虚证用补法。

3. 头痛

头痛是以头部疼痛为主症的病症，外伤、六淫、情志失调、饮食不节或素体不足等导致头部气血失调、脉络不通或脑窍失养，皆可引发头痛。

【治法】祛风通络，活血止痛。

【主穴】太冲，合谷，阿是穴。

【配穴】巅顶痛者加百会，上星，后溪；前额痛者加攒竹，头维，印堂，内庭；后头痛者加风池，天柱，后溪，昆仑；侧头痛者加风池，太阳，率谷，外关；风寒头痛者加风池，风府；风热头痛者加大椎，曲池；肝阳上亢者加风池，百会，太阳，侠溪，行间；气血两虚者加百会，血海，足三里，脾俞，肾俞。

【操作】实证用泻法，虚证用补法，虚证可灸。

4. 肩关节周围炎

因外伤、劳作过度、风寒侵袭等导致肩部筋脉受损，气滞血瘀，或年老体虚，肩部筋脉失养，均可导致经气不利，脉络不通而出现肩部疼痛，酸重等症。患者肩前、后及外侧均有压痛，外展、后伸、上举等功能明显受限，病久可出现肌肉萎缩。

【治法】舒筋通络，行气止痛。

【主穴】肩髃，肩髎，肩贞，曲池，合谷，阿是穴。

【配穴】感受风寒者加外关；气滞血瘀者加阳陵泉；气血亏虚者加足三里，气海。

【操作】平补平泻法。

5. 面瘫

本病多由劳作过度，机体正气不足，脉络空虚，卫外不固，风寒或风热乘虚入中面部经络，导致经气不利，脉络阻滞，筋脉失养，出现口眼㖞斜。起病突然，常于睡醒时发病，出现一侧面部肌肉瘫痪、麻木、额纹消失，眼睑闭合不全，流泪，鼻唇沟变浅，口角流涎，病侧不能皱眉、闭目、露齿、鼓腮、吹哨等，部分患者可有耳后疼痛。

【治法】活血、疏风、通络。

【主穴】攒竹，阳白，丝竹空，太阳，颊车，地仓，合谷。

【配穴】鼻唇沟歪斜者加水沟，耳后乳突痛者加翳风。

【操作】平补平泻，初期应浅刺，手法要轻，恢复期可加灸法。

6. 落枕

本病多由睡眠时体位不当，或感受风寒，或负重颈部过度扭转，导致项背部气滞血瘀，经脉不通，出现颈项强痛，头向一侧歪斜，或转动不便，颈项部可有明显压痛感。

【治法】散风通络，活血止痛。

【主穴】落枕穴，悬钟，后溪，阿是穴。

【配穴】风寒袭络者加大椎，风池，合谷，外关；气滞血瘀者加悬钟，内关；肩痛者加肩髃，外关；背痛者加天宗。

【操作】针灸并用，泻法。

7. 面痛

面痛是以面部出现放射性、烧灼样抽掣疼痛为主症的疾病，疼痛以单侧面部多见。本病多由外感、情志、外伤等因素导致面部经脉气血壅滞，运行不畅，不通则痛。

【治法】疏经通络，活血止痛

【主穴】

眶上痛：攒竹，阳白，头维，解溪。

上颌痛：四白，颧髎，迎香，合谷。

下颌痛：下关，颊车，内庭，承浆。

【配穴】风寒证者加风池；风热证者加曲池；痰盛者加丰隆；肝郁化火者加行间，侠溪；阴虚火旺者加三阴交。

【操作】局部穴宜轻刺而久留针，远端穴位可用重刺激手法。

8. 牙痛

牙痛是指因外感风火邪毒，过食膏粱厚味，体弱过劳等因素引起牙齿疼痛为主症的病症，是口腔疾患中最常见的症状，牙痛辨证有虚实之分，基本病机是风火、胃火或虚火上炎，又称"牙宣""牙槽风"等。

【治法】通络止痛。

【主穴】下关，颊车，合谷。

【配穴】胃火牙痛者加内庭，支沟；风火牙痛者加液门，外关，风池；肾虚牙痛者加太溪，肾俞，行间。

【操作】实证用泻法，虚证用补法。

9. 急性腰扭伤

急性腰扭伤是指因突然扭闪等动作不当，导致腰部肌群、筋膜、韧带及关节损伤，出现腰部疼痛伴有活动受限，若治疗不及时，则可转为慢性疾病。

【治法】活血、通络、止痛。

【主穴】肾俞，腰阳关，委中，承山，阿是穴。

【操作】泻法。

10. 痛经

痛经是由于情志失调或外感六淫，导致气血运行不畅，或素体虚弱，胞宫失于濡养，出现月经期前后或月经期中发生小腹及腰部疼痛的症状，分为原发性（生殖器官无器质性病变）和继发性（生殖器官器质性病变）两种，以青年妇女为多见。基本病机分为实证（不通则痛）和虚证（不荣则痛）。

【治法】

实证：行气活血，通经止痛。

虚证：益气补血，温养冲任。

【主穴】

实证：三阴交，中极，次髎，合谷。

虚证：三阴交，足三里，关元，肾俞。

【配穴】寒凝者加归来，大巨；腹胀者加天枢，水道；胸胁乳房胀痛者加阳陵泉，太冲；经血有血块者加行间；气血虚弱者加脾俞，胃俞，气海；肝肾亏虚者加太溪，肝俞。

【操作】实证用泻法或平补平泻，寒邪盛者可加灸；虚证用补法，可加灸。

（张前进）

第六节 其他疗法

一、耳针

1. 概述

耳针是指使用毫针针刺或其他方法刺激耳穴，以诊治疾病的一种方法。耳郭与人体脏腑经络存在着一定的生理联系，通过望耳的形态、色泽可以辅助诊断疾病，刺激耳部穴位可以防治疾病。

2. 耳针的作用机理

耳郭上神经支配丰富，包括有与脊髓颈节段相连的躯体神经，与脑干相连的脑神经以及沿血管分布的交感神经等。耳穴原理较复杂，国内外专家通过不同途径、运用不同方法研究和探讨，提出多种解释，包括生物电学说、生物控制论学说、生物全息律学说、闸门控制学说、免疫学说、德尔他反射学说等。虽然耳针疗法的作用机理在国际上还未有一个标准的解释，但是耳针疗法的临床疗效和研究价值是值得肯定的。

3. 常用耳穴图

为了便于掌握耳针穴位的部位，必须熟悉耳郭解剖名称，见图13-6-1。

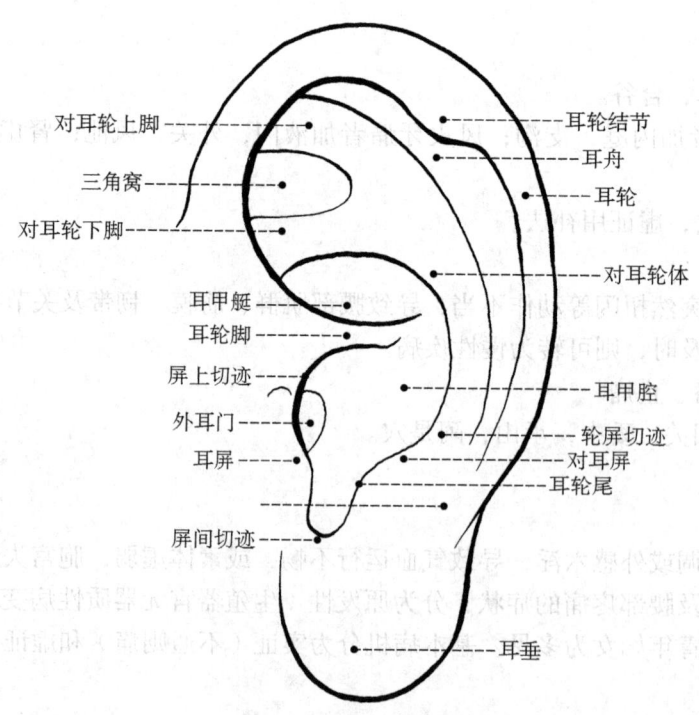

图 13-6-1 耳郭解剖图

　　耳穴的分布具有一定的规律，整个耳郭上的穴位，像一个子宫内倒置的婴儿：与头面部相应的穴位在耳垂附近，与上肢相应的穴位在耳舟，与躯干和下肢相应的穴位在对耳轮和对耳轮上、下脚，与内脏相邻的穴位多集中在耳甲艇和耳甲腔，消化道在耳轮脚周围环形排列，见图13-6-2、图13-6-3。

　　4. 耳针的临床应用

　　（1）疼痛性疾病，如各种软组织损伤、头痛、神经性疼痛、癌性疼痛等。

　　（2）炎症性疾病及传染病，包括牙周炎、咽喉炎、扁桃腺炎、流感、腮腺炎、百日咳、急慢性结肠炎、菌痢等。

　　（3）功能紊乱和变态反应性疾病，如眩晕、高血压、心律不齐、失眠、神经衰弱、荨麻疹、哮喘、鼻炎、紫癜。

　　（4）内分泌代谢紊乱性疾病，包括甲状腺功能亢进或减退、糖尿病、肥胖症、更年期综合征。

　　（5）其他应用　耳针还具有催产、催乳、预防和治疗输液或输血反应、美容、戒烟、戒毒、延缓衰老、防病保健等作用。

　　5. 耳针的操作方法及步骤

　　操作步骤包括：

　　（1）耳穴探查　首先根据诊断，确定处方，通过观察法、按压法、电阻测定法等在选用的耳区内探准敏感反映点，并做标记。

　　（2）消毒　除了针具和医者手指消毒外，耳穴皮肤应先用碘伏消毒。

　　（3）选用合适的刺激方法　常见的耳针操作方法包括毫针法、压豆法、刺血法等。

　　6. 耳针的注意事项

　　（1）严密消毒，防治感染。治疗后须用碘伏涂擦，如出现局部感染，予以消炎药物，防治感染加重。

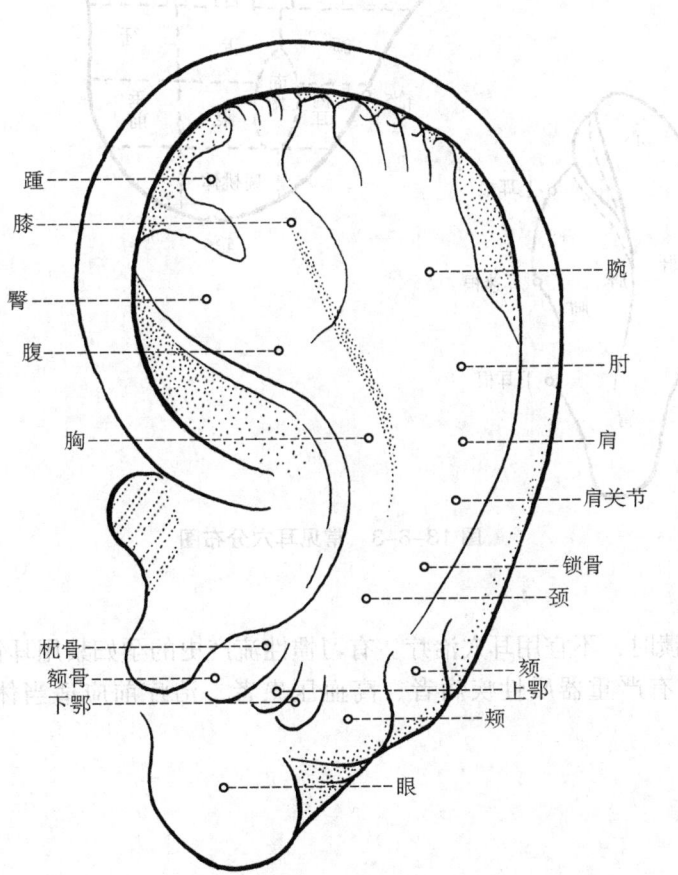

图 13-6-2　耳穴胚胎图

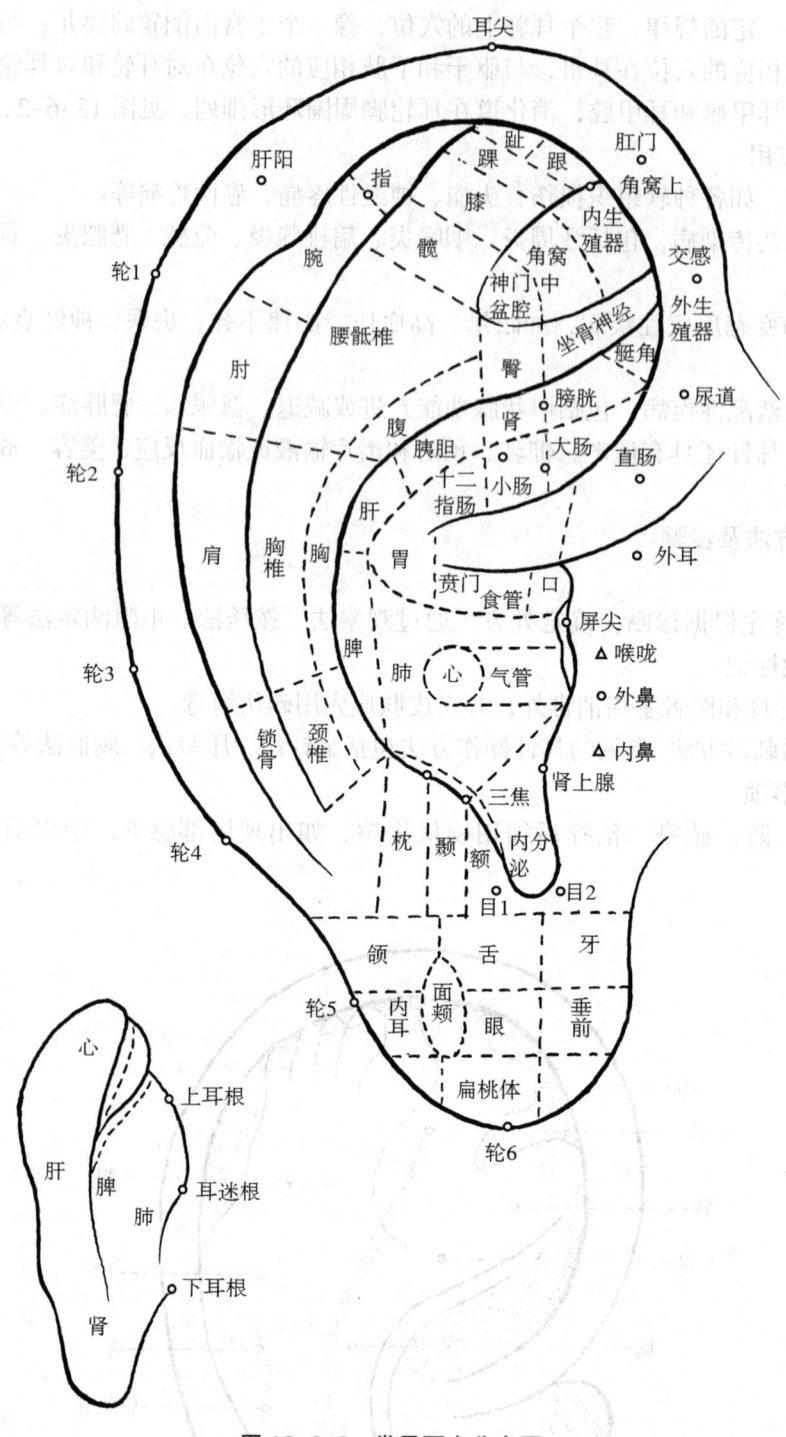

图 13-6-3 常见耳穴分布图

（2）耳郭有疮疡破溃时，不宜用耳穴治疗。有习惯性流产史的孕妇禁用耳针，孕期妇女宜慎用。

（3）对年老体弱、有严重器质性疾病者、高血压患者，治疗前应适当休息，手法要轻柔，以防意外。

二、推拿

1. 概念

推拿，古称"按摩""乔摩""按跷"等，是中医治疗疾病的方法之一，是通过一定的手法作用于人体体表的特定部位，调节机体的生理和病理状态的一种治疗方法。

2. 推拿的作用原理

推拿疗法能够疏通内属于脏腑而外络于肢节的全身经络之经气，促进气血生成，调畅气血，运行气血。同时能够促进气血运行，纠正筋出槽和骨错缝，松解粘连，滑利关节。亦能够通过选穴及手法的操作通过经络介导发挥作用，同时能够激发机体内抗病因素，扶正祛邪。现代研究显示，推拿手法通过固体力学、运动学、生物流体力学、生物学效应等方面发挥作用，最终达到治疗目的。

3. 推拿的临床应用

（1）临床上多用于骨伤科疾病，如临床常见的各种软组织损伤、颈椎病、落枕、肩周炎、肱骨外上髁炎、腕管综合征、腰椎间盘突出症、关节脱位半脱位、骨折术后康复等。

（2）推拿治疗亦可用于内科疾病，如头痛、失眠、面瘫、高血压、咳嗽、哮喘、慢性支气管炎、慢性腹泻、便秘、尿潴留、前列腺炎、月经不调等。

（3）小儿推拿近年来发展较迅速，常应用于小儿发热、腹泻、消化不良、厌食、惊风、肌性斜颈、小儿近视、小儿脑瘫、小儿麻痹后遗症等。

4. 常用的推拿手法

推拿治疗的效果由推拿手法来决定，手法需要持久、有力、均匀、柔和。推拿手法力的大小、分布、变化规律必须符合人体软组织的力学与生物特性，才能最大限度地发挥对经络及神经系统的调整作用，同时又能避免对人体组织产生的损伤。常见的推拿手法有六大类：

（1）摆动类手法　以指、掌、腕关节做协调摆动的一类手法，主要包括一指禅推法、滚法、揉法，见图13-6-4 ~ 图13-6-6。

（2）摩擦类手法　以掌、指或肘部附在体表，作直线或环旋移动为主要动作的手法，包括摩法、擦法、搓法、推法等，见图13-6-7 ~ 图13-6-10。

（3）振动类手法　以较高频率的节律性轻重交替刺激，持续作用于人体为主要动作的手法，包括抖

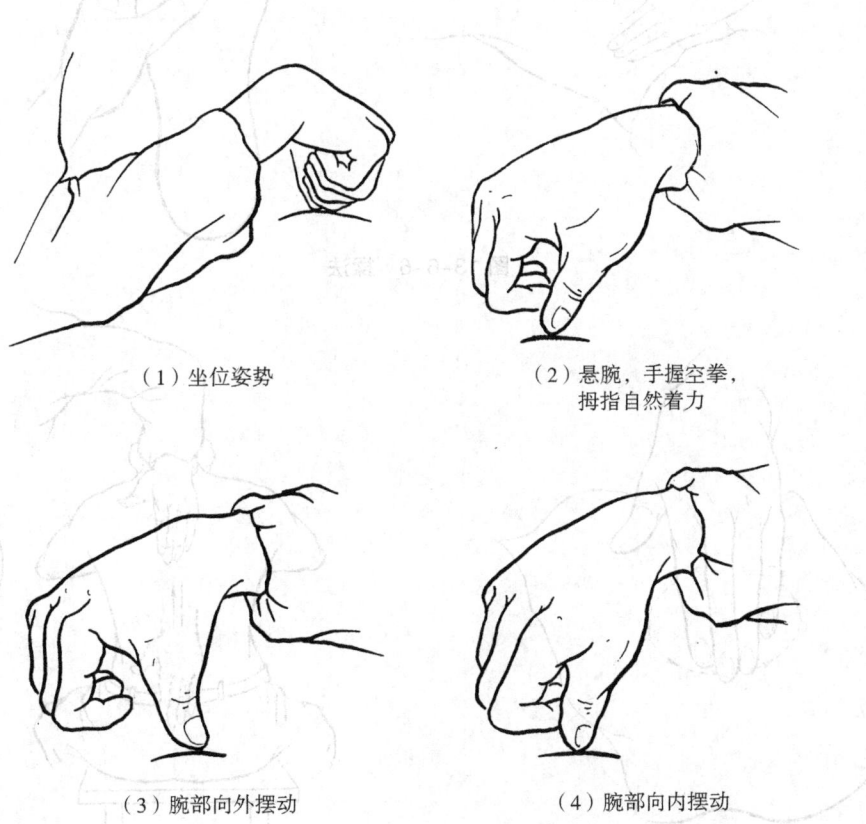

（1）坐位姿势　　　　　　　　（2）悬腕，手握空拳，拇指自然着力

（3）腕部向外摆动　　　　　　（4）腕部向内摆动

图13-6-4　一指禅推法

法、振法等，见图 13-6-11、图 13-6-12。

（4）挤压类手法 用指、掌或肢体其他部分按压或对称性挤压体表为主要动作等手法，包括按法、点法、拿法等，见图 13-6-13 ~ 图 13-6-15。

（5）叩击类手法 以手掌、拳背、手指、掌侧面、桑枝棒等叩打体表为主要动作的手法，包括拍法、击法、弹法等，见图 13-6-16 ~ 图 13-6-18。

（6）运动关节类手法 对关节做被动性活动为主要动作的一类手法，包括摇法、拔伸法、扳法等，见图 13-6-19 ~ 图 13-6-21。

5. 推拿的注意事项

（1）治疗前选择合适的体位，患者过于饥饿、饱胀、疲劳、精神紧张时，不宜立即进行推拿治疗。

（2）在运用一些运动类手法时，如扳法等，应排除肿瘤、结核、脊柱失稳、化脓性感染等，防止出现医疗事故。

（3）对身体瘦弱、气血亏虚者，手法宜轻，对合并严重心脑血管疾病患者，慎用推拿；妇女孕期及月经期腰背部及腹部穴位慎用。

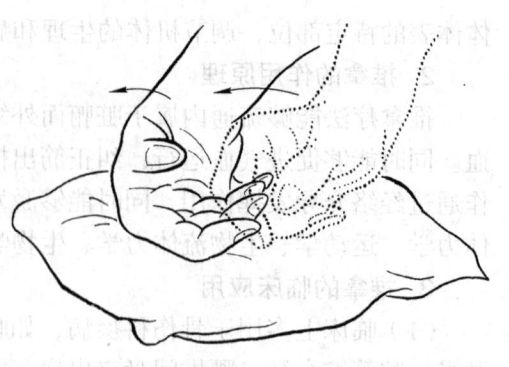

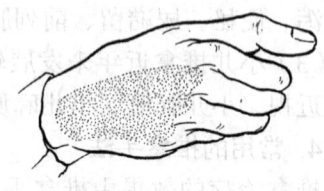

图 13-6-5 擦法

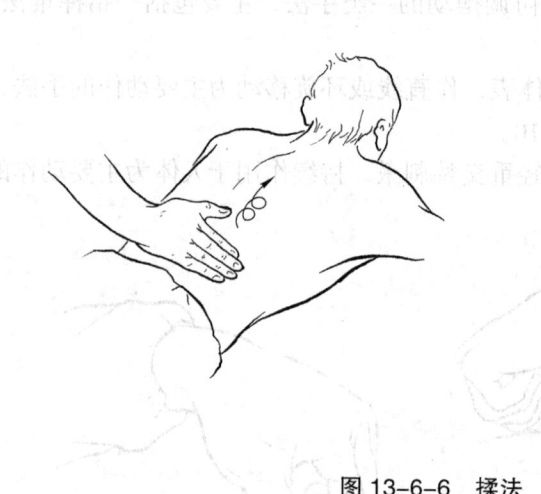

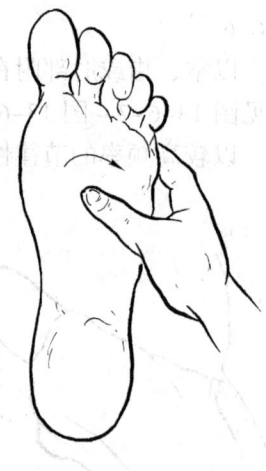

图 13-6-6 揉法

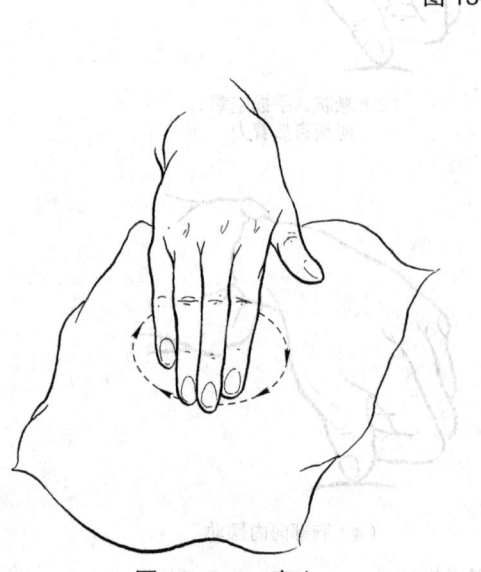

图 13-6-7 摩法

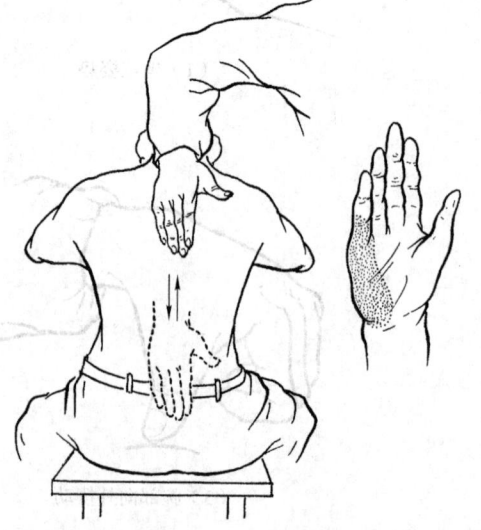

图 13-6-8 擦法

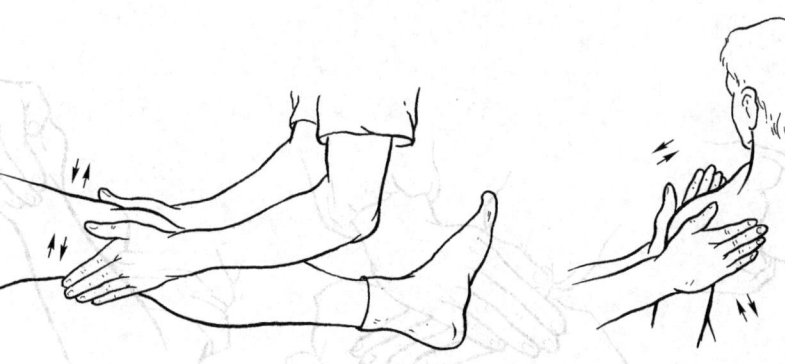

图 13-6-9　搓法

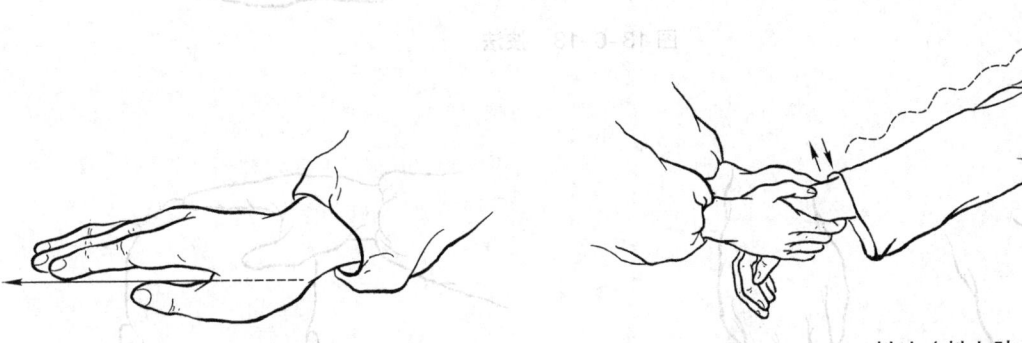

图 13-6-10　推法

图 13-6-11　抖法（抖上肢）

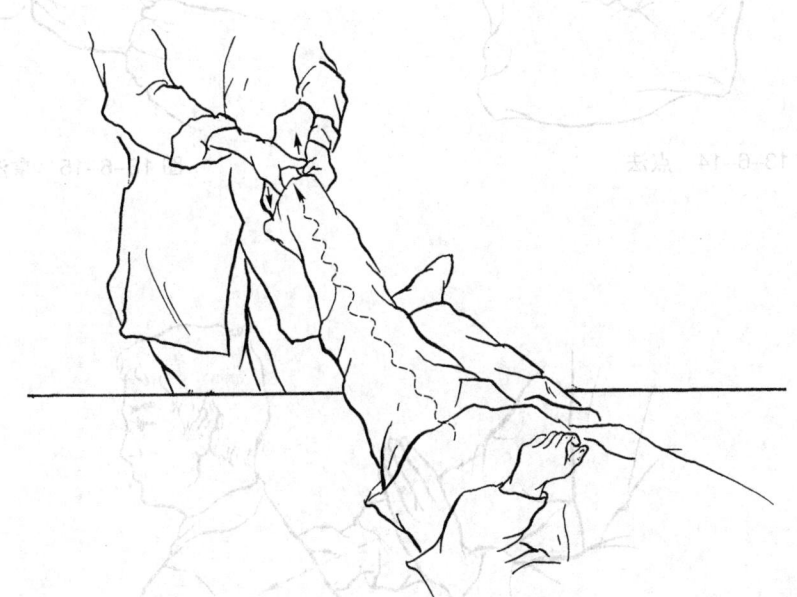

图 13-6-12　抖法（抖下肢）

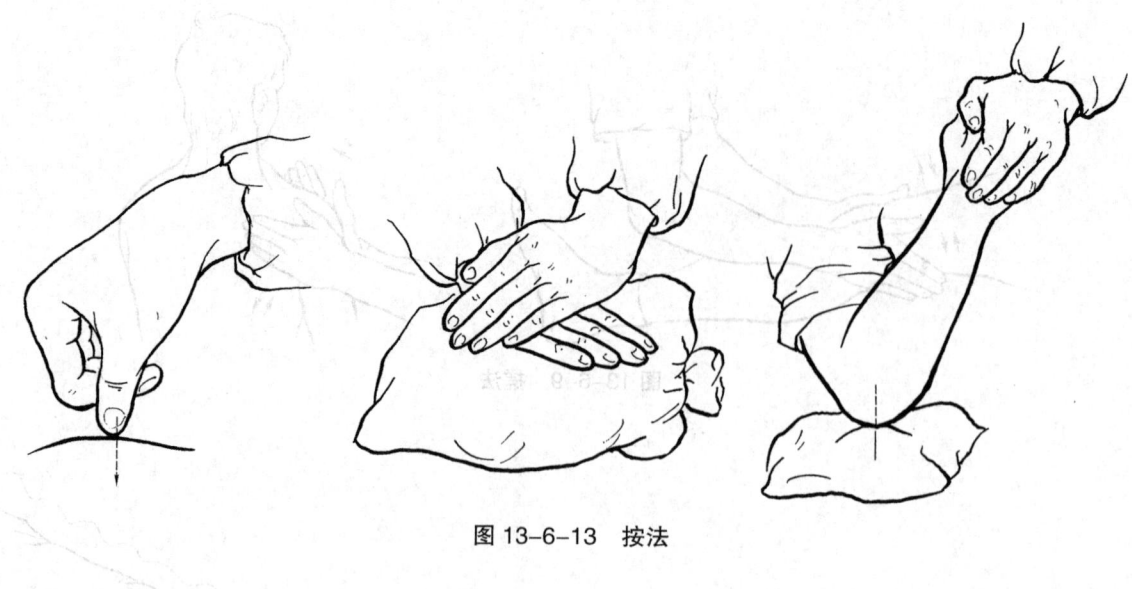

图 13-6-13 按法

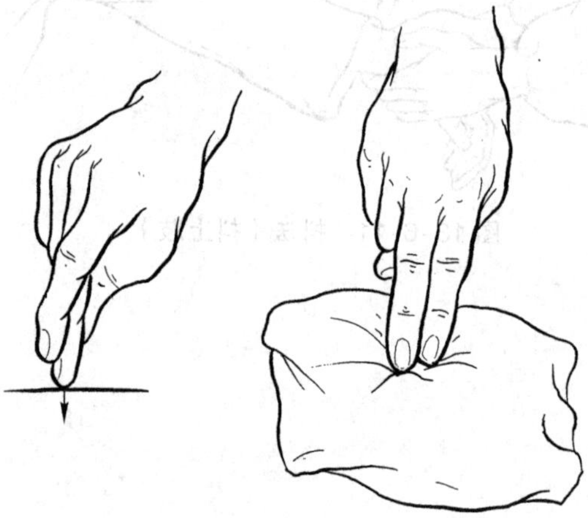

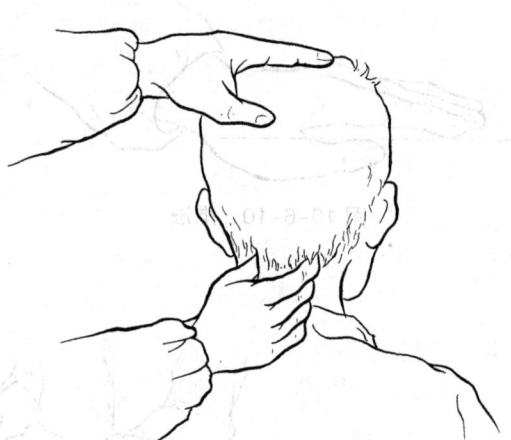

图 13-6-14 点法

图 13-6-15 拿法

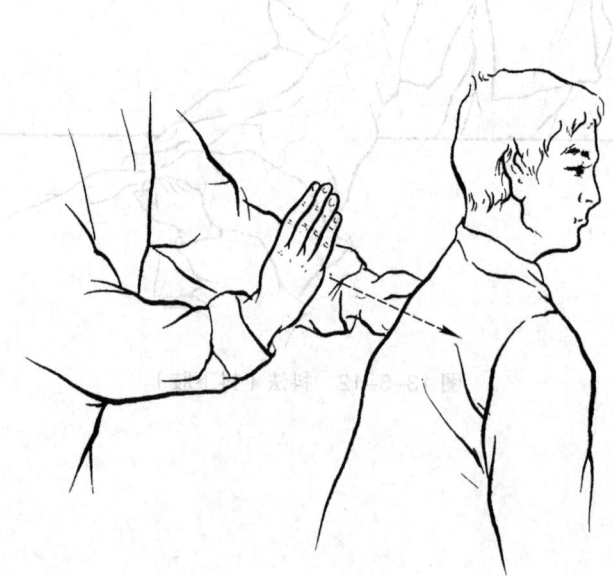

图 13-6-16 拍法

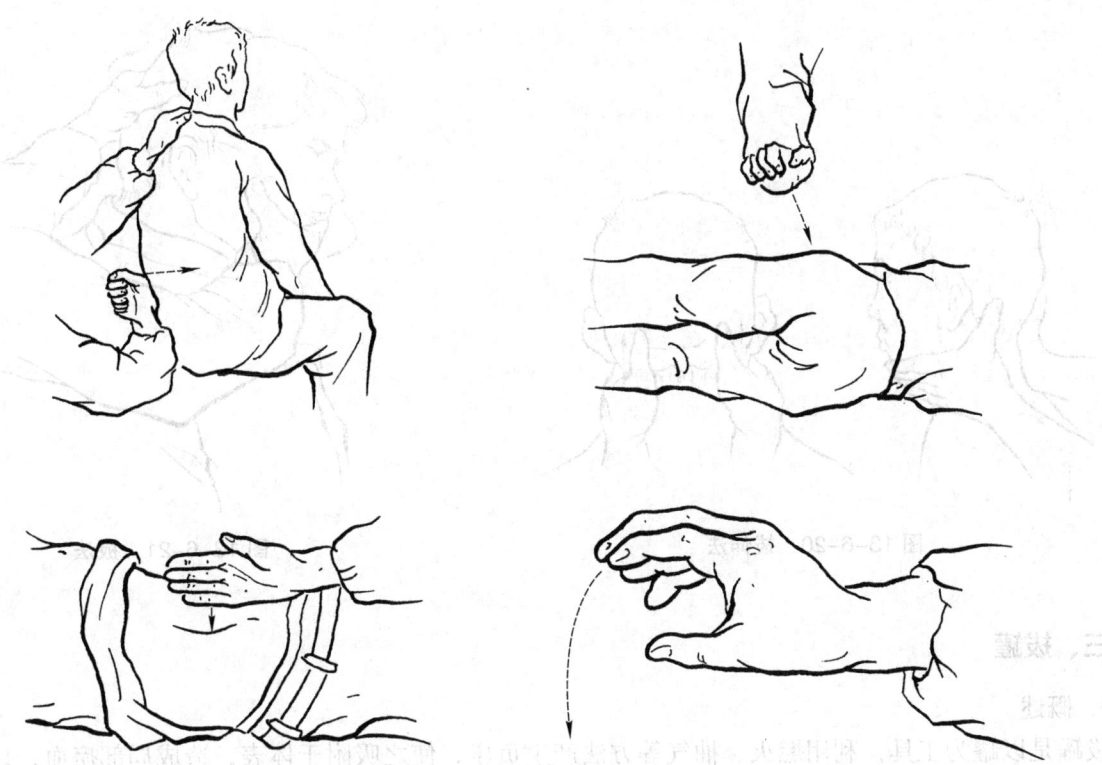

图 13-6-17 击法

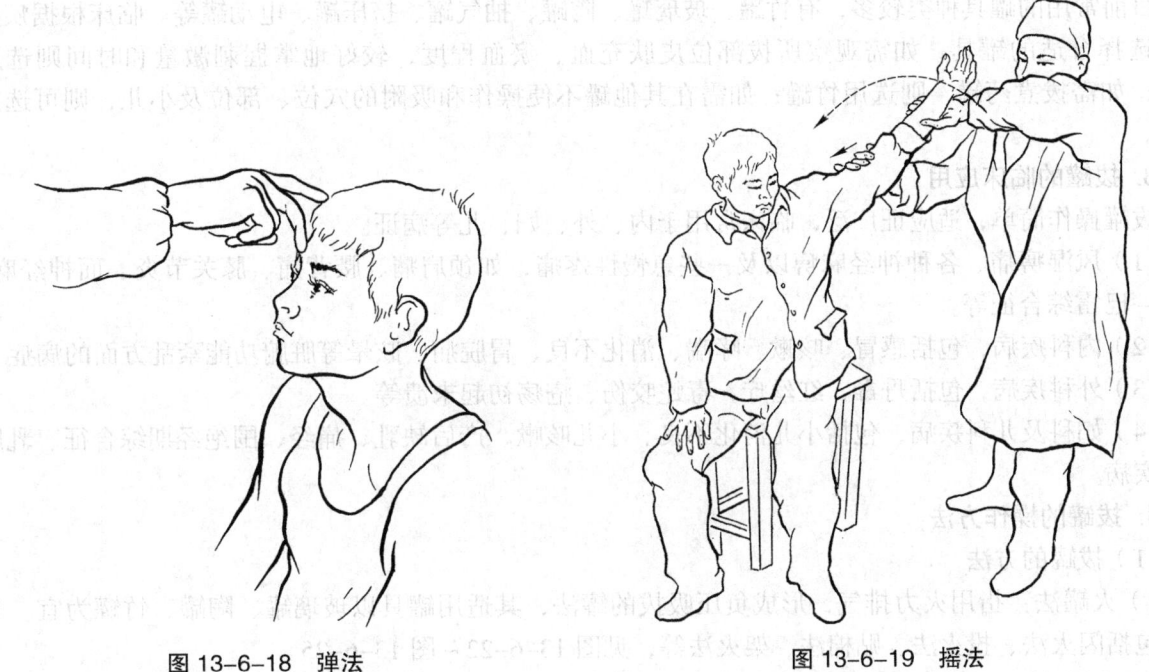

图 13-6-18 弹法　　　　　　　　　　　　　图 13-6-19 摇法

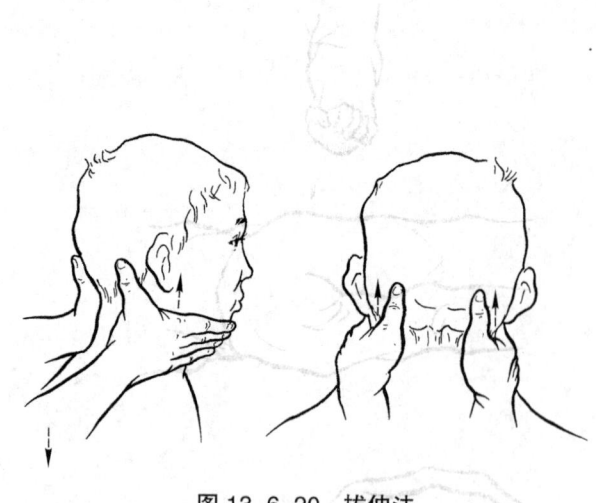

图 13-6-20 拔伸法

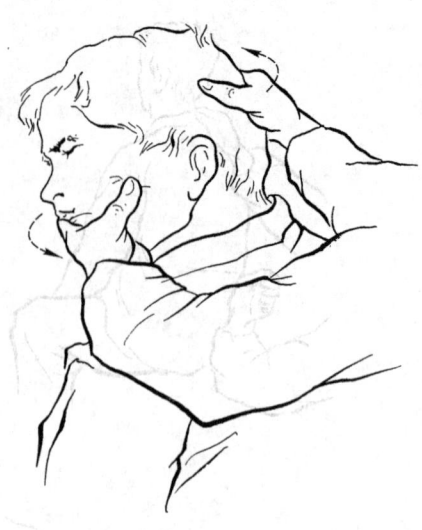

图 13-6-21 扳法

三、拔罐

1. 概述

拔罐是以罐为工具，利用燃火、抽气等方法产生负压，使之吸附于体表，造成局部瘀血，以达到通经活络、行气活血、消肿止痛、祛风散寒等作用的疗法。早在成书于西汉时期的帛书《五十二病方》中就有关于"角法"的记载，角法就类似于后世的火罐疗法。而国外古希腊、古罗马时代也曾经盛行拔罐疗法。

2. 罐的种类

目前常用的罐具种类较多，有竹罐、玻璃罐、陶罐、抽气罐、挤压罐、电动罐等。临床根据疾病的情况选择合适的罐具，如需观察所拔部位皮肤充血、瘀血程度，较好地掌握刺激量和时间则选用玻璃罐；如需拔煮药罐，则选用竹罐；如需在其他罐不便操作和吸附的穴位、部位及小儿，则可选用抽气罐。

3. 拔罐的临床应用

拔罐操作简单，适应证广泛，临床常用于内、外、妇、儿等病证。

（1）风湿痹痛、各种神经麻痹以及一些急慢性疼痛，如颈肩痛、腰背痛、膝关节炎、面神经麻痹、吉兰 – 巴雷综合征等。

（2）内科疾病，包括感冒、咳嗽、哮喘、消化不良、胃脘痛、眩晕等脏腑功能紊乱方面的病症。

（3）外科疾病，包括丹毒、红丝疔、毒蛇咬伤、疮疡初起未溃等。

（4）妇科及儿科疾病，包括小儿消化不良、小儿咳嗽、产后缺乳、痛经、围绝经期综合征、乳腺增生等疾病。

4. 拔罐的操作方法

（1）拔罐的方法

1）火罐法：指用火力排气，形成负压吸拔的罐法，其适用罐具以玻璃罐、陶罐、竹罐为宜。具体方法包括闪火法、投火法、贴棉法、架火法等，见图 13-6-22 ~ 图 13-6-25。

2）水罐法：指拔罐时配合水的拔罐方法，可分为贮水罐、水煮罐、水蒸气罐。

（2）临床常用罐法

1）留罐：即将罐吸附在体表后，使罐子吸拔留置于施术部位，一般留置 5 ~ 10 min。多用于风寒湿痹证。

2）走罐：将罐口涂万花油，将罐吸住后，手握罐底，上下来回推拉移动数次，至皮肤潮红。用于面积较大、肌肉丰厚的部位，如腰背部。

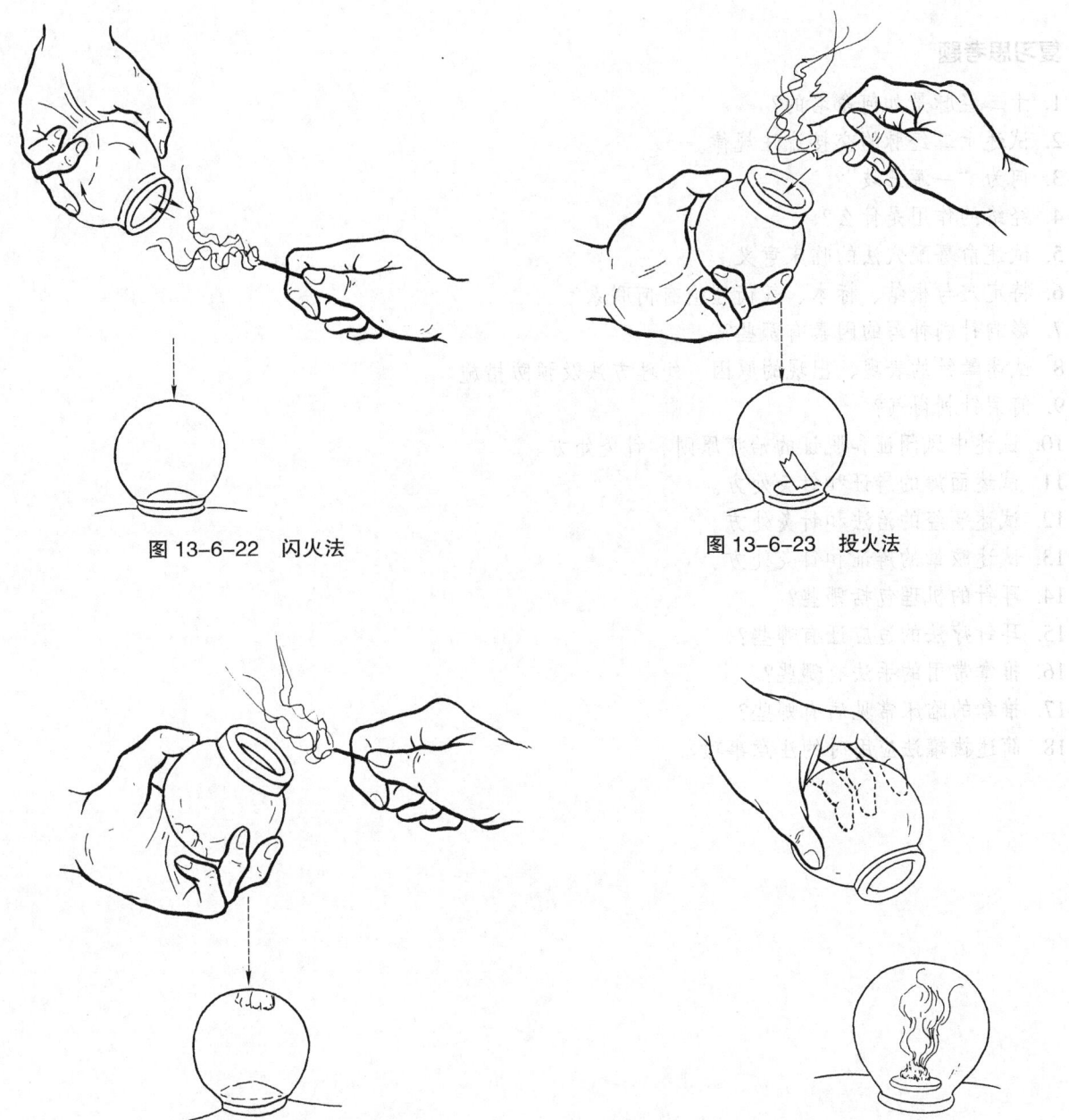

图 13-6-22 闪火法

图 13-6-23 投火法

图 13-6-24 贴棉法

图 13-6-25 架火法

3）闪罐：将罐子拔住后，立即起下，反复吸拔多次，至皮肤潮红。

4）刺络拔罐：先用梅花针或三棱针在局部叩刺或点刺出血，再拔罐使罐内局部组织出血 3~5 mL。

5）药罐：指先在抽气罐内盛贮一定的药液，一般为罐子的 1/2 左右，药物常用生姜、辣椒液、两面针酊、风湿酒等，或根据需要配制，然后按抽气罐作法抽去空气，使罐吸附在皮肤上。

5. 拔罐的注意事项

（1）拔罐时要选择适当的体位和肌肉丰满的部位，同时选用大小适宜的罐具。

（2）拔火罐时切忌火烧罐口，否则会烫伤皮肤；留罐时间不宜超过 20min，否则会损伤皮肤。若烫伤或留罐时间太长而皮肤起水疱时，小的无须处理，仅敷以消毒纱布，防止擦破即可。水疱较大时，用消毒针将水疱刺破放出水液，局部消毒，用消毒纱布包敷，以防感染。

（3）皮肤过敏、溃疡、水肿及心脏、大血管部位、孕妇的腹部及腰骶部，均不宜拔罐。

（徐天舒）

复习思考题

1. 十二经脉是如何命名的？
2. 试述十二经脉的交接流注规律。
3. 何为"一源三歧"？
4. 经络的作用是什么？
5. 试述俞募配穴法的临床意义。
6. 特定穴与根结、标本、气街理论有何联系？
7. 影响针刺补泻的因素有哪些？
8. 试述晕针的表现、出现的原因、处理方法及预防措施。
9. 何谓针刺得气？
10. 试述中风闭证和脱证的治疗原则和针灸处方。
11. 试述面瘫的辨证和针灸处方。
12. 试述痛经的治法和针灸处方。
13. 试述眩晕的辨证和针灸处方。
14. 耳针的机理包括哪些？
15. 耳针疗法的适应证有哪些？
16. 推拿常用的手法有哪些？
17. 推拿的临床常见病有哪些？
18. 简述拔罐法应用时的注意事项。

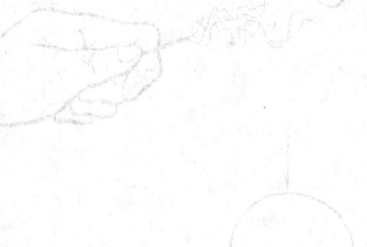

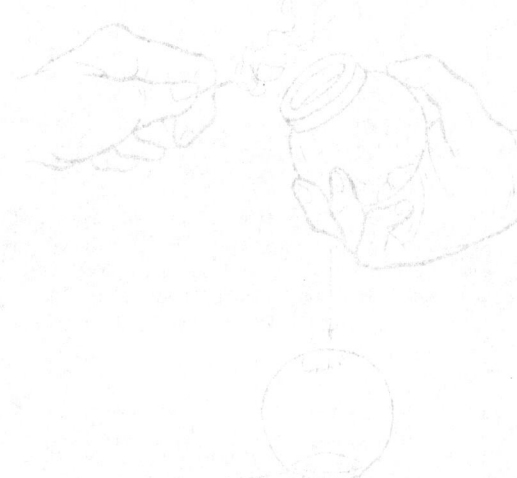

参 考 文 献

1. 印会河 . 中医基础理论 . 上海：上海科学技术出版社，1984.

2. 孙广仁 . 中医基础理论 . 北京：中国中医药出版社，2002.

3. 李家邦 . 中医学 . 7 版 . 北京：人民卫生出版社，2008.

4. 高鹏翔 . 中医学 . 8 版 . 北京：人民卫生出版社，2013.

5. 何建成 . 中医学基础 . 2 版 . 北京：人民卫生出版社，2016.

6. 周阿高 . 中医学 . 2 版 . 上海：上海科学技术出版社，2012.

7. 郑守曾 . 中医学 . 5 版 . 北京：人民卫生出版社，1999.

8. 唐方，黄小波 . 中医学 . 3 版 . 北京：北京大学医学出版社，2019.

9. 王键 . 中医基础理论 . 北京：中国中医药出版社，2009.

10. 李德新 . 中医基础理论 . 北京：人民卫生出版社，2001.

11. 周仲瑛 . 中医内科学 . 2 版 . 北京：中国中医药出版社，2007.

12. 沈全鱼 . 实用中医内科学 . 北京：中医古籍出版社，1989.

13. 张介宾 . 景岳全书 . 北京：人民卫生出版社，1991.

14. 杨盛名 . 中医郁证文献摘要 . 北京：中国中医科学院，2004.

15. 田德禄 . 中医内科学 . 北京：人民卫生出版社，2002.

16. 王永炎，鲁兆麟 . 中医内科学 . 2 版 . 北京：人民卫生出版社，2011.

17. 石学敏 . 石学敏针灸临证集验 . 天津：天津科学技术出版社，1990.

18. 张伯臾 . 中医内科学 . 上海：上海科学技术出版社，1985.

19. 魏睦新，杜立阳 . 中医学 . 2 版 . 南京：东南大学出版社，2012.

20. 石学敏 . 针灸治疗学 . 上海：上海科学技术出版社，1998.

21. 中华医学会神经病学分会，中华医学会神经病学分会脑血管病学组 . 中国脑出血诊治指南（2014）. 中华神经科杂志，2015，48（6）：435-444.

22. 中国脑梗死急性期康复专家共识组 . 中国脑梗死急性期康复专家共识 . 中华物理医学与康复杂志，2016，38（1）：1-6.

23. 中华医学会神经病学分会，中华医学会神经病学分会脑血管病学组 . 中国缺血性脑卒中和短暂性脑缺血发作二级预防指南 2014. 中华神经科杂志，2015，48（4）：258-273.

24. 张玉珍 . 中医妇科学 . 2 版 . 北京：中国中医药出版社，2007.

25. 李曰庆，何清湖 . 中医外科学 . 3 版 . 北京：中国中医药出版社，2012.

26. 河北医学院 . 灵枢经校释 . 北京：人民卫生出版社，1982.

27. 强刚，刘茜 . 针灸推拿概要 . 北京：人民军医出版社，2008.

28. 程士德 . 素问注释汇粹 . 北京：人民卫生出版社，1982.

29. 沈世林，何岳珍，王玉萍，等 . 论五行病机 . 中华中医药杂志，2014，29（1）：53-55.

30. 中共中央，国务院 . "健康中国 2030" 规划纲要，2016.

读者意见反馈

为收集对教材的意见建议,进一步完善教材编写并做好服务工作,读者可将对本教材的意见建议通过如下渠道反馈至我社。

咨询电话　400-810-0598

反馈邮箱　gjdzfwb@pub.hep.cn

通信地址　北京市朝阳区惠新东街4号富盛大厦1座　高等教育出版社总编辑办公室

邮政编码　100029

防伪查询说明

用户购书后刮开封底防伪涂层,使用手机微信等软件扫描二维码,会跳转至防伪查询网页,获得所购图书详细信息。

防伪客服电话　(010)58582300

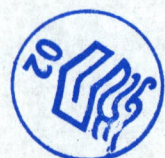